国家卫生健康委员会"十三五"规划教材
全国中医住院医师规范化培训教材

中医五官科学

第 2 版

主　编　彭清华　忻耀杰

副主编　朱镇华　张殷建　柴　峰　周　剑　杨迎新

编　委　(以姓氏笔画为序)

王　方(贵州中医药大学第二附属医院)　　　姚　靖(黑龙江中医药大学第一附属医院)

朱镇华(湖南中医药大学第一附属医院)　　　姚小磊(广西中医药大学附属瑞康医院)

刘　静(中国中医科学院西苑医院)　　　　　柴　峰(河南省中医院)

刘巧平(北京中医药大学东直门医院)　　　　郭承伟(山东中医药大学附属医院)

李建超(西安市中医院)　　　　　　　　　　郭树繁(河北省中医院)

杨迎新(首都医科大学附属北京中医医院)　　梁凤鸣(天津中医药大学第一附属医院)

吴拥军(江苏省中医院)　　　　　　　　　　彭清华(湖南中医药大学)

忻耀杰(上海中医药大学附属曙光医院)　　　董　玉(云南省中医医院)

张殷建(上海中医药大学附属龙华医院)　　　韩　梅(长春中医药大学)

陈向东(湖南中医药大学第一附属医院)　　　喻　娟(湖南中医药大学)

欧阳云(盐城市中医院)　　　　　　　　　　谢　慧(成都中医药大学附属医院)

周　剑(北京中医药大学东方医院)　　　　　谢立科(中国中医科学院眼科医院)

周小军(中山市中医院)　　　　　　　　　　谭　劲(湖南中医药大学第一附属医院)

郑燕林(成都中医药大学附属医院)　　　　　滕　磊(上海中医药大学附属曙光医院)

钟瑞英(广州中医药大学第一附属医院)　　　魏炯洲(浙江省中医院)

学术秘书　喻　娟(兼)

人民卫生出版社

图书在版编目（CIP）数据

中医五官科学 / 彭清华，忻耀杰主编 . —2 版 . —

北京：人民卫生出版社，2020

ISBN 978-7-117-30151-0

Ⅰ . ①中… Ⅱ . ①彭…②忻… Ⅲ . ①中医五官科学

– 医学院校 – 教材 Ⅳ . ①R276

中国版本图书馆 CIP 数据核字（2020）第 111353 号

| 人卫智网 | www.ipmph.com | 医学教育、学术、考试、健康，购书智慧智能综合服务平台 |
| 人卫官网 | www.pmph.com | 人卫官方资讯发布平台 |

中医五官科学
第 2 版

主　　编：彭清华　忻耀杰

出版发行：人民卫生出版社（中继线 010-59780011）

地　　址：北京市朝阳区潘家园南里 19 号

邮　　编：100021

E - mail：pmph @ pmph.com

购书热线：010-59787592　010-59787584　010-65264830

印　　刷：天津安泰印刷有限公司

经　　销：新华书店

开　　本：787×1092　1/16　印张：28　插页：12

字　　数：629 千字

版　　次：2015 年 4 月第 1 版　2020 年 8 月第 2 版

　　　　　2020 年 8 月第 2 版第 1 次印刷（总第 1 次印刷）

标准书号：ISBN 978-7-117-30151-0

定　　价：88.00 元

打击盗版举报电话：010-59787491　E-mail：WQ @ pmph.com

质量问题联系电话：010-59787234　E-mail：zhiliang @ pmph.com

数字增值服务编委会

主　编　彭清华　忻耀杰

副主编　朱镇华　张殷建　柴　峰　周　剑　杨迎新

编　委　(以姓氏笔画为序)

王　方(贵州中医药大学第二附属医院)　　　施陈燕(上海中医药大学附属曙光医院)

朱镇华(湖南中医药大学第一附属医院)　　　姚　靖(黑龙江中医药大学第一附属医院)

伍春华(湖南中医药大学第一附属医院)　　　姚小磊(广西中医药大学附属瑞康医院)

刘　静(中国中医科学院西苑医院)　　　　　柴　峰(河南省中医院)

刘巧平(北京中医药大学东直门医院)　　　　柴宇琪(上海中医药大学附属曙光医院)

李建超(西安市中医院)　　　　　　　　　　郭承伟(山东中医药大学附属医院)

杨迎新(首都医科大学附属北京中医医院)　　郭树繁(河北省中医院)

吴拥军(江苏省中医院)　　　　　　　　　　梁凤鸣(天津中医药大学第一附属医院)

忻耀杰(上海中医药大学附属曙光医院)　　　彭清华(湖南中医药大学)

张殷建(上海中医药大学附属龙华医院)　　　董　玉(云南省中医医院)

张珺珺(上海中医药大学附属曙光医院)　　　韩　梅(长春中医药大学)

陈向东(湖南中医药大学第一附属医院)　　　喻　娟(湖南中医药大学)

欧阳云(盐城市中医院)　　　　　　　　　　谢立科(中国中医科学院眼科医院)

周　剑(北京中医药大学东方医院)　　　　　蔡蔚然(上海中医药大学附属曙光医院)

周小军(中山市中医院)　　　　　　　　　　谭　劲(湖南中医药大学第一附属医院)

郑燕林(成都中医药大学附属医院)　　　　　滕　磊(上海中医药大学附属曙光医院)

钟瑞英(广州中医药大学第一附属医院)　　　魏炳洲(浙江省中医院)

学术秘书　喻　娟(兼)

修 订 说 明

为适应中医住院医师规范化培训快速发展和教材建设的需要,进一步贯彻落实《国务院关于建立全科医生制度的指导意见》《医药卫生中长期人才发展规划(2011—2020年)》和《国家卫生计生委等7部门关于建立住院医师规范化培训制度的指导意见》,按照《国务院关于扶持和促进中医药事业发展的若干意见》要求,规范中医住院医师规范化培训工作,培养合格的中医临床医师队伍,经过对首版教材使用情况的深入调研和充分论证,人民卫生出版社全面启动全国中医住院医师规范化培训第二轮规划教材(国家卫生健康委员会"十三五"规划教材)的修订编写工作。

为做好本套教材的出版工作,人民卫生出版社根据新时代国家对医疗卫生人才培养的要求,成立国家卫生健康委员会第二届全国中医住院医师规范化培训教材评审委员会,以指导和组织教材的修订编写和评审工作,确保教材质量;教材主编、副主编和编委的遴选按照公开、公平、公正的原则,在全国60余家医疗机构近1 000位专家和学者申报的基础上,经教材评审委员会审定批准,有500余位专家被聘任为主审、主编、副主编、编委。

本套教材始终贯彻"早临床、多临床、反复临床",处理好"与院校教育、专科医生培训、执业医师资格考试"的对接,实现了"基本理论转变为临床思维、基本知识转变为临床路径、基本技能转变为解决问题的能力"的转变,注重培养医学生解决问题、科研、传承和创新能力,造就医学生"职业素质、道德素质、人文素质",帮助医学生树立"医病、医身、医心"的理念,以适应"医学生"向"临床医生"的顺利转变。

根据该指导思想,本套教材在上版教材的基础上,汲取成果,改进不足,针对目前中医住院医师规范化培训教学工作实际需要,进一步更新知识,创新编写模式,将近几年中医住院医师规范化培训工作的成果充分融入,同时注重中医药特色优势,体现中医思维能力和临床技能的培养,体现医考结合,体现中医药新进展、新方法、新趋势等,并进一步精简教材内容,增加数字资源内容,使教材具有更好的思想性、实用性、新颖性。

本套教材具有以下特色:

1. **定位准确,科学规划** 本套教材共25种。在充分调研全国近200家医疗机构及规范化培训基地的基础上,先后召开多次会议深入调研首版教材的使用情况,并广泛听取了长期从事规培工作人员的意见和建议,围绕中医住院医师规范化培训的目标,分为临床学科(16种)、公共课程(9种)两类。本套教材结合中医临床实际情况,充分考虑各学科内亚专科的培训特点,能够满足不同地区、不同层次的培训要求。

2. **突出技能,注重实用**　本套教材紧扣《中医住院医师规范化培训标准(试行)》要求,将培训标准规定掌握的以及编者认为在临床实践中应该掌握的技能与操作采用"传统"模式编写,重在实用,可操作性强,强调临床技术能力的训练和提高,重点体现中医住院医师规范化培训教育特色。

3. **问题导向,贴近临床**　本套教材的编写模式不同于本科院校教材的传统模式,采用问题导向和案例分析模式,以案例提示各种临床情境,通过问题与思路逐层、逐步分解临床诊疗流程和临证辨治思维,并适时引入、扩展相关的知识点。教材编写注重情境教学方法,根据诊治流程和实际工作中的需要,将相关的医学知识运用到临床,转化为"胜任力",重在培养学员中医临床思维能力和独立的临证思辨能力,为下一阶段专科医师培训打下坚实的基础。

4. **诊疗导图,强化思维**　本套教材设置各病种"诊疗流程图"以归纳总结临床诊疗流程及临证辨治思维,设置"临证要点"以提示学员临床实际工作中的关键点、注意事项等,强化中医临床思维,提高实践能力,体现中医住院医师规范化培训教育特色。

5. **纸数融合,创新形式**　本套教材以纸质教材为载体,设置随文二维码,通过书内二维码融入数字内容,增加视频/微课资源、拓展资料及习题等,使读者阅读纸书时即可学习数字资源,充分发挥富媒体优势和数字化便捷优势,为读者提供优质适用的融合教材。教材编写与教学要求匹配、与岗位需求对接,与中医住院医师规范化培训考核及执业考试接轨,实现了纸数内容融合、服务融合。

6. **规范标准,打造精品**　本套教材以《中医住院医师规范化培训实施办法(试行)》《中医住院医师规范化培训标准(试行)》为编写依据,强调"规范化"和"普适性",力争实现培训过程与内容的统一标准与规范化。其临床流程、思维与诊治均按照各学科临床诊疗指南、临床路径、专家共识及编写专家组一致认可的诊疗规范进行编写。在编写过程中,病种与案例的选择,紧扣标准,体现中医住院医师规范化培训期间分层螺旋、递进上升的培训模式。教材修订出版始终坚持质量控制体系,争取打造一流的、核心的、标准的中医住院医师规范化培训教材。

人民卫生出版社医药卫生规划教材经过长时间的实践和积累,其优良传统在本轮教材修订中得到了很好的传承。在国家卫生健康委员会第二届全国中医住院医师规范化培训教材评审委员会指导下,经过调研会议、论证会议、主编人会议、各专业教材编写会议和审定稿会议,编写人员认真履行编写职责,确保了教材的科学性、先进性和实用性。参编本套教材的各位专家从事中医临床教育工作多年,业务精纯,见解独到。谨此,向有关单位和个人表示衷心的感谢! 希望各院校及培训基地在教材使用过程中,及时提出宝贵意见或建议,以便不断修订和完善,为下一轮教材的修订工作奠定坚实的基础。

人民卫生出版社有限公司

2020 年 3 月

国家卫生健康委员会"十三五"规划教材
全国中医住院医师规范化培训
第二轮规划教材书目

序号	教材名称	主编		
1	卫生法规（第2版）	周 嘉	信 彬	
2	全科医学（第2版）	顾 勤	梁永华	
3	医患沟通技巧（第2版）	张 捷	高祥福	
4	中医临床经典概要（第2版）	赵进喜		
5	中医临床思维（第2版）	顾军花		
6	中医内科学·呼吸分册	王玉光	史锁芳	
7	中医内科学·心血管分册	方祝元	吴 伟	
8	中医内科学·消化分册	高月求	黄穗平	
9	中医内科学·肾病与内分泌分册	倪 青	邓跃毅	
10	中医内科学·神经内科分册	高 颖	杨文明	
11	中医内科学·肿瘤分册	李和根	吴万垠	
12	中医内科学·风湿分册	刘 维	茅建春	
13	中医内科学·急诊分册	方邦江	张忠德	
14	中医外科学（第2版）	刘 胜		
15	中医皮肤科学	陈达灿	曲剑华	
16	中医妇科学（第2版）	梁雪芳	徐莲薇	刘雁峰
17	中医儿科学（第2版）	许 华	肖 臻	李新民
18	中医五官科学（第2版）	彭清华	忻耀杰	
19	中医骨伤科学（第2版）	詹红生	冷向阳	谭明生
20	针灸学	赵吉平	符文彬	
21	推拿学	房 敏		
22	传染病防治（第2版）	周 华	徐春军	
23	临床综合诊断技术（第2版）	王肖龙	赵 萍	
24	临床综合基本技能（第2版）	李 雁	潘 涛	
25	临床常用方剂与中成药	翟华强	王燕平	

国家卫生健康委员会
第二届全国中医住院医师规范化培训教材
评审委员会名单

主 任 委 员　胡鸿毅　刘清泉

副主任委员　（按姓氏笔画排序）

王　阶　方祝元　冷向阳　陈达灿

高　颖　谢春光

委　　　员　（按姓氏笔画排序）

王艳君　毛静远　方邦江　任献青

向　楠　刘　萍　刘中勇　刘英超

刘金民　关雪峰　李　丽　杨思进

连　方　吴　伟　张　科　张允岭

罗颂平　周　华　冼绍祥　郝薇薇

徐春军　崔晓萍　彭清华

秘　　　书　舒　静　张广中　严雪梅

前　言

　　为深入实施《国家中长期教育改革和发展规划纲要(2010—2020 年)》和国务院《关于建立住院医师规范化培训制度的指导意见》,全面实施以"5+3"为主体的临床医学人才培养体系,培养高素质、高水平、应用型的中医药临床人才,以适应我国医疗卫生体制改革和发展的需要,更好地服务于人民群众提高健康水平的需求,在国家卫生健康委员会和国家中医药管理局的指导下,人民卫生出版社经过对首版教材使用情况的调研和充分论证,启动全国中医住院医师规范化培训第二轮规划教材(国家卫生健康委员会"十三五"规划教材)的修订编写工作。

　　本教材以国家中医药管理局发布的《中医住院医师规范化培训标准(试行)》为依据,在第 1 版的基础上进一步修订完善。全书共分总论、各论、技能与操作和附录四部分。总论主要介绍五官科疾病的病因病机概要和五官科独特辨证方法。各论主要分部位介绍五官科常见疾病,包括胞睑疾病、两眦疾病、白睛疾病、黑睛疾病、瞳神疾病、外伤眼病、其他眼病、耳部疾病、鼻部疾病、咽喉部疾病、口腔疾病等,共 72 种。疾病的选择是在《中医住院医师规范化培训标准(试行)》的基础上,适当增加了部分临床常见疾病,如消渴内障、鼻疔、口疮、牙痈等。每个疾病从培训目标、典型案例、问题与思路、知识点、临证要点、诊疗流程和复习思考题等方面进行介绍,以强化住院医师对临床各病诊疗基本知识和技能的掌握。技能与操作主要介绍五官科常用检查方法和五官科常用治疗技术。附录则包括中医五官科门诊病历、住院病历书写及举例,五官科相关正常值,中西医病名对照表,常用方剂。为了突出针对中医住院医师临床培训的特点,避免与大学本科教材的重复,本教材采用问题导入式编写,并省略了中医五官科发展史、五官的解剖与生理功能、五官与脏腑经络的关系、常用方药等内容;考虑到本教材是作为中医住院医师规范化培训的通科教材,省略了眼、耳鼻咽喉、口腔科部分特殊检查方法和治疗技术的介绍。

　　本教材由 20 余所高等医药院校及附属医院和部分三级医院的中医、中西医结合眼、耳鼻咽喉、口腔科专家编写,得到了湖南中医药大学第一附属医院、上海中医药大学附属曙光医院及各参编单位的大力支持。书中图片除由本书作者提供及标注出处者外,眼科疾病图片主要由李志英教授提供,部分引自彭清华主编的《中医眼科学》、段俊国主编的《中医眼科学》和阮岩主编的《中医耳鼻咽喉科学》。湖南中医药大学谭涵宇博士、吴权龙博士、李文娟博士、杨毅敬博士、戴宗顺博士、李洁博士、逯晶博士、刘晓清博士、彭俊硕士、周亚莎硕士等参与了统稿和文字校对等工作。在此一并致以衷心的感谢!

　　由于编写时间仓促,加之主编及编者的学术水平和能力有限,书中不足之处难免,祈望各院校及培训单位师生在使用过程中提出宝贵意见,以便再版时予以修正。

《中医五官科学》编委会

2020 年 4 月

目 录

技能与操作

附　录

总　论

第一章

五官科疾病的病因病机概要

第一节 眼病的病因病机概要

培训目标

1. 掌握眼科疾病的主要病因。
2. 掌握眼科疾病的主要病机。

一、病因

病因是导致机体产生疾病的原因。眼位于头部前方,外与周围环境直接接触,内与脏腑经络、气血密切相关,故易受人体内外的各种因素的影响而发病。常见的病因包括外感六淫、疠气、七情内伤、饮食失调、劳倦过度、外伤、先天因素、衰老因素以及药物因素等。

(一) 六淫

六淫,即风、寒、暑、湿、燥、火(热)六种外感病邪的统称。《医宗金鉴·眼科心法要诀》指出:"外障皆因六气生,暑寒燥湿火与风,内热召邪乘隙入,随经循系上头中。"说明六淫致病在眼病中较为常见,尤其以外眼病为主,可以是单一致病,但大多数为两种或两种以上邪气复合致病。

1. **风** 风性轻扬,其性开泄,易犯上窍,故许多眼病多与风邪有关;同时风性善行数变,故风邪所引起的眼病具有发病迅速、变化快的特点;风为六淫之首,百病之长,易与他邪相合为患。

2. **火** 火为阳邪,其性炎上,易伤津耗液,火热生眵;同时火邪激猛,毒由火生,易成火毒之候;火郁脉络,迫血妄行。

3. **湿** 湿为阴邪,郁遏气机,致水液运化失司;湿邪重着黏滞,故起病较缓,病程缠绵,反复难愈;湿邪秽腻,伤目多见眵泪胶黏,睑弦湿烂垢腻,黑睛生翳灰白糜烂,眼内渗出物积聚似痰浊等。

4. **寒** 寒为阴邪,易伤阳气;寒性凝滞,致气血流行滞涩;寒主收引致经脉拘急。

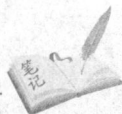

5. 燥　燥胜则干,伤津耗液。

6. 暑　暑为阳邪,其性炎热,易伤津耗液;此外,长夏多湿,暑热致病往往兼夹湿邪。

(二) 疠气

疠气指具有强烈传染性,能引起广泛流行的致病邪气。又称"疫疠""毒气""时气""天行""戾气"等。其眼部临床表现与风火外袭所致的外障眼症大体相似。一年四季都可发生,但以夏天气候炎热时为多,如天行赤眼、天行赤眼暴翳。

(三) 七情内伤

七情内伤是引起脏腑精气功能紊乱而致疾病发生或诱发的一种致病因素,是指喜、怒、忧、思、悲、恐、惊等七种情志活动变化超过机体适应范围,导致人体气机紊乱,脏腑阴阳气血失调,才会变为致病因素而为害于眼,如怒则气上,喜则气缓,悲则气消,恐则气下,惊则气乱,忧思则气结等。而导致气机紊乱或脏腑功能失调,五脏六腑之精气不能上承于目,可使目失濡养而发病。

(四) 饮食失调

饥饱不节、饮食偏嗜以及饮食不洁等方面均可导致眼病。摄食不足,气血生化乏源,不能上荣于目,可出现眼部虚证;饮食过饱则肠胃积滞,郁而化热,可出现眼部实证;饮食不节,肠道染虫,可出现眼部寄生虫病、疳积上目等病。饮食偏嗜,多食生冷,可出现虚寒眼证;偏食辛辣燥热,脾胃积热,可出现实热眼证。

(五) 劳倦过度

除劳神、劳力、房劳过度外,过用目力也易出现眼病。劳倦内伤可导致阴血亏损、气血耗伤、肝肾不足、心肾不交等脏腑功能紊乱。

(六) 眼外伤

眼居高位,暴露于外,易受外伤。受伤之后,除眼组织本身的创伤外,还常常招致外邪乘机入侵,引起病变。造成眼外伤的因素颇多,轻者如沙尘、飞丝、小虫及各种碎屑飞扑入眼;重者如跌仆、撞击、锐器穿刺,以及爆炸、烧灼、化学物质腐蚀、电击与各种射线辐射伤等。其致病不外使受伤部位的皮肉筋骨损害,经络气血通行受阻,导致眼部的功能不能正常发挥。轻者致眼部不适,重者可致视力严重受损,甚至失明。

(七) 先天与衰老

先天因素多因禀赋不足或孕妇将息不当致邪气内结所致,或先代遗传,如色盲、胎患内障、小儿青盲、高风雀目等。衰老是因年老体衰,脏腑功能不足而致,如老视、圆翳内障、视瞻昏渺等。

(八) 其他因素

主要指可引起眼部疾患的全身性疾病,如糖尿病、高血压、肾炎、血液病等;以及药物毒副作用引起眼部疾病,如青霉素、阿托品、磺胺等过敏引起过敏性眼病,或长期使用激素可引起白内障、青光眼等。

二、病机

病机是指疾病发生发展及其变化的机制。一般而言,眼病的发生发展取决于正邪相争的结果,而眼病的致病因素多种多样,其病机也很复杂。主要是由脏腑、经络、

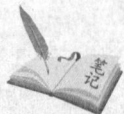

气血、津液等功能的失调。

（一）脏腑功能失调

1. 心与小肠　心主血脉，又主神明，目得血而能视，且内外两眦属心。心火内盛，上炎于目，火灼目络，迫血外溢则眼内出血；内扰神明则目不识人；心阴亏虚，虚火上扰或失血过多则目暗不明；心气不足，心阳不振则神光涣散；心热下移小肠，则口舌生疮，小便黄赤等。

2. 肝和胆　肝开窍于目，肝脉连目系，肝气通于目，肝主藏血，泪为肝之液，且黑睛属肝。外感风热循肝经上于目窍可致目赤流泪等；肝郁气滞，气机不畅可致五风内障等；肝郁日久化火、五志过极或暴怒皆可致肝火上炎于目窍，可致绿风内障、眼部出血等；肝血不足，目失濡养可致视物昏花、双目干涩等；内耗肝阴，阴不潜阳则肝阳上亢，可致络阻暴盲、络瘀暴盲等；肝风内动，火动痰生，阻滞脉络可致暴盲等；湿邪内蕴肝胆，日久化热，上蒸于目可致聚星障、凝脂翳等。

3. 脾和胃　脾胃为后天之本，气血生化之源，饮食有节，胃纳脾输，则目得其养，且胞睑属脾。脾气虚弱，目窍失养可致眼睑下垂、目珠干涩等；脾失健运，湿邪内生，聚湿生痰可致胞生痰核，湿热内蕴可致瞳神紧小、云雾移睛等；脾气虚弱，则血溢络外，可致血灌瞳神等；胃火炽盛，上泛头目，可致针眼、目赤肿痛等。

4. 肺和大肠　肺主气，又主宣发和肃降，且白睛属肺。外邪袭肺，外感燥邪，上犯于目，或肺失肃降，肺火偏盛可致眼干涩、白睛赤脉显露等；肺气亏虚，目失所养可致视物昏花、视衣脱离等；外邪犯肺，肺被外伤，失于宣降可致白睛溢血、浮肿等；肺阴不足，目失润养可致白睛干涩、赤丝隐隐等；肺热上壅清窍可致目珠肿痛，热入血络可致白睛溢血，血热相搏，脉络阻滞可致白睛里层成紫红色结节隆起；热结大肠，上炎于目可致白睛红赤肿胀。

5. 肾和膀胱　肾藏精，主骨生髓，肾为水脏，主津液，瞳神属肾。肾阴不足，目外少润泽之水，内缺充盈之液可致视瞻昏渺、高风内障等；肾阳不足，命门火衰可致高风内障，或阳虚水泛可致视衣水肿等；肾精不足，目失濡养可致圆翳内障、视瞻昏渺等；湿热内蕴，膀胱气化失常，水湿上泛可致视衣水肿等。

在临床上，眼病的发生、发展、变化可由单一的脏腑功能失调引起，也可由多个脏腑同时发生病变引起，故须认真分析，全面了解。

（二）气血功能失调

气和血是人体生命活动的物质基础，又由脏腑功能活动产生。脏腑功能紊乱可引起气血功能失调，而气血功能失调也可导致眼部病变的发生。

1. 气　《太平圣惠方·眼内障论》谓："眼通五脏，气贯五轮。"气虚气陷多因劳伤过度或久病失养所致。气机衰惫，不能敷布精微，充泽五脏，上荣于目，可致眼睑下垂、无力抬举、不耐久视、视衣脱落等；气虚不能摄血可致眼内出血；气滞气逆多因痰湿停聚，食滞不化，情志不舒，或感受外邪等，气机不畅，血脉瘀阻，可致络阻暴盲；气逆于上，血随气逆，可致血溢络外、青风内障等。

2. 血　《古今医统大全》言："目得血而能视，故血为目之主，血病则目病，血凝则目胀，血少则目涩，血热则目肿。"血热有虚实之分。多由外感邪热或脏腑郁热侵入营血或肝肾阴亏，虚火上炎所致。血热炽盛可致白睛肿痛，或赤脉增多而色红粗大。邪

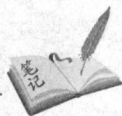

热侵入血分,迫血妄行可致白睛溢血或眼内出血。一般实热所致出血较急,量多、色鲜红,虚热所致出血相对缓慢,量少且易复发;血虚主要是失血过多或化生不足,目失濡养可致目痒时作、目睛干涩、胞睑苍白等;血瘀凡邪毒入营、气滞或气虚无力行血、外伤血络等,均可引起血行阻滞,致胞睑青紫、血翳包睛、视衣脉络阻塞等。

(三) 津液代谢失调

津液由水谷精微所化生,在目外为润泽之水,在目内为充养之液。津液亏虚,则目窍失养,在目外可致泪液减少、干涩不爽、白睛不润、黑睛失泽等;在眼内,可致神水不足、神膏失养,导致视物昏蒙或目无所见。水液停滞,津液不行,则停聚为水。在眼外,如脾失健运,或肾阳不足,水湿上泛于目,则胞睑浮肿;肺失宣降,水液滞留白睛,则白睛浮肿,甚至胀起如鱼鳔。在眼内,肺、脾、肾三脏所致水液停滞,俱能引起眼底水肿。在视衣为水肿、渗出;水液积聚视衣之下可致视衣脱离;神水瘀滞可致青风内障等。

(四) 经络功能失调

眼通五脏,气贯五轮。一方面,经络起着主要贯通的作用;另一方面,经络又是邪气内传输注的通路。若经络不通,五脏六腑之精气无法上输于目,目失濡养可致上睑下垂、白睛干涩、黑睛失润、晶珠混浊、神膏混浊等。若经气不利,气血阻滞可致白睛赤丝虬脉、络阻暴盲等。若邪中经络,可致目珠偏斜等。

(五) 玄府不利

目中玄府是气血精液升降出入眼部之门户。若玄府闭塞,气机升降失常,目失所养,视觉皆可受影响。所有病因皆可引起玄府不利,致五风内障、神膏混浊、视瞻昏渺等。

(姚小磊)

第二节　耳鼻咽喉病的病因病机概要

> 培训目标
>
> 1. 掌握耳鼻咽喉疾病的主要病因。
> 2. 掌握耳鼻咽喉疾病的主要病机。

一、病因

病因,就是指破坏人体阴阳平衡,导致正常生理功能紊乱的原因。耳鼻咽喉诸窍外接天地之气,内连脏腑经络,易受内外各种病因所累而发病。其外因主要有外感邪毒、外来损伤;内因多为七情所伤、饮食不节、劳倦所伤及官窍之间的病变互相传变,或痰饮瘀血致病等。

(一) 外因

1. 外感邪毒　包括外感六淫、时邪疫疠及异气。

(1) 风邪:耳鼻咽喉易为风邪所犯。风邪侵袭常兼夹寒、热、湿邪,耳鼻咽喉各种疾病初起,常见风热、风寒、风湿之邪合犯,并容易引发宿疾。风为阳邪,易引动阳气,

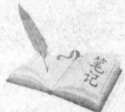

从阳化热,引发急性热证。

(2) 寒邪:寒邪致病多随风犯体,常犯阳虚患者,多随患者的体质而变。阳虚者,容易从阴化寒;阳盛者,容易从阳化热。寒伤肌表,阻遏阳气,常可郁而化热。

(3) 热邪:热邪致病容易引动脏腑内热,导致脏腑火热证;容易伤及血脉,引起局部充血或出血;容易阻滞气血运行,引起局部红肿疼痛,凡是耳鼻咽喉红肿和比较严重的疼痛均为热邪和脏腑火毒所致;热邪炽盛容易灼津耗液,导致正气亏虚。

(4) 湿邪:湿邪致病与气候、环境密切相关。易伤脾气,导致水湿内停,在耳鼻咽喉病中多见局部的溢脓或渗液增多,且病程延长,不易速愈。

(5) 燥邪:燥邪致病易伤鼻及咽喉,表现为鼻腔或咽喉黏膜干燥。其发病与季节、地域、环境有关。阴虚内热者易受燥邪侵犯。

(6) 时邪疫疠:疫疠之邪传染性较强,多从口鼻而入。其致病特点是发病急、传播快、毒性强、病情重,侵犯耳鼻咽喉可引起白喉、结核、梅毒、猩红热等病。

(7) 异气:异气是指汽车废气、工业排出的废气、各种有毒的化学气体及花粉、粉尘等特殊气,均可直接由口鼻而吸入,导致耳鼻咽喉疾病。

2. 外来损伤 包括外来创伤和异物所伤。

(1) 外来创伤:耳鼻咽喉显露于外,易受外部伤害。常见的外伤有跌仆、挤压、撞击、金刃、弹击、爆炸、烧灼、电击、手术创伤等;此外还有源自动物的伤害,如动物咬伤、昆虫蜇伤等;强烈或持久的噪声、气味可伤及听觉和嗅觉。

(2) 异物所伤:异物误入耳、鼻、咽喉可损伤官窍而致病。常见的异物损害有咽及食管异物、喉及气管异物、鼻腔异物和外耳道异物等。

(二) 内因

1. 七情所伤 喜、怒、忧、思、悲、恐、惊七情过度皆可使气血失和、气机失调,从而导致疾病,在耳鼻咽喉科中以因思虑过度、愤怒失制而致病者为多见,如突发性聋、耳鸣、梅尼埃病、咽异感症、癔症性失音、鼻衄等。

2. 饮食所伤 饮食不节,脾胃受伤,易致耳鼻咽喉疾病。

3. 劳倦内伤 劳逸失节,房劳过度,久病劳损,均可耗伤气血津液,导致脏腑功能失调而发生耳鼻咽喉疾病。发声不当或用嗓过度,声带受伤,功能失健,则致声嘶;过度疲劳可引起不同程度的听觉和嗅觉功能减退。

4. 官窍传病 耳鼻咽喉互相通连,一窍有病,若不及时治疗,或病毒势猛,病情发展,也可传于他窍。如伤风鼻塞,若治疗不彻底,邪毒窜耳,可致耳胀。

5. 痰饮瘀血 脾虚失运生痰,或火热炼津成痰后,痰饮又成为致病病因。可表现为咽部、喉部和鼻腔的分泌物;或表现为如耳郭痰包等局部异常停留的液体;或表现为如声带水肿、声带小结等局部黏膜和皮下的肿胀;或表现为"无形之痰",可以阻滞气机,影响耳鼻咽喉的正常功能,出现眩晕、耳聋、咽喉异物感等症状。气滞或血行脉外,则易生瘀血,瘀血又可进一步阻滞气机,影响耳鼻咽喉功能,致生新疾。如部分耳鸣耳聋、肥厚性鼻炎、声带肥厚及声带息肉等,多由瘀血阻滞气机所致。

二、病机

病机,即疾病发生、发展与变化的机制。各种致病因素引起脏腑功能失调,导致

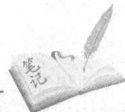

耳鼻咽喉疾病的发生,其病机不外乎实证、虚证或虚实夹杂证三大类。

(一) 实证

耳鼻咽喉疾病的实证,常见于病变的初期或中期,以外邪侵袭、脏腑火热、痰湿困结、气滞血瘀等为多见。

1. 外邪侵袭　外感六淫邪毒或时行疫疠之邪,可导致耳鼻咽喉发生疾病。如风寒或风热外袭,肺失宣降,邪毒上犯清窍,可致伤风鼻塞、耳胀、喉痹、喉痈、喉瘖、喉风等病证;风热夹湿邪侵犯,可致旋耳疮、耳疮、鼻疳、鼻疮等病证;燥邪犯肺,耗伤津液,鼻窍失养,可致鼻槁;时行疫疠之邪侵袭鼻及咽喉,可致白喉、猩红热等病证。

2. 脏腑火热　肺、胃、肝、胆、心等脏腑火热上炎,蒸灼清窍,常导致多种耳鼻咽喉疾病。如肺经蕴热,上犯鼻窍,可致鼻疳、鼻衄、鼻䶃等病证;胃腑积热,上灼咽喉,可致喉痹、乳蛾、喉痈等病证;肝胆火热上炎或肝胆湿热上蒸,可致耳疖、耳疮、脓耳、耳鸣耳聋、鼻渊、鼻䶃等病证;心火上炎,可致鼻䶃、口疮等;热入心包,可致黄耳伤寒等病证。

3. 痰湿困结　肺、脾、肾功能失调,痰湿内生,困结体内,常可导致耳鼻咽喉疾病。如痰湿凝滞,困结于耳,可致耳郭痰包;困结于鼻,可致鼻痰包、鼻菌等病证;痰气互结于咽喉,可致梅核气;痰浊结聚于咽喉或颃颡,可致咽喉瘤、咽喉菌、颃颡岩、唇菌等病证。

4. 气滞血瘀　外伤血瘀,或久病入络,气滞血瘀,清窍脉络不通亦是耳鼻咽喉疾病常见的病机之一,如耳损伤、鼻损伤、咽喉损伤等,其共同的病机为外伤血瘀。气滞血瘀常可导致耳胀、耳聋、耳鸣、鼻窒、喉瘖、咽喉瘤、咽喉菌、颃颡岩等病证。

(二) 虚证

虚证,是指正气虚衰不足。耳鼻咽喉疾病的虚证常见于疾病的后期和一些慢性疾病中,临床上以肺、脾、肾的虚损为多见。

1. 肺脏虚损　肺脏虚损以肺气虚和肺阴虚为多见。肺气虚,卫外不固,可致鼻衄等病证;肺气虚无力鼓动声门,可致声疲、喉瘖;肺阴虚,鼻窍、咽喉失于濡养,可致鼻槁、喉痹、乳蛾、喉癣等病证。

2. 脾胃虚弱　脾胃虚弱,运化失职,气血生化之源不足,则官窍失养而发生多种耳鼻咽喉疾病。如脾气虚弱,清阳不升,可致耳鸣、耳聋、耳眩晕;脾气虚弱,宗气生成不足,无力鼓动声门,可致喉瘖;脾气虚弱,气不摄血,可致声疲、鼻衄;脾胃虚弱,化生不足,鼻窍失养,可致鼻衄。

3. 肾脏亏虚　肾脏亏虚可表现为肾阴虚或肾阳虚。肾精亏虚,耳窍失养,可致耳鸣、耳聋、耳眩晕;肾阴虚,鼻窍失养,可致鼻槁;肾阴不足,无以制火,虚火上炎,可致鼻䶃、喉痹、喉瘖、喉癣等病证;肾阳亏虚,寒水上犯,可致耳眩晕;肾阳不足,鼻失温养,可致鼻衄。

(三) 虚实夹杂证

虚实夹杂证,即正气亏虚而邪气滞留的病证,耳鼻咽喉的慢性疾病常可出现这类病证。如肺脾气虚,邪滞鼻窍,可致鼻窒;脾气虚弱,湿浊内困,可致鼻渊、耳胀、脓耳等病证;气虚血瘀,可致耳面瘫;喉痈溃脓后期常出现气阴耗损,而余邪未清之证;咽喉菌、颃颡岩、舌菌等病常出现正虚毒滞之证等。

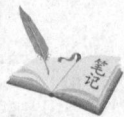

(忻耀杰)

第三节　口腔病的病因病机概要

> **培训目标**
>
> 1. 掌握口腔疾病的常见病因病机要点。
> 2. 熟悉药物因素致口腔病损的临床表现。
> 3. 了解饮食及先天因素致口腔病损的特点。

口腔居人体头面部位,如发生外邪入侵或外力打击,则口腔首当其冲。口腔又为脾胃之外窍,手足三阳经脉循经面颊,齿、龈与肾及手足阳明经关系密切,一旦这些脏腑、经络失调,则影响其生理功能,而发生疾病。所以,口腔病病因既有外在因素,又有内在脏腑、经络等的病理变化,其证候类型往往决定于内外因素相互作用的结果。

一、外因

1. **外邪侵袭**　临床所见,六淫中的风、寒、暑、湿、燥、火均可侵袭口腔,引起牙周炎、冠周炎、根尖周炎、腮腺炎及颌面部疔痈等多种病症。

2. **外伤**

(1) 跌仆、刀刃伤:指高处坠堕,或受外力撞击,或为刀、枪、斧、剑的刺割砍伤,直接损伤口腔颌面部皮肉、血脉、筋骨以及牙齿,造成破皮、血管破裂、伤筋、断骨、牙折及牙脱位等损害。

(2) 烧伤、雷击伤:口腔居高位处,易受高温(如烫水、热油、蒸汽、火焰)或化学物质(如强酸、强碱)损伤,或雷击和电灼伤。伤之轻者,仅烂皮损肉,或肌肤不仁;重者则伤津耗液,甚至热毒内陷,造成脏腑组织损害而死亡。

(3) 虫蜇伤:虫蜇伤是指蜂、蝎及其他各种毒虫蜇伤。伤后轻者局部红肿疼痛、奇痒;严重时可引起寒战、高热等全身中毒症状。

二、内因

1. **脾胃湿热**　脾主运化,输布精微;胃主受纳,腐熟水谷。脾胃互为表里,其病相互影响。若脾失健运,湿热上蒸口腔,则生牙痛、牙龈红肿、唇肿燥裂流水;湿热灼腐黏膜,则黏膜红肿溃烂,甚或化脓成痈;如火热与痰湿互结凝聚舌下,可成痰包;湿热困结口齿,牙体被蚀,而致龋齿。

2. **心火上炎**　引起心火上炎于口腔的,多为七情内伤、病后耗损、过食炙煿等。心主舌,心气通于舌,故心的病变易引起舌与口腔黏膜病证,如舌体肿胀强硬,言语不利,口舌溃烂、疼痛、出血等。

3. **肾阴亏损**　肾主骨,齿乃骨之余。肾阴不足,则齿脆不坚,疏豁松动。肾藏精,主液、主唾。肾精亏损,阴津无以上承,则口舌干燥;水不济火,虚火上炎,黏膜被灼,则口舌生疮。肾为先天之本,肾虚唇腭部位发育受阻,可致先天性唇、腭裂。

4. **肝郁化火**　肝主疏泄,司口腔各部功能活动。若情志不舒,气机不畅,则关节

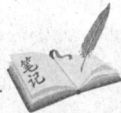

不利；化火上攻，则头痛、面痛、口舌生疮、龈颊肿胀等。

5. 气滞血瘀　气血是人体生命活动的物质基础。气为血帅，血随气行，气血相互依存。如某种原因引起气机失调，气滞必致血瘀，气血瘀滞日久，积结成块，可化生为口腔肿瘤。

三、其他因素

1. 药物　药物是用于治疗疾病的，但如果用药过量，炮制不当，或配伍不合理，或服用方法不当，也可引起种种不良反应，这些都是"药邪"致病。药源性反应的特点多表现为发病急，病情重，甚至有中毒症状出现，病势危险，应及时采取正确而有效的救治措施。如氯丙嗪类抗精神失常药，长期服用能引起口干、舌体僵硬、舌震颤及流涎；磺胺类药可引起口唇发疱；解热镇痛类药能引起口腔溃疡；口服铁制剂可使牙齿着色；口腔酸度增高易导致龋齿发病率的增高；抗心律失常类药可引起口腔黏膜及牙龈出血；长期服用抗生素可致二重感染，发生真菌性口炎；四环素可使牙齿着色和阻止釉质发育；链霉素、卡那霉素等可引起口周麻木、舌颤、语言障碍、口炎、口唇水肿及感觉异常；解磷定等解毒药可导致腮腺肿大、口干、唇舌麻木；苯妥英钠等抗癫痫药可引起牙龈增生；慢性汞中毒可出现牙龈出血，口中有金属味，牙齿松动脱落；雷公藤、番木鳖、曼陀罗、天南星、乌头、附子、鸦胆子、生半夏、商陆、芦荟、七叶一枝花等药物中毒后，轻者出现口舌麻木、溃疡及灼热疼痛，重者可危及生命。

2. 饮食　某些动物或植物食品含有致病毒物，人误食之，即可引起口腔病症。常见有毒蕈、河豚及含毒瓜菜等，服食后可出现口舌麻木、溃疡等。

3. 先天性因素　先天性因素是指人出生前禀赋不足所致。例如父母患有疾病，精血亏虚，或其他因素影响到胎儿发育。母亲妊娠之时，调摄失常也会影响胎儿发育，可导致遗传性或自身免疫性疾病。研究表明，扁平苔藓、复发性口疮、牙周病等均有遗传倾向。

（谭　劲）

【复习思考题】

眼科

1. 劳倦如何引起眼部疾病？

2. 为什么经络不通可引起眼部疾病？

3. 玄府的作用是什么？

耳鼻喉科

1. 耳鼻咽喉病的常见病因有哪些？

2. 试述耳鼻咽喉病的主要病机。

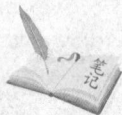

第二章

PPT 课件
02章PPT

五官科独特辨证方法

中医眼耳鼻咽喉科辨证方法内容丰富,除各科通用的八纲辨证、病因辨证、脏腑辨证、六经辨证、气血津液辨证等基本方法外,还有其他的特殊辨证方法,如内外障辨证、五轮辨证、眼部常见症状与体征辨证、耳鼻咽喉常见症状与体征辨证等。

第一节 内外障辨证

培训目标

掌握外障和内障的病位、病因和病变特点。

眼科病症虽多,但根据发病部位划分,可分为外障与内障两大类,是眼科运用较多的一种眼病分类方法。《医宗金鉴·眼科心法要诀》说:"障,遮蔽也。内障者,从内而蔽也;外障者,从外而遮也。"

一、外障

1. 病位 病位指发生在胞睑、两眦、白睛、黑睛的眼病。相当于西医学之外眼病。

2. 病因 该病多因六淫外袭或外伤所致,亦可由疠气攻目,或由痰湿内蕴、脏腑积热、脾虚气弱、阴虚火炎等引起。

3. 病变特点 其特点为外症突出,征象明显,如目涩痒痛,畏光流泪,胞睑难睁,红赤肿胀,白睛红赤,胬肉攀睛,黑睛生翳,上胞下垂等。

二、内障

1. 病位 病位指发生在瞳神、晶珠、神膏、视衣、目系等眼内组织的病变。内障有狭义与广义之分,狭义内障专指晶珠混浊,相当于西医学之白内障;广义内障则包括发生于瞳神及其后一切眼内组织的病变,相当于西医学之内眼病。

2. 病因 该病多因七情内伤、脏腑失调、气血不足、阴虚火炎、气滞血瘀所致;亦可由外邪入里,眼珠外伤等引起。

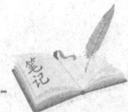

3. 病变特点　其特点多为外眼正常,视觉异常,如暴盲、青盲、视瞻昏渺、视瞻易色、高风雀目等;亦可见瞳神有形色改变者,如绿风内障、瞳神紧小、瞳神干缺、圆翳内障等。

(彭清华)

第二节　五轮辨证

📖 培训目标

1. 掌握五轮的解剖部位与脏腑分属。
2. 掌握五轮辨证方法。

五轮辨证,是将肉轮、血轮、气轮、风轮、水轮五轮部位所出现的病证,按照脏腑分属进行病机分析的一种辨证方法。五轮辨证作为眼科独特的辨证方法,也是以八纲、病因、脏腑等辨证方法作为基础的。故临床运用五轮辨证时,应当与其他辨证方法参合运用。

一、五轮的解剖部位与脏腑分属

1. 肉轮　指胞睑,包括眼睑皮肤、皮下组织、肌肉、睑板和睑结膜。胞睑在脏属脾,脾主肌肉,故称肉轮。脾与胃相表里,所以胞睑病变往往与脾胃相关。

2. 血轮　指内、外眦部的皮肤、结膜、血管及内眦的泪阜、半月皱襞和上下泪点。两眦在脏属心,心主血,故称血轮。心与小肠相表里,所以两眦病变常责之心和小肠。

3. 气轮　指白睛,包括球结膜、球筋膜和前部巩膜。白睛在脏属肺,肺主气,故称气轮。肺与大肠相表里,所以白睛疾病常与肺和大肠有关。

4. 风轮　指黑睛,即角膜。黑睛在脏属肝,肝主风,故称风轮。肝与胆相表里,所以黑睛疾病常与肝胆有关。

5. 水轮　指瞳神,包括其后的黄仁、神水、晶珠、神膏、视衣、目系等。瞳神在脏属肾,肾主水,故称水轮。因肾与膀胱相表里,所以水轮病变常与肾、膀胱有关。但由于瞳神包括多种不同组织,且结构复杂,故除与肾和膀胱有关外,与其他脏腑也密切相关。

二、五轮辨证法

1. 肉轮辨证

(1) 辨胞睑肿胀:①胞睑肿胀如球,按之虚软,肤色光亮,不红不痛不痒,为脾虚失运,湿邪停聚;或为肾阳不振,水湿上泛;②胞睑红肿如桃,呈弥漫性肿胀,触之灼热,压痛明显,为外感风热,热毒壅盛;③胞睑局限性红赤肿胀,如涂丹砂,触之质硬,表皮光亮紧张,为火毒郁于肌肤;④胞睑边缘局限性红肿,触之有硬结、压痛,为邪毒外袭所致;⑤胞睑局限性肿胀,不红不痛,触之有核状硬结,为痰湿结聚而成;⑥胞睑青紫肿胀,有外伤史,为络破血溢,瘀血内停。

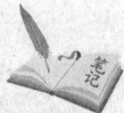

(2) 辨睑肤糜烂：①胞睑皮肤出现水疱、脓疱、糜烂渗水，为脾胃湿热上蒸；若因局部使用药物引起者，是药物过敏；②睑弦红赤糜烂，痛痒并作，为风、湿、热三邪互结所致；③胞睑皮肤肥厚粗糙，时时作痒，附有鳞屑样物，为血虚风燥。

(3) 辨睑位异常：①上睑下垂，无力提举，属虚证，多由脾胃气虚所致，或因风邪中络引起；②胞睑内翻，睫毛倒入，多为椒疮后遗，内急外弛而成；③胞睑外翻，多为局部瘢痕牵拉，或因风邪入络所致。

(4) 辨胞睑异动：①胞睑肌肤频频跳动，多为血虚有风；②上下胞睑频频眨动，多为阴津不足；若是小儿患者，则多为疳积上目的早期；③频频眨目或骤然紧闭不开，数小时后自然缓解，多为情志不舒，肝失条达引起。

(5) 辨睑内颗粒：①睑内颗粒累累，形小色红而坚，多为热重于湿兼有气滞血瘀；睑内颗粒累累，形大色黄而软，多为湿重于热兼有气滞血瘀；②睑内红色颗粒，排列如铺卵石样，奇痒难忍，为风、湿、热三邪互结；③睑内黄白色结石，为津液受灼，痰湿凝聚。

2. 血轮辨证　内眦红肿，触之有硬结，疼痛拒按，为心火上炎或热毒结聚所致；内眦不红不肿，指压泪窍出脓，为心经郁热；内眦有瘘管，久不愈合，常流脓水，为气血不足，毒邪稽留；眦角皮肤红赤糜烂，为心火兼夹湿邪；若干裂出血，又为心阴不足；两眦赤脉粗大刺痛，为心经实火；赤脉细小、淡红、稀疏、干涩不舒，为心经虚火上炎；胬肉红赤壅肿，发展迅速，头尖体厚，为心肺风热；胬肉淡红菲薄，时轻时重，涩痒间作，发展缓慢或静止不生长，为心经虚火上炎。

3. 气轮辨证
(1) 辨白睛红赤：①白睛表层红赤，颜色鲜红，为外感风热或肺经实火；赤脉粗大迂曲而黯红，为热郁血滞；②抱轮红赤（环绕黑睛发红），颜色紫黯，疼痛拒按，为肝火上炎兼有瘀滞；抱轮淡赤，压痛轻微，为阴虚火旺；③白睛表层赤脉纵横，时轻时重，为热郁脉络或阴虚火旺所致；④白睛表层下呈现片状出血，色如胭脂，为肺热郁络或肝肾阴亏、肝阳上亢所致，亦有外伤引起者。

(2) 辨白睛肿胀：①白睛表层红赤壅肿，眵泪俱多，骤然发生，多为外感风热；白睛表层紫黯壅肿，眵少泪多，舌淡苔薄白，为外感风寒所致；②双眼白睛表层水肿，透明发亮，伴眼睑水肿，多为脾肾阳虚，水湿上泛；③白睛表层壅肿，甚至脱于睑裂之外，眼珠突起，多为热毒壅滞。

(3) 辨白睛结节：①白睛表层有疱性结节，周围赤脉环绕，涩疼畏光，多为肺经燥热所致；若结节周围脉络淡红，且病久不愈，或反复发作，则多为肺阴不足，虚火上炎所致；②白睛里层有紫红色结节，周围发红，触痛明显，多为肺火炽盛所致。

(4) 辨白睛变青：①白睛局限性青蓝，呈隆起状，高低不平，多因肺肝热毒，困于白睛；②白睛青蓝一片，不红不痛，表面光滑，为色素沉着，乃先天而成。

(5) 辨其他病症：①白睛表层与眼睑粘连，为脾肉粘轮，多因椒疮后遗或酸碱烧伤结疤而成；②白睛枯涩，失去光泽，多为阴津不足，津液耗损所致；③白睛污浊稍红，痒极难忍，为肺脾湿热而成；④白睛里层出现漏口，时流稠浊白水，为偏漏，多为外伤后遗留或痰湿郁滞白睛所致。

4. 风轮辨证
(1) 辨黑睛翳障：①黑睛初生星翳，多为外感风邪；②翳大浮嫩或有溃陷，多为肝

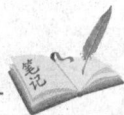

火炽盛;③黑睛混浊,翳漫黑睛,或兼有血丝伸入,多为肝胆湿热,兼有瘀滞;④翳久不敛,或时隐时现,多为肝阴不足,或气血不足。

(2) 辨黑睛赤脉:①黑睛浅层赤脉,排列密集如赤膜状,逐渐包满整个黑睛,甚至表面堆积如肉状,多为肺肝热盛,热郁脉络,瘀热互结所致;②黑睛深层出现赤脉,排列如梳,且深层呈现舌形混浊,多为肝胆热毒蕴结,气血瘀滞而成;③黑睛出现灰白色颗粒,赤脉成束追随,直达黑睛浅层,多为肝经积热或虚中夹实。

(3) 辨黑睛形状改变:①黑睛形状大小异常,或比正常大,或比正常小,多为先天异常所致;②黑睛广泛突起,或局部突起如螺旋尾状,多为肝气过亢,气机壅塞所致。

5. 水轮辨证

(1) 辨瞳神大小:①瞳神散大,色呈淡绿,眼胀欲脱,眼硬如石,头痛呕吐,多为肝胆风火上扰所致;②瞳神散大,眼胀眼痛,时有呕吐,病势缓和,多为阴虚阳亢或气滞血瘀引起;③瞳神散大不收,或瞳神歪斜不正,又有明显外伤史,为黄仁受伤所致;④瞳神紧小,甚至小如针孔,神水混浊,黑睛后壁沉着物多,或黄液上冲,抱轮红赤,多为肝胆实热所致;⑤瞳神紧小,干缺不圆,抱轮红赤,反复发作,经久不愈,多为阴虚火旺所致。

(2) 辨瞳神气色改变:①瞳神内色呈淡黄,瞳神散大,不辨明暗,此为绿风内障后期;②瞳神紧缩不开,内结黄白色翳障,如金花之状,此为瞳神干缺后遗而成;③瞳神展缩自如,内结白色圆翳,不红不痛,视力渐降,多为年老肝肾不足,晶珠失养所致;④瞳神变红,视力骤减,红光满目(多为视网膜出血、玻璃体积血),多属血热妄行,或肝阳上亢所致;反复出血者,多为阴虚火旺引起;⑤瞳神内变黄,白睛混赤,眼珠变软,多为火毒之邪困于睛中;若瞳神内变黄,状如猫眼,眼珠变硬,多系眼内有恶性肿瘤。

五轮辨证对临床有一定指导意义,但有其局限性,如白睛发黄,病位虽在气轮,但其因多不在肺,而是脾胃湿热交蒸肝胆,胆汁外溢所致;瞳神疾患,不但与肾,且与肝、脾等脏腑均有关。故临证时,不可拘泥于五轮,应从整体观念出发,四诊合参,才能得出正确的辨证结论。

(彭清华)

第三节　眼部常见症状与体征辨证

培训目标

1. 掌握目痛、目痒、目涩、畏光、视觉异常等眼部常见症状的辨证。
2. 掌握目赤、目肿、目眵、目泪、翳膜的辨证。
3. 熟悉眼位改变、目眴的辨证。

一、辨眼部常见症状

(一) 辨目痛

外障引起的目痛多为疼痛、灼热刺痛,多属阳证;内障引起的目痛多为酸胀疼痛、

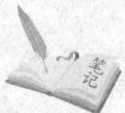

牵拽痛、眼珠深部疼痛,多属阴证;目赤涩痛,眵多黏结,多为外感风热;胞睑赤痛肿硬,大便燥结,多为阳明实火;白睛微红微痛,干涩不舒,多为津亏血虚;目珠胀痛如突,多为气血郁闭;隐隐胀痛,多为阴精不足,阳亢于上;眼珠深部疼痛,多为肝郁气滞,或肝火上炎。痛连颞颥,为少阳经受邪;痛连巅顶后项,属太阳经受邪;痛连前额鼻齿,为阳明经受邪。暴痛属实,久痛属虚;持续疼痛属实,时发时止属虚;肿痛属实,不肿而痛属虚;赤痛难忍火邪实,隐隐作痛精气虚;痛而躁闷肝气实,痛而恶寒阳气虚;痛而拒按为邪实,痛而喜按为正虚。

（二）辨目痒

目痒有因风、因火、因湿和因血虚等不同,但临床上以风引起者居多。目赤而痒,迎风尤甚,多为外感风热;睑弦赤烂,眵泪胶黏,瘙痒不已,或睑内颗粒肥大,痒如虫行者,多为湿热兼风;痛痒兼作,红赤肿甚,多为邪毒炽盛;痒涩不舒,时作时止,多为血虚生风。目病将愈而痒者,多为邪退火熄,气血渐复。

（三）辨目涩

目涩即眼有异物感不适。有沙涩与干涩之分。目沙涩疼痛,畏光流泪,多为外感风热,或肺热壅盛,或肝胆火炽,或为异物入目所致;目干涩不舒,多为肺阴不足,津液耗损,或为肝肾阴虚,精亏血少所致。

（四）辨畏光

畏光即怕见光亮。畏光伴目赤肿痛,多为外感风热,或肝胆火炽;畏光伴干涩不舒,红赤不显,多为津亏血少,阴虚火炎;畏光伴眼睑欲闭,乏力倦怠,多为脾气不足,或阳虚气陷。

（五）辨视觉异常

视近尚清,视远模糊,多为阳气不足,或久视伤睛;视远尚清,视近模糊,多为阴精亏损。外眼端好,而视物昏蒙者,多为血少神劳,肝肾虚损;视力骤降,甚至盲无所见,可为肝火上炎,或痰火上攻,或阴虚阳亢,或阴虚火炎。晶珠混浊,视力缓降,多为年老肾亏,精气不足。眼前蚊蝇飞舞,黑影飘浮,多为湿浊上泛,虚火灼络,肝肾精亏。视瞻有色,视直为曲,视大为小,视物变形,多为脾湿上泛,肝郁血虚,肝肾不足。瞳神散大,白睛混赤,视力剧降,多为风火攻目,肝郁气逆,痰火上壅;瞳神紧小,抱轮红赤,视物模糊,多为肝胆火炽,风湿夹热,阴虚火旺。视一为二,目珠偏斜,多为风痰阻络,目络瘀滞。视物不清,翳膜遮睛,目赤涩痛,多为肝经风热或肝胆热毒。

二、辨眼部常见体征

（一）辨目赤

目赤主要表现为白睛红赤、抱轮红赤、白睛混赤（图2-1,见文末彩图）。

1. 白睛红赤　位于白睛浅层,起于周边,颜色鲜红,呈树枝状,推之可动。点0.1%肾上腺素后,红赤消失,相当于西医学之结膜充血。主要见于暴风客热、天行赤眼、金疳等白睛浅层病变。

2. 抱轮红赤　位于白睛深层,环绕黑睛周围发红,颜色紫黯,呈毛刷状,推之不动,点用0.1%肾上腺素后,红赤不消退,相当于西医学之睫状充血。主要见于聚星障、花翳白陷、混睛障、瞳神紧小等病变。

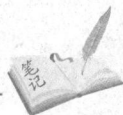

3. 白睛混赤 白睛红赤与抱轮红赤同时存在,相当于西医学之混合充血。主要见于凝脂翳、绿风内障、瞳神紧小等病变。

(二) 辨目肿

目肿表现在胞睑、两眦、白睛和黑睛。

1. 胞睑 胞睑红肿如桃,灼热疼痛,多为脾胃积热,热毒壅盛;胞睑肿胀骤起,微红而痒,多为外感风邪;胞睑虚肿如球,不红不痛,皮色光亮,多为脾肾阳虚,水气上泛;胞睑红肿湿烂,多为湿热熏蒸;胞睑肿胀青紫,多为气滞血瘀。

2. 两眦 两眦部突发红肿高起,疼痛拒按,多为风热上攻,心火炽盛。

3. 白睛 白睛红赤肿胀,多为风热犯肺,肺热壅盛;白睛赤紫肿胀,多为肺经虚热,热与血结;白睛肿胀不红,状如鱼鳔多为肺失宣降,气机壅滞。

4. 黑睛 黑睛水肿,雾状混浊,多为肝胆火炽,风火攻目,或为肝郁气逆,痰火上壅,阳亢风动所致。

(三) 辨目眵

眵即为眼分泌物。眵多硬结为肺经实热,眵稀不结为肺经虚热,眵多黄稠为热毒炽盛,目眵胶黏或呈黏丝状,多为湿热所致。

(四) 辨目泪

热泪如汤多为外感风热或肝火炽盛,热毒上攻;迎风流泪,多为肝血不足,风邪外引;冷泪长流,多为气血不足,肝肾亏虚,或泪道狭窄阻塞所致。

(五) 辨翳膜

翳与膜是外障眼病常见的形态变化,古代眼科医籍论述较多,临床易于混淆,故应予以分辨。

1. 翳 翳有狭义与广义之分。狭义的翳专指黑睛混浊,广义的翳包括黑睛与晶珠的混浊(图2-2,见文末彩图)。

(1) 新翳:指黑睛混浊,表面粗糙,境界模糊,有发展趋势,多伴有不同程度的目赤疼痛,畏光流泪等症,相当于西医学之角膜炎症性病变。如聚星障、花翳白陷、凝脂翳、混睛障等,均属新翳范畴。

(2) 宿翳:指黑睛混浊,表面光滑,境界清楚,无发展趋势,无目赤疼痛、畏光流泪等症,相当于西医学之角膜瘢痕。宿翳分为4类:①冰瑕翳是指翳菲薄,如冰上之瑕,须在集光灯下方能查见者,相当于西医学之角膜云翳;②云翳是指翳稍厚,如蝉翅,似浮云,自然光线下可见者,相当于西医学之角膜斑翳;③厚翳是指翳厚色白如瓷,一望可知者,相当于西医学之角膜白斑;④斑脂翳是指翳与黄仁黏着,瞳神变形不圆者,相当于西医学之粘连性角膜白斑。

2. 膜 自白睛或黑白交界之际起障一片,或白或赤,渐渐向黑睛中央蔓延者,称之为膜。如赤膜下垂、胬肉攀睛等,即属于膜的范畴。若膜上赤丝密集者,称为赤膜;赤丝稀疏,红赤不显者,称为白膜。

(六) 辨眼位改变

1. 辨眼珠突出 单侧眼珠突出,转动受限,白睛浅层红赤壅肿,多为风热火毒结聚于眶内;双侧眼珠突出,红赤如鹳眼,多因肝郁化火,火热上炎,目络涩滞所致;眼珠骤然突于眶外,低头呕恶加重,仰头平卧减轻,多为气血并走于上,脉络郁滞所致;眼

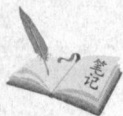

珠突出,胞睑青紫肿胀,有明显外伤史,是眶内血络受损,血溢络外,停于眶内所致;眼珠进行性突出,常为眶内肿瘤所致。

2. **辨眼珠低陷** 眼球向后缩陷,称为膏伤珠陷,多因肾精亏耗或眶内瘀血机化所致;大吐大泻后眼球陷下,多为津液大脱;眼球穿破,或瞳神紧小失治所致的眼球萎缩塌陷,为陷睛翳。

3. **辨眼珠偏斜** 眼珠骤然偏斜于一侧,转动受限,视一为二,恶心呕吐,多为风痰阻络所致;双眼交替向内或向外偏斜,自幼得之,多为屈光不正、弱视等引起。

(七)**辨目睭** 眼珠睭动即为眼球震颤。自幼眼珠震颤,多为先天禀赋不足,眼珠发育不良;突发性眼珠震颤,多为风邪外袭或肝风内动所致。

(彭清华)

第四节 耳鼻咽喉常见症状与体征辨证

> **培训目标**
>
> 1. 掌握耳鼻咽喉常见症状的辨证。
> 2. 掌握耳鼻咽喉常见体征的辨证。

一、辨耳病常见症状与体征

耳病的常见证候有耳痛、耳流脓、耳痒、耳鸣、耳聋、眩晕、鼓膜改变等。

(一)**辨耳痛**

辨耳痛须详参耳痛的部位、性质、程度、时间和伴随症状进行综合辨析。大凡新病耳痛多由急性病患引起,痛势较剧,持续不解,痛而拒按,多属实证,其疼痛的程度常反映邪气的消长趋势,故痛轻者证轻,多为风热犯耳证,痛剧者证重,多为肝火犯耳、肝胆湿热或脾胃湿热熏耳或热毒壅盛证。久病耳痛,痛势较缓,时痛时止,痛而喜按,多属虚证。尚有跌仆伤损所致的耳痛,为血瘀耳窍证。耳痛偶作,局部无明显病变者,多由少阳经气痞塞所致。

1. **耳郭疼痛** 耳郭遇冷后痒热刺痛,局部紫黯肿胀者,多为阳虚血凝证;耳郭轻微胀痛,局部肿起,皮色不变,按之柔软者,多为痰浊凝滞证。耳郭疼痛剧烈,若因外伤所致,局部瘀血肿胀,或裂伤出血者,多为气滞血瘀、脉络受损证;若见耳郭水疱成簇,或溃破、黄水浸淫、结痂,伴口苦咽干,甚则口眼㖞斜、耳鸣、耳聋者,多为肝胆湿热证;若见耳郭红肿疼痛、溃烂流脓,甚至软骨坏死、耳郭变形者,多为热毒炽盛证。

2. **耳道疼痛** 若见耳道内有耵聍堵塞者,是由耵聍压迫耳道或复染邪毒所致;若按压耳屏、牵拉耳郭时耳痛加剧,耳道皮肤弥漫性红肿者,为耳疮,耳道局限性红肿,隆起如椒目状者,为耳疖,轻者为风热外侵证,重者为肝胆湿热证。此外,异物入耳、虫伤亦可致耳道疼痛。

3. **耳深部疼痛** 若胀闷微痛,伴听力减退,自听增强,检查见鼓膜内陷者,多为风热侵袭证;若痛如锥刺刀割,伴头痛,鼓膜红赤外凸者,多为肝胆热盛证;若耳深部策

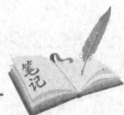

策而痛,头痛剧烈,耳脓骤然减少,伴壮热、呕吐或神昏谵语者,多为火毒内犯心包之重证。

4. 耳周疼痛 若耳周或耳后沟痒痛不适,局部充血,潮红湿烂,黄水浸淫者,多为风热湿邪犯耳证;若耳周局部肿痛,有光滑、活动的肿块,触之疼痛者,是疡核肿痛,多为肝胆火热证;若耳下腮部疼痛,漫肿无边,有触痛,伴发热、恶寒者,多为风温邪毒证。若耳前区疼痛,咀嚼甚至讲话时疼痛加剧者,是颞颌关节病变;若疼痛剧烈,耳后完骨红肿,伴高热和全身不适者,多为热毒壅盛证。

(二) 辨耳流脓

辨耳脓须根据脓液的颜色、质地、脓量、气味,以及流脓时间的长短和其他兼症来辨别寒热虚实。耳脓总属湿邪为患。量多者,归于湿邪壅盛;色黄者,属湿热偏胜;色白黏者,为气虚湿滞;质清如水者,乃水湿壅遏;质污秽而气味臭者,多因寒湿浊邪或痰热久蕴,蚀骨腐肉。一般来说,耳流脓初起多属邪盛而为实证、热证,其脓色或黄、或黄绿、或红;病久则伤及脏腑气血,转为虚实夹杂证,其脓色或白、或青、或臭秽黑腐,状如豆渣。

1. 脓量多,脓液清稀色淡黄,耳道皮肤糜烂,鼓膜完整者,多为风热湿邪犯耳证。耳脓如黏涕状,色淡黄,鼓膜红肿、穿孔者,多为风热外侵证;脓液黄稠或带红色,鼓膜穿孔者,多为肝胆湿热证。

2. 脓量少,脓液稀薄色黄,耳道皮肤弥漫性红肿,鼓膜完整者,多为风热湿邪犯耳证;脓液黏稠色黄,耳道皮肤局限性红肿溃破,鼓膜完整者,多为肝胆湿热证;久病耳流脓秽臭,或自觉无脓外溢,鼓膜松弛部穿孔处可掏出豆渣样秽物者,多为肾虚邪滞证。

3. 脓量时多时少,久病,脓液稀薄或黏白,时流时止,鼓膜穿孔者,多为脾虚湿滞证。

(三) 辨耳痒

痒症因风而起,风胜则痒,风又因热而生,或为实热,或为虚热。凡痒由外邪所致者,多风湿热夹杂;内伤所致者,多血虚化燥生风。初起多因风邪,病久多兼血虚。痒而痛者偏湿热,只痒不痛者偏风盛。

1. 新病耳痒 局部皮肤红肿、糜烂、渗出少许黄水者,多为风热湿邪为患;若痒甚灼热,皮肤红肿糜烂而痛,渗液多者,为肝胆湿热证或脾胃湿热证。

2. 久病耳痒 局部皮肤增厚、粗糙、皲裂,有脱屑或痂皮者,为血虚生风证。

此外,耳痒,耳道内长有白色、灰色或黑色霉苔者,或见于肾虚风毒证,或见于肝胆湿热证。

(四) 辨耳鸣

耳鸣,依其音调、响度、持续久暂不同,证亦各异。一般而言,耳鸣音调高者多虚,低者多实;鸣声小者多虚,鸣声大者多实;渐发者多虚,暴发者多实;久鸣者多虚,新鸣者多实;鸣声日轻夜重者多虚,鸣声持续不歇者多实。实证耳鸣,外因多为风、热、湿邪壅塞耳窍;内因多为肝胆之火上炎、痰火郁结或气滞血瘀壅阻耳窍。虚证耳鸣,多为肝肾阴虚、虚火上炎,或气血亏耗、耳失濡养等。耳鸣常伴发于耳聋,但只鸣不聋者亦不少见。

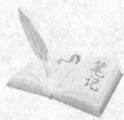

1. 新病耳鸣　耳鸣新发,鸣声轰轰,若兼耳内胀闷,自听增强,鼓膜内陷,轻微充血者,多为风热犯耳证;若兼耳流脓,听力障碍,鼓膜穿孔者,或为风热外侵证,或为肝胆火盛证,依全身兼症而辨。耳鸣卒发,鸣声低沉而响度较大,头晕目眩,头重脚轻,伴口苦咽干、心烦易怒者,为肝火上扰证;伴胸脘满闷,咳嗽痰多,口苦或淡而无味者,为痰火上扰证。

2. 久病耳鸣　耳鸣渐发,鸣声尖细,若入夜为甚,腰膝酸软者,多为肝肾亏损证;若疲劳后加重,面色无华者,多为气血不足证。耳鸣日久,鸣声较粗,听力下降,鼓膜内陷、混浊者,多为脾虚湿困证。

此外,耵聍栓塞、异物入耳亦可造成耳鸣。

(五) 辨耳聋

耳聋有胎生及后天之分。后天耳聋又有暴聋、渐聋、新聋、久聋等症。暴聋、新聋多属实证,渐聋、久聋多属虚证,或虚中夹实。

1. 新病耳聋　伴鼻塞流涕,咽痛咳嗽,或眩晕,恶心呕吐,或腮肿面瘫等症者,多为风热侵袭证。

2. 暴发耳聋　伴耳鸣甚,头痛,口苦咽干,烦躁易怒者,多为肝火上扰证。

3. 渐发耳聋　伴耳鸣,头晕眼花,或年老失聪者,多为肝肾亏损证;伴耳鸣,头晕,倦怠乏力,声低气怯,面色无华者,多为气血虚弱证。

4. 久病耳聋　耳聋久治不效,病无反复,舌紫黯或有瘀点者,多属气血瘀阻证。

5. 外伤耳聋　爆震、暴力损伤所致的耳聋,初期以气滞血瘀为主,后期多兼气血不足或肝肾亏虚。

6. 药毒耳聋　应用耳毒性药物后出现耳聋,伴耳鸣、眩晕、口舌发麻等症者,多为药毒损耳。

7. 耵聍栓塞、异物入耳亦可造成耳聋。

(六) 辨眩晕

眩晕有风、火、痰、瘀、虚之辨,新病多实,久病多虚,常虚实夹杂。

1. 眩晕轻缓,有外感史者,多为风邪侵袭证。

2. 眩晕剧烈,并见耳内流脓、耳聋者,多系脓耳眩晕。若初病,脓黄,耳痛剧者,多为肝胆火热证;若久病,脓清稀者,多为脾虚湿困证;若脓呈豆腐渣样且臭秽者,多为肾虚湿困证。

3. 头部外伤后初发眩晕者,多为血瘀耳窍证,后期多兼气血不足,肝肾亏虚。

4. 眩晕较剧,头痛,面红目赤,心烦易怒,口苦咽干者,多为肝阳上扰证。

5. 眩晕发作,头重胀而胸闷,乏力,恶心呕吐食少者,多为痰浊中阻证。

6. 眩晕轻缓,劳则加剧,伴神疲乏力,心悸、气短者,多属气血亏虚证。

7. 眩晕常发,伴腰膝酸软,五心烦热,舌红少苔者,多为肾精亏损证。

(七) 辨鼓膜改变

从鼓膜的形态、色泽及鼓膜穿孔的情况进行辨析,可以反映内在脏腑的寒、热、虚、实变化。

1. 鼓膜形态、色泽变化

(1) 新病,鼓膜微红,或有内陷,或周边血络显露,耳微胀痛者,多为风邪侵袭证;

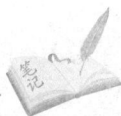

鼓膜鲜红,血络满布,或上有血疱,耳剧痛者,多为肝胆火热证;鼓膜鲜红外凸,有小黄亮点者,为火热炽盛证。

(2) 久病,鼓膜增厚或萎缩,有钙斑,色灰白,混浊少泽者,多为气血不足证。

(3) 鼓膜呈橘红色、外凸,透出液平面或有气泡者,系鼓室内有积液,为湿浊困耳证;鼓膜色蓝、外凸者,多为瘀血内聚耳窍。

2. 鼓膜穿孔

(1) 外伤性穿孔:穿孔形态多不规则,边缘不整齐,其周围或附有血迹,鼓膜或有充血者(图 2-3,见文末彩图),多为气血瘀滞证。

(2) 脓耳穿孔:脓耳急性发作,鼓膜穿孔较小者,多属实证、热证;脓耳日久,穿孔较大者(图 2-4,见文末彩图),多属虚证或虚实夹杂证。紧张部圆形或椭圆形穿孔,边缘光滑者,多为风热湿邪侵袭证;松弛部或边缘性穿孔者,多为肾虚邪滞证。

二、辨鼻病常见症状与体征

鼻病的常见证候有鼻塞、鼻涕、鼻痒、鼻痛、头痛、鼻衄及嗅觉障碍、鼻甲改变等。

(一) 辨鼻塞

主要辨鼻塞的部位、性质、时间等。辨其部位是单侧还是双侧;辨其性质是阵发性、间歇性、持续性,还是进行性;辨其时间是新病还是久病。一般来说,新病鼻塞多属实证,久病鼻塞多属虚实夹杂或本虚标实证。

1. 新病鼻塞　伴喷嚏,流清涕,鼻窍黏膜肿胀淡红者,多属风寒侵袭证;鼻涕黄黏量少,鼻黏膜潮红肿胀者,多属风热侵袭证;鼻涕黄黏量多,头痛,并见发热、口渴、便秘者,多为肺胃热盛证;涕黄绿黏稠,鼻黏膜红肿者,多为肝胆湿热证。

2. 久病鼻塞　鼻塞时轻时重,鼻涕清或黏白,鼻黏膜色淡者,多为气虚邪滞证;鼻甲肿大黯红,表面凸凹不平,收缩反应不良者,为气滞血瘀证;鼻黏膜干燥萎缩,或有黄绿色痂皮,若鼻黏膜色红者,多为肺肾阴虚证;鼻黏膜色淡者,多为脾气虚弱证;阵发性鼻塞反复发作,伴鼻痒、喷嚏频作,流清涕,鼻黏膜肿胀色淡或苍白者,多为肺、脾、肾阳气亏虚证。鼻塞日久,持续不通,或进行性加重,鼻中道有半透明之赘生物者,多为湿热痰浊凝聚证;若鼻塞持续,鼻涕脓稠而腥臭,或鼻涕带血,鼻腔有赘生物者,多为血瘀痰凝之恶候。

3. 小儿单侧鼻塞,流污秽脓血涕者,多为鼻腔异物染毒而致。

(二) 辨鼻涕

鼻涕属湿浊之邪,量多者邪盛。鼻涕的性质有水样、黏液性、黏脓性、脓性、干酪性,有时带血。辨鼻涕应注意鼻涕质之清浊,量之多少,色之黄白,有无恶臭气味,并结合其全身表现辨别其寒热虚实。一般来说,质清偏于寒,质浊多为湿;色黄属实热,色白为虚寒。

1. 鼻涕如水伴鼻痒、喷嚏频作　若新病兼畏寒发热、周身不适等表证者,多属风寒侵袭证;若反复发作,无表证,发作过后如常人者,多属阳气亏虚证。

2. 鼻涕黏白　量少,伴鼻塞,病程较长,早、晚或遇寒则症状加重者,多属气虚邪滞证;量多,鼻甲肿胀色淡者,多属肺气虚寒或脾气虚弱。

3. 鼻涕黄浊量多,中鼻道或嗅裂积脓涕　新病者多属肺胃热盛证或肝胆湿热证;

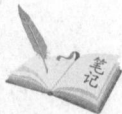

久病者多属脏腑郁热证。

4. 鼻涕黄绿干结成痂　鼻内干燥,鼻甲萎缩者,多为肺脾气阴两虚证;若有臭气者,多为湿热熏蒸鼻窍证。

5. 鼻涕带血　小儿一侧鼻孔流脓涕带血,或有臭味者,多为鼻腔异物染毒;成人鼻涕脓稠腥臭带血,鼻腔有赘生物者,多为血瘀痰凝之恶候。

(三)辨鼻痒

1. 新病鼻痒　兼见喷嚏,或有鼻塞、流清涕,伴寒热,头痛,周身不适者,为风邪侵袭证;若鼻前孔或附近皮肤红肿灼痒,糜烂,流黄水,结痂者,为风热湿邪犯鼻证。

2. 久病鼻痒　若喷嚏频作,清涕如注,遇寒冷易发,鼻黏膜色淡或苍白肿胀者,多为肺脾肾阳气亏虚证;鼻黏膜红肿者,多为肺经郁热证。若鼻前孔或附近皮肤皲裂、增厚、结痂、干燥脱屑经久不愈者,多为血虚生风证。

(四)辨鼻痛

外鼻红肿热痛初起,或鼻前孔处瘙痒,多为风热湿邪犯鼻证;若鼻部疼痛较甚,或呈跳痛,局部焮热肿胀,甚则波及同侧鼻旁、眼睑者,多为热毒攻鼻证。

1. 外鼻痛　鼻尖、鼻翼或鼻前庭部位皮肤局限性红肿突起,疼痛较剧者,多为火毒上炎证;外伤鼻部肿胀,皮下青紫者,为气血瘀滞证。

2. 鼻前孔痛　鼻前庭及上唇部皮肤潮红,肿胀疼痛,局部糜烂,脂水浸淫者,多为脾胃湿热证。

3. 鼻窍内痛　鼻内灼热干燥疼痛,或窍内有大量干痂,鼻黏膜干红少津、萎缩者,多为阴虚肺燥或虚火灼鼻证。

(五)辨头痛

鼻病常可引起头痛,辨证时应结合头痛的发病缓急、病程长短、头痛的部位、性质、时间规律性、程度及伴随症状,辨别脏腑的寒热虚实。

1. 新病头痛,伴恶寒发热,鼻塞,流涕,周身不适者,多为风邪侵袭证。

2. 新病头痛,痛在头额、鼻梁、颧部,或头深部,有一定的时间规律,伴鼻塞、涕黄浊量多,鼻甲红肿者,多为肺、胆、脾经热盛证。

3. 头痛病久,遇寒而重,伴头昏头重,鼻塞,涕黏白,鼻黏膜色淡者,多为肺脾气虚证。

4. 鼻病日久,头痛绵绵或空痛,遇劳而甚者,多为气血不足证。

5. 头额昏闷胀痛,鼻塞,鼻涕脓稠量多,胸脘痞闷,腹胀纳呆,鼻甲肿大,鼻道积脓者,多为脾胃湿热证。

6. 头顶部,额部空痛,头昏,伴鼻内干燥,鼻腔宽大者,多为阴虚燥热证。

7. 头痛,伴鼻前庭及鼻尖局部红肿疼痛者,多为火毒上攻证;若引发颜面红肿疼痛,高热头痛等,则为火毒势猛,疔疮走黄之证。

(六)辨鼻衄

鼻衄,即鼻出血,亦可表现为涕中带血,或回吸鼻涕带血,是多种鼻病以及邻近部位和全身某些疾病的常见症状之一。鼻衄色泽有鲜红、深红、色淡之分。一般来说,色泽鲜红,深红多属热证、实证,色淡多属虚证、寒证。辨证时不仅要注意血色、还要注意出血量、出血时间、出血部位以及患者的整体情况,有助于辨别鼻衄的病势及寒

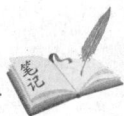

热虚实。

1. 血色鲜红，若量少、点滴而出，伴头痛，发热恶寒者，多为风热犯鼻；若量少常发，鼻息气热，鼻窍干燥少津者，多为郁热熏鼻或阴虚肺燥；若量多不止，伴高热口渴，口臭，大便燥结者，多为胃火炽盛；伴急躁易怒，口苦咽干者，多为肝火犯鼻证。

2. 血色淡红，鼻衄量少，渗渗而出，反复发作，面色㿠白，神疲乏力，气短懒言者，多为气不摄血；衄血色红而量不多，时发时止者，多见于虚火灼鼻之证。

3. 入夜衄血，渗渗而出者，多为阴虚，或气阴两亏。

4. 鼻衄见于鼻中隔前端易出血区，可因于挖鼻、外感、易出血区黏膜溃疡或干燥，多为实证、热证。

5. 鼻衄从后鼻孔自口腔吐出，年长者，多为肝胆火盛或阴虚阳亢之候；年少者要警惕鼻咽部纤维血管瘤。

6. 若妇人每于经行前后，或行经期中鼻衄者，多为倒经，为肝郁血热或虚火上炎。

7. 回吸性涕中带血者，可见于颃颡岩(鼻咽癌)早期(图2-5，见文末彩图)。

(七) 辨嗅觉障碍

1. 嗅觉障碍初起，鼻塞涕多，鼻甲肿大，鼻黏膜红赤者，多为风热侵袭证；鼻黏膜淡白者，多为风寒侵袭证。

2. 嗅觉障碍反复发作，鼻塞脓涕量多，头痛，口苦咽干者，多为胆经郁热证。

3. 嗅觉迟钝，伴清涕如水，喷嚏频频，稍遇风寒则加重，鼻黏膜淡白肿胀者，多属肺、脾、肾阳气不足证。

4. 嗅觉减退或消失，无流涕，鼻塞等症者，多属心脾两虚证。

5. 嗅觉障碍持续，鼻内干燥，鼻涕脓稠，胶结成块，不易擤出，鼻黏膜干枯、鼻甲萎缩，鼻腔宽大者，多为肺肾阴虚证，或脾气虚弱证。

6. 嗅觉进行性减退，鼻内有肿物堵塞，日渐加重者，多见于痰凝血瘀证。

7. 嗅觉失灵或丧失，鼻腔未见有明显异常变化者，多与七情所伤有关。

8. 嗅觉障碍若发生于打斗跌仆、鼻科手术后者，多为外伤所致。

(八) 辨鼻甲改变

鼻甲的改变主要有肿胀、肥厚、息肉样变、萎缩及其色泽、润燥变化等。

1. **鼻甲肿胀** 鼻甲肿胀潮红而湿润者，多为风邪侵袭；鼻甲红赤肿胀者，多为热邪熏蒸；红赤甚者，偏于火热；肿胀甚者，兼有湿邪；鼻甲淡白微肿者，多为寒邪滞留，或气血虚弱，阳气不足；鼻甲苍白水肿者，多为阳虚寒凝，津液停聚。

2. **鼻甲肥厚** 鼻甲肥厚，桑椹样变者，多属气血瘀滞鼻窍之证，或属痰瘀互结鼻窍之证。

3. **鼻甲息肉样变** 鼻甲息肉样变者，多有痰浊凝聚。

4. **鼻甲萎缩** 鼻甲枯萎变小者，多为气血、阴精亏虚，或兼脉络痹阻。

5. **鼻甲黯红** 多有郁热。

6. **色泽润燥** 鼻甲湿润者，为津液未伤；鼻甲干燥不润，色偏红者，为热邪伤津；色偏淡者，为气血不足，津不上承。

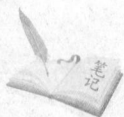

三、辨咽喉病常见症状与体征

咽喉病常见证候有咽喉疼痛、咽干作痒、咽异物感、声音异常、咽喉肿胀、咽喉溃烂及咽喉危候等。

(一) 辨咽喉疼痛

辨证须注意疼痛的轻重缓急以及咽喉部的变化。一般来说,新病多属实证、热证,久病则多为虚证或虚实夹杂,亦见于气滞血瘀者。

1. 新病　初病咽喉红肿、疼痛者,多为风热外袭,邪在肺卫;若咽喉淡红、咽喉微痛不适,吞咽时加重者,多属风寒表证;若咽喉痛剧,吞咽困难,痰涎壅盛,喉底颗粒红肿突起,或喉核红肿者,多为邪热由表入里,肺胃热盛;若红肿疼痛剧烈不减,咽喉红肿高突,色深红者,为热毒壅盛,可化腐成痈而致喉痈。

2. 久病　咽喉微痛,若咽喉黏膜黯红微肿,伴咽干时欲少饮者,多属阴虚咽喉失濡证;若咽喉黏膜淡白微肿,伴咽微干不欲饮者,多属气虚咽喉失煦证;久病咽喉疼痛,部位固定者,多属血瘀咽喉证;咽喉疼痛或剧痛,部位固定,检查见咽喉部有新生物,溃烂渗血,气味恶臭者,多属火毒困结咽喉证。

(二) 辨咽干作痒

1. 新病咽干　作痒伴咽痛、咳嗽、咽部红肿者,多属风热外袭证。

2. 久病咽干　作痒伴灼热、疼痛不适,干咳痰少而稠,手足心热,咽部黏膜干燥少津者,多属肺肾阴虚证;伴咽微痛,渴不欲饮或喜热饮,倦怠乏力,少气懒言,胃纳欠佳,或腹胀便软,咽黏膜淡红或微肿者,多属脾胃虚弱证;伴咽微痛,时欲"吭""喀",少痰,易恶心呕吐,胸闷不适,咽黏膜黯红,喉底颗粒增多或融合成片,咽侧索肥厚者,多属痰浊凝结证。

(三) 辨咽异物感

1. 新病　伴咽喉痒咳微痛,兼表证者,多为风邪侵袭证。

2. 久病　伴咽干作痒、焮热感,干咳少痰者,多为肺肾阴虚证;伴食管烧灼感,兼见胃脘嘈杂,嗳气吞酸,多为胃经郁热证;伴痰黏着感,口淡不渴,胸闷恶心,多为脾虚湿困证;伴咽焮热感,痰黏难咯,喉底颗粒黯红增多,喉核肥大质韧,声带黯红或有小结等,多为痰瘀互结证。

3. 咽喉异物感如梅核梗阻,时轻时重,饮食无碍,与精神因素关系密切者,多为痰气交阻证。

4. 咽喉异物梗阻感严重,伴吞咽困难,甚至呼吸困难者,应注意排除咽喉、食管肿瘤。

(四) 辨声音异常

声音异常包括言语不清、声音嘶哑、语音低沉无力、失音等症,辨证时应注意发病的缓急及其伴随症状。一般来说,声音异常,因六淫侵袭或脏腑热邪熏蒸喉窍所致者,为金实不鸣;因脏腑精气亏虚,喉窍失养所致者,为金破不鸣。

1. 言语不清　咽喉病发病迅速,咽喉肿痛,言语不清,口中如含物者,多为咽喉痛,肺胃热盛证。

2. 声音嘶哑　喉病初起,卒然声音不扬,甚则声音嘶哑,声带色淡水肿状者,多

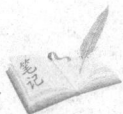

为风寒侵袭证;若声带潮红肿胀者,多为风热侵袭证;若声带鲜红肿胀,附有黏痰,咳嗽痰黄者,为痰热壅肺证。声音嘶哑日久,咽喉干涩微痛,喉痒干咳,痰黏量少,午后尤甚,咽喉黏膜潮红,或干燥少津者,多为肺肾阴虚证;若声嘶日久,逐渐加重,说话费力,不能持久,声带肥厚或有息肉、小结,声门闭合不良者,多为气滞血瘀痰凝证。妊娠后期,出现声音嘶哑,甚至不能发音者,为"子瘖",是胎阻胞脉证,产后即可恢复。

3. **语音低沉** 无力若见气短乏力,少气懒言,声带松弛,闭合欠佳者,多为肺脾气虚证;若兼腰膝酸软、耳鸣耳聋,声带闭合不全者,多为肝肾阴虚证。

4. **失音** 忧郁、愤怒之后突然失音,发音时呈"嘘嘘"耳语状,但咳嗽,哭笑时有声,咽喉检查无异常者,多为肝郁气逆证。声嘶日久,逐渐加重,甚则失音,喉腔、声带等部位见有肿物溃烂,渗血恶臭者,常为火毒困结证。

（五）辨咽喉肿胀

肿胀须辨其程度、颜色、疼痛与否及其兼症,以判断轻重缓急。一般来说,红肿较甚,疼痛明显者,多为实证、热证;红肿较轻．疼痛轻微者,多为虚证、寒证。

1. **咽喉轻微肿胀** 新病咽喉潮红微肿,或有喉底小瘰增生肿大者,多为风热侵袭证;若咽喉微肿,色淡紫,多为风寒侵袭证。久病咽喉黯红微肿者,多为肺胃郁热证,或阴虚咽喉失濡证,或兼有气血郁滞。若咽喉微肿色淡者,多为气虚咽喉失养证,常兼有痰湿凝滞。

2. **咽喉明显肿胀** 新病咽喉红赤肿胀,表面有黄白脓点,甚则相互融合成片者,多为肺胃热盛证;咽喉局部红肿高突,初期较硬,稍后则变软或自行溃破流脓,伴咽痛剧,吞咽困难,汤水难下,痰涎壅盛,讲话语音含糊,甚则呼吸困难,张口受限者,为火毒炽盛证,有成脓之势。久病咽痛,喉核不同程度的肿大或肥厚,若色黯红,质稍硬,挤压腭舌弓时,从陷凹口或有腐物溢出,伴午后颧红,手足心热,失眠多梦,或干咳痰少而黏,耳鸣眼花,腰膝酸软者,多属阴虚邪滞证;若色淡黯,质稍硬,伴神疲乏力、面色苍白,形寒肢冷,腰膝冷痛,腹胀纳呆,下利清谷者,多属阳虚邪滞证。小儿喉核肿大,不红不痛,无乳蛾病史,甚则有碍吞咽或发音者,为石蛾。

3. **咽喉局部包块** 咽喉部局限性肿物,不红不痛,表面光滑,边缘清楚,逐渐增大质柔软者,为痰凝咽喉证;若质硬粗糙,甚则破溃出血、恶臭、疼痛者,多属火毒困结证。

（六）辨咽喉溃烂

咽喉溃烂多因风热邪毒侵袭,感染时行疫病,脾胃湿热火毒熏蒸咽喉,或脏腑虚损,咽喉失养所致。辨证须结合溃烂的范围、深浅、周围形态、色泽的变化、病程的长短,以及腐烂物的颜色、气味等进行综合辨析。新病多为阳证、热证,久病多为阴证、虚证。

1. **溃烂的深浅** 浅表点状、散在的溃疡,腐物黄白或灰白,溃疡周围红肿者,多为心脾积热证;深陷片状的溃疡,腐物污秽黯滞、灰白、黑褐色,气味恶臭,溃疡周围色淡肿胀者,多为邪盛正衰证。

2. **溃烂的久暂** 咽喉糜烂日久,若腐烂面色白、凹陷,边缘参差不齐,形如鼠咬状,并有痂皮或分泌物附着,伴咽喉干灼疼痛者,多为肺阴亏虚证;若腐烂面色黯淡,脓液稀薄,久不收口,或此愈彼发,面色㿠白,头昏乏力者,为阳虚邪滞证。

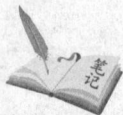

3. 腐物是否易拭　腐物黄白易拭去者,为肺胃热盛证;若腐物污秽,不易拭去,强行剥离后创面糜烂渗血者,多为感染时行疫疬。

4. 溃烂的形状　咽喉有肿物新生,表面腐烂凹凸不平,形如菜花,或如菌状,易出血,有分泌物,气味恶臭者,多为气血衰败,火毒困结,或兼有血瘀。

（七）辨咽喉病危候

咽喉病出现吸气性呼吸困难者,多属危候。临床常伴有咽喉红肿疼痛、痰涎壅盛、语言难出、声如拽锯、汤水难下等症状,严重者可见面色苍白,口唇发绀,四肢厥冷,大汗淋漓,发生窒息死亡。常见于急喉风,多为热毒痰浊壅结咽喉之证。

（八）辨声带改变

1. 声带色淡肿胀　新病声带轻微水肿,呈淡紫色者,多为风寒侵袭证;久病者多属气虚邪滞证。

2. 声带充血肿胀　声带潮红微肿者,多为风热侵袭证;红肿明显,表面或有痰涎黏附,闭合不全者,多为肺胃郁热证。

3. 声带黯红肿胀或肥厚　可见于脏腑郁热熏喉,或阴虚虚火灼喉,可兼气血瘀滞。

4. 声带小结、息肉　属于痰浊凝结证。色淡白或灰白者,多属寒凝津聚,常见于风寒侵袭证或气虚失温证;色淡红或黯红者,多属热郁津聚,常见于阴虚失养证或肺胃热蕴证。

5. 声带麻痹　声带运动受限或固定者,多属气血瘀滞证,可兼郁热、阴虚、气阳虚和痰浊。

6. 声带肿瘤　声带新生物呈菜花状,表面溃烂,色黯红者,多属火毒或痰火困结。

（忻耀杰）

【复习思考题】

耳鼻咽喉常见症状与体征包括哪些?

各　论

第三章

胞睑疾病

第一节 针 眼

PPT 课件

03章01节PPT

培训目标

1. 掌握针眼的临床表现和诊断要点。
2. 掌握针眼的辨证论治、转归与预后。
3. 了解针眼的西医治疗方法。

针眼是指胞睑边缘生疖,形如麦粒,红肿痒痛,易成脓溃破的眼病。又名土疖、土疡、偷针。属于西医学的"睑腺炎"范畴,又称麦粒肿(图 3-1,见文末彩图)。是细菌侵入眼睑腺体而导致的一种急性化脓性炎症,致病菌以金黄色葡萄球菌多见。

针眼图

图 3-1-1

【典型案例】

患者孙某,女,23 岁,右眼上眼睑红、痛、肿胀 3 天。检查:右眼上眼睑潮红,肿胀,局部隆起触及硬肿,压痛(+),睑结膜充血,结膜囊分泌物多。伴有头痛、咽喉痛,口干、口苦,便秘溲赤;舌红,苔黄,脉数。

问题一 本患者初步考虑诊断为何病? 其诊断依据是什么? 应该与哪些疾病进行鉴别?

思路 1 该患者右眼上眼睑红、痛、肿胀 3 天,结合眼部表现,诊断为针眼,其诊断依据如下:

(1) 右眼上眼睑局部红、肿胀、疼痛。

(2) 检查见右眼上眼睑局部肿胀、红、疼痛拒按,并触及硬结。

思路 2 临床诊断时应考虑与胞生痰核(睑板腺囊肿)、眼丹(眼睑蜂窝织炎)相鉴别。

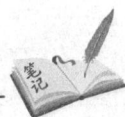

笔记

知识点 1

鉴 别 要 点

（1）与胞生痰核（睑板腺囊肿）相鉴别：睑板腺囊肿表现为眼睑局部硬结、隆起，但是无眼睑红、肿胀以及疼痛。

（2）与眼丹（眼睑蜂窝织炎）相鉴别：眼睑蜂窝织炎表现为眼睑的剧烈疼痛和弥漫性肿胀、疼痛，病情更为严重。

问题二　本案例的中医证型是什么？中医如何治疗？

思路 1　该患者脾胃积热，循经上攻胞睑，致营卫失调，气血凝滞，故眼睑红赤、肿胀、疼痛；头痛、咽喉痛，口干、口苦、便秘溲赤，舌红，苔黄，脉数均为热毒壅盛之候。故本案例的证型辨证为热毒壅盛证。

治法：清热解毒，消肿止痛。

方药：仙方活命饮加减。穿山甲、金银花、天花粉、乳香、没药、白芷、浙贝母、防风、炒皂角刺、当归尾、赤芍、陈皮、甘草，水煎服，每日 1 剂，分 2 次服，服用 2~3 日。可去方中攻破药物穿山甲、皂角刺，与五味消毒饮合用以消散硬结，增强清热解毒之功；本案例大便秘结，亦可加大黄以泻火通腑；若发热、恶寒、头痛者，为热重毒深或热入营血，可与犀角地黄汤配合应用（现犀角用水牛角代），以助清热解毒，并凉血散瘀滞。

思路 2　本患者还可施行的其他中医治疗：

（1）中成药治疗：根据临床证型选用清热解毒类中成药口服。

（2）放血法：取耳尖或合谷、太阳穴，以三棱针点刺放血，每日 1 次，泄热止痛消肿效果明显。

（3）针挑法：适用于针眼反复发作者。在背部肺俞、膏肓俞及肩胛区附近找出红点或粟粒性小点 1 个或数个，常规消毒后，以三棱针挑破，挤出少许血水或黏液。隔日 1 次，10 次为 1 个疗程。

（4）患眼湿热敷，清热解毒中药汤剂熏眼。

知识点 2

本病的病因病机

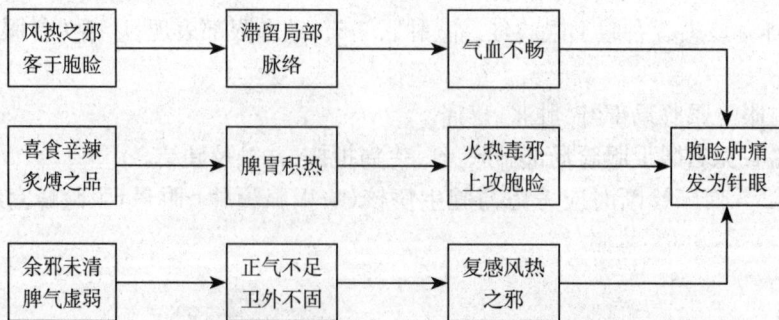

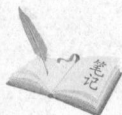

```
┌─────────┐    ┌─────────┐    ┌─────────┐
│ 风热之邪 │───▶│ 滞留局部 │───▶│ 气血不畅 │──────┐
│ 客于胞睑 │    │   脉络   │    │         │      │
└─────────┘    └─────────┘    └─────────┘      │
                                                ▼
┌─────────┐    ┌─────────┐    ┌─────────┐    ┌─────────┐
│ 喜食辛辣 │───▶│ 脾胃积热 │───▶│ 火热毒邪 │───▶│ 胞睑肿痛 │
│ 炙煿之品 │    │         │    │ 上攻胞睑 │    │ 发为针眼 │
└─────────┘    └─────────┘    └─────────┘    └─────────┘
                                                ▲
┌─────────┐    ┌─────────┐    ┌─────────┐      │
│ 余邪未清 │───▶│ 正气不足 │───▶│ 复感风热 │──────┘
│ 脾气虚弱 │    │ 卫外不固 │    │   之邪   │
└─────────┘    └─────────┘    └─────────┘
```

笔记

知识点 3

本病的中医辨证治疗

	风热客睑证	热毒壅盛证	脾虚夹邪证
辨证要点	胞睑局限性肿胀,痒甚,微红,可扪及硬结,疼痛拒按	胞睑局部红肿灼热,硬结渐大,疼痛拒按,或白睛红赤肿胀突出于睑裂;或口渴喜饮,便秘溲赤	针眼屡发,或针眼红肿不甚,经久难消,或见面色无华,神倦乏力,小儿偏食,纳呆便结
舌脉	舌苔薄黄,脉浮数	舌红苔黄,脉数	舌淡,苔薄白,脉细数
治法	祛风清热,消肿散结	清热解毒,消肿止痛	健脾益气,扶正祛邪
方药	银翘散加减	仙方活命饮加减	四君子汤加减

问题三 本案例可施行的西医治疗有哪些?

药物治疗:局部滴用抗生素滴眼液,如左氧氟沙星滴眼液或妥布霉素滴眼液,每日 4 次。

知识点 4

本病的西医治疗方法

(1) 药物治疗:早期局部滴用抗生素滴眼液,全身予广谱抗生素口服。

(2) 手术治疗:一旦红肿局限,出现黄色脓点,指压有波动感时,应行切开排脓术。

问题四 本案例的转归与预后如何? 怎样预防调护?

思路 1 本案例给予局部应用广谱抗生素滴眼液联合中医辨证治疗,眼睑局部红、肿、疼痛逐渐消退,逐渐形成脓肿时应及时切开排脓,疾病可以得到治愈。若患者体质弱、免疫力差,当感染的致病菌毒性强烈时,可在眼睑皮下组织扩散,发展为眼丹(眼睑蜂窝织炎),甚至可能引起败血症;同时,眼睑的静脉与面部的静脉相互沟通,没有静脉瓣,眼睑的化脓性感染容易通过这些静脉回流进入海绵窦而导致海绵窦血栓形成,危及生命。

思路 2 本案例的预防与调护措施包括:①注意眼睑局部卫生,不用手或者不洁物品揉眼、擦拭;②合理饮食、避免偏食,禁食辛辣、煎炸、肥甘厚腻之品。

【临证要点】

1. 针眼是眼科常见病、多发病,任何年龄均可以患病,接诊时仔细询问患者有无过敏史、蚊虫叮咬史。

2. 在检查时禁忌挤压排脓,以免造成脓毒扩散。

3. 麦粒肿切开排脓术切口位置、方向以及大小要适当。外麦粒肿切口要与睑缘平行,内麦粒肿切口要与睑缘垂直。在切开时,要注意勿损伤邻近组织,如泪小管、泪囊及内眦韧带等,如果出现眶蜂窝织炎要配合全身使用抗生素。

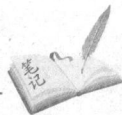

【诊疗流程】

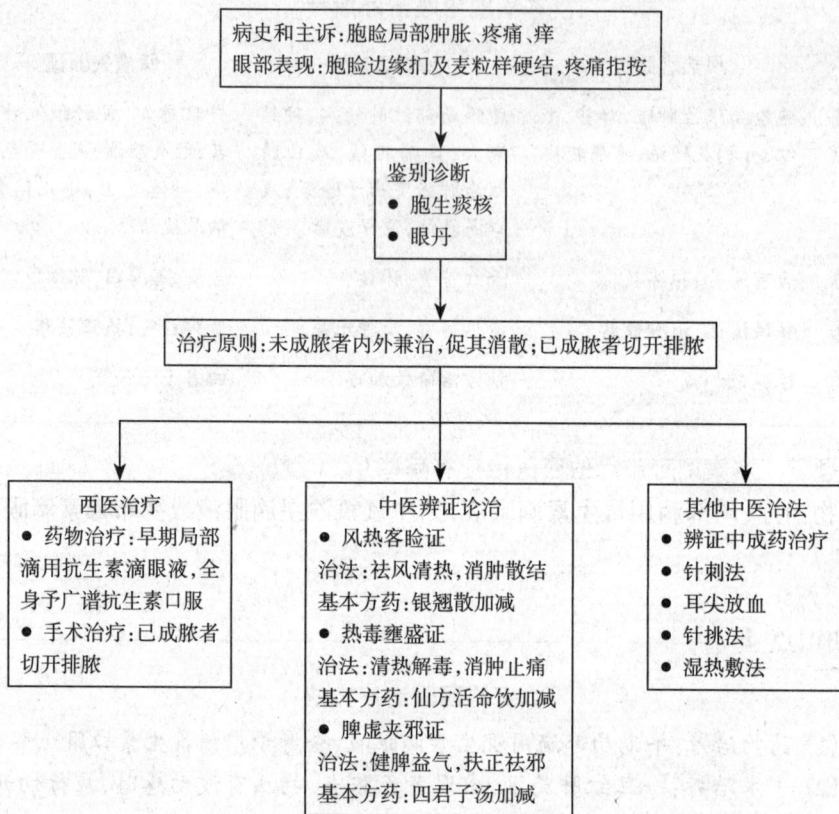

（欧阳云）

针眼古医籍

扫一扫
测一测

PPT课件

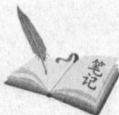

？【复习思考题】

1. 针眼的诊断要点是什么？

2. 针眼如何进行中医辨证论治？

3. 针眼的西医治疗方法有哪些？

第二节　胞生痰核

📊 培训目标

1. 熟悉胞生痰核（睑板腺囊肿）的临床表现和诊断要点。

2. 掌握胞生痰核（睑板腺囊肿）的辨证论治、转归与预后。

3. 了解胞生痰核（睑板腺囊肿）的西医治疗方法。

胞生痰核是指胞睑内生核状硬结,逐渐长大,触之不痛,皮色如常的眼病。为眼科常见病,上胞下睑均可发生,其病程长,发展缓慢,儿童与成人均可患病,但以青少年较多见。胞生痰核相当于西医学的睑板腺囊肿,也称霰粒肿(图3-2,见文末彩图),是睑板腺特发性无菌性慢性肉芽肿性炎症。

【典型案例】

患者王某,女,20岁,左眼上眼睑硬肿3个月。平素喜食煎炸、肥腻食品。检查:左眼眼睑无红肿,局部隆起,触及豆粒大小硬肿,无压痛,翻转眼睑见到睑内呈灰蓝色局限性隆起。舌红、舌苔薄白,脉缓。

问题一　本患者初步考虑诊断为何病? 其诊断依据是什么? 应该与哪些疾病进行鉴别?

思路1　该患者左眼上眼睑硬肿3个月,结合眼部表现,诊断为胞生痰核(睑板腺囊肿),其诊断依为:

(1) 左眼上眼睑硬肿。

(2) 左眼上眼睑不红、不肿,局部触及硬肿,翻转眼睑见到睑内呈灰蓝色局限性隆起。

思路2　应与针眼相鉴别。两者均表现为眼睑局部硬肿,针眼起病急,眼睑局部有红、肿胀、疼痛,触及眼睑有局部压痛。

问题二　本案例的中医证型是什么? 中医如何治疗?

思路1　该患者平素喜食煎炸、肥腻食品,致痰湿阻滞胞睑脉络,混结成核,故胞睑内生硬核,舌红、舌苔薄白,脉缓均为痰湿阻结之候。故本案例的证型辨证为痰湿阻结证。

治法:化痰散结。

方药:化坚二陈丸加减。陈皮、制半夏、茯苓、白僵蚕、黄连、炙甘草。水煎服,每日1剂,分2次服,服用5~7日。酌加炒白术、焦山楂、鸡内金以助健脾消食、化痰散结。

思路2　本患者还可局部按摩或湿热敷,本方法适用于本病初起,可促其消散。

知识点1

本病的病因病机

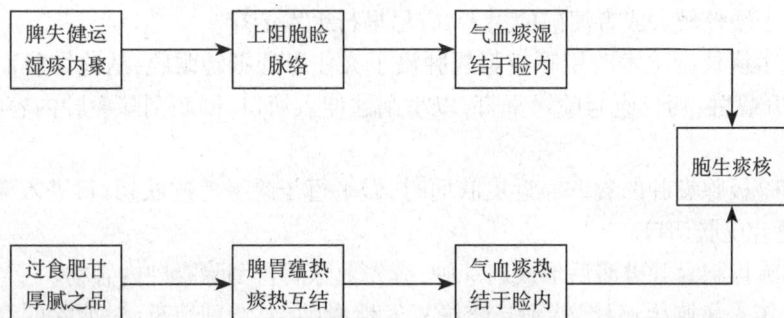

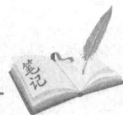

脾失健运 湿痰内聚	→	上阻胞睑 脉络	→	气血痰湿 结于睑内	→	

胞生痰核

过食肥甘 厚腻之品	→	脾胃蕴热 痰热互结	→	气血痰热 结于睑内	→	

笔记

知识点 2

本病的中医辨证治疗

痰湿阻结证	
辨证要点	胞睑内生硬核,皮色如常,按之不痛,与胞睑皮肤无粘连,若大者硬核凸起,胞睑有重坠感,睑内呈黄白色隆起
舌脉	舌苔薄白,脉缓
治法	化痰散结
方药	化坚二陈丸加减

问题三　本案例可施行的西医治疗有哪些?

药物治疗:可滴抗生素滴眼液,每日 4~6 次。

知识点 3

本病的西医治疗方法

(1) 药物治疗:若睑内紫红或有肉芽时,可滴抗生素滴眼液,每日 4~6 次。

(2) 手术治疗:硬核大或已溃破形成肉芽肿者,宜在局部麻醉下行霰粒肿刮除术。即用霰粒肿夹夹住硬核部位,翻转眼睑,在睑内面做与睑缘相垂直的切口,切开睑结膜及囊肿内壁,刮出囊肿内容物,并向两侧分离囊肿壁,将囊壁摘出。若已在睑内面自溃生肉芽者,先剪除肉芽肿后,再摘出囊壁。

问题四　本案例的转归与预后如何? 怎样预防调护?

思路 1　本案例应用中西医结合的综合方法治疗,对于硬核较小、闭上眼睑突起不明显者可以消退,部分硬核较大或者溃破的患者,经过手术治疗后得到痊愈。但有反复发作的倾向,部分患者可以出现 1 个或者多个硬核。

思路 2　本案例的预防调护包括:①若硬结表面出现红、肿,需在红肿消退后再手术;②应多食蔬菜和水果,少食煎炸、辛辣、肥甘厚腻之食品。

【临证要点】

1. 对于硬核较大或者溃破的患者,应尽早行手术治疗。

2. 胞生痰核刮除术时用睑板腺囊肿镊子夹住患处翻转眼睑,从睑结膜面以尖刀刺入并切开囊肿,切口应与睑缘垂直,以小刮匙伸入切口,彻底刮除囊肿内容物,并将囊壁剪除。

3. 如睑板腺囊肿的囊壁靠近皮肤面时,做平行于睑缘的皮肤切口,进入囊腔剪除囊壁后,缝合皮肤切口。

4. 如睑板腺囊肿破溃后形成肉芽肿,应先剪除后再刮除囊肿内容物。

5. 老年人患胞生痰核,特别是睑缘复发性囊肿,要特别慎重,对剪除的囊壁及刮除物应做病理组织学检查排除眼睑恶性肿瘤。

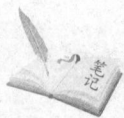

【诊疗流程】

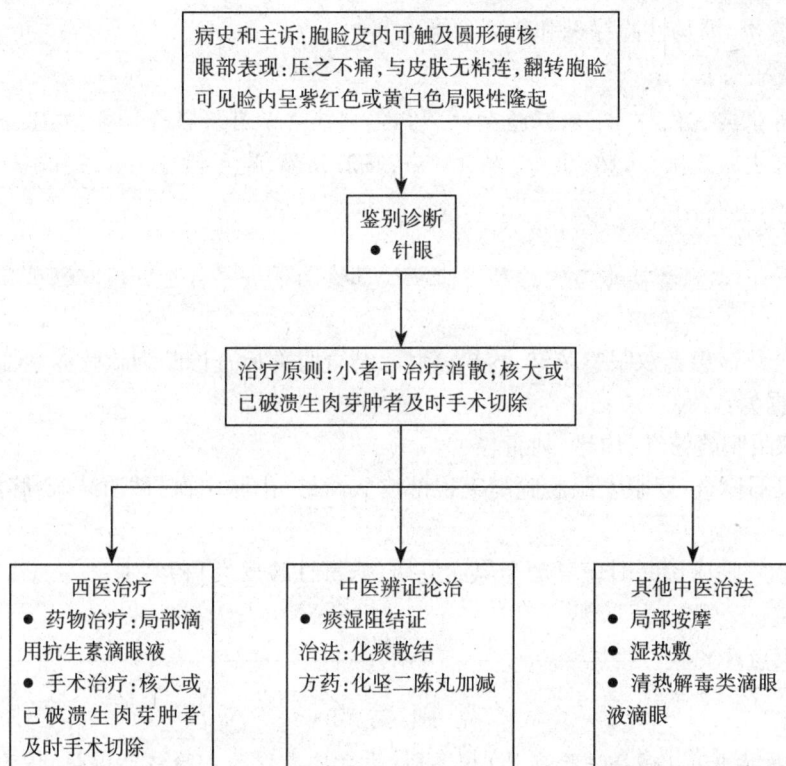

病史和主诉:胞睑皮内可触及圆形硬核
眼部表现:压之不痛,与皮肤无粘连,翻转胞睑
可见睑内呈紫红色或黄白色局限性隆起

↓

鉴别诊断
● 针眼

↓

治疗原则:小者可治疗消散;核大或
已破溃生肉芽肿者及时手术切除

西医治疗
● 药物治疗:局部滴
用抗生素滴眼液
● 手术治疗:核大或
已破溃生肉芽肿者
及时手术切除

中医辨证论治
● 痰湿阻结证
治法:化痰散结
方药:化坚二陈丸加减

其他中医治法
● 局部按摩
● 湿热敷
● 清热解毒类滴眼
液滴眼

(欧阳云)

胞生痰核
古医籍

扫一扫
测一测

PPT 课件

【复习思考题】

1. 胞生痰核(睑板腺囊肿)的诊断要点是什么?
2. 胞生痰核(睑板腺囊肿)如何进行辨证论治?
3. 胞生痰核(睑板腺囊肿)的西医治疗方法有哪些?

第三节　睑弦赤烂

培训目标

1. 掌握睑弦赤烂(睑缘炎)的临床表现和诊断要点。
2. 掌握睑弦赤烂(睑缘炎)的辨证论治、转归与预后。
3. 熟悉睑弦赤烂(睑缘炎)的西医治疗方法。

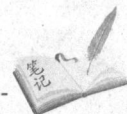

睑弦赤烂是以睑弦红赤、溃烂、刺痒为特征的眼病。本病常为双眼发病,病程长,病情顽固,时轻时重,缠绵难愈。素有近视、远视或营养不良,睡眠不足,以及卫生习惯不良者,易罹患本病。睑弦赤烂相当于西医学的睑缘炎(图 3-3,见文末彩图),包括鳞屑性睑缘炎、溃疡性睑缘炎和眦部睑缘炎。

【典型案例】

患者张某,男,45 岁,双眼睑弦红、灼热、刺痛 2 个月。眼部检查:双眼上眼睑睫毛根部皮肤溃破、出脓、出血、秽浊结痂,眵泪胶黏,睫毛稀疏。舌质红,苔黄腻,脉濡数。

问题一　本患者初步考虑诊断为何病? 其诊断依据是什么? 应与哪些疾病进行鉴别?

思路 1　该患者双眼睑弦红、灼热、刺痛,结合眼部检查诊断为睑弦赤烂(睑缘炎),其诊断依据为:

(1)双眼胞睑弦红、灼热、刺痛。

(2)眼部检查:双眼上眼胞睑睫毛根部皮肤溃破、出脓出血、秽浊结痂,眵泪胶黏,睫毛稀疏。

思路 2　临床诊断时应考虑与风赤疮痍(病毒性睑皮炎)相鉴别。

知识点 1

鉴 别 要 点

与风赤疮痍(病毒性睑皮炎)相鉴别:两者均表现为胞睑红赤湿烂,但睑弦赤烂(睑缘炎)的病变局限于睑弦部位,不波及胞睑皮肤;与之相反,风赤疮痍(病毒性睑皮炎)是以胞睑皮肤的病变为主,一般不波及睑弦。

问题二　本案例的中医证型是什么? 中医如何治疗?

思路 1　风湿热邪上攻睑弦,故睑弦红、灼热、刺痛;又因湿热偏盛,故眼睑睫毛根部皮肤溃破、出脓、出血、秽浊结痂,眵泪胶黏,睫毛稀疏;舌脉均为湿热偏盛之候。故本案例的证型辨证为湿热偏盛证;

治法:清热除湿,祛风止痒。

方药:除湿汤加减。连翘、滑石、车前子、枳壳、黄芩、黄连、木通、陈皮、荆芥、防风、茯苓,水煎服,每日 1 剂,分 2 次服,服用 3~5 日。若热气重者,加金银花清热解毒;若湿气重者酌加茵陈、苦参、蛇床子、白鲜皮等除湿止痒。

思路 2　本患者还可施行的其他中医治疗:

(1)熏洗:可选用白鲜皮、苦参、野菊花、蒲公英、蛇床子等药煎水熏洗,每日 2~3 次。熏洗前,应拭去鳞屑、脓痂。

(2)点眼:可选用清热解毒类滴眼液或抗生素滴眼液及眼膏。

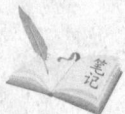

知识点 2

本病的病因病机

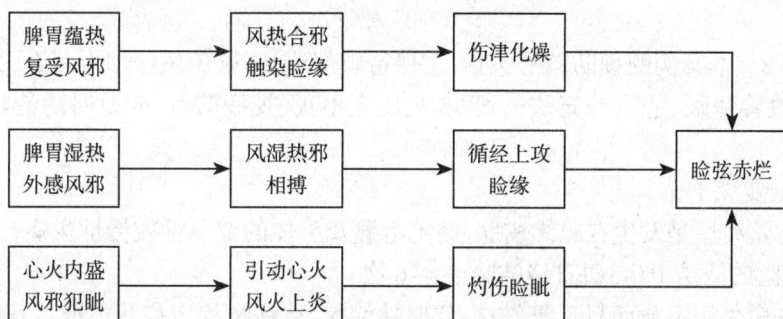

```
脾胃蕴热        风热合邪        伤津化燥
复受风邪   →   触染睑缘   →

脾胃湿热        风湿热邪        循经上攻        睑弦赤烂
外感风邪   →   相搏       →   睑缘       →

心火内盛        引动心火        灼伤睑眦
风邪犯眦   →   风火上炎   →
```

知识点 3

本病的中医辨证治疗

	风热偏盛证	湿热偏盛证	心火上炎证
辨证要点	睑弦赤痒,灼热疼痛,睫毛根部有糠皮样鳞屑	患眼痒痛并作,睑弦红赤溃烂,出脓出血,秽浊结痂,眵泪胶黏,睫毛稀疏,或倒睫,或秃睫	眦部睑弦红赤,灼热刺痒,甚或睑弦赤烂、出脓出血;舌尖红,苔薄,脉数
舌脉	舌红苔薄,脉浮数	舌质红,苔黄腻,脉濡数	苔腻或舌有瘀点,脉弦或滑
治法	祛风止痒,清热凉血	清热除湿,祛风止痒	清心泻火
方药	银翘散加减	除湿汤加减	导赤散合黄连解毒汤加减

问题三　本案例可施行的西医治疗有哪些?

(1) 滴滴眼液:用 0.5% 硫酸锌滴眼液滴眼。

(2) 涂眼药膏:涂抗生素眼膏,如红霉素眼膏等。

(3) 适当服用维生素 B_2 或复合维生素 B。

知识点 4

本病的西医治疗方法

(1) 滴滴眼液:可选用 0.5% 硫酸锌滴眼液或抗生素滴眼液(如 0.5% 新霉素滴眼液、10% 磺胺醋酰钠滴眼液)滴眼。

(2) 涂眼药膏:涂抗生素眼膏,如红霉素眼膏等。

(3) 适当服用维生素 B_2 或复合维生素 B。

问题四　本案例的转归与预后如何? 怎样预防调护?

思路 1　睑弦赤烂是发生在睑缘皮肤、睫毛毛囊及腺体的亚急性或慢性炎症,病

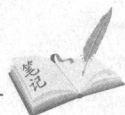

情较为顽固,愈后可复发。眼睑腺体分泌过多,合并轻度感染为主要原因;理化因素刺激(如风尘、烟、热等)、全身免疫力降低、睡眠不足、屈光不正、核黄素缺乏等可诱发本病。睑弦赤烂病程缠绵、久病不愈,睫毛脱落不能再生,可以导致秃睫、睑缘肥厚、结膜炎等。

思路 2 本案例的预防调护包括:①保持眼部清洁,避免风沙烟尘刺激;②注意饮食调节,改善睡眠,适当补充核黄素;③凡屈光不正、视疲劳者,应及时矫治和避免过度用眼。

【临证要点】

1. 睑弦赤烂是发生在睑缘皮肤、睫毛毛囊及腺体的亚急性或慢性炎症,告诉患者要保持眼睑的清洁卫生,每日清洁睫毛 4~6 次。

2. 本病久病不愈而且反复发作,要坚持治疗,待病情稳定症状消退后宜坚持 2~3 周的治疗。

3. 双眼局部热敷或者熏洗,可以减轻眼痒、眼痛的症状。

4. 用睫毛镊子轻轻取出睫毛根部的分泌物、结痂或者脓痂,涂上抗生素眼膏,动作应轻柔。

【诊疗流程】

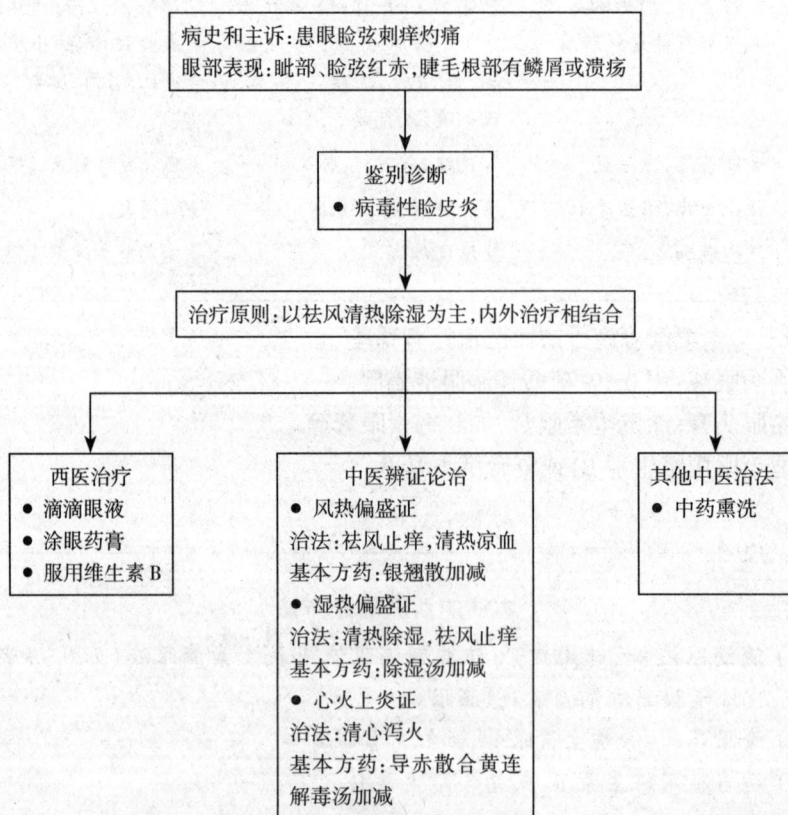

病史和主诉:患眼睑弦刺痒灼痛
眼部表现:眦部、睑弦红赤,睫毛根部有鳞屑或溃疡

鉴别诊断
● 病毒性睑皮炎

治疗原则:以祛风清热除湿为主,内外治疗相结合

西医治疗
● 滴滴眼液
● 涂眼药膏
● 服用维生素 B

中医辨证论治
● 风热偏盛证
治法:祛风止痒,清热凉血
基本方药:银翘散加减
● 湿热偏盛证
治法:清热除湿,祛风止痒
基本方药:除湿汤加减
● 心火上炎证
治法:清心泻火
基本方药:导赤散合黄连解毒汤加减

其他中医治法
● 中药熏洗

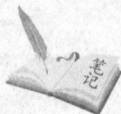

(欧阳云)

睑弦赤烂
古医籍

扫一扫
测一测

PPT 课件

03章04节PPT

【复习思考题】

1. 睑弦赤烂（睑缘炎）的诊断要点是什么？
2. 睑弦赤烂（睑缘炎）如何进行辨证论治？
3. 睑弦赤烂（睑缘炎）的西医治疗方法有哪些？

第四节 眼 丹

培训目标

1. 掌握眼丹的诊断要点和辨证论治。
2. 熟悉眼丹的西医治疗。
3. 了解眼丹的并发症。

眼丹是指整个胞睑红肿如涂丹，痛如火灼，化脓溃破的眼病。又名眼痈、覆杯，病名首见于《外科正宗》。在《中医临证备要》中记载了本病，同时还指出了本病与针眼的区别，即："眼丹，上胞睑上下部，焮热红肿疼痛，较针眼为剧，常伴寒热、头痛、口渴等症，但病因大致相似，只在程度上有轻重之别。"本病与季节、气候、年龄无关，可单眼或双眼发病。

眼丹类似于西医学眼睑蜂窝织炎（图3-4，见文末彩图），可单眼或双眼发病。

【典型案例】

林某，男，30岁，左眼外伤后眼睑红赤、肿胀、疼痛10天。检查：左眼眼睑皮肤破损，弥漫性肿胀，睑裂消失，质硬，疼痛拒按，耳前淋巴结肿大。血常规检查：白细胞计数 $21.2×10^9/L$。兼有发热、头痛、恶寒，体温39.3℃，便秘溲赤。舌红，苔黄腻，脉洪数。

问题一 本患者初步考虑诊断为何病？其诊断依据是什么？应该与哪些疾病进行鉴别？

思路1 本患者左眼外伤后眼睑红赤、肿胀、疼痛，结合眼部、全身表现以及血常规检查，诊断为眼丹，其诊断依据为：

（1）患者左眼外伤病史，左眼胞睑红赤、肿胀、疼痛10天。

（2）左眼胞睑皮肤破损，弥漫性肿胀，睑裂消失，质硬，疼痛拒按，耳前淋巴结肿大。

（3）血常规检查：白细胞计数 $21.2×10^9/L$。

思路2 临床诊断时应考虑与针眼进行鉴别。

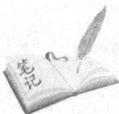

鉴别要点

眼丹与针眼两者均有眼睑红、肿、疼痛,局部硬肿。针眼治疗不及时可以导致眼丹,眼丹除了眼睑局部症状之外还伴随有全身症状,实验室检查白细胞升高。

问题二　本案例的中医证型是什么? 中医如何治疗?

思路 1　该患者左眼眼睑皮肤破损,致热毒上攻胞睑,气血壅滞,故见弥漫性肿胀,睑裂消失,质硬,疼痛拒按,耳前淋巴结肿大;热毒上犯,故兼有发热、头痛、恶寒;便秘溲赤、舌红、苔黄腻、脉洪数为热盛之候。故本案例证型为热毒壅盛证。

治法:清热解毒,活血消肿。

方药:仙方活命饮加减。金银花、白芷、浙贝母、防风、赤芍、当归、皂角刺、穿山甲、天花粉、乳香、没药、陈皮、甘草,水煎服,每日 1 剂,分 2 次服。可加大黄、栀子增泻火解毒功效,酌加野菊花、蒲公英、紫花地丁助清热解毒之力;胞睑红肿甚者酌加牡丹皮、郁金、玄参助活血消肿。

思路 2　本患者还可施行的其他中医治疗:

(1) 中成药治疗:根据临床证型选用清热解毒中成药口服或者静脉滴注。

(2) 湿热敷:适用于本病初起。

(3) 药物敷:脓未成者,可用紫金锭外敷或清热解毒中药水煎湿热敷,促其消散吸收。

本病的病因病机

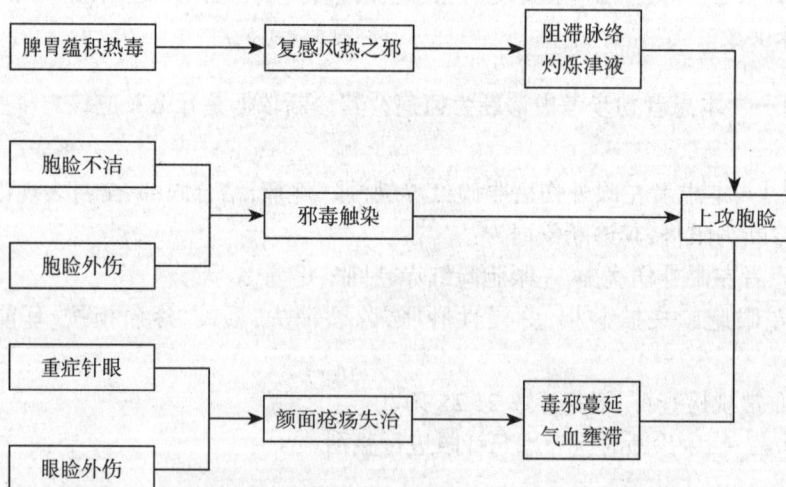

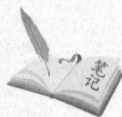

```
脾胃蕴积热毒 ──→ 复感风热之邪 ──→ 阻滞脉络
                                   灼烁津液 ──┐
                                              ↓
胞睑不洁 ─┐                                上攻胞睑
          ├──→ 邪毒触染 ──────────────────→
胞睑外伤 ─┘

重症针眼 ─┐
          ├──→ 颜面疮疡失治 ──→ 毒邪蔓延
眼睑外伤 ─┘                     气血壅滞
```

知识点 3

本病的中医辨证治疗

	风毒束睑证	热毒壅盛证	邪入营血证	正虚邪留证
辨证要点	疾病初起,胞睑漫肿微红,按之较软,痒痛并作;伴有身热、头痛、恶风	眼睑皮肤破损,弥漫性肿胀,睑裂消失,质硬,疼痛拒按,耳前淋巴结肿大。兼有发热、头痛、畏寒、便秘溲赤	胞睑漫肿焮热,色紫黯黑,疼痛剧烈;全身兼见身热烦躁、面红气粗	胞睑局限脓肿,溃后脓液不尽,经久难愈;全身兼见面色少华,肢倦乏力
舌脉	舌淡红,苔薄白,脉浮数	舌红,苔黄腻,脉洪数	舌红绛,苔黄而糙,脉洪数	舌淡苔白,脉细弱
治法	疏风消肿清热解毒	清热解毒活血消肿	清热解毒凉血散瘀	益气养血托毒排脓
方药	银翘散加减	仙方活命饮加减	犀角地黄汤合黄连解毒汤加减(现犀角用水牛角代)	托里消毒散加减

问题三 本案例可施行的西医治疗方法有哪些?

思路 本案例可实施的西医治疗方法如下:

(1) 患眼滴抗生素滴眼液,每日 4~6 次。

(2) 全身应用抗生素治疗。

知识点 4

本病的西医治疗方法

(1) 滴眼:广谱抗生素滴眼液。

(2) 全身应用足量、广谱、有效的抗生素治疗。

(3) 手术:已成脓者须切开排脓引流,每日换药至痊愈。

问题四 本案例的转归与预后如何?怎样预防调护?

思路 1 眼丹是一种由溶血性链球菌感染所致的眼睑皮肤和皮下组织的急性炎症,上、下睑可同时发病,并向周围组织蔓延,是眼科的急危重证之一。本案例应用中西医结合积极治疗,病情可以得到控制并达到临床治愈。如果病人体质差、感染的致病菌毒性强时,眼睑炎症扩散,发展为眼眶蜂窝织炎、败血症、海绵窦血栓、脑膜炎,则危及生命。

思路 2 本案例的预防与调护措施包括:①未成脓者不宜过早切开;②严禁用力挤压排脓,以防脓毒扩散,出现严重并发症;③饮食宜清淡,忌食辛辣炙煿之品。

【临证要点】

1. 对病情较轻未形成脓肿的患者,不宜过早切开。

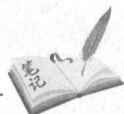

2. 严禁用力挤压排脓,以防脓毒扩散,导致严重的并发症。

3. 对于病情较重,出现严重的眼眶疼痛、头痛、发热,眼部形成脓肿的患者,宜切开放置引流管。

4. 对于经过积极治疗病情无好转或者病情较为严重的眼丹患者,要予眼眶 CT 及头部 CT 检查,血常规、肝肾功能等生化检查,血培养、脓液培养查找病原菌并行药物敏感试验。

【诊疗流程】

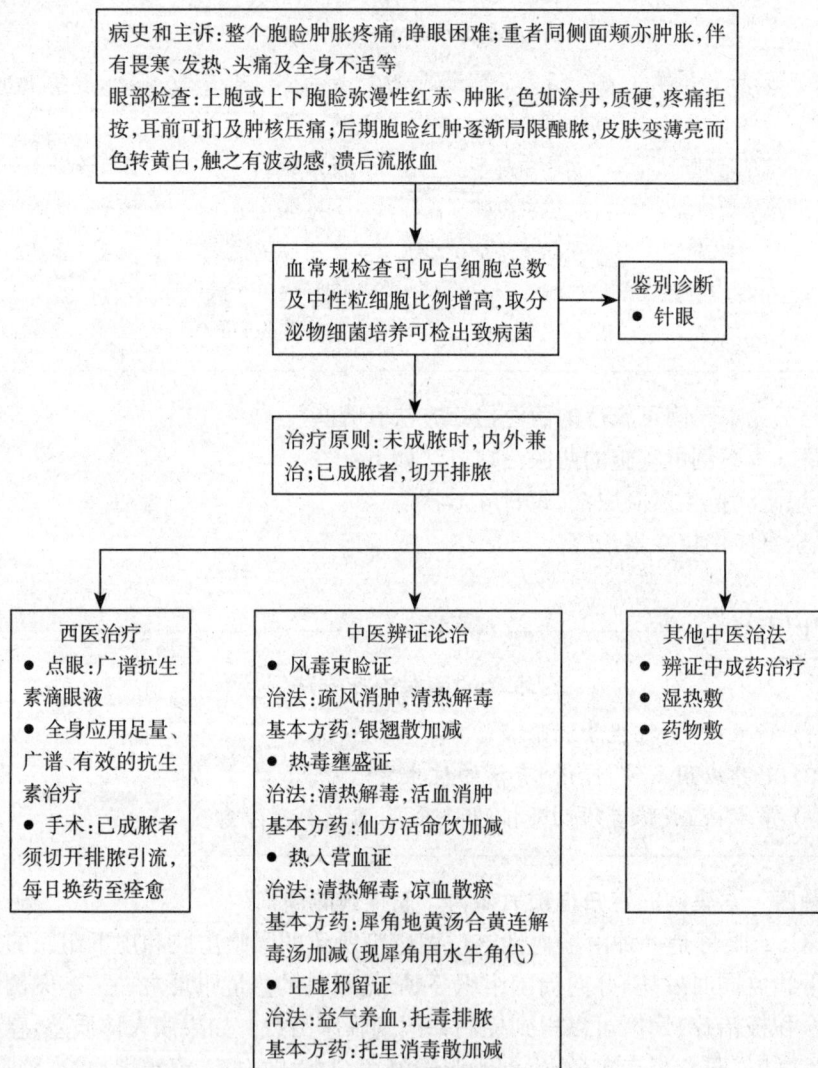

病史和主诉:整个胞睑肿胀疼痛,睁眼困难;重者同侧面颊亦肿胀,伴有畏寒、发热、头痛及全身不适等
眼部检查:上胞或上下胞睑弥漫性红赤、肿胀,色如涂丹,质硬,疼痛拒按,耳前可扪及肿核压痛;后期胞睑红肿逐渐局限酿脓,皮肤变薄亮而色转黄白,触之有波动感,溃后流脓血

血常规检查可见白细胞总数及中性粒细胞比例增高,取分泌物细菌培养可检出致病菌

鉴别诊断
● 针眼

治疗原则:未成脓时,内外兼治;已成脓者,切开排脓

西医治疗
● 点眼:广谱抗生素滴眼液
● 全身应用足量、广谱、有效的抗生素治疗
● 手术:已成脓者须切开排脓引流,每日换药至痊愈

中医辨证论治
● 风毒束睑证
治法:疏风消肿,清热解毒
基本方药:银翘散加减
● 热毒壅盛证
治法:清热解毒,活血消肿
基本方药:仙方活命饮加减
● 热入营血证
治法:清热解毒,凉血散瘀
基本方药:犀角地黄汤合黄连解毒汤加减(现犀角用水牛角代)
● 正虚邪留证
治法:益气养血,托毒排脓
基本方药:托里消毒散加减

其他中医治法
● 辨证中成药治疗
● 湿热敷
● 药物敷

(梁凤鸣)

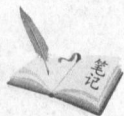

眼丹古医籍

扫一扫
测一测

PPT 课件

【复习思考题】

1. 眼丹的诊断要点是什么？
2. 眼丹该如何进行中医辨证论治？
3. 眼丹西医治疗方法有哪些？
4. 眼丹的并发症有哪些？

第五节　上胞下垂

培训目标

1. 掌握上胞下垂的诊断要点。
2. 掌握上胞下垂的辨证论治、转归与预后。
3. 熟悉上胞下垂的西医治疗方法。

上胞下垂是指上胞乏力不能升举，以致睑裂变窄，掩盖部分或全部瞳神而影响视物的眼病。又称睢目、侵风、眼睑垂缓、胞垂，严重者称睑废。以睢目为病名首载于《诸病源候论·目病诸候》，而《目经大成·睑废》中以"手攀上睑向明开"说明上胞下垂的严重症状。本病可单眼或双眼发病，有先天与后天之分。

上胞下垂相当于西医学的上睑下垂，常由提上睑肌或支配提上睑肌的动眼神经的分支病变、重症肌无力、先天异常、机械性开睑障碍所致（图 3-5，见文末彩图）。

【典型案例】

李某，男，40 岁，双眼上睑不易抬举半个月余，既往体健，无特殊病史，平素生活饮食规律，眼部专科检查：嘱患者睁眼向前平视时，上胞遮盖黑睛上缘 4mm。睑裂宽度变窄。视力：双眼 0.8，余未见明显异常。用甲基硫酸新斯的明 0.5mg，皮下注射，30 分钟后见上胞下垂减轻。患者上睑抬举乏力于晨起或休息后减轻，午后或劳累后加重；伴全身乏力，食欲不振，甚至吞咽困难，眠可，二便调；舌淡，苔薄，脉弱。

问题一　本患者初步考虑诊断为何病？其诊断依据是什么？应该与哪些疾病进行鉴别？

思路 1　该患者双眼不易抬举，结合眼部检查，诊断为上胞下垂（上睑下垂），其诊断依据为：

（1）双眼不易抬举等症状。

（2）眼部专科检查：睁眼向前平视时，上胞遮盖黑睛上缘 4mm，睑裂宽度变窄。

（3）实验室检查：用甲基硫酸新斯的明 0.5mg，皮下注射，30 分钟后见上胞下垂减轻。

思路 2　临床诊断时应考虑与假性上睑下垂相鉴别。

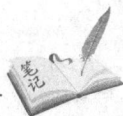

知识点 1

鉴别要点

与假性上睑下垂相鉴别:眼睑皮肤松弛症、眼球内陷、小眼球、眼球水肿、下斜视、对侧眼睑退缩、眼球后退综合征、眼睑痉挛和癔症都有可能出现类似上睑下垂的现象,但均不是提上睑肌和Muller平滑肌的功能不全或丧失而导致的上睑下垂。

问题二 本案例的中医证型是什么? 中医如何治疗?

思路 1 该患者脾胃虚弱,中气不足,则运化水谷、转输精微的作用减退,致水谷之精不能上乘濡养胞睑,肌肉失养,故眼肌睑肌活动无力,出现上睑抬举无力,上胞遮盖黑睛,伴全身乏力,食欲不振,甚至吞咽困难;舌淡,苔薄,脉弱均为脾虚气弱之候。故本案例的证型为脾虚气弱证。

治法:升阳益气。

方药:补中益气汤加减。黄芪、白术、陈皮、升麻、柴胡、人参、甘草、当归,水煎服,每日1剂,分2次服。重用方中黄芪以增补气升阳之功;若神疲乏力、食欲不振者,加山药、白扁豆、砂仁以益气温中健脾。

思路 2 本患者还可施行的其他中医治疗:

(1) 中成药治疗:根据临床证型,可选用补中益气丸口服或黄芪注射液静脉滴注等。

(2) 针灸治疗:选用百会、印堂、阳白、太阳、上星、攒竹、鱼腰、丝竹空、风池为主穴。先天不足、命门火衰者,加关元、肝俞、三阴交、神阙(灸);脾虚气弱者,加足三里、脾俞、胃俞、气海;风痰阻络者,加丰隆、太冲、申脉。皆根据虚实施以补泻,每日1~2次,10日为1个疗程。

知识点 2

特殊针灸操作

(1) 阳白透鱼腰喜鹊登梅法:左手食指压上眼睑下缘,右手拇、食二指进针,针下气至。拇、食二指持针柄,中指垫于针下,上下起伏,使针柄、针体、针尖上下摆动。

(2) 印堂穴金钩钓鱼法:①左手拇指、食指捏起印堂穴处肌肤或左手食指紧按或不按穴位,右手持针在印堂上0.5寸处速刺或捻转进针;②针尖刺入骨膜,得气后,使针体向前捻转;③待针下沉紧,出现涩针时,针尖带着穴位处肌肤微微提抖;重复上述操作1~3次,出针时,将针转回,使针下松滑再拔针,出针后,不闭针孔。

(3) 神经干电刺激疗法:取眶上神经与神经刺激点(位于耳上与眼外角连线中点,即面神经的分布点),眶上神经接负极,面神经接正极。每次20分钟左右,隔日1次,10次为1个疗程,间隔5天,再行第2个疗程。

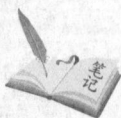

知识点 3

本病的病因病机

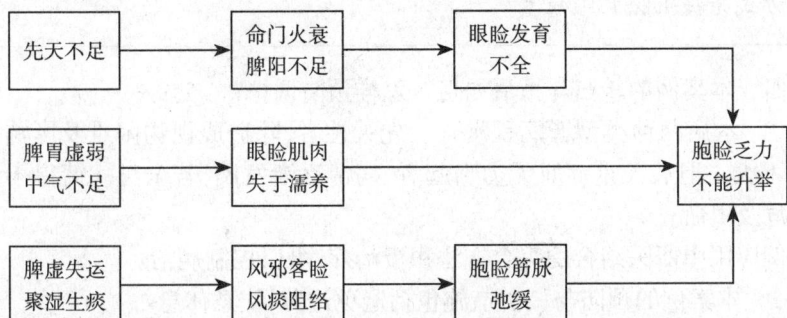

```
先天不足 → 命门火衰    → 眼睑发育 ┐
          脾阳不足      不全    │
                               ↓
脾胃虚弱 → 眼睑肌肉 ──────────→ 胞睑乏力
中气不足   失于濡养              不能升举
                               ↑
脾虚失运 → 风邪客睑 → 胞睑筋脉 ┘
聚湿生痰   风痰阻络   弛缓
```

知识点 4

本病的中医辨证治疗

	先天不足证	脾虚气弱证	风痰阻络证
辨证要点	自幼双眼上胞垂下,无力抬举,睑裂明显变窄,视瞻时昂首举额,扬眉张口,或以手提上睑方能视物;全身可伴疲乏无力,面色无华,畏寒肢冷,小便清长	睁眼向前平视时,上胞遮盖黑睛上缘 4mm。睑裂宽度变窄。患者上睑抬举乏力于晨起或休息后减轻,午后或劳累后加重;伴全身乏力,食欲不振,甚至吞咽困难	上胞垂下骤然发生,眼珠转动不灵,目偏视,视一为二;头晕,恶心,泛吐痰涎
舌脉	舌质黯,苔薄,脉沉细	舌淡,苔薄,脉弱	舌苔厚腻,脉弦滑
治法	温肾健脾	升阳益气	祛风化痰,舒筋通络
方药	右归饮加减	补中益气汤加减	正容汤加减

问题三　本案例可施行的西医治疗方法有哪些?

思路

(1) 三磷酸腺苷、维生素 B_1 或新斯的明,提高肌肉的活动功能。

(2) 进一步查找病因,以便对因治疗。

知识点 5

本病的西医治疗方法

(1) 药物治疗:肌源性或麻痹性上睑下垂可用三磷酸腺苷、维生素 B_1 或新斯的明,提高肌肉的活动功能。

(2) 先天性上睑下垂以手术治疗为主。如果遮盖瞳孔,为避免弱视应尽早手术,尤其是单眼患儿。

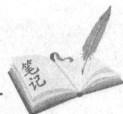

笔记

（3）后天性上睑下垂因神经系统疾病、其他眼部或全身性疾病所致者，应先进行病因治疗或药物治疗；如无效时再考虑手术治疗，较为合乎生理和美容要求的手术方式为提上睑肌缩短术。

问题四　本案例的转归与预后如何？怎样预防调护？

思路1　本病两种类型皆病程漫长。先天性者，除造成视物困难及影响仪容外，其他危害不大。但后天重症肌无力引起者，病情逐渐发展，若全身病情得不到控制，严重时可危及生命。

本案例应用中西医结合的综合方法积极治疗，可以控制病情。

思路2　本案例的预防与调护措施包括避免过劳，注意休息。

【临证要点】

1. 上睑下垂首先要分清先天性还是后天性，先天者多自幼发病，后天者晨起或休息后减轻，午后或劳累后加重，或有视一为二、目偏视等，或可伴神疲乏力，吞咽困难或头晕、恶心、呕吐等，注射新斯的明后症状消失或缓解。

2. 先天性上睑下垂多以手术治疗为主。后天性上睑下垂因神经系统疾病或其他眼部或全身性疾病所致者，应先进行病因治疗或药物治疗，如无效时再考虑手术治疗。

3. 中医学认为胞睑在脏属脾，脾主肌肉，脾主运化水谷之精以生养肌肉，胞睑肌肉受脾之精气营养，则轻劲有力，开合自如。故临床证型虽然各有不同，但从脾虚论治者居多。

4. 在充分发挥中医药治疗的基础上，如果疗效不佳则需要考虑手术治疗。

【诊疗流程】

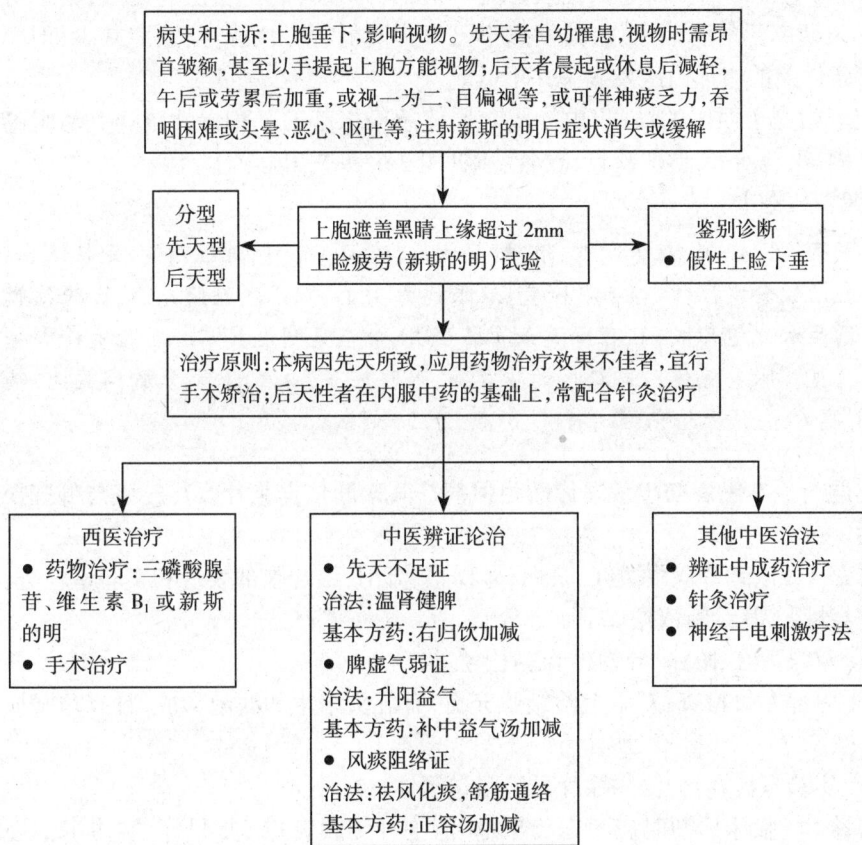

病史和主诉:上胞垂下,影响视物。先天者自幼罹患,视物时需昂首皱额,甚至以手提起上胞方能视物;后天者晨起或休息后减轻,午后或劳累后加重,或视一为二、目偏视等,或可伴神疲乏力,吞咽困难或头晕、恶心、呕吐等,注射新斯的明后症状消失或缓解

分型
先天型
后天型

上胞遮盖黑睛上缘超过 2mm
上睑疲劳(新斯的明)试验

鉴别诊断
● 假性上睑下垂

治疗原则:本病因先天所致,应用药物治疗效果不佳者,宜行手术矫治;后天性者在内服中药的基础上,常配合针灸治疗

西医治疗
● 药物治疗:三磷酸腺苷、维生素 B_1 或新斯的明
● 手术治疗

中医辨证论治
● 先天不足证
治法:温肾健脾
基本方药:右归饮加减
● 脾虚气弱证
治法:升阳益气
基本方药:补中益气汤加减
● 风痰阻络证
治法:祛风化痰,舒筋通络
基本方药:正容汤加减

其他中医治法
● 辨证中成药治疗
● 针灸治疗
● 神经干电刺激疗法

(梁凤鸣)

【复习思考题】

1. 上胞下垂的诊断要点是什么?
2. 上胞下垂应该如何进行辨证论治?
3. 上胞下垂的西医治疗方法有哪些?

第六节　椒　疮

培训目标

1. 掌握椒疮的诊断要点。
2. 掌握椒疮的辨证论治、转归与预后。
3. 熟悉椒疮的西医治疗方法。

上胞下垂
古医籍

扫一扫
测一测

PPT 课件
03第06节PPT

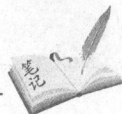

　　椒疮是指胞睑内面颗粒累累,色红而坚,状若花椒的眼病。该病名首见于《证治准绳·杂病·七窍门》。椒疮在我国曾流行甚广,为致盲的主要疾病之一,由于对本病开展了长期广泛的防治工作,其发病率已大为降低,并发症与后遗症减少,但少数卫生医疗条件差的边远山区发病率并不低。

　　椒疮相当于西医的沙眼,由沙眼衣原体感染引起的一种慢性眼病。病眼睑结膜血管模糊,粗糙不平,形似沙粒,故名沙眼(图3-6,见文末彩图)。

【典型案例】

　　龙某,男,47岁,双眼微红、眼痒、异物感、流泪3个月,既往体健,无特殊病史,平素生活饮食规律,眼部专科检查:双眼视力:0.8。双眼睑结膜充血,上睑结膜有乳头增生和滤泡形成,且有角膜血管翳形成,余未见明显异常。实验室检查分泌物涂片见沙眼包涵体。伴双眼灼热痒痛,眼眵较多,口渴咽干,无胸闷胸痛,纳眠可,小便黄,大便干结;舌红,苔黄,脉数。

　　问题一　本患者初步考虑诊断为何病? 其诊断依据是什么? 应该与哪些疾病进行鉴别?

　　思路1　该患者双眼微红、眼痒、异物感、流泪,结合眼部表现和实验室检查,诊断为椒疮(沙眼),其诊断依据如下:

　　(1) 双眼微红、眼痒、异物感、流泪等症状。

　　(2) 眼部专科检查:双眼上睑结膜充血,有乳头增生和滤泡形成,且有角膜血管翳形成。

　　(3) 实验室检查:分泌物涂片见沙眼包涵体。

　　思路2　临床诊断时应考虑与粟疮(滤泡性结膜炎)、时复目痒(春季卡他性结膜炎)、巨乳头性结膜炎相鉴别。

📖 **知识点1**

鉴别要点

　　(1) 与粟疮(滤泡性结膜炎)相鉴别:粟疮常见于青少年,滤泡多见于下睑结膜和下穹窿部结膜,大小均匀相似,排列整齐,不充血或轻度充血,无角膜血管翳,无瘢痕。

　　(2) 与时复目痒(春季卡他性结膜炎)相鉴别:时复目痒表现为眼部奇痒,季节性强,睑结膜上的乳头大,扁平且硬,上穹窿部无病变,分泌物涂片可见嗜酸性粒细胞增多。

　　(3) 与巨乳头性结膜炎相鉴别:本病常有明确的角膜接触镜配戴病史。

　　问题二　本案例的中医证型是什么? 中医如何治疗?

　　思路1　风热客目,则双眼微红、眼痒、异物感、流泪;邪毒上壅胞睑,则双眼睑结膜充血、上睑结膜有乳头、滤泡、角膜血管翳形成;双眼灼热痒痛、眼眵较多、口渴咽干、小便黄、大便干结为热毒所致;舌脉为风热之候。故本案例的证型为热毒壅盛证。

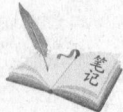

治法:清热解毒,除风散邪。

方药:除风清脾饮加减。荆芥、防风、连翘、桔梗、黄芩、黄连、玄参、知母、陈皮、生地黄、玄明粉、大黄,水煎服,每日 1 剂,分 2 次服。若大便不干燥者,可去方中玄明粉;若睑内红赤、颗粒丛生较甚者,可加金银花、大青叶、赤芍、牡丹皮以加强清热解毒退赤之功;痒甚者,可加菊花、地肤子、白鲜皮等以散邪止痒。

思路 2　本患者还可施行的其他中医治疗:

(1) 中成药治疗:根据临床证型,可选用银翘解毒丸等口服。

(2) 椒疮颗粒累累者,可用海螵蛸棒摩擦法治疗。

知识点 2

本病的病因病机

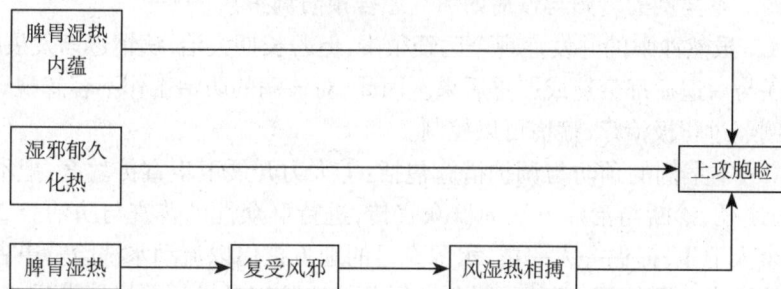

知识点 3

本病的中医辨证治疗

	风热客睑证	热毒壅盛证	血热瘀滞证
辨证要点	眼痒涩不适,羞明流泪,睑内微红,有少量红赤颗粒,状如花椒,或有赤脉下垂	眼睑结膜充血,上睑结膜有乳头增生,滤泡形成,且有角膜血管翳形成,双眼灼热痒痛,眼眵较多;口渴咽干,小便黄,大便干结	眼内刺痛灼热,沙涩羞明,生眵流泪,眼睑重坠难开,胞睑厚硬,睑内颗粒累累,疤瘢不平,红赤显著,黑睛赤膜下垂
舌脉	舌尖红,苔薄黄,脉浮数	舌红,苔黄,脉数	舌质黯红,苔黄,脉数
治法	疏风清热	清热解毒,除风散邪	清热凉血,活血化瘀
方药	银翘散加减	除风清脾饮加减	归芍红花散加减

问题三　本案例可施行的西医治疗有哪些?

(1) 局部点用 0.1% 利福平、10%~15% 磺胺醋酰钠滴眼液,每日 3~6 次,每晚临睡涂 0.5% 金霉素眼膏 1 次,连续用药 3 个月。

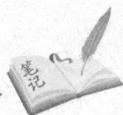

(2) 消毒纱布、棉签摩擦眼睑乳头、滤泡。

知识点 4

本病的西医治疗方法

（1）药物治疗：局部点用 0.1% 利福平、10%~15% 磺胺醋酰钠滴眼液，每日 3~6 次，每晚临睡涂 0.5% 金霉素眼膏 1 次，连续用药 3 个月。全身用四环素、磺胺类药物或红霉素，用于急性期或重症沙眼。儿童和孕妇忌用四环素。眼珠干燥者，可滴人工泪液等滴眼液。

（2）手术治疗（针对并发症）：有乳头、滤泡者可用消毒纱布、棉签摩擦；滤泡多者可行压榨术，局部麻醉下以轮状镊子挤破滤泡，排除其内容物，同时合并药物治疗，促进痊愈；有倒睫者应拔除或电解；睑内翻者用手术矫正；慢性泪囊炎可行泪囊摘除术或泪囊鼻腔吻合术、角膜混浊可行角膜移植术。

问题四　本案例的转归与预后如何？怎样预防调护？

思路 1　虽然沙眼的并发症现今已经很少，但若长期失治，病情逐渐发展时，其产生的并发症与后遗症都会造成严重后果。因此，对该病的防治工作不容忽视。

本案例经过积极治疗，症情可以控制。

思路 2　本案例的预防与调护措施包括：①大力开展卫生宣传教育，把本病的危害性、传染途径、诊断与治疗方法向群众宣传，进行群众性的普查与防治。②改善环境卫生和个人卫生，提倡一人一巾，水源充足的地方提倡以流动水洗脸。患者的洗脸用具要与健康人分开使用，尤其是服务性行业的洗脸用具必须严格消毒后使用，以免引起交叉感染。重症椒疮患者不宜去游泳场馆游泳。③饮食宜清淡，忌辛辣刺激，戒除烟酒嗜好。

【临证要点】

1. 椒疮（沙眼）的主要临床表现为自觉眼痒、沙涩不适；眼部检查见上睑结膜有乳头增生、滤泡形成，或瘢痕形成，或有角膜血管翳。

2. 严重沙眼的并发症也需作为要点掌握，主要有睑内翻倒睫、上睑下垂、睑球粘连、角膜血管翳、实质性结膜干燥症、慢性泪囊炎等。

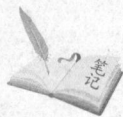

【诊疗流程】

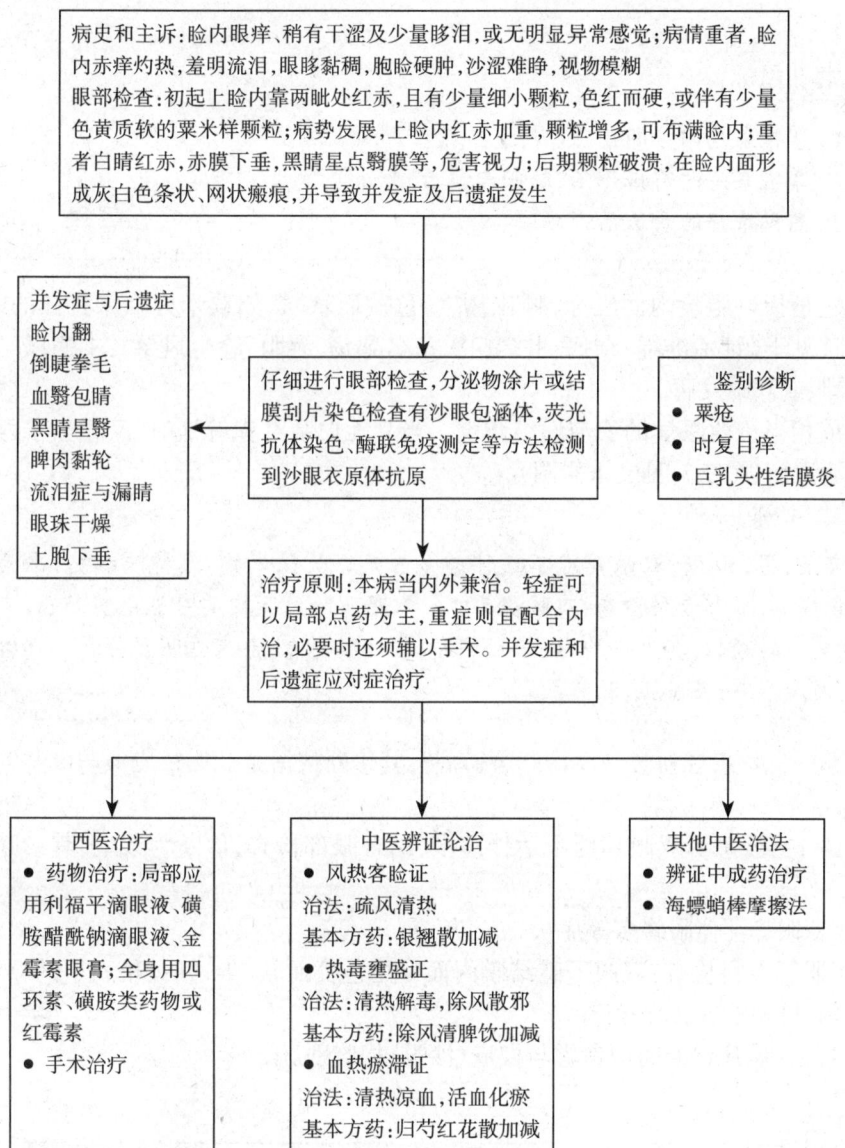

病史和主诉:睑内眼痒、稍有干涩及少量眵泪,或无明显异常感觉;病情重者,睑内赤痒灼热,羞明流泪,眼眵黏稠,胞睑硬肿,沙涩难睁,视物模糊
眼部检查:初起上睑内靠两眦处红赤,且有少量细小颗粒,色红而硬,或伴有少量色黄质软的粟米样颗粒;病势发展,上睑内红赤加重,颗粒增多,可布满睑内;重者白睛红赤,赤膜下垂,黑睛星点翳膜等,危害视力;后期颗粒破溃,在睑内面形成灰白色条状、网状瘢痕,并导致并发症及后遗症发生

并发症与后遗症
睑内翻
倒睫拳毛
血翳包睛
黑睛星翳
脾肉黏轮
流泪症与漏睛
眼珠干燥
上胞下垂

仔细进行眼部检查,分泌物涂片或结膜刮片染色检查有沙眼包涵体,荧光抗体染色、酶联免疫测定等方法检测到沙眼衣原体抗原

鉴别诊断
● 粟疮
● 时复目痒
● 巨乳头性结膜炎

治疗原则:本病当内外兼治。轻症可以局部点药为主,重症则宜配合内治,必要时还须辅以手术。并发症和后遗症应对症治疗

西医治疗
● 药物治疗:局部应用利福平滴眼液、磺胺醋酰钠滴眼液、金霉素眼膏;全身用四环素、磺胺类药物或红霉素
● 手术治疗

中医辨证论治
● 风热客睑证
治法:疏风清热
基本方药:银翘散加减
● 热毒壅盛证
治法:清热解毒,除风散邪
基本方药:除风清脾饮加减
● 血热瘀滞证
治法:清热凉血,活血化瘀
基本方药:归芍红花散加减

其他中医治法
● 辨证中成药治疗
● 海螵蛸棒摩擦法

(梁凤鸣)

椒疮古医籍

扫一扫
测一测

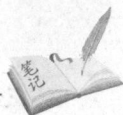

【复习思考题】

1. 椒疮的诊断要点是什么?
2. 椒疮的主要并发症有哪些?
3. 椒疮应该如何进行辨证论治?
4. 椒疮的西医治疗方法有哪些?

第七节 粟 疮

培训目标

1. 掌握粟疮的诊断要点。
2. 掌握粟疮的辨证论治、转归与预后。
3. 熟悉粟疮的西医治疗方法。

粟疮是指以胞睑内面红赤,颗粒丛生,色黄而软,状如粟米为临床特征的眼病。该病名首见于《证治准绳·杂病·七窍门》,又名粟疡、粟眼、睑生风粟。本病以小儿多见,可单眼或双眼发病。

粟疮相当于西医学的滤泡性结膜炎。当其无白睛红赤等症时,又相当于西医学的结膜滤泡症(图 3-7,见文末彩图)。

【典型案例】

宋某,男,39 岁,双眼痒涩不适伴眵多 5 天。既往体健,无特殊病史,平素生活饮食规律,眼部专科检查:双眼视力 1.0,双眼下睑结膜内面可见色黄而软、半透明、稍扁平的颗粒,其大小均匀,排列整齐,睑结膜充血,余未见明显异常。伴腹胀纳差,便溏不爽;苔黄腻,脉濡数。

问题一 本患者初步考虑诊断为何病? 其诊断依据是什么? 应该与哪些疾病进行鉴别?

思路 1 该患者双眼痒涩不适伴眵多,结合眼部检查,诊断为粟疮,其诊断依据如下:

(1) 双眼痒涩伴眼眵多等症状。

(2) 眼部专科检查:双眼下睑结膜内面可见色黄而软、半透明、稍扁平的颗粒,其大小均匀,排列整齐,睑内红赤。

思路 2 临床诊断时应考虑与椒疮(沙眼)相鉴别。

知识点 1

鉴别要点

	椒疮 (沙眼)	粟疮(结膜滤泡症、滤泡性结膜炎)	
		结膜滤泡症	滤泡性结膜炎
自觉症状	痒涩羞明,异物感	无症状或微感痒涩	眼痒羞明,异物感,多伴白睛红赤
眵泪	生眵流泪	无	眵泪黏稠
睑内血脉	睑内血脉模糊,条缕不清	睑内血脉条缕清楚	睑内血脉模糊,条缕不清

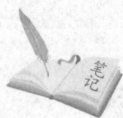

续表

	椒疮 （沙眼）	粟疮（结膜滤泡症、滤泡性结膜炎）	
		结膜滤泡症	滤泡性结膜炎
睑内颗粒	分布以上睑、上穹窿部为主，色红而坚，状若花椒之实体颗粒，大小不等，排列不整齐	分布以下睑为主，颗粒色黄、半透明、大小均匀，排列整齐	分布以下睑为主，颗粒色黄、半透明、大小均匀，排列整齐
睑内瘢痕	愈后有白色瘢痕	愈后不留瘢痕	愈后不留瘢痕
白睛红赤	可有可无	无	有
赤脉下垂	有	无	无

问题二　本案例的中医证型是什么？中医如何治疗？

思路　该患者脾胃湿热，上壅胞睑，湿热壅于睑内脉络，故见睑内红赤，颗粒丛生、色黄而软，眵多黏稠，伴腹胀纳差，便溏不爽；苔黄腻，脉濡数均为湿热壅阻之候。故本案例的证型是湿热壅阻证。

治法：清热利湿。

方药：甘露消毒丹加减。飞滑石、黄芩、绵茵陈、石菖蒲、川贝母、木通、藿香、连翘、白蔻仁、薄荷、射干，水煎服，每日1剂，分2次服。若睑内红赤磨痛，眵多黏稠，加金银花、菊花、蒲公英以助清热散邪；若睑内及白睛红赤甚，可加赤芍、牡丹皮以助清热退赤；本案例腹胀纳差，便溏不爽者，可加厚朴、苍术、薏苡仁以助健脾燥湿。

知识点2

本病的病因病机

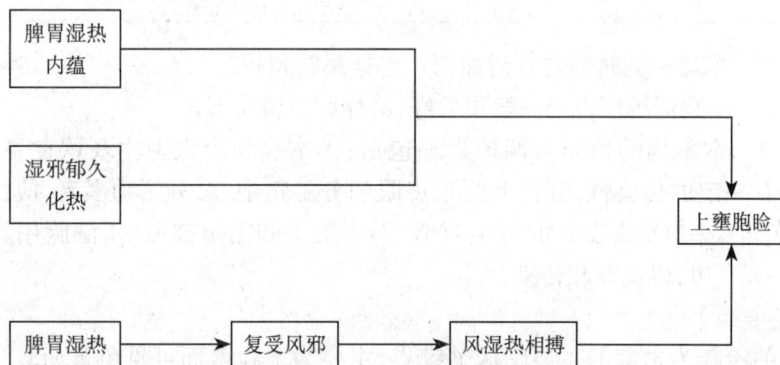

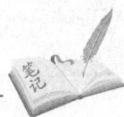

知识点 3

本病的中医辨证治疗

	湿热壅阻证	湿热兼风证
辨证要点	双眼痒涩伴眼眵多,双眼下睑结膜内面可见色黄而软、半透明、稍扁平的颗粒,其大小均匀,排列整齐,睑结膜充血,余未见明显异常。伴腹胀纳差,便溏不爽	眼痒涩难睁,灼热磨痛,羞明流泪,眼眵黏稠,胞睑轻度肿胀,白睛及睑内红赤较甚,睑内黄白色颗粒累累
舌脉	苔黄腻,脉濡数	舌红,苔薄黄,脉数
治法	清热利湿	祛风清热除湿
方药	甘露消毒丹加减	除风清脾饮加减

问题三　本案例可施行的西医治疗有哪些?

思路

(1) 选用 0.5% 熊胆滴眼液滴眼或抗生素滴眼液滴眼,每日 4~6 次。也可选用 0.5% 醋酸可的松滴眼液或 0.025% 地塞米松滴眼液。

(2) 四环素可的松眼膏,于晚上睡前涂用。

知识点 4

本病的西医治疗方法

(1) 滴滴眼液:0.5% 熊胆滴眼液滴眼,每日 4~6 次;或选用抗生素滴眼液滴眼。均可配合激素类滴眼液滴眼,可选用 0.5% 醋酸可的松滴眼液或 0.025% 地塞米松滴眼液。

(2) 涂眼药膏:如四环素可的松眼膏,于晚上睡前涂用。

(3) 分泌物多者,可用 3% 硼酸溶液或 0.9% 氯化钠注射液冲洗结膜囊。

问题四　本案例的转归与预后如何? 怎样预防调护?

思路 1　本案例治疗得当一般预后好,治疗后不留瘢痕。

思路 2　本案例的预防与调护措施包括:①本病与个人卫生及饮食息息相关;②粟疮具有一定的传染性,其毒邪附于患眼的分泌物中,对分泌物多者,应注意隔离消毒,以免传染;③养成良好的卫生习惯,不用脏手和毛巾擦眼;④洗脸用具分开使用,提倡一人一巾,以免互相传染。

【临证要点】

粟疮的诊断为本病的主要临床关键点,主要为下睑内面可见色黄而软、半透明、稍扁平的颗粒,形如粟粒,其大小均匀,排列整齐,睑内红赤;重者可伴胞睑红肿,白睛红赤,眵多黏稠。此与沙眼明显不同。

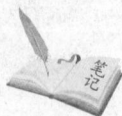

【诊疗流程】

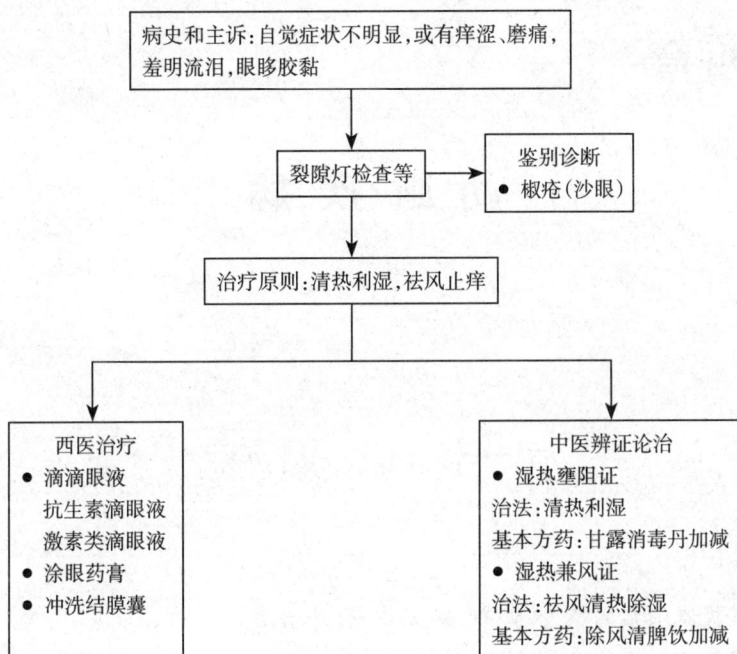

病史和主诉:自觉症状不明显,或有痒涩、磨痛,
羞明流泪,眼眵胶黏

↓

裂隙灯检查等 → 鉴别诊断
● 椒疮(沙眼)

↓

治疗原则:清热利湿,祛风止痒

西医治疗
● 滴滴眼液
　抗生素滴眼液
　激素类滴眼液
● 涂眼药膏
● 冲洗结膜囊

中医辨证论治
● 湿热壅阻证
治法:清热利湿
基本方药:甘露消毒丹加减
● 湿热兼风证
治法:祛风清热除湿
基本方药:除风清脾饮加减

(梁凤鸣)

【复习思考题】

1. 粟疮的诊断要点是什么?
2. 粟疮应该如何进行辨证论治?
3. 粟疮的西医治疗方法有哪些?

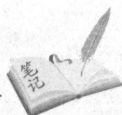

第四章

两眦疾病

第一节 流泪症

PPT 课件

04章01节PPT

培训目标

1. 掌握流泪症的概念、诊断、辨证要点、外治法。
2. 熟悉流泪症的分型论治、转归与预后。
3. 了解流泪症的预防与调护。

流泪症是指泪液不循泪窍而溢出睑弦外流的眼病。根据流泪冷热性质不同,临床有热泪与冷泪之分。热泪者多为暴风客热、天行赤眼、黑睛新翳等外障眼病的症状之一,不属于本节所述范围;这里所述的是冷泪。冷泪的特征为:目无明显的赤痛翳障而流泪,泪水清冷稀薄。本病常见于病后体弱的妇女及老年人,冬春季多发,可单眼或双眼罹患。

本病类似于西医学的泪溢。多因泪点位置异常、泪道狭窄或阻塞及泪道排泄功能不全等引起。

【典型案例】

泪道冲洗法

FB-4-1-1

倪某,女,49岁,清洁工人。双眼迎风流泪半个月余。12天前外出买菜,遇吹冷风,即开始双眼流泪,泪冷清稀,平时不流泪,眼无沙涩疼痛。1个月前曾在某医院做过"阑尾切除术",出院后大多在家休息。眼科检查:双眼远视力1.2,睑内面微红,白睛无红赤,黑睛透明,睑弦位置如常,泪道冲洗通畅。伴有头晕目眩,面色少华;舌淡苔薄白,脉细。

问题一 本患者初步考虑诊断为何病? 其诊断依据是什么? 应该与哪些疾病进行鉴别?

思路1 该患者双眼迎风流泪,结合症状及眼部检查,诊断为流泪症(溢泪),其诊断依据为:

(1) 迎风流泪,泪冷清稀。

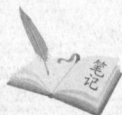

(2) 白睛无红赤,睑弦位置如常,泪道冲洗通畅。

思路2　临床诊断时应考虑与漏睛(慢性泪囊炎)、聚星障(病毒性角膜炎)相鉴别。

📑 **知识点1**

鉴别要点

(1) 与漏睛(慢性泪囊炎)相鉴别:两者均有流泪,但漏睛按压内眦部或冲洗泪道时有黏液或脓液溢出;而流泪症按压内眦部或冲洗泪道时无黏液或脓液流出。

(2) 与聚星障(病毒性角膜炎)相鉴别:均有流泪,但聚星障畏光流泪,甚至热泪频流,同时有黑睛点状或树枝状或地图状混浊,白睛抱轮红赤或白睛混赤;流泪症泪液清冷稀薄,无白睛红赤及黑睛翳障。

问题二　本案例的中医证型是什么?中医如何治疗?

思路1　该患者肝血不足,泪窍失养,故流泪;风邪入侵,泪窍失密,故迎风流泪更甚;头晕目眩、面色少华、舌淡苔薄白、脉细均为肝血虚之候。故本案例的证型是血虚夹风证。

治法:补养肝血,祛风散邪。

方药:止泪补肝散加减。当归、熟地黄、白芍、川芎、蒺藜、木贼、防风、夏枯草,水煎服,每日1剂,分2次服。本案例流泪迎风甚,可加白薇、菊花、石榴皮等以祛风止泪。

思路2　本患者还可施行的其他中医治疗:

(1) 中成药治疗:根据临床证型,可选择杞菊地黄丸等口服。

(2) 针灸治疗:以补法为主,可针肝俞、太冲、合谷、风池等穴;或选肝俞、肾俞、涌泉、太冲等穴,针灸并用;流泪清冷较重者,可加神阙艾灸及同侧睛明穴温针治疗。

📑 **知识点2**

本病的病因病机

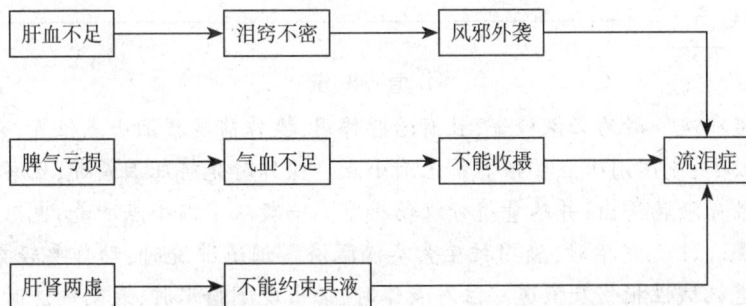

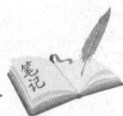

```
肝血不足 → 泪窍不密 → 风邪外袭 ┐
                                  │
脾气亏损 → 气血不足 → 不能收摄 ──┼→ 流泪症
                                  │
肝肾两虚 → 不能约束其液 ─────────┘
```

📄 **知识点 3**

本病的中医辨证治疗

	血虚夹风证	气血不足证	肝肾两虚证
辨证要点	流泪,迎风更甚,隐涩不适,患眼无红赤肿痛;兼头晕目眩,面色少华	无时泪下,泪液清冷稀薄,不耐久视;面色无华,神疲乏力,心悸健忘	眼泪常流,拭之又生,或泪液清冷稀薄;兼头晕耳鸣,腰膝酸软
舌脉	舌淡苔薄,脉细	舌淡苔薄,脉细弱	舌淡苔薄,脉细弱
治法	补养肝血,祛风散邪	益气养血,收摄止泪	补益肝肾,固摄止泪
方药	止泪补肝散加减	八珍汤加减	左归饮加减

问题三　本案例可施行的西医治疗有哪些?

抗生素滴眼液滴眼,如 0.5% 左氧氟沙星滴眼液、0.3% 妥布霉素滴眼液等,每日 4~6 次。

📄 **知识点 4**

本病的西医治疗方法

(1) 滴滴眼液:可选抗生素类滴眼液,如 0.5% 左氧氟沙星滴眼液、0.3% 妥布霉素滴眼液等,每日 4~6 次。

(2) 泪道冲洗合扩张术:常用生理盐水或抗生素类注射液或滴眼液冲洗,每日或隔日 1 次。若泪窍入口狭窄者,可加用泪窍扩张术。

(3) 泪窍探通合扩张术:先用小号探针,后渐改用稍大号,隔日探通和扩张 1 次,以治疗轻度泪窍阻塞或狭窄者。连续治疗 2~3 次无效者,即不必再用。

(4) 手术:泪道阻塞经上述治疗不愈者,应选行泪道激光成形术、鼻泪管逆行插管术、泪囊鼻腔吻合术等。

📄 **知识点 5**

泪道冲洗

泪道冲洗一般为必做检查,且有治疗作用,操作前观察泪小点位置、大小,如泪小点较小,先用泪小点扩张器扩张泪小点。操作时先挤压泪囊部,观察有无黏液或脓性分泌物排出,并尽量将分泌物排空。一般从下泪小点冲洗,也可从上泪小点冲洗。冲洗完毕时,滴用抗生素类滴眼液。泪道冲洗时,动作要轻柔,以免造成泪道机械性损伤及假道。注入液体时,若出现下睑水肿,表明冲洗时形成假道,应即刻拔出冲洗针头,停止冲洗。必要时应用抗菌药物,预防发生感染。

泪道冲洗时发现泪道不通,可选用适当粗细的泪道探针做探通术。探针自下泪小点垂直插入 1~2mm 即转为水平方向,朝鼻侧推进,直达泪囊,在触及骨壁

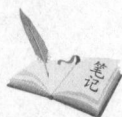

后,稍向后退,以针头为支点,迅即将探针竖起,与睑缘呈 90° 直角,向下略向后方顺泪鼻管渐渐插入,直至针柄齐眉(30~35mm)而后止。留针 20 分钟后,再予泪道冲洗。探通时,针头通过粘连狭窄时可感到有阻力,若阻力较大,不要强行探通,以免形成假道。

问题四 本案例的转归与预后如何?怎样预防调护?

思路 1 泪道阻塞可发生于泪点、泪小管、泪总管、鼻泪管等部位,明确不同部位选择相应手术,预后根据病变程度有所不同。泪道狭窄或泪道排泄功能不全者,经治疗症情可缓解。

本案例经治疗症情可缓解。

思路 2 本案例的预防与调护措施包括:①外出时或户外工作者,可戴防护眼镜,以减少风、冷等因素对眼部的刺激,防止泪液分泌增多而流泪;②适当锻炼,增强体质,或经常行睛明穴按摩,以助改善流泪症状。

【临证要点】

1. 流泪在临床有热泪、冷泪之分,多种原因及多种眼病均可引起流泪发生。流泪症属冷泪,可因泪点位置异常、泪道狭窄或阻塞及泪道排泄功能不全等引起。本病也可因风、冷等刺激因素致使泪液分泌增多所致。在流泪症(溢泪)的诊断中,问诊很重要,询问流泪发生时间、有无异物入目、单眼还是双眼,以及流泪状况,如迎风流泪、热泪如汤、冷泪长流、目昏流泪、目干涩流泪等。

2. 裂隙灯显微镜检查眼睑形态及眼球表面,观察泪窍有无外翻,按压睛明穴下方有无黏液等溢出,排除角膜上皮脱落、眼表异物等引起流泪。

3. 将 2% 荧光素钠溶液滴入患眼结膜囊内,稍后用一湿棉签擦下鼻道,观察棉签是否带荧光素钠之颜色,若有则说明泪道尚通畅,否则为泪道不通。

4. 若为婴儿患者,一般先行睛明穴稍下方处皮肤按摩,每日 2~3 次,日久无效者,可于 6 个月后行泪窍探通术,术后用抗生素类滴眼液滴眼。

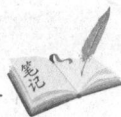

【诊疗流程】

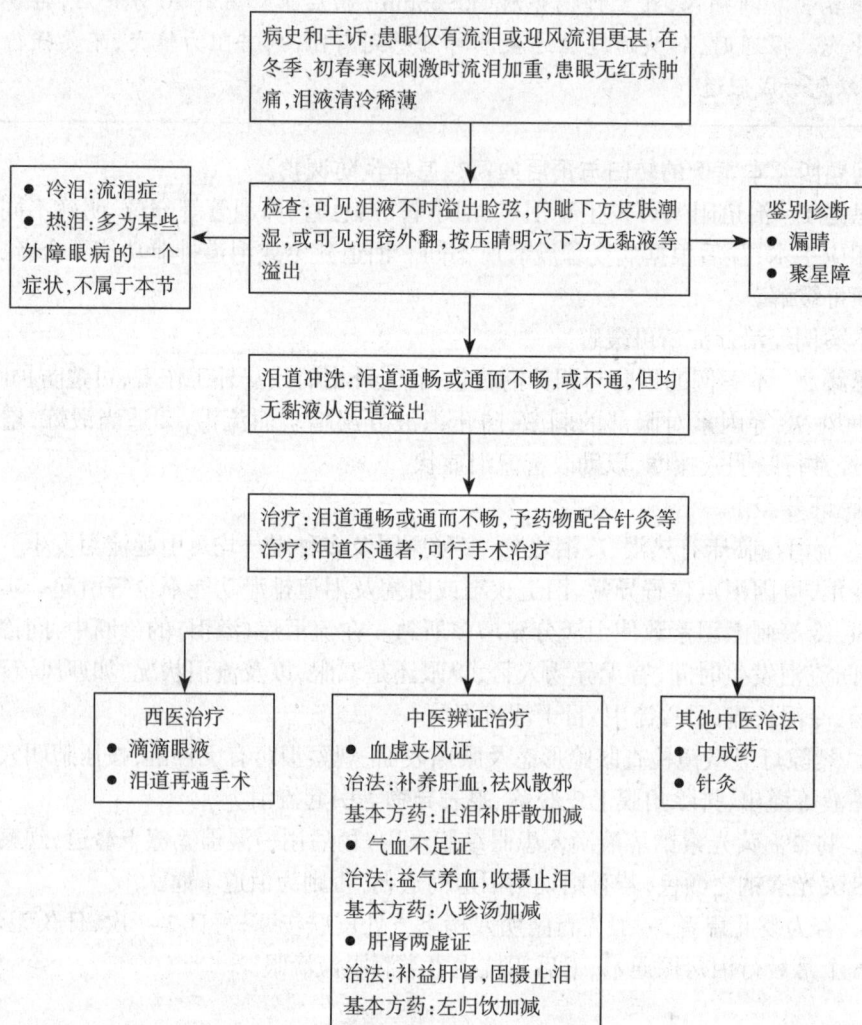

病史和主诉:患眼仅有流泪或迎风流泪更甚,在冬季、初春寒风刺激时流泪加重,患眼无红赤肿痛,泪液清冷稀薄

冷泪:流泪症
热泪:多为某些外障眼病的一个症状,不属于本节

检查:可见泪液不时溢出睑弦,内眦下方皮肤潮湿,或可见泪窍外翻,按压睛明穴下方无黏液等溢出

鉴别诊断
漏睛
聚星障

泪道冲洗:泪道通畅或通而不畅,或不通,但均无黏液从泪道溢出

治疗:泪道通畅或通而不畅,予药物配合针灸等治疗;泪道不通者,可行手术治疗

西医治疗
滴滴眼液
泪道再通手术

中医辨证治疗
血虚夹风证
治法:补养肝血,祛风散邪
基本方药:止泪补肝散加减
气血不足证
治法:益气养血,收摄止泪
基本方药:八珍汤加减
肝肾两虚证
治法:补益肝肾,固摄止泪
基本方药:左归饮加减

其他中医治法
中成药
针灸

（张殷建）

流泪症
知识拓展

流泪症
古医籍

扫一扫
测一测

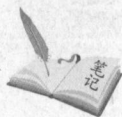

? 【复习思考题】

1. 流泪症的诊断要点是什么?

2. 流泪症应该如何进行辨证论治?

3. 流泪症的西医治疗方法有哪些?

4. 如何对泪道冲洗进行结果分析?

5. 泪液的生成与排出是怎样的?

第二节 漏 睛

培训目标

1. 掌握漏睛的诊断、病因病机、临床表现、辨证论治。
2. 熟悉漏睛的鉴别、西医治疗方法、外治法及转归与预后。
3. 了解漏睛的预防与调护。

漏睛是以内眦部常有黏液或脓液自泪窍溢出为临床特征的眼病。漏睛一名首见于《太平圣惠方》，又称大眦漏、窍漏，而《原机启微》又称本病为热积必溃之病。本病多见于中老年，女性多于男性，可单眼或双眼发病。此外，亦有新生儿罹患本病者。本病发生可由椒疮及相关鼻病引起。由于泪道不畅或阻塞，毒邪滞留，脓汁不尽，常可导致黑睛、白睛疾病，如出现真睛破损、内眼手术有创口时，则常可引起眼珠灌脓等恶候，本病相当于西医的慢性泪囊炎（图4-1，见文末彩图）。

【典型案例】

胡某，女，53岁。左眼反复流泪1个月，内眦头脓液浸渍，拭之又生，曾自行使用抗生素滴眼液滴眼。眼科检查：左眼内眦部皮色微红潮湿，扪之微痛，但压之有黏液脓汁流出泪窍。泪道冲洗检查，冲洗泪道时多有阻塞现象，有黏液或脓液自泪窍反流。伴有小便黄赤；舌红，苔黄腻，脉濡数。

问题一 本患者初步考虑诊断为何病？其诊断依据是什么？应该与哪些疾病进行鉴别？

思路1 本患者反复流泪，结合症状及泪道冲洗检查，诊断为左眼漏睛（慢性泪囊炎），其诊断依为：

（1）左眼反复流泪1个月，大眦头脓液浸渍，拭之又生。
（2）眼科检查：左眼内眦部皮色微红潮湿，扪之微痛，但压之有黏液脓汁流出泪窍。
（3）泪道冲洗检查，冲洗泪道时多有阻塞现象，有黏液或脓液自泪窍返流。
思路2 临床诊断应考虑与流泪症（溢泪）、漏睛疮（急性泪囊炎）相鉴别。

知识点1

鉴 别 要 点

（1）与流泪症（溢泪）相鉴别：两者均有流泪，但流泪症按压内眦部或冲洗泪道时无黏液或脓液流出；而漏睛按压内眦部或冲洗泪道时有黏液或脓液溢出。
（2）与漏睛疮（急性泪囊炎）相鉴别：两者病位均在大眦睛明穴下方，但漏睛疮有眼部红肿热痛，而本病皮色如常，不红不痛，按压内眦部或冲洗泪道时有黏液或脓液溢出。

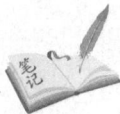

问题二　本案例的中医证型是什么? 中医如何治疗?

思路 1　该患者心有伏火,脾蕴湿热,上攻泪窍,热腐成脓,故见内眦皮色微红潮湿,按之脓多且稠;全身脉症均为心脾积热之候。故本案例的证型是心脾积热证。

治法:清心利湿。

方药:竹叶泻经汤加减。柴胡、栀子、羌活、升麻、炙甘草、黄芩、黄连、大黄、茯苓、泽泻、赤芍、决明子、车前子、青竹叶,水煎服,每日 1 剂,分 2 次服。若脓液多且黄稠者,可去羌活,加天花粉、漏芦、乳香、没药,以加强清热排脓、祛瘀消滞的作用。

思路 2　本患者还可施行的其他中医治疗:

(1) 外用八宝眼药点眼,每日 3 次。

(2) 用黄连水或抗生素类滴眼液冲洗泪道,隔日 1 次,以清热排脓。经泪道冲洗和药物治疗,脓性分泌物已消失一段时间后,可试行泪道探通术,探通时必须小心,力戒粗暴,以防损伤泪窍而形成假道;若探通数次无效者,即不必继续。

(3) 针灸疗法:针刺少泽、迎香、足临泣、后溪、阳谷等。

📑 **知识点 2**

本病的病因病机

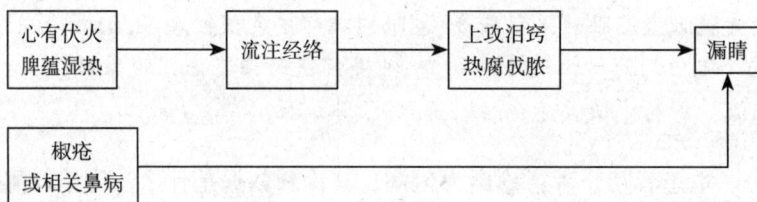

📑 **知识点 3**

本病的中医辨证治疗

	心脾积热证	轻证(风热停留证)
辨证要点	内眦头微红潮湿,可见脓液浸渍,拭之又生,脓多且稠;按压睛明穴下方时,有脓液从泪窍沁出;小便黄赤	无时泪下,大眦头皮色如常,或微有红赤,微胀不适,眦头常湿,扪之不痛,但压之有黏液脓汁流出。全身无特殊表现或见恶寒发热,头痛,乏力
舌脉	舌红苔黄腻,脉濡数	舌红苔白或黄,脉浮数
治法	清心利湿	祛风清热,祛瘀消滞
方药	竹叶泻经汤加减	白薇丸加减

问题三　本案例可施行的西医治疗有哪些?

(1) 用抗生素类药物滴眼液滴眼,如 0.5% 左氧氟沙星滴眼液、0.3% 妥布霉素滴眼液等,每日 4~6 次。

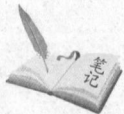

（2）用抗生素类滴眼液冲洗泪道,每日或隔日 1 次。

知识点 4

本病的西医治疗方法

（1）滴滴眼液:可选抗生素类滴眼液,如 0.5% 左氧氟沙星滴眼液、0.3% 妥布霉素滴眼液等,每日 4~6 次。

（2）泪道冲洗:以抗生素类滴眼液冲洗泪道,每日或隔日 1 次。

（3）泪道探通术:若为婴儿患者,一般先行睛明穴下方按摩,日久无效者,可于 6 个月后行泪道探通术,术后用抗生素滴眼液滴眼。

（4）漏睛久不治者可考虑手术,根据情况选用泪囊摘除术、泪囊鼻腔吻合术或泪道激光成形术。

问题四　本案例的转归与预后如何? 怎样预防调护?

思路 1　本病虽不影响视力,但病程较长,邪毒蕴伏,内眦脓液不尽,若有目珠外伤,或内眼手术,尤其是黑睛破损时,邪毒可乘虚而入,导致凝脂翳、黄液上冲等严重病症,预后多不佳。

本案例应用中西医的综合方法积极治疗,预后尚可。

思路 2　本案例的预防与调护措施包括:①在点外用药前,必须先按压内眦部,将浊液排净后用药效果方好;②忌食辛辣炙煿等食物,以防脾胃积热,突发漏睛疮。

【临证要点】

1. 本病为慢性病,往往有反复发作史,且与椒疮、鼻病相关,详细询问病史,必要时请鼻科会诊。

2. 对内眦头皮色如常且流泪的患者,询问、观察泪液性质,进行泪囊区按压,泪道冲洗,观察有无黏脓自上、下泪小点溢出,以避免误诊或漏诊。

3. 泪道冲洗法操作同前,可用黄连水或抗生素类药液冲洗泪道。可每日 1 次或隔日 1 次,冲洗至无脓液分泌物时方可做泪道探通术。

4. 可取泪囊分泌物做细菌培养和细胞学检查,选择敏感的抗生素及清热解毒类中药进行泪道冲洗、探通扩张及注药潴留。

5. 叮嘱患者在点外用药前,必须先按压内眦部,将浊液排净后用药效果方好。

6. 本病往往不影响视力及眼外观,但邪毒蕴伏,若有目珠外伤,或内眼手术,尤其是黑睛破损时,邪毒可乘虚而入,导致凝脂翳、黄液上冲等严重病症,对目珠形成极大的危害,故药物治疗效果不佳时应建议患者行手术治疗。

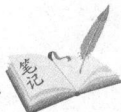

笔记

【诊疗流程】

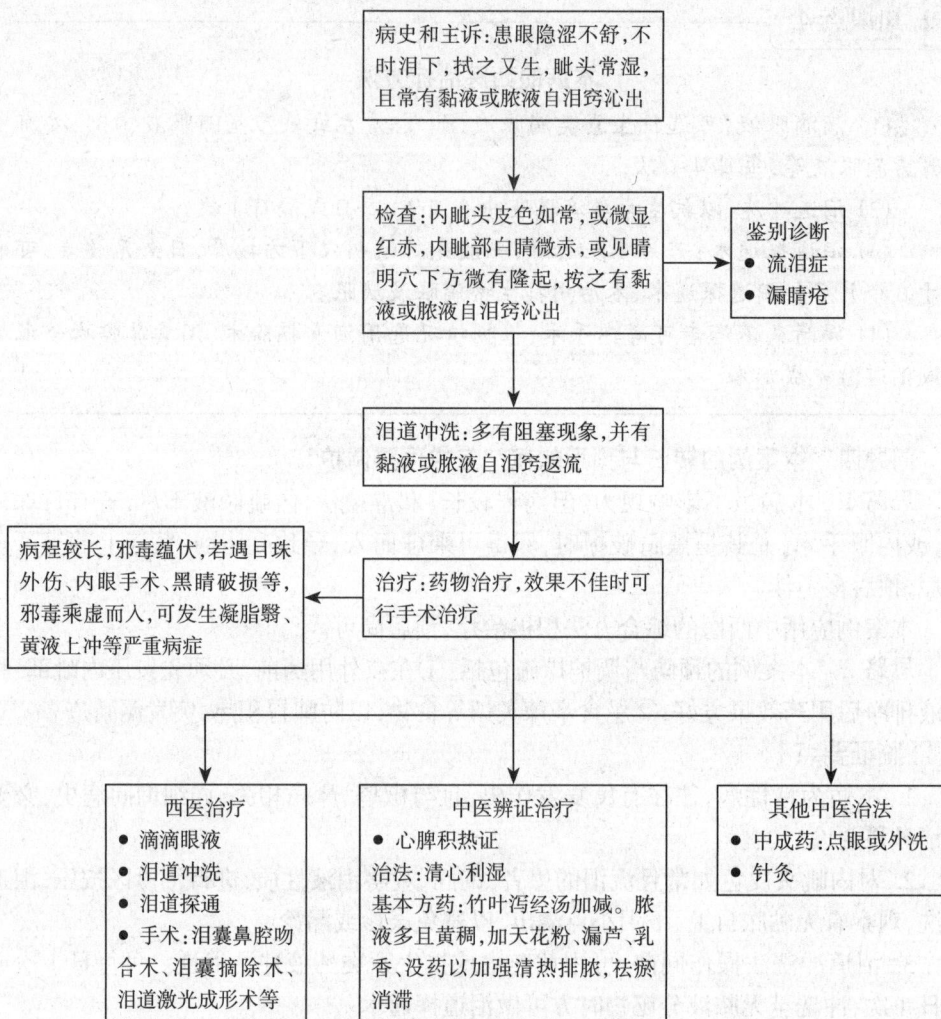

病史和主诉:患眼隐涩不舒,不时泪下,拭之又生,眦头常湿,且常有黏液或脓液自泪窍沁出

检查:内眦头皮色如常,或微显红赤,内眦部白睛微赤,或见睛明穴下方微有隆起,按之有黏液或脓液自泪窍沁出

鉴别诊断
● 流泪症
● 漏睛疮

泪道冲洗:多有阻塞现象,并有黏液或脓液自泪窍返流

治疗:药物治疗,效果不佳时可行手术治疗

病程较长,邪毒蕴伏,若遇目珠外伤、内眼手术、黑睛破损等,邪毒乘虚而入,可发生凝脂翳、黄液上冲等严重病症

西医治疗
● 滴滴眼液
● 泪道冲洗
● 泪道探通
● 手术:泪囊鼻腔吻合术、泪囊摘除术、泪道激光成形术等

中医辨证治疗
● 心脾积热证
治法:清心利湿
基本方药:竹叶泻经汤加减。脓液多且黄稠,加天花粉、漏芦、乳香、没药以加强清热排脓,祛瘀消滞

其他中医治法
● 中成药:点眼或外洗
● 针灸

(张殷建)

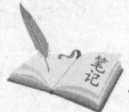
【复习思考题】

1. 漏睛的诊断要点是什么?
2. 漏睛的病因病机有哪些?
3. 漏睛应该如何进行辨证论治?
4. 漏睛对目珠的危害包括哪些?

第三节 漏 睛 疮

培训目标

1. 掌握漏睛疮的病因病机、临床表现、诊断要点、辨证论治。
2. 熟悉漏睛疮的西医治疗方法、外治法及转归与预后。
3. 了解漏睛疮的预防与调护。
4. 了解漏睛与漏睛疮之间的演变关系。

漏睛疮是指大眦睛明穴下方突发赤肿硬痛高起,继之溃破出脓为特征的眼病。由于本病发病部位同漏睛,而又有红肿出脓等疮疡的特征,故名漏睛疮。病名首见于《医宗金鉴》。本病多见于中年女性,多为单眼发病。可由漏睛演变而来,也可突然发生,相当于西医学之急性泪囊炎(图4-2,见文末彩图)。

【典型案例】

吴某,女,52岁,右眼内眦部红肿灼热疼痛,热泪频流3天。以往有慢性泪囊炎病史。眼部检查:右眼大眦睛明穴下方皮肤红肿灼热,触及肿核,疼痛拒按,红肿连及患侧鼻梁及颜面,胞睑红肿难开,白睛红赤肿胀。右侧耳前及颌下有肿核并压痛。伴头痛身热,心烦口渴,大便燥结,小便赤涩;舌红,苔薄,脉洪数。

问题一 本患者初步考虑诊断为何病?其诊断依据是什么?应该与哪些疾病进行鉴别?

思路1 本患者右眼内眦部红肿灼热疼痛,热泪频流,结合眼部检查及伴随症状,诊断为右眼漏睛疮(急性泪囊炎),其诊断依据为:
(1) 有慢性泪囊炎病史。
(2) 右眼内眦部红肿灼热疼痛,热泪频流3天。
(3) 右眼大眦睛明穴下方皮肤红肿灼热,触及肿核,疼痛拒按。

思路2 临床诊断应注意与针眼(睑腺炎)、眼丹(眼睑蜂窝织炎)相鉴别。

知识点1

鉴 别 要 点

(1) 与针眼(睑腺炎)相鉴别:两者均有眼部红肿热痛及肿核,但本病部位在大眦睛明穴下方,即泪囊部位感染;而针眼部位在眼睑,或睑缘或睑内面,为睑睫毛毛囊或附属的皮脂腺或睑板腺的感染。

(2) 与眼丹(眼睑蜂窝织炎)相鉴别:两者均有眼部红肿热痛,但本病部位在大眦睛明穴下方,且有肿核;而眼丹为整个眼睑部位的弥漫赤痛,质硬拒按。

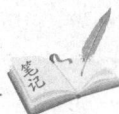

问题二　本案例的中医证型是什么? 中医如何治疗?

思路1　该患者心脾热毒上攻内眦,气血凝滞,营卫不和,故见患处红肿核硬疼痛,漫肿扩散到颜面、胞睑;全身症状和舌脉均为热毒炽盛之候。故本案例的证型是热毒炽盛证。

治法:清热解毒,消瘀散结。

方药:黄连解毒汤合五味消毒饮加减。黄连、黄芩、黄柏、栀子、金银花、野菊花、蒲公英、紫花地丁、天葵子,水煎服,每日1剂,分2次服。本案例大便燥结,可加大黄以通腑泄热;若患处红肿热痛甚者,加郁金、乳香、没药以助活血散瘀、消肿止痛;欲成脓而未溃者,可加皂角刺、穿山甲、白芷以促脓成溃破。

思路2　本患者还可施行的其他中医治疗:

(1) 未成脓者,可用紫金锭调和外敷,或选用新鲜芙蓉叶、野菊花、马齿苋、白花蛇舌草等1~2味洗净捣烂外敷,以清热解毒,促其消散;亦可加用湿热敷。

(2) 已成脓者,应切开排脓,并放置引流条;亦可掺用九一丹药捻。

(3) 内服中成药治疗,如黄连上清丸、牛黄解毒丸等。

知识点2

本病的病因病机

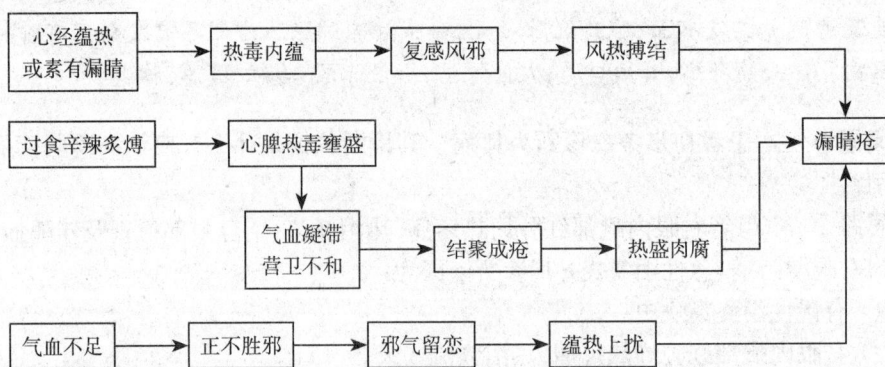

```
心经蕴热      热毒内蕴      复感风邪      风热搏结
或素有漏睛
                                                        漏睛疮
过食辛辣炙煿    心脾热毒壅盛

              气血凝滞      结聚成疮      热盛肉腐
              营卫不和

气血不足      正不胜邪      邪气留恋      蕴热上扰
```

知识点3

本病的中医辨证治疗

	风热上攻证	热毒炽盛证	正虚邪留证
辨证要点	患眼热泪频流,内眦部红肿疼痛,其下方隆起,可扪及肿核,疼痛拒按;头痛,或见恶寒发热	患处红肿焮热,核硬拒按,疼痛难忍,热泪频流,甚而红肿漫及颜面胞睑;耳前或颌下有肿核及压痛,可兼头痛身热,心烦口渴,大便燥结,小便赤涩	患处微红微肿,稍有压痛,时有反复,但不溃破;或溃后漏口难敛,脓液稀少不绝;可伴畏寒肢冷,面色苍白,神疲食少
舌脉	舌红苔薄黄,脉浮数	舌红苔黄燥,脉洪数	舌淡苔薄,脉细弱
治法	疏风清热,消肿散结	清热解毒,消瘀散结	补气养血,托里排毒
方药	银翘散加减	黄连解毒汤合五味消毒饮加减	托里消毒散加减

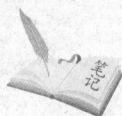

笔记

问题三 本案例可施行的西医治疗有哪些?

(1) 抗生素类药物滴眼液,如0.5%左氧氟沙星滴眼液、0.3%妥布霉素滴眼液等。

(2) 抗生素类药物口服或静脉治疗。

> **知识点4**
>
> **本病的西医治疗方法**
>
> (1) 抗生素类药物全身或眼局部治疗。
>
> (2) 若已成瘘者,可考虑手术治疗,如泪囊摘除并切除瘘管。

问题四 本案例的转归与预后如何?怎样预防调护?

思路1 本病发病迅猛,治疗不当易溃后成漏,而失去排泪功能,致终身溢泪。病处危险三角区,护理不当易脓毒扩散,造成走黄、毒陷心包而成危证。

本案例应用中西医结合方法积极治疗,预后尚佳。

思路2 本案例的预防与调护措施包括:①忌食辛辣炙煿之类刺激性食物,以防漏睛变生本病;②不可挤压患处,切勿采用泪道冲洗或泪道探通术,以免脓毒扩散;③素有漏睛者应彻底治疗。

【临证要点】

1. 本病眼部红肿,严重者可波及上下睑、鼻根部,局部压痛,状如丹毒,临床应注意鉴别,关键在于部位是否位于泪囊区。

2. 可有全身不适,体温升高,白细胞增多,耳前淋巴结肿大,临床辨证论治同时常采用全身抗生素治疗。

3. 急性炎症期不可做泪道冲洗。在炎症没有完全消退时,不能做泪囊鼻腔吻合术或泪囊摘除术,以免造成感染扩散。

4. 如有波动感及出现脓点,说明脓肿成熟,须切开排脓,并放置引流条。在切开排脓时,应选择弧形切口,切口应与皮肤纹理一致,这样以后才不会留下明显瘢痕。

5. 放置引流后,应每日换药,待无脓液时,方可除去引流条,使切口愈合。不要为了让脓早日排尽而挤压患处。

6. 脓排出后症状逐渐减轻,但局部会形成瘘管,瘘管闭死后又可引起急性发作。故在炎症完全消退后可考虑行手术并剔除瘘管。

7. 急性泪囊炎后应及早治疗,力求在炎症初起时便加以控制,以免日后成脓、溃破,形成瘘管,给以后的治疗带来麻烦。

8. 医护人员在接触患眼之后,必须洗手并消毒,以防交叉感染。

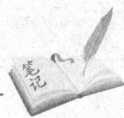

【诊疗流程】

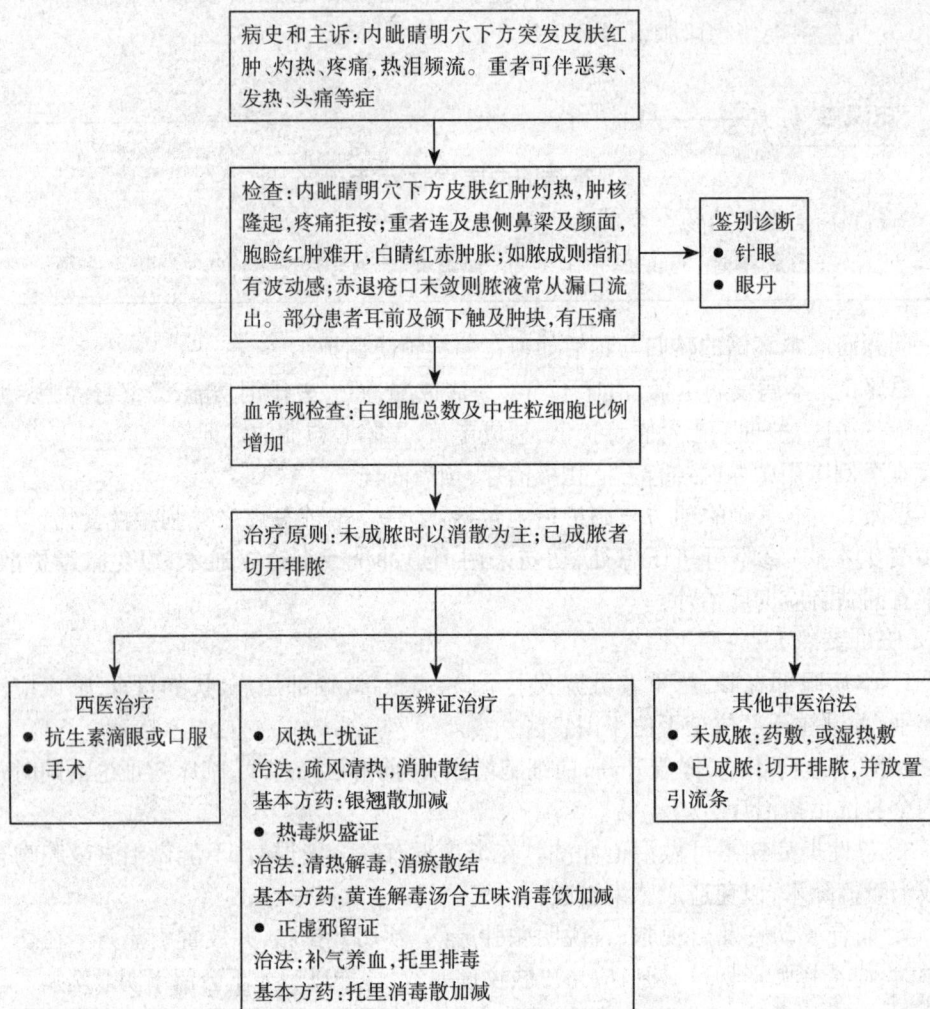

病史和主诉:内眦睛明穴下方突发皮肤红肿、灼热、疼痛,热泪频流。重者可伴恶寒、发热、头痛等症

↓

检查:内眦睛明穴下方皮肤红肿灼热,肿核隆起,疼痛拒按;重者连及患侧鼻梁及颜面,胞睑红肿难开,白睛红赤肿胀;如脓成则指扪有波动感;赤退疮口未敛则脓液常从漏口流出。部分患者耳前及颌下触及肿块,有压痛

→ 鉴别诊断
- 针眼
- 眼丹

↓

血常规检查:白细胞总数及中性粒细胞比例增加

↓

治疗原则:未成脓时以消散为主;已成脓者切开排脓

↓

西医治疗
- 抗生素滴眼或口服
- 手术

中医辨证治疗
- 风热上扰证
治法:疏风清热,消肿散结
基本方药:银翘散加减
- 热毒炽盛证
治法:清热解毒,消瘀散结
基本方药:黄连解毒汤合五味消毒饮加减
- 正虚邪留证
治法:补气养血,托里排毒
基本方药:托里消毒散加减

其他中医治法
- 未成脓:药敷,或湿热敷
- 已成脓:切开排脓,并放置引流条

(张殷建)

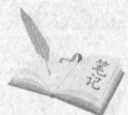
【复习思考题】

1. 漏睛疮的诊断要点是什么?
2. 漏睛疮的治疗原则是什么?如何进行辨证论治?
3. 漏睛疮的外治法有哪些?
4. 漏睛与漏睛疮之间的演变关系如何?
5. 漏睛疮的防护应注意哪些?

第五章

白睛疾病

第一节 暴风客热

培训目标

1. 掌握暴风客热的诊断要点、辨证论治。
2. 掌握暴风客热的西医治疗要点。
3. 熟悉暴风客热的转归与预后。

暴风客热是指外感风热而猝然发病,以白睛红赤、眵多黏稠、灼热痒痛为主要特征的眼病。该病名首见于《银海精微》,又名暴风、暴风客热外障、风热赤眼,俗称暴发火眼。

暴风客热类似于西医学之急性细菌性结膜炎,又称急性卡他性结膜炎。本病多发于盛夏或春秋之际,可散发,也可以通过手帕、毛巾、水、手为传染媒介,在公共场所蔓延,多为双眼先后或同时患病。西医认为本病主要因细菌感染引起,致病菌常为肺炎双球菌、Koch-Weeks 杆菌、流感嗜血杆菌、金黄色葡萄球菌等(图 5-1,见书末彩图)。

【典型案例】

患者刘某,女,26 岁。双眼赤涩生眵 3 天。发病前曾在当地某游泳池游泳,翌日晨起双眼白睛红赤,磣涩痒痛,眵多黏稠。眼科检查:视力右眼 1.0,左眼 1.2。双眼睑红肿,结膜充血(+++),结膜囊可见大量黏性分泌物。双眼角膜清亮,前房及瞳孔正常。内眼未见异常。除眼症外,患者全身伴有口干咽燥,小便黄赤,大便干结;舌质红苔黄,脉数。

问题一　本患者初步考虑诊断为何病? 其诊断依据是什么? 应该与哪些疾病进行鉴别?

思路 1　该患者双眼赤涩生眵 3 天,结合游泳病史,眼表表现,诊断为暴风客热(急性细菌性结膜炎),其诊断依据为:

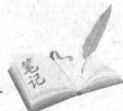

（1）发病前曾在游泳池游泳，有与传染媒介接触史。

（2）双眼结膜充血明显，有大量黏性分泌物，而视力无影响。

思路 2　临床诊断时，应注意与瞳神紧小（急性前葡萄膜炎）、绿风内障（急性闭角型青光眼）相鉴别。

知识点 1

鉴 别 要 点

（1）与瞳神紧小（急性前葡萄膜炎）相鉴别：瞳神紧小与接触传染无关，与全身病关系密切，患眼刺痛较甚，且严重影响视力；眼部检查以抱轮红赤或白睛混赤为主，黑睛内壁有尘点状沉着物，神水混浊，瞳神缩小变形；眼部无黏性或脓性分泌物。

（2）与绿风内障（急性闭角型青光眼）相鉴别：绿风内障发病与七情过激密切相关，与接触传染无关。患者头目剧烈胀痛，视力急剧下降，伴恶心呕吐；患眼以白睛混赤为主，黑睛水肿，雾状混浊，前房浅，瞳神散大不圆，眼压急剧升高。

问题二　本案例的中医证型是什么？中医如何治疗？

思路 1　该患者感受风热之邪，风热相搏，客留肺经，上犯白睛，故而双眼白睛红赤，眵多黏稠；热邪较重伤及津液，伴口干尿赤，大便干结，舌质红，苔黄，脉数。故本案例的证型辨证为热重于风证。

治法：清热为主，兼以疏风。

方药：泻肺饮加减。生石膏、赤芍、黄芩、桑白皮、枳壳、木通、连翘、荆芥、防风、栀子、白芷、羌活、甘草，水煎服，每日 1 剂，分 2 次服。本案例白睛红赤水肿明显，可重用桑白皮，酌加桔梗、葶苈子泻肺利水消肿；若白睛红赤较甚，酌加牡丹皮、生地黄以凉血退赤；大便秘结者，酌加大黄、玄明粉通腑泄热。

思路 2　本患者还可施行的其他中医治疗：

（1）中药制剂滴眼液：可选用复方熊胆滴眼液、鱼腥草滴眼液滴眼，每日 4~6 次。

（2）中成药：黄连上清丸，每次 9g，每日 2 次。

（3）眼部中药熏药或熏洗：可用清开灵注射液，以 250ml 生理盐水稀释，每日 1~2 次。

（4）针刺治疗：①体针疗法：以泻法为主，可取合谷、曲池、攒竹、丝竹空、瞳子髎、风池、太阳、外关、少商等穴，每日选 3~4 穴，每日针 1 次。②放血疗法：点刺眉弓、眉尖、太阳穴，耳尖放血 2~3 滴，以泄热消肿，每日 1 次。③耳针疗法：选眼、肝、肺穴，留针 20~30 分钟，每日 1 次。

眼部中药雾化熏药

IR-5-1-1

眼部中药雾化熏药操作

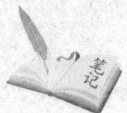

IR-5-1-2

笔记

知识点 2

本病的病因病机

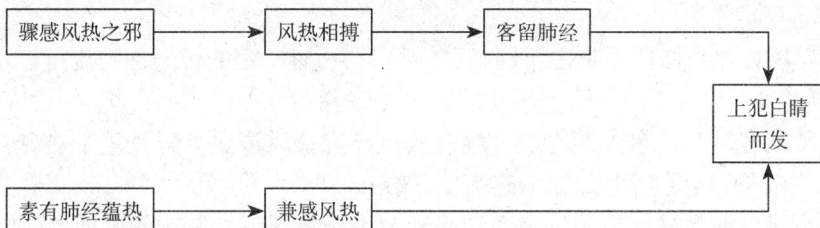

骤感风热之邪 → 风热相搏 → 客留肺经 ┐
　　　　　　　　　　　　　　　　　　　├→ 上犯白睛而发
素有肺经蕴热 → 兼感风热 ───────────┘

知识点 3

本病的中医辨证治疗

	风重于热证	热重于风证	风热并重证
辨证要点	双眼白睛红赤,眵多黏稠,伴口干尿赤,大便干结	眼痒涩疼痛,羞明流泪,眵多黏稠,白睛红赤,胞睑微肿;可见头痛、鼻塞、恶风	眼部焮热疼痛,赤痒交作,怕热畏光,泪热眵结,白睛赤肿;可兼见头痛鼻塞,恶寒发热,口渴思饮,尿赤便秘
舌脉	舌质红苔黄,脉数	舌红,苔薄白或微黄,脉浮数	舌红苔黄,脉数
治法	疏风为主,兼以清热	清热为主,兼以疏风	祛风清热,表里双解
方药	银翘散加减	泻肺饮加减	防风通圣散加减

问题三　本案例可施行的西医治疗方法有哪些?
(1) 应用抗生素滴眼液或眼膏。
(2) 冲洗结膜囊。

知识点 4

本病的西医治疗方法

(1) 局部或全身使用抗生素:可选用磺胺醋酰钠滴眼液、氯霉素滴眼液、氧氟沙星滴眼液、左氧氟沙星滴眼液等抗生素滴眼液滴眼,病情较重者可口服抗生素治疗。

(2) 冲洗结膜囊:可用 3% 硼酸液或生理盐水冲洗患眼,清洗结膜囊。

问题四　本案例的转归与预后如何? 怎样预防调护?

思路 1　本病一般在发病 3~4 天症状达到高峰,以后逐渐减轻,经中西医结合治疗,大多 1~2 周痊愈,预后良好,但若失于调治,则病情迁延,可演变成慢性。

思路 2　本案例的预防与调护措施包括:①注意个人卫生,不用脏手、脏毛巾揉

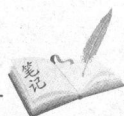

擦眼部;②急性期的患者所用的手帕、毛巾、脸盆及其他生活用品注意消毒防止传染;③医护人员与患者接触后,应注意洗手消毒,防止交叉感染;④禁忌包眼,以免热毒郁遏,加重病情。

【临证要点】

1. 暴风客热类似西医学之急性细菌性结膜炎,有一定的传染性与流行性,应该注意防止传染。

2. 暴风客热为风热外袭,猝然发病,故治疗宜祛风清热。若风重于热者,以祛风为主,兼以清热;热重于风者,以清热为主,兼以疏风。

3. 治疗宜加强局部应用抗生素滴眼液及中药清热解毒制剂滴眼液,必要时联合全身用药。

【诊疗流程】

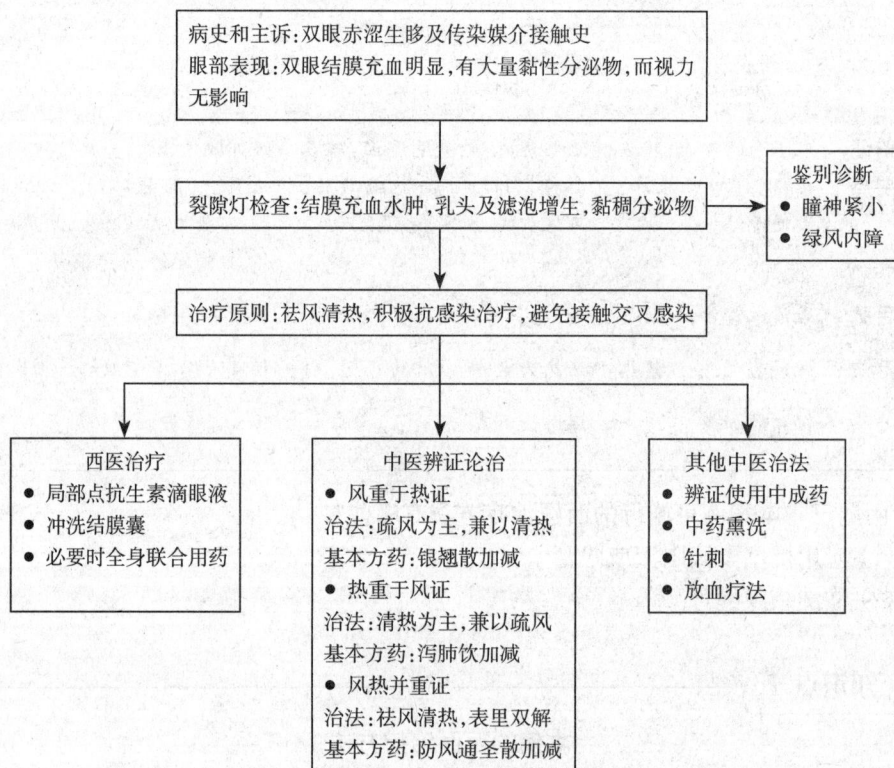

病史和主诉:双眼赤涩生眵及传染媒介接触史
眼部表现:双眼结膜充血明显,有大量黏性分泌物,而视力无影响

↓

裂隙灯检查:结膜充血水肿,乳头及滤泡增生,黏稠分泌物 → 鉴别诊断
· 瞳神紧小
· 绿风内障

↓

治疗原则:祛风清热,积极抗感染治疗,避免接触交叉感染

西医治疗
· 局部点抗生素滴眼液
· 冲洗结膜囊
· 必要时全身联合用药

中医辨证论治
· 风重于热证
治法:疏风为主,兼以清热
基本方药:银翘散加减
· 热重于风证
治法:清热为主,兼以疏风
基本方药:泻肺饮加减
· 风热并重证
治法:祛风清热,表里双解
基本方药:防风通圣散加减

其他中医治法
· 辨证使用中成药
· 中药熏洗
· 针刺
· 放血疗法

(李建超)

暴风客热
古医籍

扫一扫
测一测

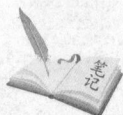

【复习思考题】

1. 如何诊断暴风客热?

2. 试述暴风客热的辨治要点?

3. 简述暴风客热的西医治疗特点?

第二节 天行赤眼

PPT 课件

![二维码]

培训目标

1. 掌握天行赤眼的诊断要点、辨证论治。
2. 掌握天行赤眼的西医治疗要点。
3. 熟悉天行赤眼的转归与预后。

天行赤眼是指外感疫疠之气,白睛暴发红赤伴点片状溢血,能迅速传染并引起广泛流行的眼病。该病名首见于《银海精微》,又名天行赤目、天行赤热、天行气运等。

天行赤眼类似于西医学之流行性出血性结膜炎,属病毒性结膜炎,病原体多为微小型核糖核酸病毒中的 70 型肠道病毒,偶由 A24 柯萨奇病毒引起;其特点是发病急,传染性强、流行性广,属于我国丙类传染病(图 5-2,见文末彩图)。

【典型案例】

张某,男,21 岁,双眼赤涩疼痛,羞明流泪 1 天。时值盛夏,该校及城区"红眼病"流行,同宿舍已有 2 位同学先后传染患病。眼科检查:视力双眼 1.0,双眼睑红肿,睑结膜有滤泡,结膜充血(+++),球结膜下可见点片状出血,角膜尚清亮,前房(-),瞳孔(-)。内眼未见明显异常。耳前淋巴结肿大。现双眼赤痛,灼热畏光,泪多眵稀;伴口干咽痛;舌质红,苔薄黄,脉浮数。

问题一 本患者初步考虑诊断为何病? 其诊断依据是什么? 应该与哪些疾病进行鉴别?

思路 1 该患者双眼赤涩疼痛,羞明流泪 1 天,结合传染病接触史,诊断为双眼天行赤眼(流行性出血性结膜炎),其诊断依据为:

(1) 正处"红眼病"流行期,有接触史;起病急,双眼同时患病。

(2) 双眼结膜充血明显,结膜下点片状出血,泪多眵稀,耳前淋巴结肿大。

思路 2 临床诊断时应考虑与暴风客热(急性细菌性结膜炎)、天行赤眼暴翳(流行性结角膜炎)相鉴别。

知识点 1

鉴别要点

(1) 与暴风客热(急性细菌性结膜炎)相鉴别:两者虽均为白睛暴发红赤,但暴风客热为外感风热之邪,传染性不强,不引起广泛流行,其眵多黄稠而黏;而天行赤眼为外感疫疠之气,传染性极强,且引起广泛流行,眵稀呈水样,白睛不但红赤,且常有点片状出血。

(2) 与天行赤眼暴翳(流行性结角膜炎)相鉴别:两者虽均为感染疫疠之气所致,累及双眼,均有目赤疼痛、羞明流泪等症,但天行赤眼以白睛病变为主,多不影响视力,病程较短,传染性极强,流行性极广;而天行赤眼暴翳为白睛、黑睛同时发病,多影响视力,病程较长,虽有传染流行,但较天行赤眼相对较弱。

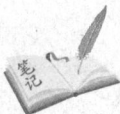

问题二 本案例的中医证型是什么? 中医如何治疗?

思路 1 时值"红眼病"流行季,因猝感疫疠之气,上犯白睛,双眼赤涩疼痛,羞明流泪,目眵清稀,疫热伤络,致白睛红赤并见点片状溢血;伴口干咽痛;舌质红苔薄黄,脉浮数。故本案例的证型为疠气犯目证。

治法:疏风清热,凉血解毒。

方药:驱风散热饮子加减。连翘、牛蒡子、羌活、薄荷、大黄、赤芍、防风、当归尾、栀子、川芎、甘草,水煎服,每日 1 剂,分 2 次服。本案例目赤痛较甚,酌加金银花、黄芩、蒲公英、板蓝根清热解毒;若白睛溢血较重,酌加牡丹皮、生地黄、紫草以凉血散瘀。

思路 2 本患者还可施行的其他中医治疗:

(1) 中药制剂滴眼液:可选用鱼腥草滴眼液、复方熊胆滴眼液滴眼。

(2) 洗眼法:可选用金银花、蒲公英、菊花、大青叶等清热解毒之品煎汤熏洗患眼。

(3) 熏眼法:清开灵、鱼腥草注射液稀释熏眼。

(4) 中成药:可选用银翘解毒丸、黄连上清丸口服。

(5) 针刺疗法:同暴风客热。

知识点 2

本病的病因病机

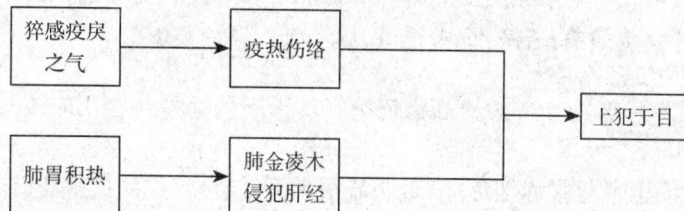

知识点 3

本病的中医辨证治疗

	疠气犯目证	热毒炽盛证
辨证要点	眼赤涩疼痛,羞明流泪,目眵清稀,疫热伤络,而白睛红赤并见点片状溢血;伴口干咽痛	眼灼热疼痛,热泪如汤,胞睑红肿,白睛红赤壅肿并见弥漫溢血,或兼见黑睛星翳;伴口渴心烦,尿赤便秘
舌脉	舌质红苔薄黄,脉浮数	舌质红苔黄,脉数
治法	疏风清热,凉血解毒	清热泻火,凉血解毒
方药	驱风散热饮子加减	普济消毒饮加减

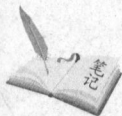

笔记

问题三 本案例可施行的西医治疗方法有哪些?

(1) 滴抗病毒眼液或眼膏。

(2) 冲洗结膜囊。

知识点 4

本病的西医治疗方法

(1) 局部或全身使用抗病毒药物:可选用阿昔洛韦滴眼液、干扰素、更昔洛韦滴眼用凝胶。

(2) 可酌情配合抗生素滴眼液滴眼,预防混合感染。

(3) 冲洗结膜囊:同暴风客热。

问题四 本案例的转归与预后如何? 怎样进行预防调护?

思路 1 流行性出血性结膜炎虽起病急,传染性强,流行性广,但若诊疗及时,用药得当,大多预后良好。若失治误治,可转为慢性,或致黑睛星翳。本病为猝感疫疠之气,多发于夏秋季节,与"红眼病"流行及接触传染密切相关。

本案例经中西医结合积极治疗,预后良好,结膜下出血吸收。

思路 2 本案例的预防与调护措施包括:①患者的生活用具与其他人隔离,防止传染;②医护人员接触患者后,应注意洗手消毒,防止交叉感染;③禁忌包眼,以免邪毒郁遏,加重病情;④在流行区域,可点用清热解毒制剂滴眼液或抗病毒滴眼液预防。

【临证要点】

1. 天行赤眼类似西医学之流行性出血性结膜炎,其发病急骤,传染性强,流行性广,应注意防止传染。

2. 天行赤眼为猝感疫疠之气,治宜祛风清热,泻火解毒,兼以凉血散瘀。

3. 天行赤眼属西医学之病毒性结膜炎,局部治疗宜点用抗病毒滴眼液及中药清热解毒滴眼液。

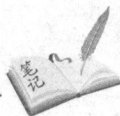

【诊疗流程】

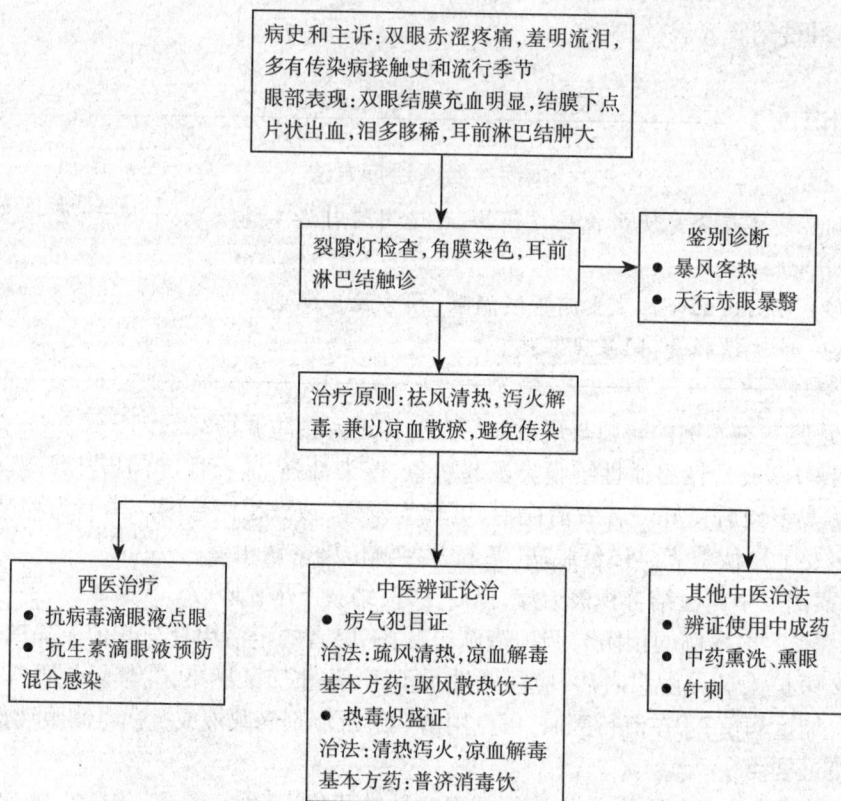

病史和主诉:双眼赤涩疼痛,羞明流泪,多有传染病接触史和流行季节
眼部表现:双眼结膜充血明显,结膜下点片状出血,泪多眵稀,耳前淋巴结肿大

裂隙灯检查,角膜染色,耳前淋巴结触诊

鉴别诊断
● 暴风客热
● 天行赤眼暴翳

治疗原则:祛风清热,泻火解毒,兼以凉血散瘀,避免传染

西医治疗
● 抗病毒滴眼液点眼
● 抗生素滴眼液预防混合感染

中医辨证论治
● 疠气犯目证
治法:疏风清热,凉血解毒
基本方药:驱风散热饮子
● 热毒炽盛证
治法:清热泻火,凉血解毒
基本方药:普济消毒饮

其他中医治法
● 辨证使用中成药
● 中药熏洗、熏眼
● 针刺

(李建超)

天行赤眼
古医籍

扫一扫
测一测

【复习思考题】

1. 天行赤眼的诊断要点是什么?
2. 天行赤眼如何进行辨证论治?
3. 简述天行赤眼的西医治疗要点。

PPT 课件

05第03节PPT

第三节 天行赤眼暴翳

培训目标

1. 掌握天行赤眼暴翳的诊断要点、辨证论治。
2. 掌握天行赤眼的西医治疗要点。
3. 熟悉天行赤眼暴翳的转归与预后。

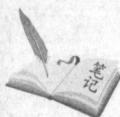

天行赤眼暴翳是指因感受疫疠之气,急发白睛红赤,继之黑睛生翳,且能传染流行的眼病。该病名首见于《古今医统大全·眼科》,又名大患后生翳、暴赤生翳。

天行赤眼暴翳类似于西医学之流行性结角膜炎,属病毒性结角膜炎,由腺病毒感染所致(图5-3,见文末彩图)。

【典型案例】

雷某,男,38岁,双眼赤痛,视力减退1周。发病前儿子与妻子相继患"红眼病"。眼科检查:视力右0.6,左0.8。双眼睑微肿,结膜充血(+++),角膜呈星点状混浊,荧光素染色阳性。前房(−),瞳孔(−)。耳前可触及肿大淋巴结,并有压痛。现双眼赤涩疼痛,畏光流泪,眵少而稀,视物欠清;伴口苦口干,小便黄赤,大便干结;舌质红,苔黄,脉弦数。

问题一 本患者初步考虑诊断为何病? 其诊断依据是什么? 应该与哪些疾病进行鉴别?

思路1 该患者双眼赤痛,视力减退1周,发病前儿子与妻子相继患"红眼病"史。结合眼部表现,诊断为双眼天行赤眼暴翳(流行性角结膜炎),其诊断依据为:

(1) 有"红眼病"接触史,双眼发病。

(2) 双眼赤涩疼痛,畏光流泪,视力减退,眵少而稀。

(3) 双眼结膜充血明显,角膜呈星点状混浊,荧光素染色阳性。

思路2 临床诊断时应考虑与暴风客热(急性细菌性结膜炎)、天行赤眼(流行性出血性结膜炎)、聚星障(单纯疱疹性角膜炎)相鉴别。

知识点1

鉴别要点

(1) 与暴风客热(急性细菌性结膜炎)相鉴别:两者虽均白睛红赤,但暴风客热为外感风热之邪,传染性不强,不引起广泛流行。其眵黄稠而黏,而黑睛多无影响,视力正常;而天行赤眼暴翳为感受疫疠之气,能传染流行,其眵少而稀,黑睛星点状混浊,视力减退。

(2) 与天行赤眼(流行性出血性结膜炎)相鉴别:见天行赤眼节。

(3) 与聚星障(单纯疱疹性角膜炎)相鉴别:两者虽均有目赤疼痛,黑睛星点状混浊,但聚星障的目赤多为抱轮红赤或白睛混赤;黑睛混浊可由星点状发展成树枝状、地图状,或盘状混浊,病程长,易反复,眼部刺激征较重,且多为单眼,一般不传染,不流行;而天行赤眼暴翳多为双眼先后发病,白睛红赤,继发黑睛生翳,能传染流行,且黑睛病变多位于浅表层。

问题二 本案例的中医证型是什么? 中医如何治疗?

思路1 该患者猝感疫疠之气,内兼肺火亢盛,内外合邪,肺金凌木,侵犯肝经,肺肝火炽,上攻于目而致眼痒涩疼痛,羞明流泪,眼眵清稀,胞睑微肿,白睛红赤,黑睛星翳;兼见头痛发热,鼻塞流涕;舌质红,苔黄,脉弦数。故本案例的证型辨证为肺肝

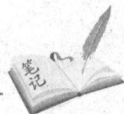

火炽证。

治法:清肝泻肺,退翳明目。

方药:修肝散加减。防风、羌活、薄荷、麻黄、菊花、栀子、连翘、大黄、赤芍、当归、苍术、木贼、甘草,水煎服,每日1剂,分2次服。本案例白睛混赤较甚,可去麻黄、羌活、苍术,减辛温燥烈之性;酌加牡丹皮凉血退赤;若黑睛混浊较重,酌加密蒙花、谷精草、决明子清肝退翳。

思路2 本患者还可施行的其他中医治疗:

(1)中药制剂滴眼液:可选用鱼腥草滴眼液点眼。

(2)中药熏洗:选用大青叶、金银花、蒲公英、决明子、野菊花等清热解毒之品,煎汤熏洗患眼。

(3)中药熏药:清开灵、鱼腥草注射液稀释熏眼。

(4)针刺疗法:同暴风客热。

知识点 2

本病的病因病机

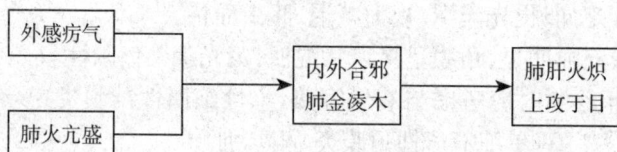

知识点 3

本病的中医辨证治疗

	疠气犯目证	肺肝火炽证	阴虚邪留证
辨证要点	患眼痒涩疼痛,羞明流泪,眼眵清稀,胞睑微肿,白睛红赤,黑睛星翳;兼见头痛发热,鼻塞流涕	患者赤涩疼痛,畏光流泪,白睛红赤,黑睛星点状混浊;伴口苦咽干,小便黄赤,大便干结	患眼干涩不舒,白睛红赤渐退,但黑睛星翳未尽
舌脉	舌红苔薄白,脉浮数	舌质红苔黄,脉弦数	舌红少津,脉细数
治法	疏风清热,退翳明目	清肝泻肺,退翳明目	养阴祛邪,退翳明目
方药	菊花决明散加减	修肝散加减	滋阴退翳汤加减

问题三 本案例可施行的西医治疗方法有哪些?

(1)滴抗病毒眼液或眼膏。

(2)冲洗结膜囊。

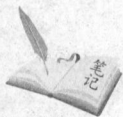

知识点 4

本病的西医治疗方法

(1) 局部或全身使用抗病毒药物:可选用阿昔洛韦滴眼液、干扰素、更昔洛韦滴眼用凝胶。

(2) 可酌情配合抗生素滴眼液滴眼,预防混合感染。

(3) 冲洗结膜囊:同暴风客热。

问题四　本病的转归与预后如何? 怎样进行预防调护?

思路 1　本案例若诊断明确,治疗及时,用药得当,预后较好,病能痊愈,不影响患者视力;若治疗不当,亦可造成黑睛星翳迁延难愈。

思路 2　本案例的预防与调护措施包括:①患者应注意将生活用具与其他人隔离,防止传染流行;②医护人员接触患者后必须洗手消毒,防止交叉感染;③患眼禁遮盖。

【临证要点】

1. 天行赤眼暴翳类似西医学之流行性结角膜炎,能传染流行,应注意防止传染。

2. 天行赤眼暴翳为感受疫疠之气,侵犯肝、肺二经,白睛与黑睛同时患病,故治宜肝肺同治,疏风清热,清肝泻肺,退翳明目。

3. 天行赤眼暴翳属西医学之病毒性结角膜炎,故治疗局部宜点用抗病毒滴眼液及中药清热解毒制剂滴眼液。

【诊疗流程】

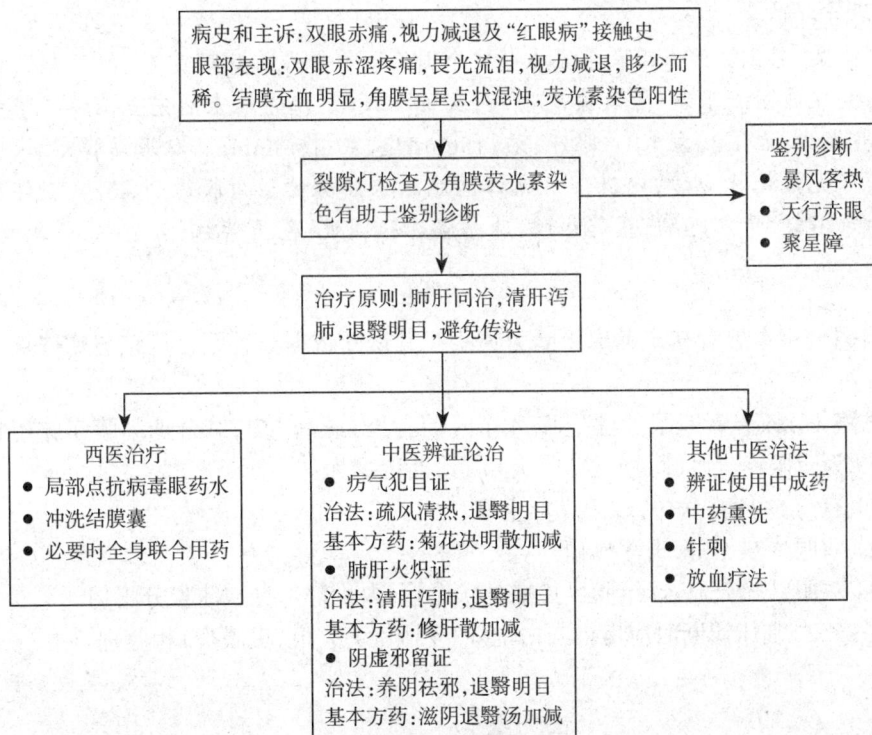

病史和主诉:双眼赤痛,视力减退及"红眼病"接触史
眼部表现:双眼赤涩疼痛,畏光流泪,视力减退,眵少而稀。结膜充血明显,角膜呈星点状混浊,荧光素染色阳性

裂隙灯检查及角膜荧光素染色有助于鉴别诊断

鉴别诊断
● 暴风客热
● 天行赤眼
● 聚星障

治疗原则:肺肝同治,清肝泻肺,退翳明目,避免传染

西医治疗
● 局部点抗病毒眼药水
● 冲洗结膜囊
● 必要时全身联合用药

中医辨证论治
● 疠气犯目证
治法:疏风清热,退翳明目
基本方药:菊花决明散加减
● 肺肝火炽证
治法:清肝泻肺,退翳明目
基本方药:修肝散加减
● 阴虚邪留证
治法:养阴祛邪,退翳明目
基本方药:滋阴退翳汤加减

其他中医治法
● 辨证使用中成药
● 中药熏洗
● 针刺
● 放血疗法

(李建超)

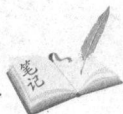

【复习思考题】

1. 如何诊断天行赤眼暴翳?
2. 天行赤眼暴翳如何进行辨证论治?
3. 简述天行赤眼暴翳的西医治疗要点。

第四节　赤 丝 虬 脉

培训目标

1. 掌握赤丝虬脉的病因、临床表现和辨证论治。
2. 熟悉赤丝虬脉的西医治疗方法。
3. 熟悉赤丝虬脉的预防与调护。

赤丝虬脉是指白睛较长时期出现赤脉纵横,虬蟠旋曲,粗细不匀的眼病。该病名首见于《审视瑶函》。又名赤丝乱脉。

赤丝虬脉类似于西医学之慢性结膜炎,其病因分感染性与非感染性(图5-4,见文末彩图)。感染性者,多为急性结膜炎治疗不彻底,转为慢性。非感染性,多为风、沙、烟、尘及强光刺激,或因烟酒过度、睡眠不足、屈光不正等因素引起。

【典型案例】

江某,男,45岁。双眼赤涩生眵4个月余。4个月前双眼曾患"红眼病",经点用氧氟沙星滴眼液、氯霉素滴眼液,虽目症减轻,但赤涩未能完全消退。眼科检查:视力:右1.2,左1.0。眼压:右:15mmHg,左:16mmHg。双眼结膜充血,球结膜可见蟠虬状血管,内眦部可见白色泡沫状分泌物。角膜透明,Fl(−)。伴双眼灼热不舒,干涩疼痛,晨起生眵,球结膜赤脉粗虬,色呈紫红;舌质红,苔薄黄,脉数。

问题一　本患者初步考虑诊断为何病? 其诊断依据是什么? 应该与哪些疾病进行鉴别?

思路1　该患者双眼赤涩生眵,4个月前有"红眼病"史,结合球结膜赤脉粗虬表现,诊断为双眼赤丝虬脉(慢性结膜炎),其诊断依据为:

(1) 有"红眼病"病史,双眼赤涩生眵。
(2) 双眼灼热不舒,干涩疼痛。
(3) 双眼结膜充血,球结膜可见蟠虬状血管,内眦部可见泡沫状分泌物。

思路2　临床诊断时应考虑与白涩症(干眼症)、火疳(巩膜炎)相鉴别。

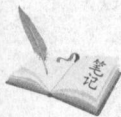

知识点 1

鉴 别 要 点

(1) 与白涩症(干眼症)相鉴别:白涩症是指白睛不赤不肿,而以自觉眼内干涩不适,甚则视物昏蒙为特征的眼病;而赤丝虬脉为白睛长时期出现经久不退、条缕分明的蟠虬状赤红丝脉。

(2) 与火疳(巩膜炎)相鉴别:火疳为白睛里层呈紫红色结节隆起,且疼痛拒按,病变重者可波及黑睛与黄仁,影响视力;而赤丝虬脉病发白睛表层,赤脉纵横,久不消退,疼痛相对较轻,较少波及黑睛,一般不波及黄仁,不影响视力。

问题二 本案例的中医证型是什么? 中医如何治疗?

思路 1 该患者因热性眼病失治,余热未尽,瘀滞脉络,故白睛表层,赤脉纵横,久不消退的蟠虬状赤红丝脉,舌质红,苔薄黄,脉数为热邪蕴伏,脉络瘀滞之候。故本案例的证型是热邪蕴伏,脉络瘀滞证。

治法:清泄伏热,凉血散瘀。

方药:退热散加减。黄连、黄柏、栀子、黄芩、当归尾、赤芍、牡丹皮、生地黄、木通、甘草,水煎服,每日 1 剂,分 2 次服。若经治余热未清,去当归尾,酌加桑白皮、地骨皮清泄余热;若经治瘀滞较甚,酌加枳壳、丹参行气活血散瘀。

思路 2 本患者还可施行的其他中医治疗:

(1) 中药制剂滴眼液:选用复方熊胆滴眼液、珍珠明目滴眼液点眼。

(2) 中药超声雾化熏眼:用内服药渣再次煎水过滤,做中药超声雾化熏眼,每次10~15 分钟,每日 2~3 次。

知识点 2

本病的病因病机

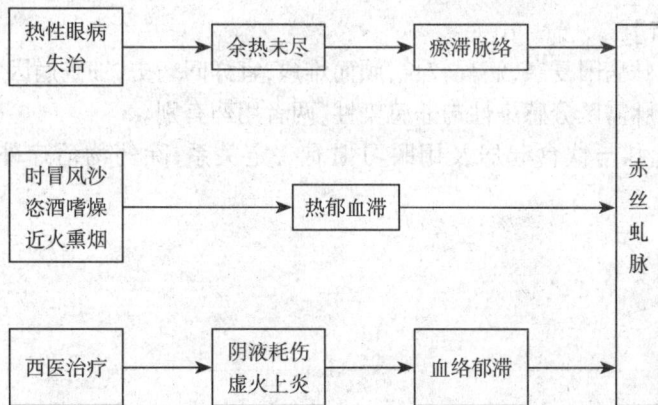

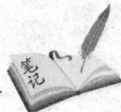

热性眼病失治	→	余热未尽	→	瘀滞脉络	→	赤丝虬脉
时冒风沙 恣酒嗜燥 近火熏烟	→	热郁血滞			→	
西医治疗	→	阴液耗伤 虚火上炎	→	血络郁滞	→	

知识点 3

本病的中医辨证治疗

	热邪蕴伏,脉络瘀滞证	阴虚火旺,血络瘀滞证
辨证要点	白睛赤脉粗虬,色呈紫红;双眼灼热不舒,干涩疼痛,晨起生眵	白睛赤丝乱脉,迂曲蟠虬,色呈淡红;患眼干涩不适,灼热疼痛,伴口干咽燥
舌脉	舌质红,苔薄黄,脉数	舌红少苔,脉细数
治法	清泄伏热,凉血散瘀	滋阴降火,凉血散瘀
方药	退热散加减	知柏地黄丸合退赤散加减

问题三　本案例可施行的西医治疗有哪些?

选用抗生素滴眼液点眼,并辅助以非甾体抗炎药类滴眼液点眼。

知识点 4

本病的西医治疗方法

(1) 感染因素所致者,选用抗生素滴眼液点眼。

(2) 非感染因素所致者,局部选用非甾体抗炎药类滴眼液加玻璃酸钠滴眼液或其他人工泪液点眼。

问题四　本案例的转归与预后如何? 怎样预防调护?

思路 1　转归与预后:①本案例辨治得当,病症可逐渐好转,赤脉渐渐消退。②若失治误治,白睛赤脉,经久难消,迁延难愈,可波及角膜影响视力。

思路 2　本案例的预防与调护措施包括:①对"红眼病"宜审因论治,彻底治疗。②避免强光及风、沙、烟尘刺激。③戒烟戒酒,少食辛辣炙煿之品。④避免过度用眼,减少视疲劳。

【临证要点】

1. 赤丝虬脉病因复杂,病程较长,顽而难愈,宜详问病史,细查病因,耐心调治。

2. 赤丝虬脉需区分感染性与非感染性,两者用药有别。

3. 赤丝虬脉与饮食起居及用眼习惯有一定关系,除药物治疗外,应注意生活调护。

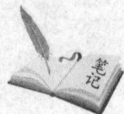

【诊疗流程】

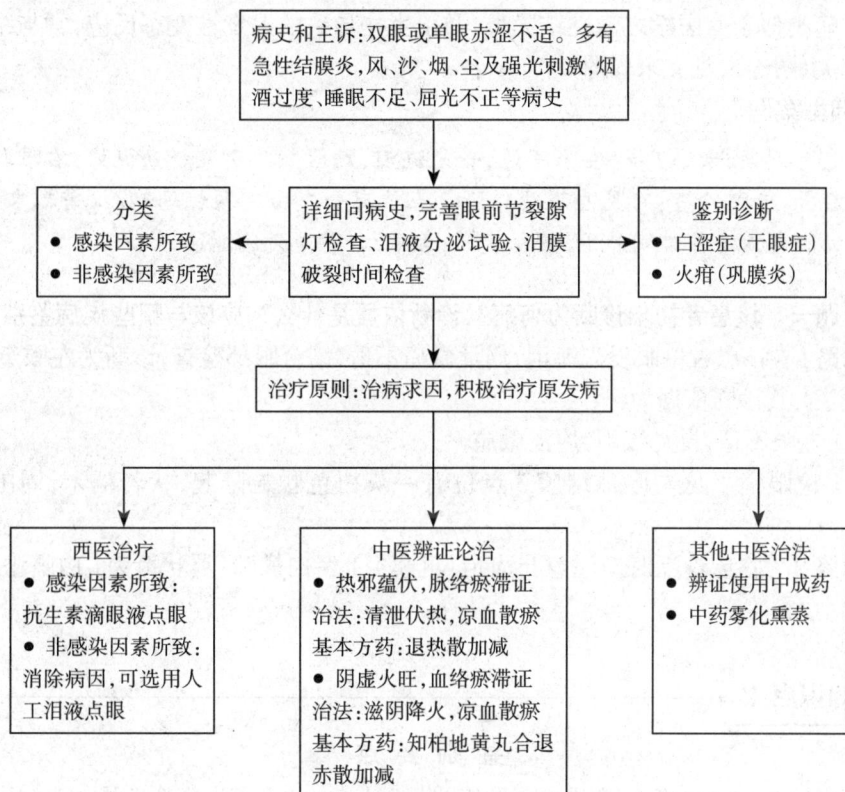

病史和主诉:双眼或单眼赤涩不适。多有急性结膜炎,风、沙、烟、尘及强光刺激,烟酒过度、睡眠不足、屈光不正等病史

分类
- 感染因素所致
- 非感染因素所致

详细问病史,完善眼前节裂隙灯检查、泪液分泌试验、泪膜破裂时间检查

鉴别诊断
- 白涩症(干眼症)
- 火疳(巩膜炎)

治疗原则:治病求因,积极治疗原发病

西医治疗
- 感染因素所致:抗生素滴眼液点眼
- 非感染因素所致:消除病因,可选用人工泪液点眼

中医辨证论治
- 热邪蕴伏,脉络瘀滞证
治法:清泄伏热,凉血散瘀
基本方药:退热散加减
- 阴虚火旺,血络瘀滞证
治法:滋阴降火,凉血散瘀
基本方药:知柏地黄丸合退赤散加减

其他中医治法
- 辨证使用中成药
- 中药雾化熏蒸

(钟瑞英)

【复习思考题】

1. 赤丝虬脉的病因是什么?
2. 试述赤丝虬脉的预防与调护。

第五节 金　疳

培训目标

1. 掌握金疳的临床表现和诊断要点。
2. 掌握金疳的辨证论治、转归与预后。
3. 熟悉金疳的西医治疗方法。

　　金疳是指白睛表层突起灰白颗粒,形如玉粒,周围绕以赤脉的眼病。因病在白睛,白睛属肺,肺属金,故称为金疳,又名金疡(《目经大成·五色疡》)。病名首见于《证治

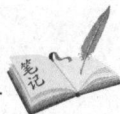

准绳》。本病以单眼发病为多,亦有双眼同时或先后发病者,体质虚弱之人容易反复发作。

本病类似于西医学之泡性结膜炎,乃微生物导致的迟发性变态反应,常与结核杆菌等有关(图 5-5,见文末彩图)。

金疳

[图 5-5-1]

【典型案例】

患者刘某,女,12 岁,左眼不适,畏光流泪,灼涩微痛 7 天。查视力:右眼 0.8,左眼 0.6。专科检查:可见左眼球结膜 3 点位有一灰白色颗粒隆起,状若糯米,下方球结膜充血。伴口渴鼻干,便秘溲赤;舌质红,苔薄黄,脉数。

问题一 该患者初步诊断为何病? 诊断依据是什么? 应该与哪些疾病鉴别?

思路 1 该患者单眼畏光流泪,灼涩微痛不适,结合眼部检查,诊断为左眼金疳(泡性结膜炎),其诊断依据为:

(1) 左眼不适,畏光流泪,灼涩微痛。

(2) 检眼镜下见左眼球结膜 3 点位有一灰白色颗粒隆起,状若糯米,周围绕以赤丝。

思路 2 临床诊断时应注意与火疳(巩膜炎)、胬肉攀睛(翼状胬肉)、白睛溢血(结膜下出血)相鉴别。

知识点 1

鉴 别 要 点

(1) 与火疳(巩膜炎)相鉴别:火疳好发于成年女性,多为单眼发病,病程较长,且易反复。巩膜表面局限性黯红色结节或扇形充血水肿,压痛,有周期性发作而愈后不留痕迹的特点。

(2) 与胬肉攀睛(翼状胬肉)相鉴别:翼状胬肉多发于长期从事户外工作者,睑裂部有成翼状的纤维血管膜向角膜攀爬,多有头、颈、体结构。

(3) 与白睛溢血(结膜下出血)相鉴别:结膜下出血可发于任何年龄组,一般单眼发病,球结膜下出血,并无结节形成。

问题二 本案例中医证型是什么? 中医如何治疗?

思路 1 该患者肺经燥热上攻于目,故灼涩疼痛,赤脉色红,其他眼症及全身症状和舌脉均为肺经燥热之候。故本案例的证型是肺经燥热证。

治法:泻肺散结。

方药:泻肺汤加减。桑白皮、黄芩、地骨皮、知母、麦冬、桔梗,水煎服,每日 1 剂,分 2 次服。本案例可加赤芍、牡丹皮以凉血活血退赤,加连翘以增清热散结之功。

思路 2 本患者还可施行的其他中医治疗:

熏洗疗法:可用红花 9g、丝瓜络 9g、忍冬藤 18g,水煎熏洗患眼。

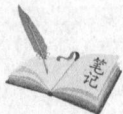

知识点 2

本病的病因病机

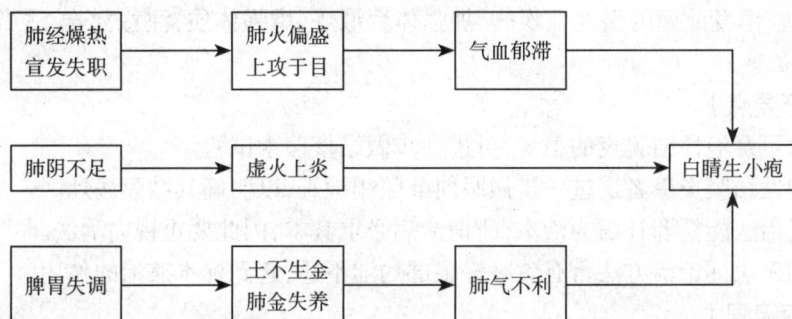

```
肺经燥热          肺火偏盛          气血郁滞
宣发失职   →     上攻于目    →
                                          ↓
肺阴不足    →     虚火上炎    →           白睛生小疱
                                          ↑
脾胃失调          土不生金          肺气不利
           →     肺金失养    →
```

知识点 3

本病的中医辨证治疗

	肺经燥热证	肺阴不足证	肺脾亏虚证
辨证要点	目涩疼痛,泪热眵结;白睛浅层生小疱,其周围赤脉粗大;或有口渴鼻干,便秘溲赤	隐涩微疼,眼眵干结,白睛生小疱,周围赤脉淡红,反复再发;可有干咳咽干	白睛小疱周围赤脉轻微,日久难愈,或反复发作;疲乏无力,食欲不振,腹胀不舒
舌脉	舌质红,苔薄黄,脉数	舌质红,少苔或无苔,脉细数	舌质淡,苔薄白,脉细无力
治法	泻肺散结	滋阴润肺	益气健脾
方药	泻肺汤加减	养阴清肺汤加减	参苓白术散加减

问题三 本案例可施行的西医治疗有哪些?

局部应用糖皮质激素滴眼。

知识点 4

本病的西医治疗方法

(1) 局部应用糖皮质激素滴眼,如 0.5% 醋酸可的松滴眼液或 0.025% 地塞米松滴眼液。

(2) 同时滴用 0.5% 熊胆滴眼液点眼;亦可用抗生素类药物。

问题四 本案例转归与预后如何? 怎样预防调护?

思路 1 金疳继续发展,容易在角膜上皮形成浸润或溃疡,向角膜中央发展,形成束状角膜炎。

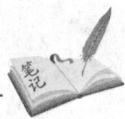

本案例应用中西医结合的综合方法积极治疗,控制病情发展,同时治疗诱发此病的潜在性疾病。

思路 2　本案例的预防与调护措施包括:①宜少食辛辣炙煿及油腻之品;②积极寻找及治疗诱发此病的潜在性疾病,加强体育锻炼,增强体质,注意营养,适当补充各类维生素。

【临证要点】

1. 对可疑泡性结膜炎的患者,可进一步做结核菌素试验。

2. 泡性结膜炎患者需进一步做眼前节照相检查,以明确其结膜病灶。

3. 内治法能祛邪补虚为治本,所谓治病必求其本,因此要重视内治法。

4. 中医辨证论治方法可有效减轻眼部灼涩不适,起到标本兼治的作用。

【诊疗流程】

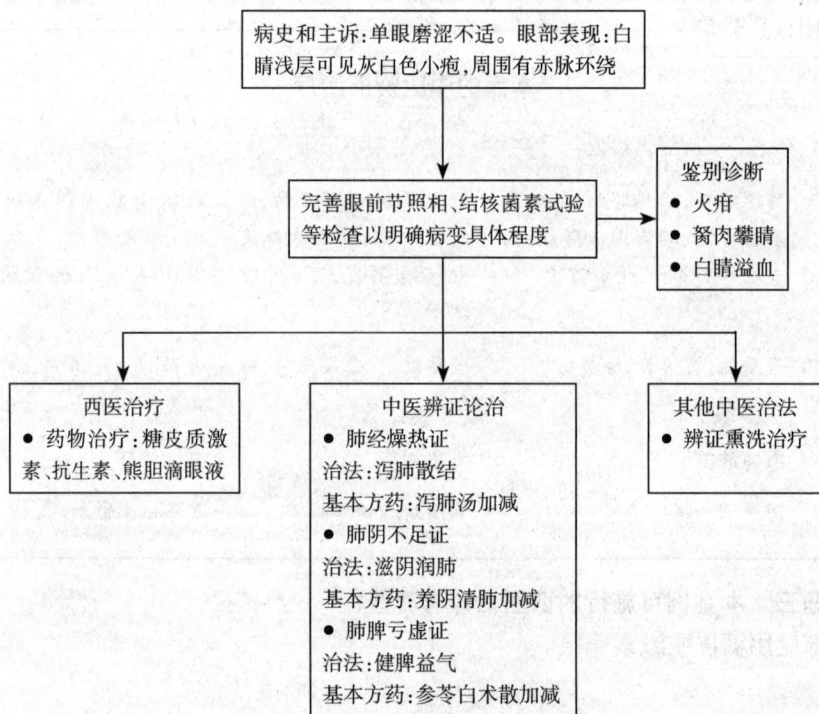

（姚　婧）

金疳
古医籍

扫一扫
测一测

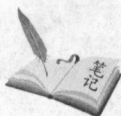
笔记

【复习思考题】

1. 金疳的诊断要点是什么?

2. 金疳的主要并发症有哪些?

3. 金疳应该如何进行辨证论治?

4. 金疳的西医治疗方法有哪些?

第六节　火　疳

培训目标

1. 掌握火疳的临床表现和诊断要点。
2. 掌握火疳的辨证论治、转归与预后。
3. 熟悉火疳的西医治疗方法。

火疳是指白睛里层有紫红色结节状隆起，且疼痛拒按的眼病。因心肺两经实火上攻白睛，火邪无从宣泄，结聚克伐肺金而致，故称之为火疳，又名火疡。病名最早见于《证治准绳·七窍门》，该书认为本病的病机乃"生于眦眦气轮，在气轮为害尤急，盖火之实邪在于金部，火克金，鬼贼之邪，故害最急"。本病好发于成人，女性为多。且病程长，易反复，失治可波及黑睛及黄仁，甚至失明。

本病类似于西医学之表层巩膜炎、前部巩膜炎，常与全身结缔组织疾患并发。结核、梅毒等全身疾病也可引起本病（图5-6，见文末彩图）。

【典型案例】

患者刘某，女，31岁，右眼红赤、疼痛伴畏光10天。查视力：右眼0.8，左眼0.3。右眼球结膜局限性充血，鼻上方可见巩膜表面约2mm×2mm大小紫红色结节样隆起，压痛明显，角膜光滑。超声生物显微镜（UBM）检查：巩膜隆起部位为UBM影像弱回声。伴有关节酸痛，胸闷纳减；舌红苔白腻，脉滑或濡。

问题一　本患者初步诊断为何病？诊断依据是什么？应该与哪些疾病鉴别？

思路1　该患单眼红赤、疼痛伴畏光，结合眼部表现，诊断为右眼火疳（巩膜炎），诊断依据如下。

（1）右眼红赤、疼痛伴畏光。

（2）检眼镜下见右眼球结膜局限性充血，鼻上方可见巩膜表面约2mm×2mm大小紫红色结节样隆起，压痛明显。

思路2　临床诊断时应注意与金疳（泡性结膜炎）、胬肉攀睛（翼状胬肉）、瞳神紧小（虹膜睫状体炎）相鉴别。

知识点1

鉴　别　要　点

（1）与金疳（泡性结膜炎）相鉴别：泡性结膜炎多见于女性、青少年及儿童，春夏季节好发。其病位在球结膜，球结膜处隆起实性结节样小疱。

（2）与胬肉攀睛（翼状胬肉）相鉴别：翼状胬肉多发于长期从事户外工作者，睑裂部有成翼状的三角形纤维血管膜向角膜攀爬。

（3）与瞳神紧小（虹膜睫状体炎）相鉴别：虹膜睫状体炎病因为外伤、手术、

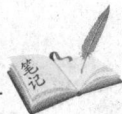

感染,同时病史中或见有全身免疫性疾病。发病急,眼痛,畏光流泪,视力明显下降,睫状充血或混合充血,角膜后有沉着物,房水混浊,虹膜肿胀,纹理不清,瞳孔缩小。

问题二　本案例中医证型是什么? 中医如何治疗?

思路 1　该患者外感风湿之邪客于肌肉筋骨脉络,阻碍气机,郁久化热,上攻白睛,故见目珠胀闷而疼等眼症;全身症及舌脉均为风湿热邪攻目之候。故本案例的证型是风湿热攻证。

治法:祛风化湿,清热散结。

方药:散风除湿活血汤加减。羌活、独活、防风、当归、川芎、赤芍、鸡血藤、前胡、苍术、白术、忍冬藤、红花、枳壳、甘草,水煎服,每日 1 剂,分 2 次服。本案例火疳红赤较甚,可去方中部分辛温祛风之品,选加牡丹皮、丹参以凉血活血消瘀,加桑白皮、地骨皮以清泄肺热;且本案例骨节酸痛、肢节肿胀者,可加豨莶草、秦艽、络石藤、海桐皮等祛风湿、通经络。

思路 2　本患者还可施行的其他中医治疗:

(1) 针刺治疗:取攒竹、睛明、丝竹空、承泣、四白、太阳、合谷、曲池、百会等,每次选 3~5 穴,交替轮取,每日 1 次,每次留针 30 分钟,10 日为 1 个疗程。实热证明显者可于合谷、太阳点刺放血。

(2) 病因治疗:可根据实验室检查以寻找病因,并针对病因进行治疗。

(3) 局部热敷:可用内服药渣再煎水湿热敷,对减轻眼部症状、促进气血通畅、缩短病程有辅助作用。

知识点 2

本病的病因病机

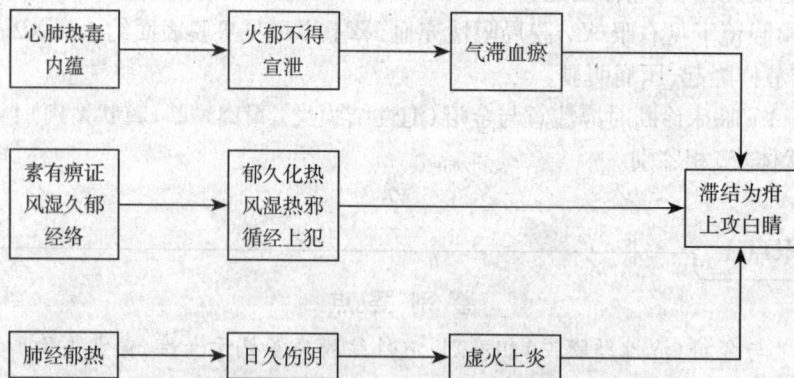

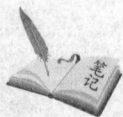

知识点 3

本病的中医辨证治疗

	火毒蕴结证	风湿热攻证	肺阴不足证
辨证要点	发病急,患眼疼痛难睁,羞明流泪,目痛拒按,视物不清;白睛结节大而隆起,或联缀成环,周围血脉紫赤怒张;伴见口苦咽干,气粗烦躁,便秘溲赤	发病较急,目珠胀闷而疼,且有压痛感,羞明流泪,视物不清;白睛有紫红色结节样隆起,周围有赤丝牵绊,伴有骨节酸痛,肢节肿胀,身重酸楚,胸闷纳减,病势缠绵难愈	病情反复发作,病至后期眼感酸痛,干涩流泪,视物欠清,白睛结节不甚高隆,色紫黯,压痛不明显;口咽干燥,或潮热颧红,便秘不爽
舌脉	舌红,苔黄,脉数有力	舌苔白腻,脉滑或濡	舌红少津,脉细数
治法	泻火解毒,凉血散结	祛风化湿,清热散结	养阴清肺,兼以散结
方药	还阴救苦汤加减	散风除湿活血汤加减	养阴清肺汤加减

问题三　本案例可施行的西医治疗有哪些?

(1) 对病情较严重者应用非皮质类固醇消炎药;病情严重者应加服糖皮质激素制剂。

(2) 可选用清热解毒眼液,或抗生素滴眼液,如妥布霉素滴眼液。

知识点 4

本病的西医治疗方法

(1) 口服药物治疗:对病情较严重者应加服吲哚美辛、保泰松等非皮质类固醇消炎药;病情严重者应加服糖皮质激素制剂。

(2) 滴滴眼液:可选用清热解毒眼液,或抗生素滴眼液如妥布霉素滴眼液;同时选用 0.5% 醋酸可的松或 0.075% 地塞米松,或 1% 醋酸泼尼松眼液,每日 4~6 次滴眼。若并发瞳神紧小者,滴 1% 硫酸阿托品滴眼液或眼膏散瞳。

问题四　本案例的转归与预后如何? 怎样预防调护?

思路 1　巩膜炎一般预后较好,若炎症累及邻近组织,病情易迁延反复,预后不佳。

本案例应采用中西医结合综合治疗,抑制炎症,若治疗不当或可出现葡萄膜炎、角膜炎、白内障、继发性青光眼等多种并发症。

思路 2　本案例的预防与调护措施包括:①忌食辛辣炙煿之品,戒烟戒酒,以免助热化火,伤阴耗液;②注意起居,寒暖适中,避免潮湿。

【临证要点】

1. 火疳常反复发作,应详细询问病史,了解患者是否有类风湿关节炎、系统性红斑狼疮等相关疾病病史。

2. 巩膜炎患者需进一步做血沉、血清尿酸、类风湿因子、免疫复合物等检查,以明确病因。

3. 巩膜炎常伴有全身胶原性、肉芽肿性或代谢性疾病,少数患者可由微生物直接

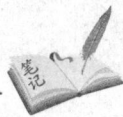

感染所致。伴有全身性疾病的巩膜炎多与自身免疫有关。

4. 中医辨证论治方法以清泄肺热为本,酌加活血散结之品。可改善眼部不适症状,起到标本兼治的作用。

【诊疗流程】

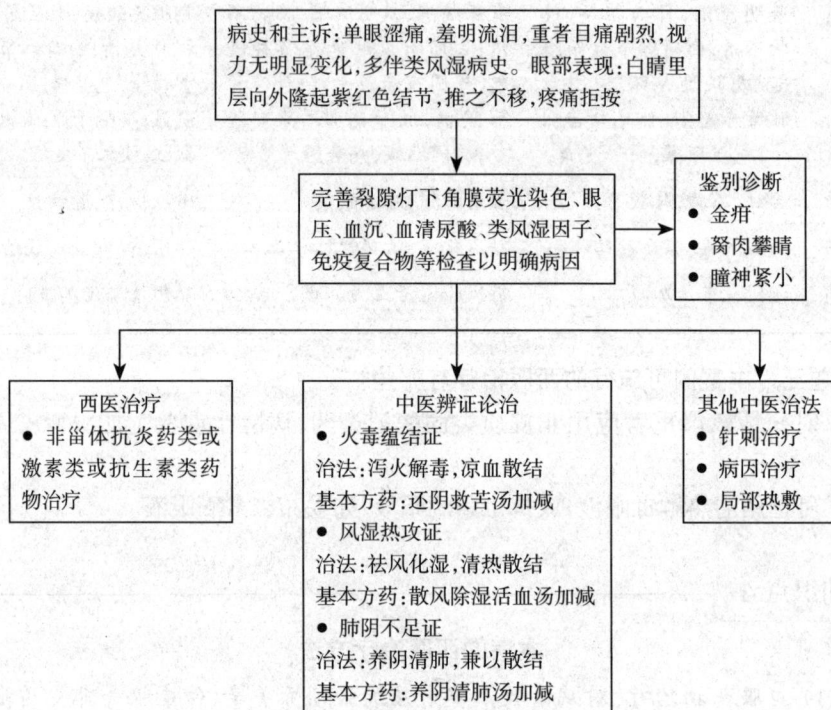

病史和主诉:单眼涩痛,羞明流泪,重者目痛剧烈,视力无明显变化,多伴类风湿病史。眼部表现:白睛里层向外隆起紫红色结节,推之不移,疼痛拒按

完善裂隙灯下角膜荧光染色、眼压、血沉、血清尿酸、类风湿因子、免疫复合物等检查以明确病因

鉴别诊断
● 金疳
● 胬肉攀睛
● 瞳神紧小

西医治疗
● 非甾体抗炎药类或激素类或抗生素类药物治疗

中医辨证论治
● 火毒蕴结证
治法:泻火解毒,凉血散结
基本方药:还阴救苦汤加减
● 风湿热攻证
治法:祛风化湿,清热散结
基本方药:散风除湿活血汤加减
● 肺阴不足证
治法:养阴清肺,兼以散结
基本方药:养阴清肺汤加减

其他中医治法
● 针刺治疗
● 病因治疗
● 局部热敷

(姚 婧)

火疳
古医籍

扫一扫
测一测

【复习思考题】

1. 火疳的诊断要点是什么?

2. 火疳应该如何进行辨证论治?

3. 火疳的西医治疗方法有哪些?

PPT课件

第七节 胬肉攀睛

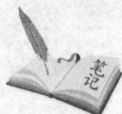 培训目标

1. 掌握胬肉攀睛的临床表现和诊断要点。

2. 掌握胬肉攀睛的辨证论治、转归与预后。

3. 熟悉胬肉攀睛的西医治疗方法。

本病为眼眦部长赤膜如肉,其状如昆虫之翼,横贯白睛,攀侵黑睛,甚至遮盖瞳神的眼病。又名胬肉侵睛外障、蚂蝗积证、肺瘀证、目中胬肉等。病名最早见于《银海精微》,而《张氏医通·七窍门》中对其症状及治法的记载简单明了。《原机启微》称为"奇经客邪之病"。生于大眦者较常见,也有生于小眦者,或大小眦同生。男多于女,常见于成年人,特别是老年人及户外工作者,男性多于女性。病变缓慢,逐渐侵及黑睛,甚者可掩及瞳神影响视力。按病变进展情况可分为进行期和静止期(图 5-7,见文末彩图)。

胬肉攀睛

【典型案例】

患者刘某,男,58 岁,右眼视物模糊伴磨涩红赤反复发作 10 年余,近日加重。查视力:右眼 0.8,左眼 0.6。裂隙灯下可见右眼内眦部球结膜组织增生,侵入角膜瞳孔缘,增生组织其上可见血管走行,伴心中烦热,口舌干燥;眼干,舌红少苔,脉弦。

问题一　本患者初步诊断为何病? 诊断依据是什么? 应该与哪些疾病鉴别?

思路 1　该患者右眼视物模糊伴磨涩红赤反复发作 10 年余,近日加重,结合裂隙灯下表现,诊断为右眼胬肉攀睛(翼状胬肉),诊断依据为:

(1) 右眼视物模糊伴磨涩红赤反复发作 10 年余,近日加重。

(2) 裂隙灯下可见右眼内眦部球结膜组织增生,侵入角膜瞳孔缘,增生组织其上可见血管走形。

(3) 可完善眼前节照相等检查。

思路 2　临床诊断时应与假性胬肉(流金凌木)、黄油障(睑裂斑)、结膜肿瘤相鉴别。

📋 知识点 1

鉴 别 要 点

(1) 与假性胬肉(流金凌木)鉴别:两者均为目中有肉膜样赘生物,但流金凌木是指白睛与黑睛表面之间呈膜状或条索状粘连,多因睛珠外伤(尤其是酸、碱腐蚀伤)或黑睛边缘生翳后所致,其部位不定,不限于睑裂部,亦无发展趋势,不红不痛,类似于西医之假性胬肉;而胬肉攀睛仅限于两眦有赤丝攀附,渐侵黑睛。

(2) 与黄油障(睑裂斑)鉴别:两者均位于眦部白睛表面,但黄油障为黑睛内外侧白睛有三角形淡黄色斑块隆起,尖端指向眦角,不与眦角相连,亦无赤脉攀附,不痒不痛,不侵及黑睛,不影响视力,相当于西医之睑裂斑;而胬肉攀睛为胬肉起于眦角,尖端指向黑睛,有赤脉攀附,渐侵黑睛,影响视力。

(3) 与结膜肿瘤鉴别:良性肿瘤一般很少侵犯角膜,而恶性肿瘤生长迅速,呈不规则外观。

问题二　本案例的中医证型是什么? 中医如何治疗?

思路 1　该患者虚火上炎,灼烁眼目,故见胬肉淡红菲薄,微有涩痒之眼症;全身症状及舌脉均为阴虚火旺之候。故本案例的证型为阴虚火旺证。

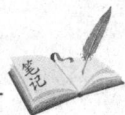

笔记

治法:滋阴降火。

方药:知柏地黄丸加减。知母、黄柏、熟地黄、山茱萸、山药、茯苓、泽泻、牡丹皮,水煎服,每日1剂,分2次服。若心烦失眠显著者,可加麦冬、五味子、酸枣仁以养心安神。

思路2　其他中医治疗方法

(1)滴滴眼液:拨云锭眼药,每日3次点眼。

(2)针灸治疗:胬肉有发展趋势者,选用太阳、睛明、丝竹空、四白,配合风池、足三里、少商等穴,每日1次,7日为1个疗程。

知识点2

本病的病因病机

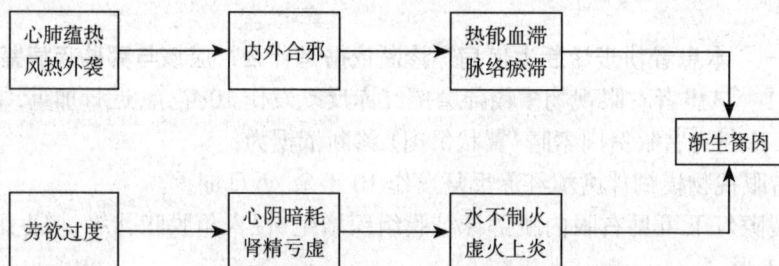

知识点3

本病的中医辨证治疗

	心肺风热证	阴虚火旺证
辨证要点	患眼眵泪多,眦痒羞明,胬肉初生,渐渐长出,攀向黑睛,赤脉密布等	患眼涩痒间作,胬肉淡红菲薄,时轻时重,心中烦热,口舌干燥
舌脉	舌苔薄黄,脉浮数	舌红少苔,脉细
治法	祛风清热	滋阴降火
方药	栀子胜奇散加减	知柏地黄丸加减

问题三　本案例可实施的西医治疗有哪些?

(1)用非甾体抗炎药类滴眼液,同时给予抗生素类滴眼液滴眼,以预防继发感染。

(2)单纯胬肉切除或结膜下转移术,胬肉切除联合球结膜瓣转移或羊膜移植术。

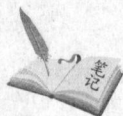

笔记

📋 **知识点 4**

本病的西医治疗方法

（1）药物治疗：胬肉小但处于进展期时，用非甾体抗炎药类滴眼液，如普拉洛芬滴眼液，或吲哚美辛滴眼液或双氯芬酸钠滴眼液，每日 2~3 次滴眼，同时给予抗生素类滴眼液滴眼，以预防继发感染。

（2）手术治疗：常用手术方式有单纯胬肉切除或结膜下转移术，胬肉切除联合球结膜瓣转移或羊膜移植术，联合角膜缘干细胞移植、自体结膜移植、β-射线照射、局部使用丝裂霉素等，可以减少胬肉复发率。

问题四 本案例的转归与预后如何？怎样预防调护？

思路 1 翼状胬肉是眼科的常见疾病，它的存在不仅影响美观，还会引起角膜散光导致视力下降，胬肉遮盖视轴区，会严重影响患者的视力。

胬肉小而静止时以局部用药和全身用药为主，但应尽可能减少风沙、阳光等刺激。胬肉进行性发展，侵及瞳孔区，可以进行手术治疗，但有一定的复发率。

思路 2 本案例的预防与调护措施包括：①注意眼部卫生，避免风沙与强光刺激；②忌烟酒及刺激性食物，勿过劳和入夜久视；③对胬肉手术后复发的患者，不宜立即又行手术，应在其静止 6 个月后再考虑手术。

【临证要点】

1. 该病白睛内外眦部皆可发生，当与睑裂斑相鉴别。

2. 胬肉较小时，以祛风清心肺之火为主；胬肉侵犯黑睛，头尖体厚时应手术割之。

3. 翼状胬肉患者术后宜清淡饮食，避免强光以及风沙等刺激。

【诊疗流程】

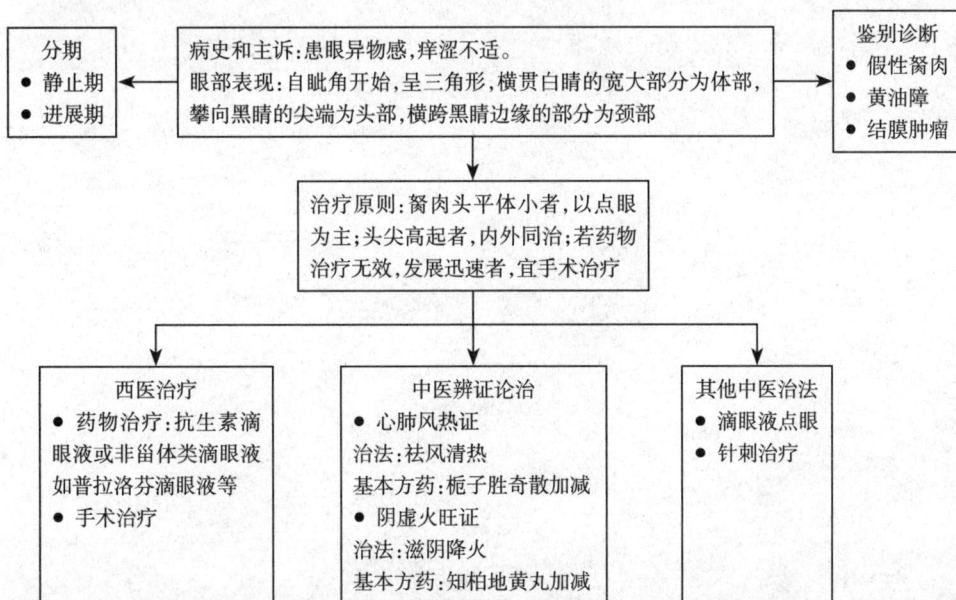

（姚 婧）

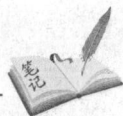

胬肉攀睛
古医籍

扫一扫
测一测

? 【复习思考题】

1. 胬肉攀睛的诊断要点是什么?
2. 胬肉攀睛的主要并发症有哪些?
3. 胬肉攀睛应该如何进行辨证论治?
4. 胬肉攀睛的西医治疗方法有哪些?

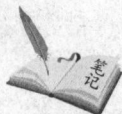

第六章

黑睛疾病

第一节 聚星障

PPT 课件

06章01节PPT

培训目标

1. 掌握聚星障的诊断要点。
2. 掌握聚星障的辨证论治、转归与预后。
3. 熟悉聚星障的西医治疗方法。
4. 了解抱轮红赤(睫状充血)临床表现和治疗。

聚星障是指黑睛浅层骤生多个细小星翳,伴有沙涩疼痛、羞明流泪的眼病。星翳形状或散漫,或联缀,或团聚。病名首见于《证治准绳·杂病·七窍门》,书中记载翳之形、色及变化过程,同时认为"若兼赤脉爬绊者退迟",若星翳生于赤丝尽头者亦可退迟,若团聚生大而作一块者,有凝脂之变。本病可发生于任何年龄,多单眼发病,亦可双眼同时或先后发生,易反复发作,病程缠绵(图6-1、图6-2,见文末彩图)。

本病类似于西医学之病毒性角膜炎。临床多由单纯疱疹病毒感染所致,常见单纯疱疹病毒Ⅰ型感染,偶尔Ⅱ型亦可致病。病毒常在三叉神经内长期潜伏,近年研究表明,角膜亦可可作为病毒的潜伏源地,一旦机体免疫力下降,全身或局部使用皮质类固醇、免疫抑制剂后,便可发病。

【典型案例】

赵某,女,37岁,右眼沙涩疼痛反复发作1年,发作伴羞明流泪3天。1年前右眼开始出现沙涩疼痛,视力下降。在某医院诊为单纯疱疹病毒性角膜炎,予抗病毒滴眼液滴眼症状消退,而后每当劳累或感冒时发作。3天前因感冒后右眼再现涩痛,并有羞明流泪,视力明显下降,本次发病后自用阿昔洛韦滴眼液滴眼无效,并逐渐加重。

专科检查:右眼视力0.2,左眼视力1.0。右眼胞睑微肿,抱轮红赤,黑睛中央偏下方有散在上皮层点状混浊,荧光素染色阳性,神水清,瞳孔对光反射灵敏。伴恶风发

聚星障
病史问询

ER-6-1-1

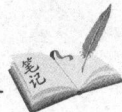

热,鼻塞咽痛;舌红苔薄黄,脉浮数。

问题一 本患者初步诊断为何病? 其诊断依据是什么? 应该与哪些疾病进行鉴别?

思路1 该患者单眼疼痛、流泪伴视力下降,有感冒病史,结合眼表检查,初步诊断为右眼聚星障(单纯疱疹病毒性角膜炎——上皮型),其诊断依据为:

(1) 有感冒病史。

(2) 右眼沙涩疼痛、视力下降、羞明流泪。

(3) 右眼抱轮红赤,黑睛中央偏下方有点状混浊,荧光素染色阳性。

思路2 临床诊断时应考虑与天行赤眼暴翳(流行性结角膜炎)、凝脂翳(细菌性角膜炎)早期相鉴别。

知识点 1

鉴别要点

(1) 与天行赤眼暴翳(流行性结角膜炎)相鉴别:天行赤眼暴翳是一种由腺病毒引起的急性传染性眼病。临床特点是急性结膜炎与角膜上皮细胞下浸润同时出现,表现为抱轮红赤或白睛混赤,黑睛星点翳障,边界模糊,散在而不联缀,多位于黑睛中央。

(2) 与凝脂翳(细菌性角膜炎)早期相鉴别:凝脂翳常有黑睛损伤病史,黑睛生翳初起为单个米粒样混浊,色灰白,边缘不清,表面污浊,如覆薄脂,常化脓,易穿孔,伴黄液上冲。

问题二 本案例的中医证型是什么? 中医如何治疗?

思路1 风性轻扬,易犯上窍,风邪外袭,经气不利,故见该患者患眼涩痛,羞明流泪,胞睑微肿;风热上犯,故见抱轮红赤,黑睛浅层点状混浊;外感风热,卫气失宣,故见恶风发热,鼻塞咽痛;舌红苔薄黄,脉浮数均为风热客目之候。故本案例的证型为风热客目证。

治法:疏风清热。

方药:银翘散加减。金银花、连翘、竹叶、荆芥、牛蒡子、薄荷、淡豆豉、生甘草、桔梗、芦根,水煎服,每日1剂,分2次服用。若抱轮红赤,眼痛明显,热邪较重者可加板蓝根、大青叶、菊花、紫草以增加清热解毒之功,酌加赤芍、牡丹皮凉血止痛,加柴胡、黄芩以增加祛肝经风热之功效;眼睑红肿、畏光流泪明显者,可加蔓荆子、防风、桑叶以祛风清热明目。

思路2 本患者还可施行的其他中医治疗:

(1) 滴眼:清热解毒类中药制剂滴眼液,如鱼腥草滴眼液滴眼。

(2) 熏洗:秦皮、金银花、黄芩、板蓝根、大青叶、紫草、竹叶、防风等,水煎先熏后洗,亦可煎水做湿热敷。

(3) 湿热敷:可用金银花、连翘、蒲公英、大青叶、薄荷、紫草、柴胡、秦皮、黄芩等水煎,过滤,待温度适宜时做湿热敷,每日2~3次。

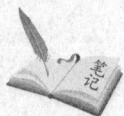

树枝状病毒性角膜炎
ER-6-1-2

地图状病毒性角膜炎
ER-6-1-3

盘状病毒性角膜炎
ER-6-1-4

笔记

（4）针刺治疗：可选用睛明、四白、丝竹空、攒竹、合谷、足三里、光明、肝俞等穴，每次取局部 1~2 穴，远端 1~2 穴，每日 1 次，交替轮取，视病情酌用补泻手法。

知识点 2

本病的病因病机

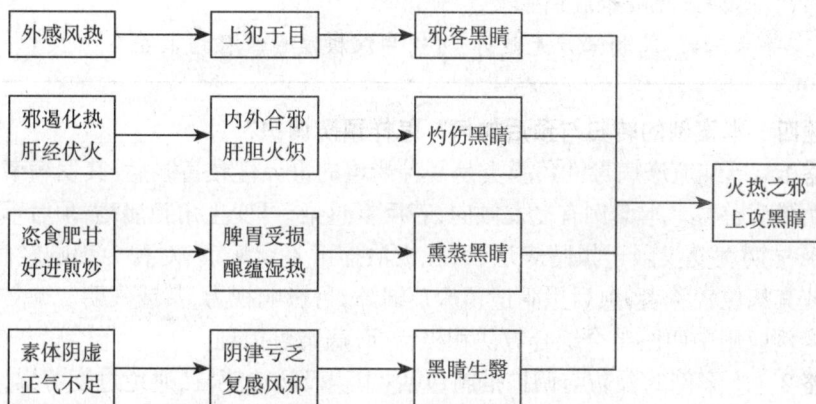

```
外感风热 ──→ 上犯于目 ──→ 邪客黑睛 ─┐
                                        │
邪遏化热      内外合邪                   │
肝经伏火 ──→ 肝胆火炽 ──→ 灼伤黑睛 ─┤   火热之邪
                                        ├→ 上攻黑睛证
恣食肥甘      脾胃受损                   │
好进煎炒 ──→ 酿蕴湿热 ──→ 熏蒸黑睛 ─┤
                                        │
素体阴虚      阴津亏乏                   │
正气不足 ──→ 复感风邪 ──→ 黑睛生翳 ─┘
```

知识点 3

本病的中医辨证治疗

	风热客目证	肝胆火炽证	湿热犯目证	阴虚邪留证
辨证要点	患眼涩痛，羞明流泪，胞睑微肿，抱轮红赤，黑睛浅层点状混浊；恶风发热，鼻塞咽痛	患眼眼睑难睁，磣涩疼痛，灼热畏光，热泪频流，白睛混赤，黑睛翳障扩大加深，形如树枝，或状若地图；多伴有两胁疼痛，口苦咽干，头痛溲赤	患眼泪热胶黏，抱轮红赤，黑睛生翳，状若地图，或黑睛深层，翳如圆盘，或病灶多次发作，反复不愈；多伴有头重胸闷，溲黄便溏，口黏纳呆	患眼沙涩不适，羞明较轻，抱轮微红，黑睛生翳日久，迁延不愈，或时愈时发；多伴有口干咽燥
舌脉	舌红苔薄黄，脉浮数	舌红苔黄，脉弦数	舌红苔黄腻，脉濡数	舌红少津，脉细或细数
治法	疏风清热	清肝泻火	清热除湿	滋阴散邪
方药	银翘散加减	龙胆泻肝汤加减	三仁汤加减	加减地黄汤加减

问题三　本案例可施行的西医治疗有哪些？

（1）抗病毒类滴眼液或眼用凝胶：如 0.1% 阿昔洛韦滴眼液，或 0.05% 环胞苷滴眼液，或更昔洛韦眼用凝胶。

（2）散瞳类滴眼液或眼用凝胶：如托吡卡胺滴眼液。

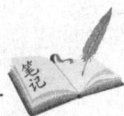

知识点 4

聚星障最新
治疗进展
图 6-1-5

本病的西医治疗方法

（1）滴眼：抗病毒类滴眼液或眼用凝胶，如 0.1% 阿昔洛韦滴眼液，或 0.05% 环胞苷滴眼液，或更昔洛韦眼用凝胶。并可配合滴用重组人干扰素滴眼液。防止瞳神紧小选择使用散瞳类滴眼液或眼用凝胶，如 1% 阿托品滴眼液，或硫酸阿托品眼用凝胶，或托吡卡胺滴眼液。

（2）手术治疗：药物治疗无效者，可选用深板层角膜移植术等。

问题四　本案例的转归与预后如何？怎样预防调护？

思路 1　单纯疱疹病毒性角膜炎是一种严重的世界性致盲眼病，其发病率和致盲率均居角膜病首位。本案例有复发倾向，若反复感染，可变生角膜溃疡，预后不良。首次发生及早期病变仅限于黑睛表层者，积极治疗可不留瘢痕，对视力影响轻微；若治疗不当或其病位较深者，愈后黑睛遗留瘢痕翳障，可影响视力，甚或失明。

本案例应用中西医结合综合方法积极治疗，病情可控制。

思路 2　本案例的预防与调护措施包括：①积极防治感冒，避免过度劳累，以预防本病的发生与复发；②如黑睛呈现点状、树枝状、地图状等浅层病变者，则禁用糖皮质激素；③饮食宜清淡而富有营养，忌进辛辣炙煿等刺激性食物。

【临证要点】

1. 可疑病毒性角膜炎的患者，需正确使用裂隙灯以利观察本病角膜组织的改变。

2. 掌握角膜荧光素染色方法，角膜染色对辨识本病有重要意义。

3. 西医点眼治疗除上皮型之外可短期慎重而合理地局部使用糖皮质激素，如滴用 0.02% 氟米龙滴眼液、妥布霉素地塞米松滴眼液、氯替泼诺混悬滴眼液等。营养性角膜病变治疗以无防腐剂的人工泪液及角膜修复剂为主。

4. 中医是治疗本病的有效措施，应将局部与全身情况结合起来进行辨证。

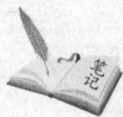

【诊疗流程】

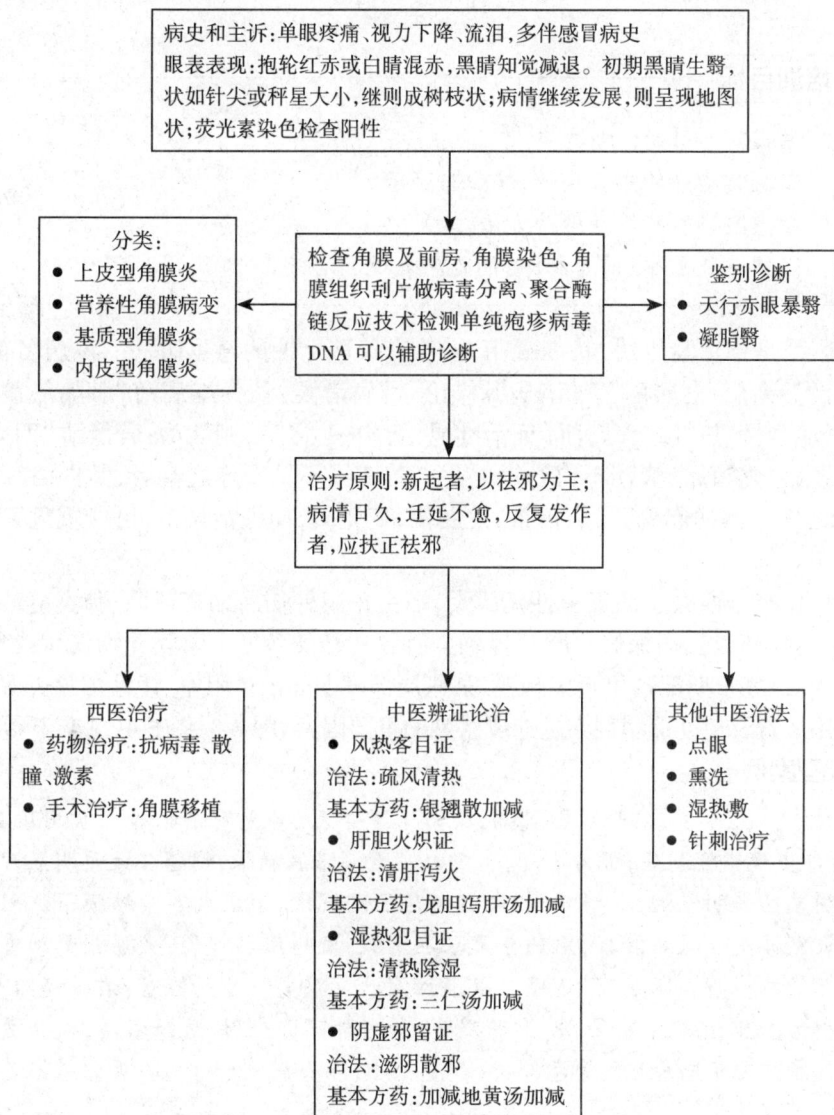

病史和主诉:单眼疼痛、视力下降、流泪,多伴感冒病史
眼表表现:抱轮红赤或白睛混赤,黑睛知觉减退。初期黑睛生翳,状如针尖或秤星大小,继则成树枝状;病情继续发展,则呈现地图状;荧光素染色检查阳性

分类:
- 上皮型角膜炎
- 营养性角膜病变
- 基质型角膜炎
- 内皮型角膜炎

检查角膜及前房,角膜染色、角膜组织刮片做病毒分离、聚合酶链反应技术检测单纯疱疹病毒DNA可以辅助诊断

鉴别诊断
- 天行赤眼暴翳
- 凝脂翳

治疗原则:新起者,以祛邪为主;病情日久,迁延不愈,反复发作者,应扶正祛邪

西医治疗
- 药物治疗:抗病毒、散瞳、激素
- 手术治疗:角膜移植

中医辨证论治
- 风热客目证
  治法:疏风清热
  基本方药:银翘散加减
- 肝胆火炽证
  治法:清肝泻火
  基本方药:龙胆泻肝汤加减
- 湿热犯目证
  治法:清热除湿
  基本方药:三仁汤加减
- 阴虚邪留证
  治法:滋阴散邪
  基本方药:加减地黄汤加减

其他中医治法
- 点眼
- 熏洗
- 湿热敷
- 针刺治疗

（王　方）

聚星障
古医籍

扫一扫
测一测

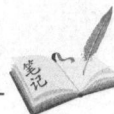

【复习思考题】

1. 复发性单纯疱疹病毒性角膜炎的病因是什么?
2. 原发性单纯疱疹病毒性角膜炎的临床表现有哪些?
3. 复发性单纯疱疹病毒性角膜炎的临床表现有哪些?
4. 聚星障如何预防与调控?
5. 治疗聚星障的滴眼液如何选择?

PPT 课件
06篇02节PPT

第二节 凝脂翳

培训目标

1. 掌握凝脂翳的诊断要点。
2. 掌握凝脂翳的辨证论治、转归与预后。
3. 熟悉凝脂翳的西医治疗方法。
4. 了解黄液上冲(前房积脓)的临床表现和治疗。

凝脂翳是指黑睛生翳,状如凝脂,多伴有黄液上冲的急重眼病。该病名首见于《证治准绳·杂病·七窍门》。《诸病源候论·目病诸候》认为本病乃"脏腑热盛,热乘于腑,气冲于目,热气结聚";而《证治准绳·杂病·七窍门》则认为:若黑睛"四周见有瘀滞者,因血阻道路,清汁不得升运之故。若四周不见瘀赤之甚者,其内络深处,必有阻滞之故。"本病起病急,病情重,发展快,变化多,如失治误治,可严重危害视力,甚至失明。

本病相当于西医学的细菌性角膜炎,多由角膜外伤后葡萄球菌、肺炎链球菌、链球菌、肠道杆菌以及铜绿假单胞菌等感染所致。感染多见于角膜异物伤后或角膜异物剔除术后,或长期配戴角膜接触镜,某些局部病变如泪道阻塞、慢性泪囊炎等,以及长期使用激素及免疫抑制剂亦是造成感染的重要因素(图6-3、图6-4,见文末彩图)。

凝脂翳病史
问询

ER-6-2-1

【典型案例】

封某,女,57岁,右眼碜涩刺痛,视力下降4天。4天前右眼被儿童用玩具擦伤,随即出现碜涩刺痛,视力下降,自购氯霉素滴眼液滴眼,用药2天无明显疗效,并有明显的羞明流泪,头痛咽干,即到当地医院就诊,予庆大霉素结膜下注射,盐酸左氧氟沙星滴眼液滴眼,用药2天眼症不减,羞明泪热如汤,头痛咽干加重,并出现咽灼热疼痛。既往有10年双眼慢性泪囊炎病史。专科检查:右眼视力0.1,左眼视力1.2。右眼胞睑红肿,白睛混赤,黑睛外下方生翳,边缘不清,表面污秽,如覆凝脂,2%荧光素溶液染色阳性,黄液上冲;伴头痛,咽干灼痛;舌红苔薄黄,脉浮数。

革兰氏阳性
菌所致细菌
性角膜炎

ER-6-2-2

问题一　本患者初步诊断为何病? 其诊断依据是什么? 应该与哪些疾病进行鉴别?

思路1　该患者单眼疼痛、视力下降,4天前发生眼外伤,有10年双眼慢性泪囊炎病史,结合眼表检查,诊断为右眼凝脂翳(细菌性角膜炎),其诊断依据为:

(1) 有黑睛外伤史、泪道阻塞病史。

(2) 起病急,患眼碜涩刺痛,羞明流泪,泪热如汤、视力下降明显。

(3) 抱轮红赤或白睛混赤,黑睛混浊、溃陷,覆盖黄白色凝脂状物,伴黄液上冲。

思路2　临床诊断时应考虑与聚星障(病毒性角膜炎)、湿翳(真菌性角膜炎)相鉴别。

革兰氏阴性
菌所致细菌
性角膜炎

ER-6-2-3

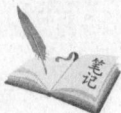
笔记

知识点 1

鉴别要点

（1）与聚星障（病毒性角膜炎）相鉴别：聚星障常在感冒或劳累后发病，初起黑睛生翳为多个细小点状混浊，可融合为树枝状或地图状，一般不化脓，多无黄液上冲。

（2）与湿翳（真菌性角膜炎）相鉴别：湿翳常有植物性角膜外伤史，起病缓，发病慢。早期黑睛生翳，翳色灰白，表面微隆而欠光泽，状如豆腐渣样堆积，外观干燥而粗糙；溃腐周围可见星状及丝状混浊，后壁出现斑块状沉着物。

问题二　本案例的中医证型是什么？中医如何治疗？

思路 1　风热外袭，经脉气血运行不利，故见患眼碜涩刺痛，羞明流泪，视力减退，抱轮红赤或白睛混赤；黑睛浅层损伤，风热邪毒乘伤外袭，邪毒结聚，故黑睛生翳，表面污浊，如覆薄脂；外感风热上袭头目，故常伴有头痛，咽干灼痛；舌质红，苔薄黄，脉浮数均为风热壅盛之候。故本案例的证型为风热壅盛证。

治法：祛风清热。

方药：新制柴连汤加减。柴胡、蔓荆子、荆芥、防风、黄连、黄芩、栀子、龙胆、赤芍、生甘草，水煎服，每日 1 剂，分 2 次服用。若热毒重者可加蒲公英、紫花地丁、金银花、千里光等以清热解毒。

思路 2　本患者还可施行的其他中医治疗：

（1）洗眼及湿热敷：可用金银花、板蓝根、野菊花、大青叶、千里光、荆芥、防风等水煎，过滤，待微温时冲洗眼部，或以毛巾浸泡后湿热敷眼部，每日 1~3 次。

（2）针刺治疗：取睛明、承泣、丝竹空、攒竹、阳白、太阳、翳明、合谷、肝俞等，每次 3~5 穴，交替轮取，泻法为主，每日 1 次。

知识点 2

本病的病因病机

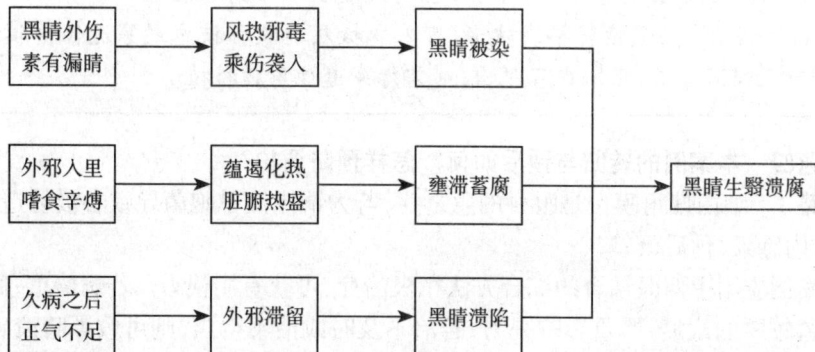

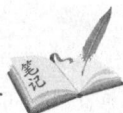

知识点 3

本病的中医辨证治疗

	风热壅盛证	里热炽盛证	正虚邪留证
辨证要点	患眼碜涩刺痛,羞明流泪,视力减退,抱轮红赤或白睛混赤,黑睛生翳,表面污浊,如覆薄脂;常伴有头痛,咽干灼痛	头目剧痛,羞明难睁,热泪如汤,眵多黏稠,视力障碍,白睛混赤,神水混浊,黑睛凹陷深大,凝脂肥厚,黄液上冲;常伴发热口渴,溲赤便秘	眼红、痛、畏光均较轻,眼内干涩,抱轮微红,黑睛溃陷久不收敛,凝脂见薄;常伴有体倦便溏
舌脉	舌质红,苔薄黄,脉浮数	舌红苔黄,脉弦滑数	舌淡,苔薄白,脉虚弱
治法	祛风清热	泻火解毒	益气养血、清泄余毒
方药	新制柴连汤加减	四顺清凉饮子加减	托里消毒散加减

问题三 本案例可施行的西医治疗有哪些?

(1) 抗生素类滴眼液,开始可用如 0.5% 左氧氟沙星滴眼液、0.3% 妥布霉素滴眼液等频滴,待细菌培养明确后选用敏感的抗生素滴眼液滴眼。抗生素类眼膏睡前涂眼。

(2) 散瞳类滴眼液或眼用凝胶,如 1% 阿托品滴眼液或硫酸阿托品眼用凝胶,以防瞳神紧小。

知识点 4

本病的西医治疗方法

(1) 点眼:①抗生素类滴眼液:开始可用如 0.5% 左氧氟沙星滴眼液、0.3% 妥布霉素滴眼液等频滴,待细菌培养明确后选用敏感的抗生素滴眼液滴眼。②散瞳类滴眼液或眼用凝胶:如 1% 阿托品滴眼液或硫酸阿托品眼用凝胶。③抗生素类眼膏:如氧氟沙星眼膏,或妥布霉素眼膏,睡前涂眼。

(2) 球结膜下注射:可选用敏感抗生素做结膜下注射。

(3) 口服或肌注或静脉滴注:可予全身足量抗生素药物治疗。

(4) 手术治疗:黑睛将要溃破者,可采取板层角膜移植术或穿透性角膜移植术;黑睛已经溃穿者,眼珠内容脱出,则需行穿透性角膜移植。

凝脂翳最新治疗进展
ER-6-2-4

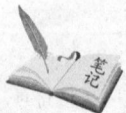

问题四 本案例的转归与预后如何? 怎样预防调护?

思路 1 细菌性角膜炎是眼科的急重症,若为铜绿假单胞菌导致者极易造成角膜穿孔,球内感染,预后极差。

本案例应用中西医结合的综合方法积极治疗,可获有用视力。若病情重,病位深,愈后常留较厚的瘢痕,严重影响视力;若治不及时或治不得当,则可致黑睛溃破,黄仁脱出,形成蟹睛症等恶候。

思路 2 本案例的预防与调护措施包括:①防止黑睛外伤:注意劳动保护,防止黑睛外伤。配戴隐形眼镜者须注意配戴卫生。一旦黑睛损伤,应及时就诊。②及时处理

笔记

漏睛:素患漏睛者,应及时处理,根除病灶,可做泪囊摘除或泪囊鼻腔吻合手术。③注意黑睛异物处理:处理时,要注意无菌操作,做到器械药品消毒严格,无污染,术前洗眼,术后预防感染,次日复诊。④重视床边隔离:对凝脂翳属铜绿假单胞菌所致的住院患者应实行床边隔离。⑤其他:饮食宜清淡,少食辛辣炙煿之物,并保持二便通畅,以使内火下泄,病情减轻。特别是黑睛行将穿孔者,应避免剧烈咳嗽及便秘以防穿孔。

【临证要点】

1. 正确使用裂隙灯及角膜荧光素染色以了解本病的病变程度,并可作为诊断及疗效评定的重要依据。

2. 为了较为精确地观察角膜病变的范围及程度,需做角膜荧光素染色。

3. 角膜溃疡即将穿孔,检查时勿挤压眼球,亦勿做结膜囊冲洗,并使用角膜绷带镜。

4. 中医内治注重引热下行、釜底抽薪治则的应用,局部洗眼及湿热敷动作应轻柔,同时避免药渣掉入眼内。

【诊疗流程】

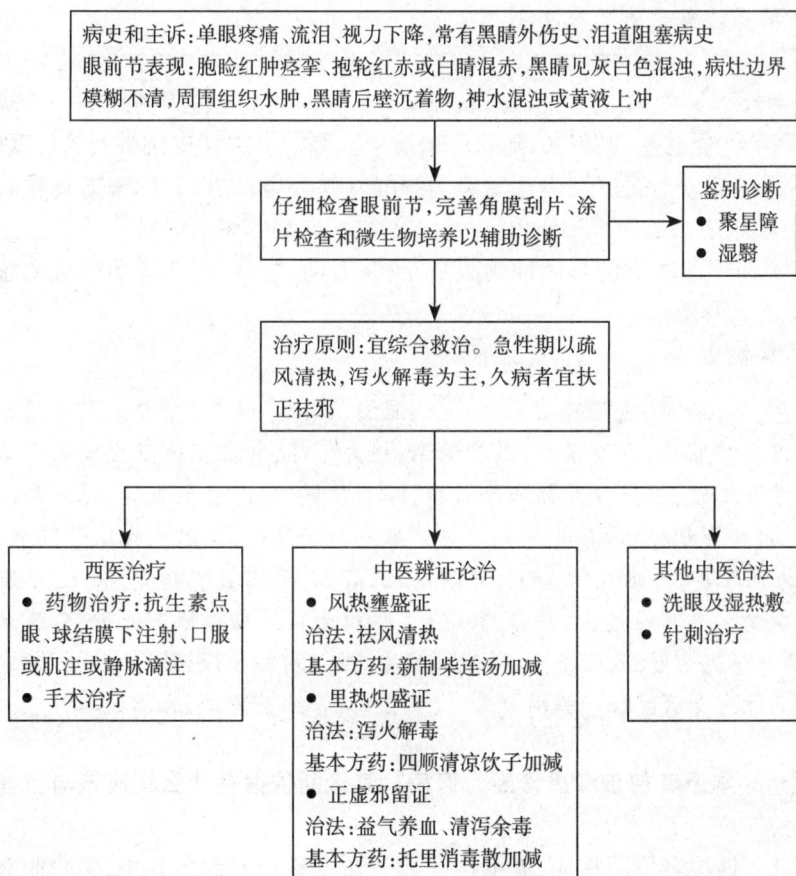

病史和主诉:单眼疼痛、流泪、视力下降,常有黑睛外伤史、泪道阻塞病史
眼前节表现:胞睑红肿疼挛、抱轮红赤或白睛混赤,黑睛见灰白色混浊,病灶边界模糊不清,周围组织水肿,黑睛后壁沉着物,神水混浊或黄液上冲

↓

仔细检查眼前节,完善角膜刮片、涂片检查和微生物培养以辅助诊断 → 鉴别诊断
● 聚星障
● 湿翳

↓

治疗原则:宜综合救治。急性期以疏风清热,泻火解毒为主,久病者宜扶正祛邪

西医治疗
● 药物治疗:抗生素点眼、球结膜下注射、口服或肌注或静脉滴注
● 手术治疗

中医辨证论治
● 风热壅盛证
治法:祛风清热
基本方药:新制柴连汤加减
● 里热炽盛证
治法:泻火解毒
基本方药:四顺清凉饮子加减
● 正虚邪留证
治法:益气养血、清泻余毒
基本方药:托里消毒散加减

其他中医治法
● 洗眼及湿热敷
● 针刺治疗

(王 方)

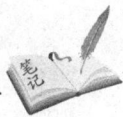

凝脂翳
古医籍

扫一扫
测一测

PPT 课件

06章03节PPT

1. 细菌性角膜炎的病因有哪些?
2. 细菌性角膜炎的临床表现有哪些?
3. 细菌性角膜炎的治疗原则有哪些?
4. 凝脂翳如何预防与调控?
5. 凝脂翳的洗眼及热敷方法是什么?

第三节　湿　翳

培训目标

1. 掌握湿翳的诊断要点。
2. 掌握湿翳的辨证论治、转归与预后。
3. 熟悉湿翳西医治疗方法。

　　湿翳是指黑睛生翳,色白粗糙,表面微微隆起,状如豆腐渣的眼病。该病名首见于《一草亭目科全书》。近年来,随着广谱抗生素和肾上腺糖皮质激素的过度应用,其发病率不断增高。本病多发生在温热潮湿的气候环境,尤以我国南方夏秋收割季节多见,多有黑睛表面植物性外伤史。

　　本病类似于西医学的真菌性角膜炎,由镰刀菌、念珠菌、曲霉菌等真菌感染所致(图6-5,见文末彩图)。

真菌性
角膜炎

图6-3-1

湿翳
病史询问

图6-3-2

【典型案例】

　　董某,男,53岁,左眼碜涩微痛,羞明流泪,视力下降2周。2周前左眼在做农活时被玉米叶擦伤,出现眼痛,羞明流泪,视力下降,即在当地卫生室购得盐酸羟苄唑滴眼液滴眼,用药5天症状无缓解,眵泪黏稠,视力明显下降,遂到县医院就诊,发现前房有积脓,予盐酸氧氟沙星滴眼液频滴患眼,口服头孢氨苄胶囊,用药1周视力无改善,患眼发红加重,黑睛变白;有30年烟酒嗜好史,有12年慢性支气管炎病史。专科检查:右眼视力1.2,左眼视力0.2;胞睑轻微红肿,白睛混赤肿胀,黑睛外下侧生翳,表面微隆,外观如腐渣苔垢,粗糙干燥,黄液上冲,质黏稠;病变部位刮片有真菌菌丝。胸闷口苦,溲黄便结;舌红苔黄腻,脉濡数。

　　问题一　本患者初步考虑诊断为何病? 其诊断依据是什么? 应该与哪些疾病进行鉴别?

　　思路1　该患者单眼疼痛、流泪伴视力下降,2周前有眼外伤史,结合眼表及病理检查,诊断为左眼湿翳(真菌性角膜炎),其诊断依据为:

　　(1) 有左眼角膜植物性外伤史。

　　(2) 发病缓慢,病程长。

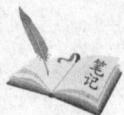

(3) 左眼黑睛生翳,表面微隆,外观似腐渣苔垢,色白粗糙。

(4) 病变部位刮片有真菌菌丝。

思路2 临床诊断时应考虑与凝脂翳(细菌性角膜炎)、花翳白陷(蚕蚀性角膜溃疡)相鉴别。

知识点1

鉴 别 要 点

(1) 与凝脂翳(细菌性角膜炎)相鉴别:凝脂翳早期黑睛为单个性浓密浸润;溃疡呈不规则圆形,表面有脓性坏死物,如覆凝脂,前房有淡黄色积脓。

(2) 与花翳白陷(蚕蚀性角膜溃疡)相鉴别:花翳白陷早期周边角膜基质层出现数个灰白色浸润灶,病灶逐渐融合扩展而形成溃疡,溃疡先沿黑睛边缘进展,然后向黑睛中央进展,前房多无积脓。

问题二 本案例的中医证型是什么?中医如何治疗?

思路1 过食辛热,脾胃湿热蕴积,复因湿邪外袭,内外合邪,湿热上蒸,熏灼黑睛,故患眼磣涩不适,疼痛畏光,流泪黏稠,白睛混赤,黑睛生翳,有凹陷,表面如豆腐渣,粗糙干涩,色黄;外邪由浅入深,脾胃湿热上攻,神水被灼,故见黄液上冲;湿热蕴结,故常伴溲黄便秘口苦;舌红苔黄腻,脉濡数均为热重于湿之候。故本案例的证型为热重于湿证。

治法:清热化湿。

方药:甘露消毒丹加减。苦参、栀子、黄芩、大黄、滑石、藿香、佩兰、茵陈、薏苡仁、金银花、连翘,水煎服,每日1剂,分2次服用。若白睛混赤甚者加蒲公英、千里光、金银花等加强清热解毒之功。本案例前房积脓,可加薏苡仁、桔梗、玄参以清热解毒排脓;大便秘结者,可加芒硝、石膏等以泄热通腑。

思路2 本患者还可施行的其他中医治疗:

(1) 中成药治疗:可选用甘露消毒丸口服。

(2) 熏眼:可用苦参、白鲜皮、车前草、金银花、龙胆、秦皮等水煎,待温度适宜时熏眼,每日2~3次。

知识点2

本病的病因病机

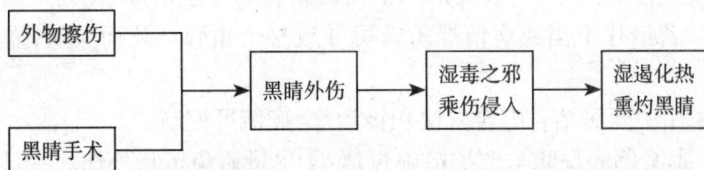

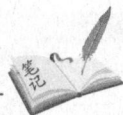

外物擦伤 ──┐
          ├──→ 黑睛外伤 ──→ 湿毒之邪乘伤侵入 ──→ 湿遏化热熏灼黑睛
黑睛手术 ──┘

知识点 3

本病的中医辨证治疗

	湿重于热证	热重于湿证
辨证要点	患眼畏光流泪,疼痛较轻,抱轮红赤或白睛混赤,黑睛表面稍隆起,形圆而色灰白,上有如豆腐渣样堆积;多伴纳呆,口淡无味	患眼磣涩不适,疼痛畏光,流泪黏稠,白睛混赤,黑睛生翳,有凹陷,表面如豆腐渣,粗糙干涩,色黄;或见黄液上冲;常伴溲黄便秘口苦
舌脉	苔白而厚腻,脉缓	舌红苔黄腻,脉濡数
治法	祛湿清热	清热化湿
方药	三仁汤加减	甘露消毒丹加减

问题三　本案例可施行的西医治疗有哪些?

(1) 抗真菌滴眼液点眼,如那他霉素滴眼液、氟康唑滴眼液等,溃疡愈合后仍应继续用药 2 周,以防复发。

(2) 阿托品滴眼液或眼膏散瞳,防止虹膜后粘连,直至痊愈。

(3) 结膜下注射抗真菌药,如氟康唑。

知识点 4

本病的西医治疗方法

(1) 滴眼:抗真菌滴眼液点眼,如那他霉素滴眼液、氟康唑滴眼液等,溃疡愈合后仍应继续用药 2 周,以防复发。阿托品滴眼液或眼膏散瞳,防止虹膜后粘连,直至痊愈。

(2) 球结膜下注射:结膜下注射抗真菌药,如氟康唑。

(3) 全身用药:在局部用药的同时,可口服酮康唑,或选用氟康唑静脉注射。

(4) 手术治疗:药物治疗效果不佳,角膜即将穿孔或已穿孔者,可行结膜瓣遮盖术或角膜移植术。

湿翳
治疗进展
ER-6-3-3

问题四　本案例的转归与预后如何? 怎样预防调护?

思路 1　真菌性角膜炎早期诊断不易,当出现典型症状时,角膜多已溃坏;同时由于病程较长,可反复发作而损伤角膜,故预后不佳。本病的预后多取决于早期作出诊断及能否给予正确治疗,一般应采用中西医结合的方法治疗,尤其是局部及时应用抗真菌药物。若治疗不当或病情严重者可导致整个角膜坏死而失明,需要进行角膜移植。

本案例采用中西医结合综合方法积极治疗,症情可控。

思路 2　本案例的预防与调护措施包括:①尽量避免黑睛外伤。一旦意外伤及黑睛后,不可滥用抗生素、激素及免疫抑制剂;②及时治疗本病,积极控制病情发展,预防并发症的发生;③忌用糖皮质激素,以防加重病情。若原在使用激素,应迅速减药

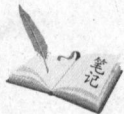
笔记

至停用。

【临证要点】

1. 本病常需做角膜病变组织刮片检查,正确进行角膜病变组织刮片检查,本项检查是诊断本病的重要指标。病原体高通量 DNA 测序检查能更高效率检测出病原体,且阳性率较普通检查高,但价格昂贵,临床使用受到一定限制。

2. 明确本病病程较长,疗效较慢;强调中医的全身治疗与西医的局部治疗须同时进行。

【诊疗流程】

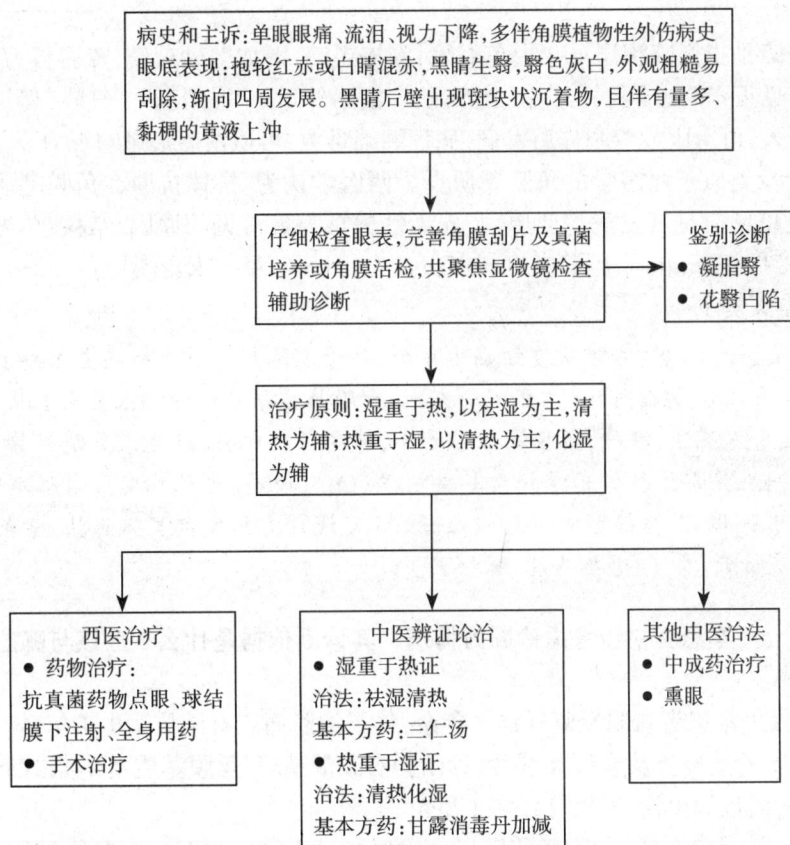

病史和主诉:单眼眼痛、流泪、视力下降,多伴角膜植物性外伤病史
眼底表现:抱轮红赤或白睛混赤,黑睛生翳,翳色灰白,外观粗糙易刮除,渐向四周发展。黑睛后壁出现斑块状沉着物,且伴有量多、黏稠的黄液上冲

↓

仔细检查眼表,完善角膜刮片及真菌培养或角膜活检,共聚焦显微镜检查辅助诊断 → 鉴别诊断
● 凝脂翳
● 花翳白陷

↓

治疗原则:湿重于热,以祛湿为主,清热为辅;热重于湿,以清热为主,化湿为辅

西医治疗
● 药物治疗:
抗真菌药物点眼、球结膜下注射、全身用药
● 手术治疗

中医辨证论治
● 湿重于热证
治法:祛湿清热
基本方药:三仁汤
● 热重于湿证
治法:清热化湿
基本方药:甘露消毒丹加减

其他中医治法
● 中成药治疗
● 熏眼

（王　方）

【复习思考题】

1. 湿翳(真菌性角膜炎)的诊断要点是什么?

2. 湿翳(真菌性角膜炎)的主要并发症有哪些?

3. 湿翳(真菌性角膜炎)如何进行辨证论治?

4. 湿翳(真菌性角膜炎)的西医治疗方法有哪些?

笔记

第四节 混 睛 障

培训目标

1. 掌握混睛障的诊断要点。
2. 掌握混睛障的辨证论治、转归与预后。
3. 掌握混睛障的西医治疗方法。
4. 了解混睛障的西医学常见病因。

混睛障是指黑睛深层见灰白色翳障,漫掩黑睛,混如磨砂玻璃,障碍目力的眼病。该病名首见于《审视瑶函》,又名"混障证""混睛外障""混睛证""气翳"等。本病好发于青年人,可单眼或双眼先后发病,病程缠绵难愈,可遗留瘢痕影响视力。

混睛障类似于西医学的角膜基质炎。西医学认为:抗体抗原在角膜基质内发生的剧烈免疫反应是其发病主要原因,先天性梅毒为最常见的原因,结核、单纯疱疹病毒感染、带状疱疹、麻风、腮腺炎也与本病有关(图 6-6,见文末彩图)。

【典型案例】

王某,女,15 岁,右眼反复红痛 1 年余,伴干涩隐痛。有结核病史 1 年余。查视力:右眼 0.02,左眼 1.0。右眼混合充血,角膜基质深层血管怒张呈毛刷状、扫帚状,角膜基质混浊、水肿,角膜缘血管密布,伸向角膜中央,眼底未见明显异常;左眼未见明显异常体征。光学相干断层扫描(OCT)检查可见病变区角膜水肿,角膜基质水肿明显;结核菌素试验阳性;胸部 X 线片右肺尖部呈斑点状、索条状阴影。偶有咳嗽、咯血;舌红少津,脉细数。

问题一 本患者初步考虑诊断为何病? 其诊断依据是什么? 应该与哪些疾病进行鉴别?

思路 1 本患者右眼反复红痛 1 年余,伴干涩隐痛。有结核病史 1 年余。结合眼部检查及实验室检查及胸部 X 线片,诊断为右眼混睛障(角膜基质炎),其诊断依据为:

(1) 有结核病史,右眼反复红痛 1 年余。

(2) 右眼混合充血,角膜基质深层血管怒张呈毛刷状、扫帚状,角膜基质混浊、水肿,角膜缘血管密布,伸向角膜中央,眼底未见明显异常;左眼未见明显异常体征。

(3) OCT 检查可见病变区角膜水肿,角膜基质水肿增厚明显。

(4) 结核菌素试验阳性;胸部 X 线片右肺尖部呈斑点状、索条状阴影。

思路 2 临床诊断时应考虑与椒疮(沙眼)、凝脂翳(细菌性角膜炎)相鉴别。

知识点 1

鉴别要点

(1) 与椒疮(沙眼)相鉴别:均可出现角膜缘血管密布,但椒疮多为双眼发病,

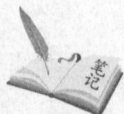

睑球结膜充血,有乳头和滤泡增生,可出现垂帘状的角膜血管翳;而本病角膜缘血管密布以病灶处为明显。

(2) 与凝脂翳(细菌性角膜炎)相鉴别:凝脂翳常有黑睛损伤病史,黑睛生翳初起为单个米粒样混浊,色灰白,边缘不清,表面污浊,如覆薄脂,常化脓,易穿孔,伴黄液上冲;而本病角膜基质水肿增厚,外观呈毛玻璃状,后弹力层皱褶。

问题二 本案例的中医证型是什么? 中医如何治疗?

思路 1 该患者邪毒不解,久伏体内,耗伤阴液,阴津不足,虚火上炎,故黑睛病变迁延不愈或反复发作、干涩隐痛、抱轮微红;口干咽燥及舌脉表现均为阴虚火炎之候。故本案例的证型为阴虚火炎证。

治法:滋阴降火。

方药:滋阴降火汤加减。当归、川芎、生地黄、熟地黄、黄柏、知母、麦冬、白芍、黄芩、柴胡、甘草梢,水煎服,每日 1 剂,分 2 次服。可加木贼、蝉蜕以退翳明目;若有腰膝酸软者可加牛膝、枸杞子、菟丝子以增滋补肝肾之功。

思路 2 本患者还可施行的其他中医治疗:

(1) 湿热敷:可用野菊花、金银花、蒲公英、黄芩、千里光、荆芥、防风等煎汤或用内服药渣再煎,澄清过滤,做湿热敷,每日 3~4 次。

(2) 点眼:滴清热解毒类滴眼液,后期点退云散以消翳障。

(3) 针灸治疗:局部取攒竹、太阳、睛明、瞳子髎、光明,远端取肺俞、尺泽、太冲、曲池、合谷、足三里、翳风等穴。

知识点 2

本病的病因病机

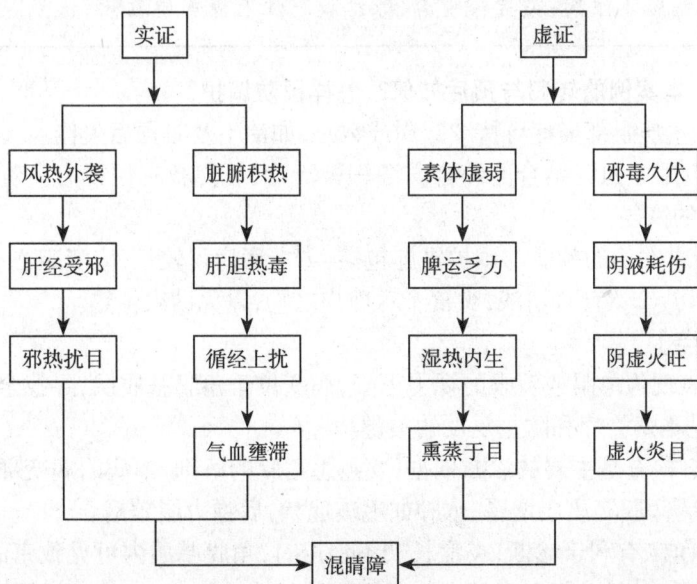

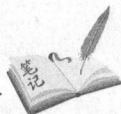

📑 **知识点 3**

本病的中医辨证治疗

	肝经风热证	肝胆热毒证	湿热内蕴证	阴虚火炎证
辨证 要点	患眼疼痛,羞明流泪,抱轮红赤,黑睛深层生翳。状若圆盘,其色灰白,混浊不清;兼见头痛鼻塞	患眼刺痛,羞明流泪,抱轮黯红,或白睛混赤,黑睛深层生翳,状若圆盘,混浊肿胀,其色灰白,或赤脉贯布或赤白混杂;可伴口苦咽干,便秘溲黄	患眼胀痛,羞明流泪,抱轮红赤,或白睛混赤;黑睛深层翳若圆盘,混浊肿胀,常伴头重胸闷,纳呆便溏	患眼病变迁延不愈,或反复发作,干涩隐痛,抱轮微红,黑睛深层混浊;可兼口干咽燥
舌脉	舌红苔薄黄脉浮数	舌红苔黄,脉弦数	舌红苔黄腻,脉濡数	舌红少津,脉细数
治法	祛风清热	清肝解毒,凉血化瘀	清热化湿	滋阴降火
方药	羌活胜风汤加减	银花解毒汤加减	甘露消毒丹加减	滋阴降火汤加减

问题三　本案例可施行的西医治疗有哪些?

(1) 全身抗结核治疗。

(2) 眼部局部滴 1% 阿托品滴眼液或眼膏散瞳,滴糖皮质激素可减轻眼部症状。

📑 **知识点 4**

本病的西医治疗方法

(1) 全身治疗:本病针对病因不同,可给予抗梅毒、抗结核和抗病毒治疗。

(2) 眼部治疗:可局部点 1% 阿托品滴眼液或眼膏散瞳,糖皮质激素可减轻眼部症状。如形成角膜瘢痕,可行角膜移植。

(3) 球结膜下注射:炎症较重者,球结膜下注射糖皮质激素。

问题四　本案例的转归与预后如何? 怎样预防调护?

思路 1　本病眼部炎症可持续数周或数月,如治不及时预后欠佳。

本案例应用中西医结合的综合方法积极治疗,可挽救有用视力。若形成角膜瘢痕,影响视力的恢复。

思路 2　本案例的预防与调护措施包括:①本病病程较长,应淡定心态,耐心坚持治疗,定期随访;②饮食宜清淡,少食辛辣煎炸之物,以免助火生热。

【临证要点】

1. 本病表现为单眼或双眼的视力下降,病变位于角膜基质层,寻找全身病因并针对病因治疗是本病治疗和防止复发的关键。

2. 裂隙灯检查是主要的诊断依据,要熟悉角膜的解剖,本病的病变部位在角膜实质层,常表现为角膜实质层增厚,水肿如毛玻璃状,后弹力层皱褶。

3. 前节 OCT 有利于诊断,炎症长期不消退时,角膜基质内可见致密的、密度增高的影像,角膜厚度增加,但上皮层和内皮层影像线尚连续完整,上皮层厚度可增加,部

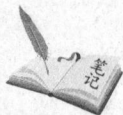

分患者可累及角膜内皮层。炎症消退后,可见病变区角膜逐渐变薄。

4. 西医治疗主要是糖皮质激素,眼局部滴或球结膜下注射,全身根据病因进行治疗。

【诊疗流程】

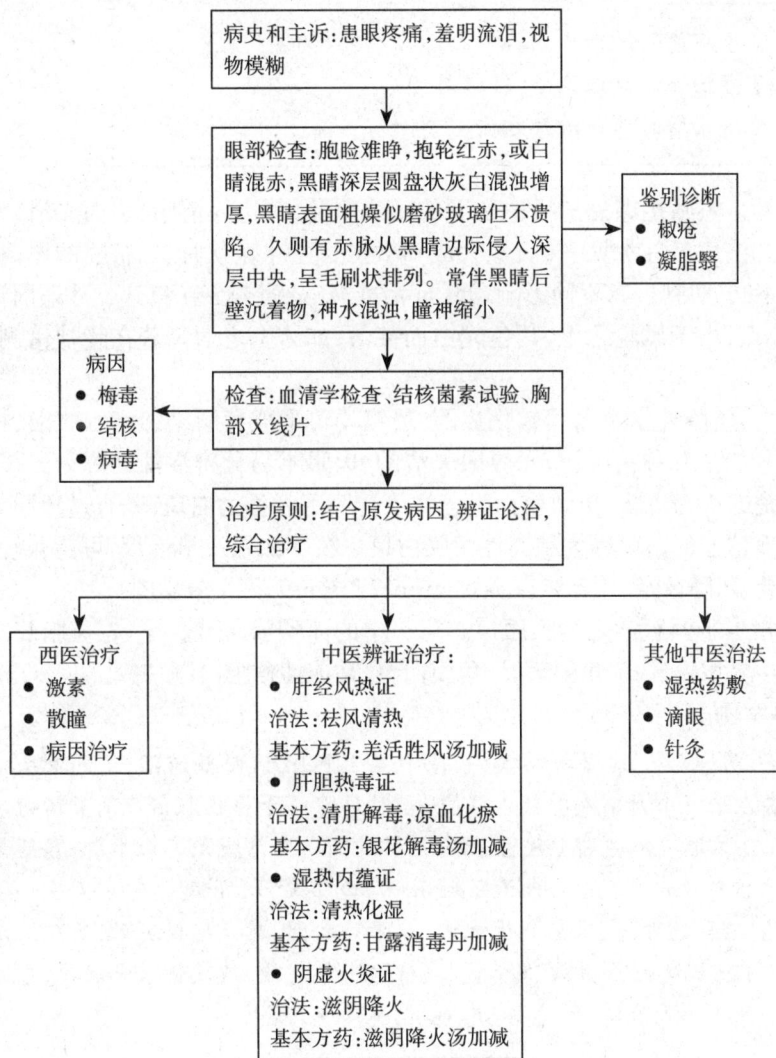

病史和主诉:患眼疼痛,羞明流泪,视物模糊

眼部检查:胞睑难睁,抱轮红赤,或白睛混赤,黑睛深层圆盘状灰白混浊增厚,黑睛表面粗燥似磨砂玻璃但不溃陷。久则有赤脉从黑睛边际侵入深层中央,呈毛刷状排列。常伴黑睛后壁沉着物,神水混浊,瞳神缩小

鉴别诊断
● 椒疮
● 凝脂翳

病因
● 梅毒
● 结核
● 病毒

检查:血清学检查、结核菌素试验、胸部 X 线片

治疗原则:结合原发病因,辨证论治,综合治疗

西医治疗
● 激素
● 散瞳
● 病因治疗

中医辨证治疗:
● 肝经风热证
治法:祛风清热
基本方药:羌活胜风汤加减
● 肝胆热毒证
治法:清肝解毒,凉血化瘀
基本方药:银花解毒汤加减
● 湿热内蕴证
治法:清热化湿
基本方药:甘露消毒丹加减
● 阴虚火炎证
治法:滋阴降火
基本方药:滋阴降火汤加减

其他中医治法
● 湿热药敷
● 滴眼
● 针灸

混睛障
知识拓展

混睛障
古医籍

扫一扫
测一测

(张殷建)

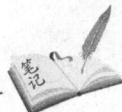

【复习思考题】

1. 混睛障的诊断要点是什么?

2. 混睛障该如何辨证论治? 其转归与预后如何?

3. 混睛障的西医治疗方法有哪些?

4. 混睛障的西医学常见病因是什么?

PPT 课件
06章05节PPT

第五节　宿　翳

┌─ 培训目标 ─────────────────────┐
1. 掌握宿翳的诊断要点。
2. 掌握宿翳的辨证论治、转归与预后。
3. 熟悉宿翳的西医治疗方法。
└──────────────────────────────┘

　　宿翳是指黑睛疾患痊愈后遗留下的瘢痕翳障,其边缘清晰,表面光滑,无红赤疼痛的眼病。该病名首次见于《目经大成·卷之二下·冰壶秋月》。宿翳的厚薄、透明度及其位置不同,对视力有不同影响,如《证治准绳·杂病·七窍门》述:"冰瑕翳证薄薄隐隐,或片或点,生于风轮之上,其色光白而甚薄,如冰上之瑕。若在瞳神傍侧者,视亦不碍光华。"

　　角膜炎、角膜外伤及角膜软化症等,最终均可形成角膜结缔组织瘢痕,根据其不同厚度而分如下几种情况:淡而界限欠清的、肉眼不易分辨混浊的称为云翳;浓密而界限较清楚的称为斑翳;更致密而呈瓷样不透明区者称为白斑;曾有过角膜穿孔史而形成虹膜前粘连的白斑称为粘连性角膜白斑。翳薄如果及早治疗,可望减轻或消退;若年久翳老,翳障老定,用药难以奏效(图 6-7~ 图 6-9,见文末彩图)。

角膜云翳
ER-6-5-1

　　本病相当于西医学之角膜瘢痕。宿翳中的冰瑕翳、云翳、厚翳、斑脂翳又分别相当于西医学之角膜云翳、角膜斑翳、角膜白斑、粘连性角膜白斑。

【典型案例】

　　董某,男,14 岁,左眼视物模糊、伴干涩 2 个月,无眼痛流泪,无同侧头痛等症状。患者左眼 2 个月前有异物入眼史,当时急诊给予异物取出及消炎治疗。眼科检查:视力:右眼 0.8,左眼 0.8;左眼睑无水肿,睑、球结膜无充血水肿,角膜颞下方可见混浊区约 2mm×2mm,未遮及瞳孔区,边界欠清,角膜荧光素染色(-),病灶区可透见虹膜,纹理清,未见新生血管,双眼瞳孔圆,对光反射灵敏,角膜后沉着物(KP)(-),Tyndall(-),前房深浅正常,晶状体未见混浊,玻璃体未见混浊,散瞳检查眼底未见异常。舌质红,苔薄白,脉细。

角膜斑翳
ER-6-5-2

角膜白斑
ER-6-5-3

　　问题一　本患者初步考虑诊断为何病? 其诊断依据是什么? 应该与哪些疾病进行鉴别?

　　思路 1　该患者 2 个月前有异物入左眼史,左眼视物模糊、伴干涩,结合眼部检查,诊断为左眼冰瑕翳(角膜云翳),其诊断依据为:

　　(1) 有异物入左眼史。

　　(2) 左眼无红痛、流泪。

　　(3) 左眼角膜颞下方可见混浊区,病灶区可透见虹膜,角膜荧光素染色(-)。

角膜葡萄肿
ER-6-5-4

　　思路 2　临床诊断时应考虑与云翳(角膜斑翳)、厚翳(角膜白斑)、新翳(角膜炎症活动期)相鉴别。

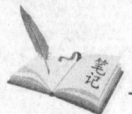

知识点 1

鉴 别 要 点

(1) 与云翳(角膜斑翳)相鉴别:均为宿翳,无畏光流泪,荧光素染色(一)。但云翳的角膜瘢痕较厚,裂隙灯下部分灯光可透;而冰瑕翳的瘢痕混浊更薄。

(2) 与厚翳(角膜白斑)相鉴别:均为宿翳,无畏光流泪,荧光素染色(一)。但厚翳的角膜白斑结缔组织厚,裂隙灯下灯光不能透过;而冰瑕翳的瘢痕薄,可透见瞳孔。

(3) 与新翳(角膜炎症活动期)相鉴别:均有角膜翳障。但新翳表面不平,边界不清,可见患眼疼痛、怕光、流泪等症状;而冰瑕翳的病变表面平滑,边界清,无畏光流泪,荧光素染色(一)。

问题二 本案例的中医证型是什么?中医如何治疗?

思路 1 该患者黑睛疾患后期邪退正复,病变修复,故眼红消,疼痛止;黑睛翳障阻碍神光发越,故视物模糊;久病伤阴,津液不足,故眼内干涩;舌红、脉细为阴虚之候。故本案例的证型为阴虚津伤证。

治法:滋阴退翳。

方药:滋阴退翳汤加减。知母、生地黄、玄参、麦冬、蒺藜、菊花、木贼、菟丝子、蝉蜕、青葙子、甘草,水煎服,每日 1 剂,分 2 次服。可加石决明、海螵蛸、蝉蜕、谷精草以增退翳明目之功;眼仍有轻微红赤者,可加黄芩、夏枯草以除余邪退翳;翳中赤脉牵绊者,可加秦皮、红花以活血退翳;伴有舌淡脉弱者,可加太子参以益气退翳。

思路 2 本患者还可以施行的其他中医治疗:

针灸治疗:采用眼周围与远端循经取穴方法。取睛明、承泣、瞳子髎、健明等为主穴,翳明、攒竹、太阳、合谷等为配穴,每次主、配穴各 2~3 个,交替轮取,平补平泻每日1 次,每次留针 30 分钟,30 日为 1 个疗程。

知识点 2

本病的病因病机

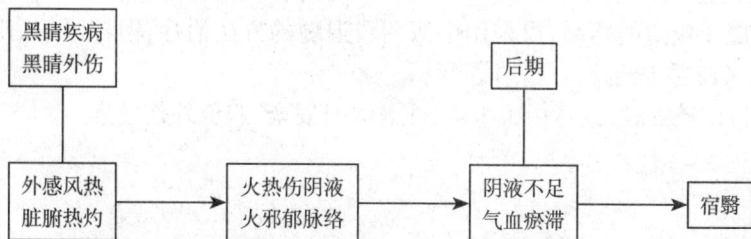

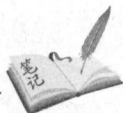

```
┌──────────┐                                    ┌──────┐
│ 黑睛疾病  │                                    │ 后期 │
│ 黑睛外伤  │                                    └──┬───┘
└────┬─────┘                                        │
     │                                              │
┌────┴─────┐    ┌──────────┐    ┌──────────┐    ┌──────┐
│ 外感风热  │ →  │ 火热伤阴液 │ → │ 阴液不足  │ → │ 宿翳 │
│ 脏腑热灼  │    │ 火邪郁脉络 │    │ 气血瘀滞  │    └──────┘
└──────────┘    └──────────┘    └──────────┘
```

笔记

知识点 3

本病的中医辨证治疗

阴虚津伤证	
辨证要点	黑睛疾患将愈或初愈,红消痛止,眼内干涩,视物昏蒙,黑睛遗留瘢痕翳障,形状不一,厚薄不等
舌脉	舌红,脉细
治法	滋阴退翳
方药	滋阴退翳汤加减

问题三 本案例可施行的西医治疗有哪些?

角膜瘢痕尚未影响瞳孔区,不影响视力,应随诊观察,不做治疗。

知识点 4

本病的西医治疗方法

(1) 翳厚遮挡瞳神者,可行角膜移植术。

(2) 符合适应证者,可行准分子激光治疗。

问题四 本案例的转归与预后如何? 怎样预防调护?

思路 1 本案例经治疗症情稳定。出于美容考虑,可配戴有色隐形眼镜。

思路 2 本案例的预防与调护措施包括:①应注意用眼卫生,如减少隐形眼镜配戴次数,避免眼部外伤,或炎症的发生;②切勿急躁、悲观,忌愤怒,心情宜舒畅。

【临证要点】

1. 仔细询问患者既往史,有利于疾病诊断和治疗。

2. 裂隙灯检查是本病主要检查方法,需熟练掌握裂隙灯的使用和角膜解剖。角膜荧光素钠染色是判断角膜上皮是否完整、炎症是否控制的重要检查方法。

3. 对新发角膜炎患者,积极治疗是防止和减轻宿翳形成的关键,特别应阻止病变向角膜基质层及眼内发展。

4. 早期和较薄的宿翳,可采用中医明目退翳的方法治疗;但较厚的宿翳,药物治疗无效,可考虑手术治疗。

5. 进行广泛宣教,注意用眼卫生,注意人身安全,避免外伤发生。

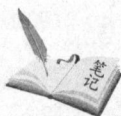

【诊疗流程】

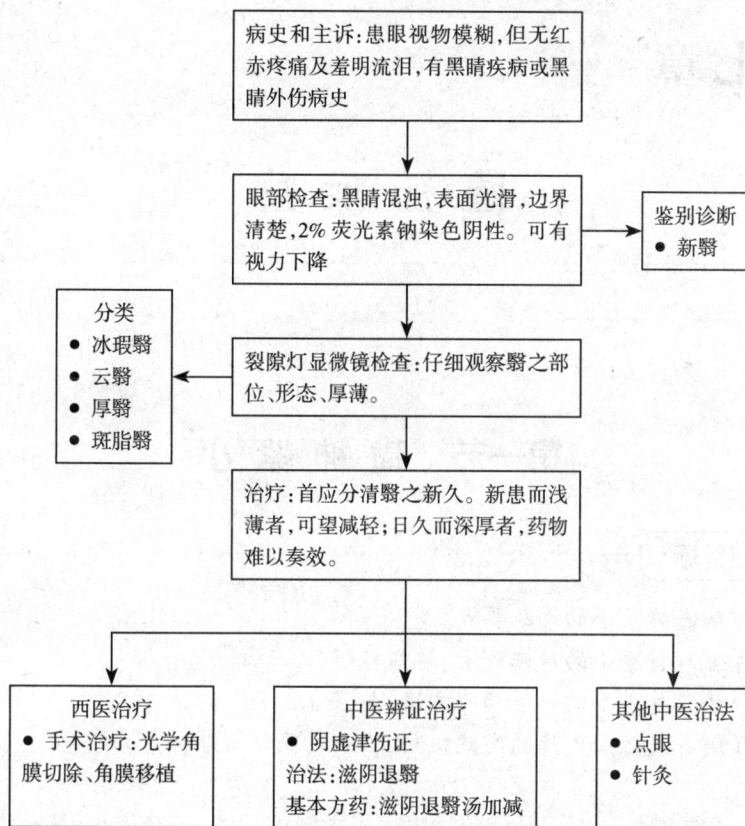

病史和主诉:患眼视物模糊,但无红赤疼痛及羞明流泪,有黑睛疾病或黑睛外伤病史

眼部检查:黑睛混浊,表面光滑,边界清楚,2%荧光素钠染色阴性。可有视力下降

鉴别诊断
● 新翳

裂隙灯显微镜检查:仔细观察翳之部位、形态、厚薄。

分类
● 冰瑕翳
● 云翳
● 厚翳
● 斑脂翳

治疗:首应分清翳之新久。新患而浅薄者,可望减轻;日久而深厚者,药物难以奏效。

西医治疗
● 手术治疗:光学角膜切除、角膜移植

中医辨证治疗
● 阴虚津伤证
治法:滋阴退翳
基本方药:滋阴退翳汤加减

其他中医治法
● 点眼
● 针灸

(张殷建)

【复习思考题】

1. 宿翳的诊断要点是什么?
2. 宿翳该如何进行辨证论治?

宿翳
知识拓展

宿翳古医籍

扫一扫
测一测

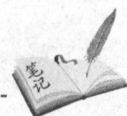

第七章

瞳 神 疾 病

PPT 课件

07章01节PPT

第一节　瞳 神 紧 小

培训目标

1. 掌握瞳神紧小的诊断要点。
2. 掌握瞳神紧小的辨证论治、转归与预后。
3. 熟悉瞳神紧小的西医治疗方法。
4. 了解并发性白内障的发病机制、临床表现和治疗。

瞳神紧小是指各种原因导致瞳神失去正常展缩功能,持续缩小,甚至小如针孔的眼病。又名瞳神焦小、瞳神缩小、瞳神细小。《证治准绳·杂病·七窍门》首次提出瞳神紧小病名,此后历代医家对该病的描述较为一致,均以瞳神缩小为特征。本病单眼或双眼均可发病。多发于青壮年,是导致青壮年人视力障碍的常见瞳神疾病(图7-1、图7-2,见文末彩图)。

瞳神紧小类似于西医学之前部葡萄膜炎,主要包括虹膜炎、虹膜睫状体炎和前部睫状体炎等。西医学认为:前葡萄膜炎的病因复杂,可由外伤、内眼手术后或邻近组织如角膜、巩膜炎症累及所致,也可由全身性疾病如风湿、结核、糖尿病等病所引起,一部分患者则与病毒感染有关。

虹膜炎

虹膜炎裂隙灯检查视频

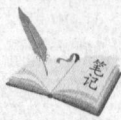

【典型案例】

张某,女,45 岁,左眼红赤疼痛,畏光流泪,视物模糊 1 周。既往无特殊眼病,有类风湿关节炎病史。查视力:右眼 1.2,左眼 0.2,加镜无助。左眼珠疼痛拒按,痛连眉棱骨、颞颞;裂隙灯下见睫状充血,角膜后壁有灰白色 KP(++),房水混浊,Tyndall(++),瞳孔缩小,直径 2mm,瞳孔对光反应迟钝;右眼瞳孔直径 4mm,对光反射可。散瞳检查:眼底(-);荧光素眼底血管造影检查:出现视盘强荧光。伴口苦咽干,小便黄赤,大便干结;舌红苔黄,脉弦数。

笔记

问题一 本患者初步考虑诊断为何病？其诊断依据是什么？应该与哪些疾病进行鉴别？

思路 1 该患者诊断为左眼瞳神紧小(前葡萄膜炎)，其诊断依据为：

(1) 左眼红赤疼痛、畏光流泪、视物模糊 1 周，有类风湿关节炎病史。

(2) 裂隙灯下见左眼眼睑疼痛拒按，睫状充血，角膜后壁有灰白色 KP(++)，房水混浊，Tyndall(++)，左眼瞳孔缩小，直径 2mm，瞳孔对光反应迟钝。

(3) 荧光素眼底血管造影检查：出现视盘强荧光。

思路 2 临床诊断时应考虑与暴风客热(急性结膜炎)、绿风内障(急性闭角型青光眼)、眼内肿瘤、能引起前葡萄膜炎的全葡萄膜炎相鉴别。

📋 知识点 1

鉴 别 要 点

(1) 与暴风客热(急性结膜炎)相鉴别：暴风客热虽有目赤、畏光流泪，但其以结膜充血为主，分泌物多，眼痛较轻，视力无变化，瞳孔大小正常，且能传染流行；而前葡萄膜炎以睫状充血或混合充血为主，无分泌物，眼痛较重，视力严重下降，瞳孔缩小变形，无传染流行。

(2) 与绿风内障(急性闭角型青光眼)相鉴别：绿风内障虽有混合充血或睫状充血、眼痛、视力下降，但其头目胀痛剧烈，视力骤降，常伴恶心呕吐，角膜水肿，前房浅，瞳孔散大，眼压急剧升高；而瞳神紧小眼球常呈坠痛，无恶心呕吐，角膜后壁有沉着物，前房不浅，瞳孔缩小，眼压早期不高。

(3) 与眼内肿瘤相鉴别：某些原发性眼内肿瘤或转移瘤，可引起前房积脓等改变，但从病史、临床表现、超声波、CT 及磁共振等检查可资鉴别。

(4) 与能引起前葡萄膜炎的全葡萄膜炎相鉴别：一些类型的葡萄膜炎，如 Behcet 病性葡萄膜炎、Vogt-小柳原田综合征等均可表现为前葡萄膜炎，但这两类葡萄膜炎往往伴有眼外表现，因此在诊断时应注意鉴别。

问题二 本案例的中医证型是什么？中医如何治疗？

思路 1 该患者眼珠疼痛较甚，痛连眉棱骨、颞颥，视物不清；白睛混赤，黑睛后密布尘埃状附着物，神水混浊，瞳神缩小，展缩不能；伴有咽干口苦，小便黄赤，大便干结；舌红苔黄，脉弦数均为肝胆火炽之候。故本案例的证型辨证为肝胆火炽证。

治法：清泄肝胆。

方药：龙胆泻肝汤加减。柴胡、泽泻、车前子、木通、生地黄、当归、龙胆、黄芩、栀子、生甘草，水煎服，每日 1 剂，分 2 次服。本案例大便干结，加生大黄、芒硝通腑泄热；且有黄液上冲之征，加生石膏、知母、金银花、蒲公英清热泻火；若血灌瞳神，可加牡丹皮、生蒲黄以凉血散血；若眼痛剧烈，加乳香、没药、夏枯草清热活血止痛。

思路 2 本患者还可施行的其他中医治疗：

(1) 中成药治疗：根据临床证型可选用中成药口服。如龙胆泻肝丸治疗肝胆火炽证的瞳神紧小病；知柏地黄丸治疗阴虚火旺证的瞳神紧小病。

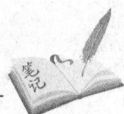

（2）针灸治疗：①体针，常用穴位包括精明、攒竹、瞳子髎、丝竹空、太阳、承泣、肝俞、足三里、合谷、曲池等。②耳针，可取耳尖、神门、眼等穴。

（3）局部湿热敷：用内服药渣煎水做湿热敷，有助于缓解症状。

知识点 2

本病的病因病机

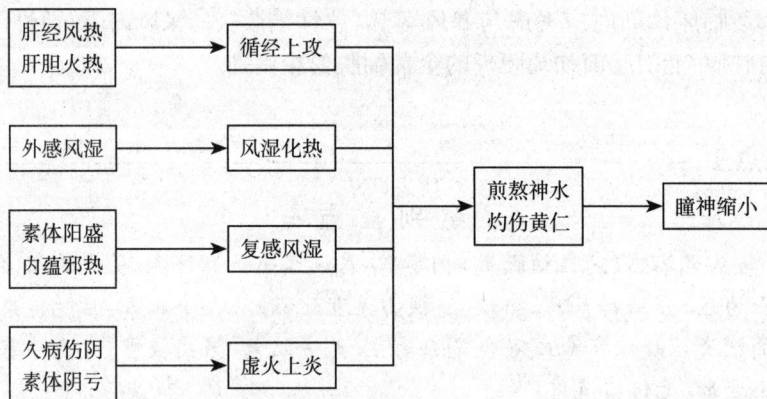

肝经风热 肝胆火热 → 循经上攻

外感风湿 → 风湿化热

素体阳盛 内蕴邪热 → 复感风湿

久病伤阴 素体阴亏 → 虚火上炎

→ 煎熬神水 灼伤黄仁 → 瞳神缩小

知识点 3

本病的中医辨证治疗

	肝胆火炽证	肝经风热证	风湿夹热证	阴虚火旺证
辨证要点	眼珠疼痛较甚，痛连眉棱骨、颞颥，视物不清；白睛混赤，黑睛后密布尘埃状附着物，神水混浊，瞳神缩小，展缩不能；伴有咽干口苦，小便黄赤，大便干结	发病较急，视物模糊，眼珠坠痛拒按，畏光流泪；抱轮红赤，黑睛后壁点状或尘埃样附着物，神水微混，黄仁肿胀，瞳神轻度缩小；可伴有发热头痛，咽干不适	发病或急或缓，病程缠绵，眼珠坠胀疼痛，眉棱骨、颞颥闷痛，视物不清，白睛混赤，黑睛后壁点状或羊脂状附着物，神水混浊，黄仁肿胀，晦暗不清，瞳神缩小，展缩失灵；常伴有头重胸闷，肢节酸痛肿胀	病势较缓，时轻时重，眼痛较轻，干涩不适，视物不清；抱轮红赤，黑睛后细小附着物，神水微混，瞳神缩小，展缩迟缓；可伴有心烦失眠，五心烦热，口燥咽干
舌脉	舌红苔黄，脉弦数	舌红苔薄黄或薄白，脉浮数	舌苔黄腻，脉数或濡数	舌红少苔，脉细而数
治法	清泄肝胆	祛风清热	祛风清热除湿	滋阴降火
方药	龙胆泻肝汤加减	新制柴连汤加减	抑阳酒连散加减	知柏地黄丸加减

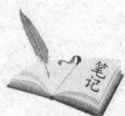

问题三 本案例可施行的西医治疗有哪些?

(1) 1%~2% 阿托品眼膏,每日 1~2 次。

(2) 糖皮质激素滴眼液:醋酸泼尼松龙(0.12%、0.125%、0.5%、1%)或地塞米松磷酸盐(0.1%)悬液或溶液。每 15 分钟滴眼 1 次,连续 4 次后改为每小时 1 次。

📄 知识点 4

本病的西医治疗方法

1. 药物治疗

(1) 局部治疗

1) 迅速散瞳:睫状肌麻痹剂是治疗急性前葡萄膜炎的必需药物,一旦发病应立即给药,充分散瞳,其目的在于防止和拉开虹膜后粘连,避免并发症;解除睫状肌、瞳孔括约肌的痉挛,以减轻充血、水肿及疼痛,促进炎症恢复和减轻患者痛苦。最常用的睫状肌麻痹剂为后马托品眼膏,作用时间 18~36 小时,可使瞳孔处于不断运动状态,因此可有效预防虹膜后粘连的发生。后马托品的扩瞳及睫状肌麻痹作用不及阿托品。但是阿托品的睫状肌麻痹作用和瞳孔扩大作用持续时间长(10~14 日),使瞳孔处于相对固定的开大状态,易发生瞳孔开大状态下的虹膜后粘连,给患者带来更为严重的后果。因此,对于严重的急性前葡萄膜炎,应给予 1%~2% 阿托品眼膏,每日 1~2 次,治疗数天待炎症有所减轻时,改用 2% 后马托品眼膏涂眼,每日 1~2 次;新鲜的虹膜后粘连不易拉开时,可结膜下注射散瞳合剂(1% 阿托品、1% 可卡因、0.1% 肾上腺素等量混合)0.1~0.2ml;对炎症恢复期可给予 0.5%~1% 托品酰胺滴眼液滴眼,每日 1 次。

2) 糖皮质激素滴眼液:常用的制剂有醋酸氢化可的松(0.2%、2.5%)、醋酸地塞米松(0.1%)、醋酸泼尼松龙(0.12%、0.125%、0.5%、1%)和地塞米松磷酸盐(0.1%)悬液或溶液。对严重的急性前葡萄膜炎,可给予 0.1% 地塞米松磷酸盐溶液每 15 分钟滴眼 1 次,连续 4 次后改为每小时 1 次,连续应用数日后,根据炎症消退情况逐渐减少滴眼次数,并应改为作用缓和的糖皮质激素滴眼液。

一般不宜反复给予糖皮质激素结膜下注射,因为滴眼液滴眼可在房水中达到足够的浓度,达到与结膜下注射相同的治疗效果,并能避免结膜下注射给患者带来的痛苦和并发症。

对于出现反应性视盘水肿或黄斑囊样水肿的患者,可给予地塞米松 2.5mg 后 Tenon 囊下注射。

3) 非甾体抗炎药:非甾体抗炎药主要通过阻断前列腺素、白三烯等花生四烯酸代谢产物而发挥其抗炎作用。已经证明,急性前葡萄膜炎,特别是手术后或外伤后所致者有花生四烯酸代谢产物的参与,因此可给予吲哚美辛、双氯芬酸钠等滴眼液滴眼,每日 3~8 次。一般不需用口服治疗。

(2) 全身治疗

1) 糖皮质激素全身治疗:对于出现反应性视盘水肿或黄斑囊样水肿而不宜后 Tenon 囊下注射者、或双侧急性前葡萄膜炎出现反应性黄斑水肿、视盘水肿

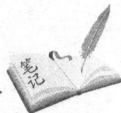

者,可给予泼尼松口服,开始剂量为 30~40mg,早晨顿服,使用 1 周后减量,一般治疗时间为 2~4 周。

2) 全身免疫抑制剂治疗:对于肝经风热证葡萄膜炎反复发作特别是伴有全身病变者可考虑给予糖皮质激素联合免疫抑制剂治疗。

2. 并发症治疗

(1) 继发性青光眼:可给予降眼压药物滴眼治疗,必要时联合口服或静脉滴注降眼压药(参见青光眼章节),对有瞳孔阻滞者应在积极抗炎治疗下,尽早行激光虹膜切开术或行周边虹膜切除术,如房角粘连广泛者可行滤过性手术或房水引流物植入术。

(2) 并发性白内障:应在炎症得到很好控制的情况下,行白内障摘除术和人工晶状体植入术,术前、术后应局部或全身使用糖皮质激素,必要时联合免疫抑制剂治疗,以预防术后葡萄膜炎的复发。

问题四　本案例的转归与预后如何? 怎样预防调护?

思路 1　前葡萄膜炎是眼科致盲的眼病之一,如失治误治,易发生严重并发症和后遗症而影响视力,甚至导致失明。

本案例应用中西医结合的综合方法,治疗及时,措施得当,可不留任何并发症。若治疗不当或可出现并发性白内障、继发性青光眼、低眼压及眼球萎缩等多种并发症,影响视力的恢复。

思路 2　本案例的预防调护包括:①初发时应注意散瞳,防止虹膜后粘连,减少和减轻并发症的发生;②应用糖皮质激素药物宜适量、按规律递减,应用时间不宜过长,以避免并发症的发生;③饮食宜清淡易于消化、营养丰富的饮食为主,少食辛辣炙煿及肥甘厚味腥发之品,保持大便通畅。

【临证要点】

1. 本病除与外伤、手术、感染等外源性因素有关外,大多属内源性因素,病史中或见有某些全身相关性疾病,如风湿性疾病、溃疡性结肠炎、结节病、结核、尿道炎等。其发病机制主要是一种自身免疫反应,研究表明,HLA-B27 在急性虹膜睫状体炎中出现率可高达 60%(一般人群中通常不超过 6%)。

2. 对于怀疑瞳神紧小(前葡萄膜炎)的患者应对其进行仔细的眼部裂隙灯等检查,避免漏诊、误诊,并且动作应轻柔,光线要适宜,以免造成患者眼部不舒适。

3. 对于患者的病史要全面了解,以便掌握病因,明确诊断。

4. 该病眼部体征及引起本病的原因较复杂,要注意详细检查眼部情况及做相关的全身检查,并注意与其他表现为眼前部充血的眼病相鉴别。

5. 本病早期应及时进行散瞳和相关治疗,防止虹膜粘连,减少并发症产生。根据病情,在中医辨证治疗的基础上,针对病因综合治疗,达到控制病情、减少复发的目的。

6. 瞳神紧小(前葡萄膜炎)需针对原发病进行积极治疗,避免发展为瞳神干缺(慢性前葡萄膜炎)。

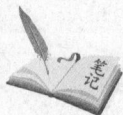

【诊疗流程】

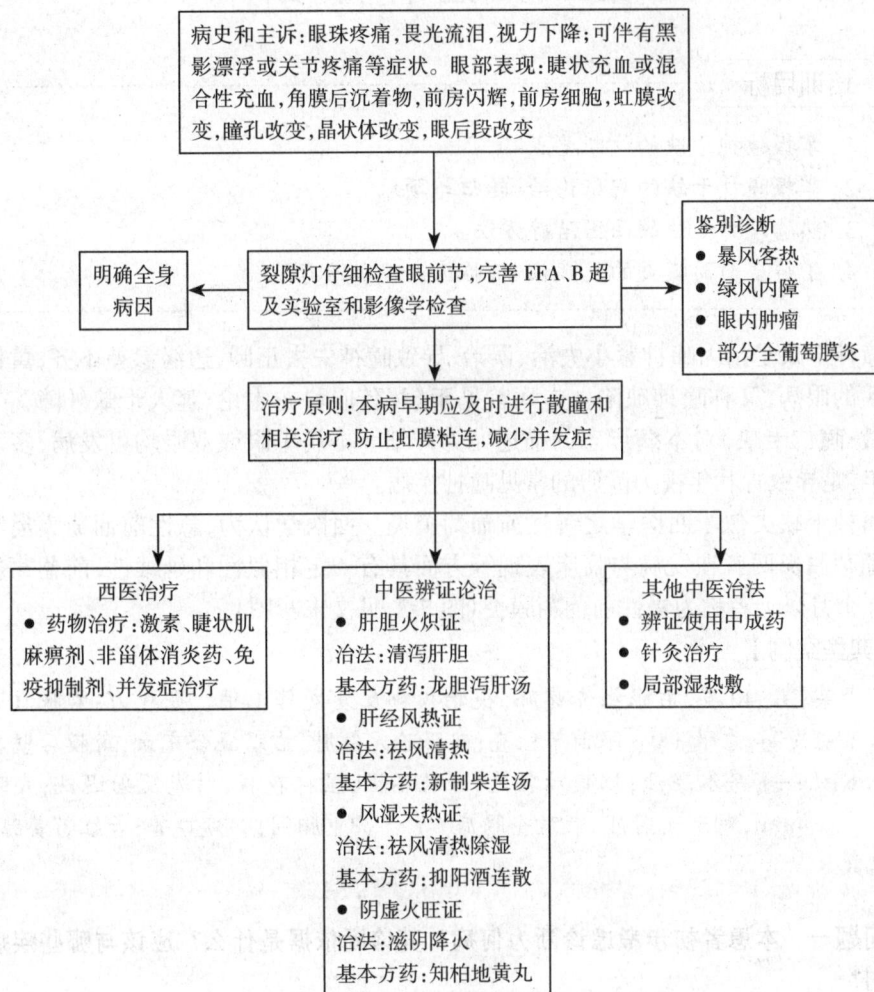

病史和主诉:眼珠疼痛,畏光流泪,视力下降;可伴有黑影漂浮或关节疼痛等症状。眼部表现:睫状充血或混合性充血,角膜后沉着物,前房闪辉,前房细胞,虹膜改变,瞳孔改变,晶状体改变,眼后段改变

裂隙灯仔细检查眼前节,完善 FFA、B 超及实验室和影像学检查

明确全身病因

鉴别诊断
● 暴风客热
● 绿风内障
● 眼内肿瘤
● 部分全葡萄膜炎

治疗原则:本病早期应及时进行散瞳和相关治疗,防止虹膜粘连,减少并发症

西医治疗
● 药物治疗:激素、睫状肌麻痹剂、非甾体消炎药、免疫抑制剂、并发症治疗

中医辨证论治
● 肝胆火炽证
治法:清泻肝胆
基本方药:龙胆泻肝汤
● 肝经风热证
治法:祛风清热
基本方药:新制柴连汤
● 风湿夹热证
治法:祛风清热除湿
基本方药:抑阳酒连散
● 阴虚火旺证
治法:滋阴降火
基本方药:知柏地黄丸

其他中医治法
● 辨证使用中成药
● 针灸治疗
● 局部湿热敷

(杨迎新)

【复习思考题】

1. 瞳神紧小的诊断要点是什么?
2. 瞳神紧小的主要并发症有哪些?
3. 瞳神紧小该如何进行辨证论治?
4. 瞳神紧小的西医治疗方法有哪些?

扫一扫
测一测

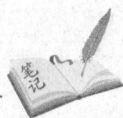

第二节　瞳神干缺

培训目标

1. 掌握瞳神干缺的诊断要点。
2. 掌握瞳神干缺的辨证论治、转归与预后。
3. 熟悉瞳神干缺的西医治疗方法。
4. 了解全葡萄膜炎的发病机制、临床表现和治疗。

　　瞳神干缺是指因瞳神紧小失治、误治,导致瞳神失去正圆,边缘参差不齐,黄仁干枯不荣的眼病,又称瞳神缺陷。本病首见于《秘传眼科龙木论·瞳人干缺外障》。《银海精微·瞳仁干缺》对本病形态的描述尤为详细。本病单眼或双眼均可发病,多发于青壮年,是导致青壮年视力障碍的常见瞳神疾病。

　　瞳神干缺类似于西医学之慢性前葡萄膜炎。西医学认为,急性前葡萄膜炎与慢性前葡萄膜炎两者在发病与临床表现等方面具有一定相似性和延续性,前葡萄炎病程在 3 个月以上者称为慢性前葡萄膜炎(图 7-3,见文末彩图)。

【**典型案例**】

　　李某,男,40 岁,右眼红赤疼痛,视物模糊反复发作 1 年。查视力:右眼 0.5,矫正不能提高,左眼 1.0。眼前节检查:双眼睑无红肿,右眼混合充血,角膜后壁灰白色 KP(++),房水混浊,虹膜后粘连,瞳孔不圆,呈梅花状,对光反射迟钝;左眼瞳孔直径 4mm,对光反射可。散瞳查眼底(−)。伴头重胸闷,心烦口苦;舌红苔黄腻,脉濡数。

　　问题一　本患者初步考虑诊断为何病? 其诊断依据是什么? 应该与哪些疾病进行鉴别?

　　思路 1　该患者诊断为右眼瞳神干缺(慢性前葡萄膜炎),其诊断依据为:

　　(1) 有反复发作病史,右眼红赤疼痛,视物模糊 1 年。

　　(2) 双眼睑无红肿,右眼混合充血,角膜后壁灰白色 KP(++),房水混浊,虹膜后粘连,瞳孔不圆,呈梅花状,对光反射迟钝。

　　思路 2　应与绿风内障等疾病相鉴别参见瞳神紧小。

　　问题二　本案例中医证型是什么? 中医如何治疗?

　　思路 1　该患者病程日久,反复发作,缠绵难愈,目赤疼痛,黑睛后壁细小或羊脂状附着物,神水混浊,黄仁不荣,瞳神边缘参差不齐,呈梅花状,对光反射迟钝,舌红苔黄腻,脉濡数均为湿热内蕴之候。故本案例的证型辨证为湿热内蕴证。

　　治法:清热除湿。

　　方药:用三仁汤加减。杏仁、生薏苡仁、白蔻仁、半夏、厚朴、滑石、通草、淡竹叶,水煎服,每日 1 剂,分 2 次服。若热重者,加金银花、蒲公英清热解毒;若湿重者,加秦艽、苍术、苦参祛湿解毒。

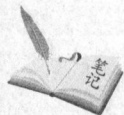

思路 2　本患者还可施行的其他中医治疗:

(1) 中成药治疗:根据临床证型可选用中成药口服。

(2) 原发病治疗:应查找病因,针对病因治疗;若确定有感染因素,应予抗生素抗感染。

(3) 湿热敷:用内服药渣煎水做湿热敷,有助于退赤止痛。

知识点 1

本病的病因病机

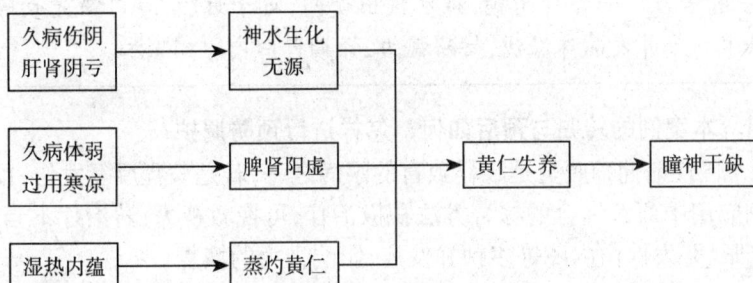

知识点 2

本病的中医辨证治疗

	湿热内蕴	肝肾阴虚证	脾肾阳虚证
辨证要点	病程日久,反复发作,缠绵难愈,目赤疼痛,黑睛后壁细小或羊脂状附着物,神水混浊,黄仁不荣,瞳神边缘参差不齐,呈梅花状,对光反射迟钝	病势较缓,或日久不愈,目赤时轻时重,视物不清;黑晴后壁羊脂状或色素性附着物,神水微混或不混,黄仁不荣,瞳神失去正圆,边缘参差不齐,或呈花瓣状,或晶珠混浊;可伴有头晕耳鸣,腰膝酸软	病变日久,目无赤痛,视物昏花,不耐久视;黑睛后壁羊脂状附着物,神水微混或不混,瞳神干缺不圆,或与晶珠粘连;体胖乏力,动辄气短汗出,食少便溏
舌脉	舌红苔黄腻,脉濡数	舌红苔少,脉细或细数	舌质淡胖,边有齿痕,脉沉细
治法	清热除湿	滋补肝肾	温补肾阳
方药	三仁汤加减	杞菊地黄丸加减	金匮肾气丸加减

问题三　本案例可施行的西医治疗有哪些?

(1) 1%~2% 阿托品眼膏,每日 1~2 次。

(2) 糖皮质激素滴眼液:醋酸泼尼松龙(0.12%、0.125%、0.5%、1%)或地塞米松磷酸盐(0.1%)悬液或溶液。每 15 分钟滴眼 1 次,连续 4 次后改为每小时 1 次。

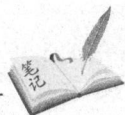

知识点 3

本病的西医治疗方法

1. 药物治疗

(1) 局部治疗:糖皮质激素、非甾体抗炎药和睫状肌麻痹剂是常用的局部治疗药物(详见瞳神紧小的治疗),但滴眼频度应视炎症严重程度而定。

(2) 全身治疗:对于合并有全身性疾病(如幼年型慢性关节炎、炎症性肠道疾病、Vogt-小柳原田综合征等)患者,除了局部用药外,尚需全身使用糖皮质激素和/或免疫抑制剂。

2. 手术治疗　如瞳神闭锁,神水排出受阻,可予虹膜 YAG 激光切除术,或虹膜切除术。如并发晶珠混浊,妨碍视力,择期行白内障摘除术。

问题四　本案例的转归与预后如何? 怎样进行预防调护?

思路 1　慢性前葡萄膜炎是眼科致盲的眼病之一,若是病程反复发作,预后不佳。

本案例应用中西医结合的综合方法积极治疗,可挽救视力,若治疗不当或可出现继发性青光眼、并发性白内障等多种并发症,影响视力的恢复。

思路 2　本案例的预防与调护措施包括:①瞳神干缺,应酌情散瞳,减少瞳神干缺及其他并发症的发生;②合理使用糖皮质激素;③饮食以清淡易于消化、营养的饮食为主,少食辛辣炙煿及肥甘厚味腥发之品,保持大便通畅,适当的体育锻炼,增强体质。

【临证要点】

1. 对于怀疑瞳神干缺的患者对其进行裂隙灯检查时,动作应轻柔,光线要适宜,以免造成患者眼部不舒适。

2. 对瞳神干缺的患者进行三面镜眼底检查时要充分散瞳,以便观察周边眼底的情况。

3. 瞳神干缺的患者自觉症状较轻、病势较缓,多有反复发作史。

4. 瞳神干缺的患者眼前节常有不同程度的受损,注意详细检查眼底,排除引起本病的其他眼底病变;并做必要的全身检查,以明确病因。

5. 对瞳神干缺的治疗,在参照瞳神紧小治疗原则的基础上,确立合理的治疗方案。在控制病情的同时,降低复发率,减轻或消除长期病变引起的各种后遗症或并发症,最大限度保护视功能。

6. 本病发病隐匿,有时在发病后相当长一段时间内都不被患者所察觉,但有些慢性炎症则是由急性炎症转化而来。幼年型慢性关节炎伴发的前葡萄膜炎、Fuchs 综合征和 Vogt-小柳原田综合征则为慢性前葡萄膜炎的常见病因和类型。

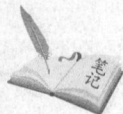

【诊疗流程】

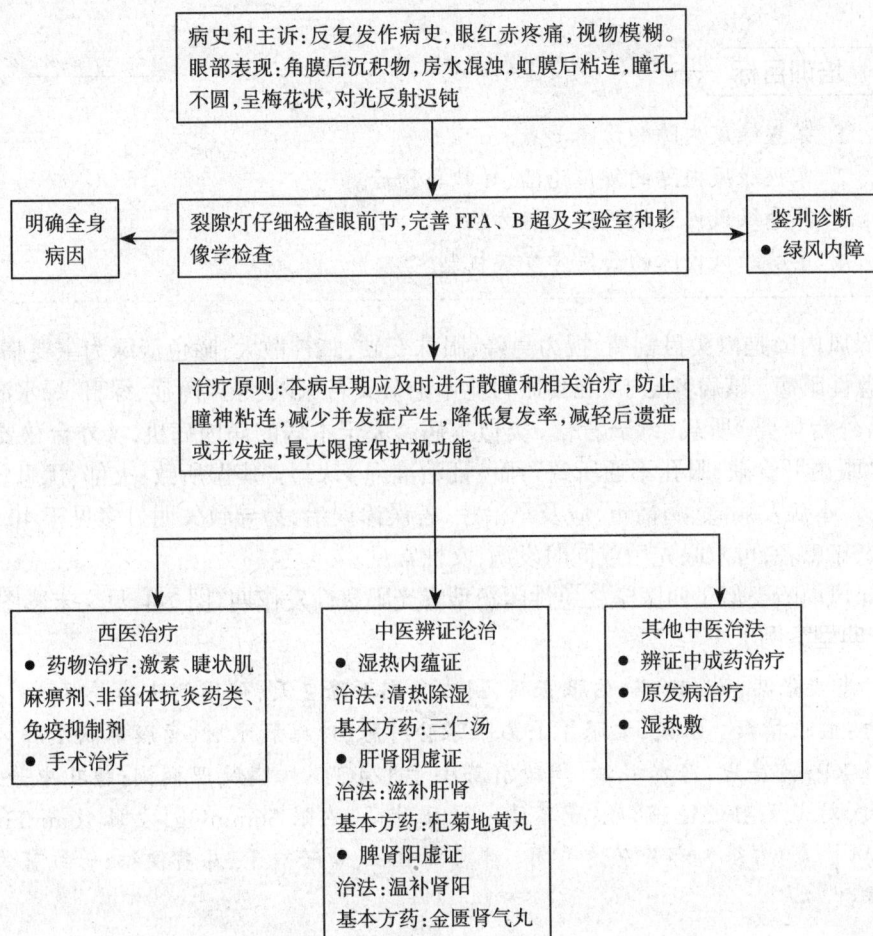

病史和主诉:反复发作病史,眼红赤疼痛,视物模糊。
眼部表现:角膜后沉积物,房水混浊,虹膜后粘连,瞳孔
不圆,呈梅花状,对光反射迟钝

明确全身
病因

裂隙灯仔细检查眼前节,完善 FFA、B 超及实验室和影
像学检查

鉴别诊断
● 绿风内障

治疗原则:本病早期应及时进行散瞳和相关治疗,防止
瞳神粘连,减少并发症产生,降低复发率,减轻后遗症
或并发症,最大限度保护视功能

西医治疗
● 药物治疗:激素、睫状肌
麻痹剂、非甾体抗炎药类、
免疫抑制剂
● 手术治疗

中医辨证论治
● 湿热内蕴证
治法:清热除湿
基本方药:三仁汤
● 肝肾阴虚证
治法:滋补肝肾
基本方药:杞菊地黄丸
● 脾肾阳虚证
治法:温补肾阳
基本方药:金匮肾气丸

其他中医治法
● 辨证中成药治疗
● 原发病治疗
● 湿热敷

(杨迎新)

? 【复习思考题】

1. 瞳神干缺的诊断要点是什么?
2. 瞳神干缺的主要并发症有哪些?
3. 瞳神干缺该如何进行辨证论治?
4. 瞳神干缺的西医治疗方法有哪些?

扫一扫
测一测

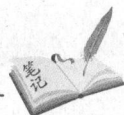

第三节 绿 风 内 障

培训目标

1. 掌握绿风内障的诊断要点。
2. 掌握绿风内障的辨证论治、转归与预后。
3. 熟悉绿风内障的西医治疗方法。
4. 了解绿风内障的西医学发病机制。

绿风内障是以头目剧痛,视力急降,眼珠变硬,瞳神散大,瞳色淡绿为主要临床表现的急性眼病。该病名见于《秘传眼科龙木论》,又名绿风、绿风障症、绿盲、绿水灌珠。唐代《外台秘要》所载"绿翳青盲"类似本病。关于本病的病因病机,《外台秘要》认为乃"眼内肝管缺,眼孔不通所致",而《证治准绳》认为:"痰湿所致,火郁、忧思、愤怒之过"。本病发病急、病情重,应及早治疗,若误诊误治,易导致失明。多见于 40 岁以上中老年患者,可双眼先后或同时发病,女性常见。

绿风内障类似于西医学之急性闭角型青光眼急性发作期(图 7-4,见文末彩图)。

【典型案例】

患者张某,女,58 岁,右眼胀痛,视力急剧下降 2 天,伴同侧头痛并呕吐。查视力:右眼指数 / 眼前,左眼 1.0;右眼眼睑肿胀,球结膜水肿,角膜雾状水肿,色素性 KP;前房浅,房水混浊,周边前房小于 1/4CT;虹膜纹理模糊;瞳孔中等度散大,对光反射迟钝;眼底:窥不清。眼压升高,右眼 56mmHg,左眼 16mmHg;UBM 检查:右眼大部分房角关闭。伴恶心呕吐,口苦口干,尿黄便结;舌红苔黄,脉弦数。

问题一 本患者初步考虑诊断为何病? 其诊断依据是什么? 应该与哪些疾病进行鉴别?

思路 1 该患者右眼胀痛,视力急剧下降 2 天,伴同侧头痛并呕吐,结合眼前节体征,诊断为绿风内障(急性闭角型青光眼:右眼急性发作期,左眼临床前期),其诊断依据为:

(1) 头眼胀痛剧烈,视力骤降,并伴恶心呕吐。

(2) 球结膜水肿,角膜雾状水肿,色素性 KP,瞳孔散大,对光反射迟钝。

(3) 前房变浅,周边前房小于 1/4CT。

(4) 眼压明显升高,右眼 56mmHg。

(5) UBM 检查:右眼大部分房角关闭。

思路 2 临床诊断时应考虑与瞳仁紧小、天行赤眼相鉴别。

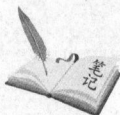

知识点 1

鉴 别 要 点

绿风内障、瞳仁紧小、天行赤眼鉴别

鉴别要点	绿风内障	瞳神紧小	天行赤眼
眼痛	眼珠剧烈胀痛,头痛如劈,痛连目眶	患眼坠痛,痛连眉骨颞频,畏光流泪	患眼灼热疼痛,或痛痒交作,碜涩不适
视觉	视力骤降,虹视	视力减退	视力正常
眵	无眵	无眵	眵多胶结
泪	一般较少	流泪	热泪频流或血泪
白睛	白睛混赤	抱轮红赤或白睛混赤	白睛红赤
黑睛	雾状水肿	一般透明,黑睛内壁下方有白色沉着物	透明,或表层生星翳
前房	变浅	正常	正常
黄仁	纹理不清	纹理不清,常与晶珠粘连	正常
瞳神	散大,展缩失灵,瞳色呈淡绿	紧小或干缺不圆,甚至闭锁或为白膜封闭	正常
眼珠硬度	变硬如石	正常或稍低	正常
呕恶	恶心、呕吐	无	无
病史	每因情志刺激或劳累而发	与风湿、痹证、历节风等全身病有关	有感冒史,有流行病史或接触史

问题二 本案例中医证型是什么? 中医如何治疗?

思路 1 肝开窍于目,头颞部属胆经,肝胆风火相煽交炽,上攻头目,导致目中玄府闭塞,神水瘀积,故头痛如劈,目珠胀硬,黑睛水肿混浊,视力剧降,胞睑红肿,白睛混赤肿胀;风性开泄,火性升散,故瞳神中度散大,展缩不灵;气火上逆,胃气失和,故恶心呕吐;舌红苔黄、脉弦数为肝胆火旺之候。故本案例证型是风火攻目证。

治法:清热泻火,平肝息风。

方药:绿风羚羊饮加减。玄参、防风、茯苓、知母、黄芩、细辛、桔梗、羚羊角、车前子、大黄,水煎服,每日 1 剂,分 2 次服。本案例头痛甚宜加钩藤、菊花、白芍,以增息风止痛之功;伴有恶心、呕吐者,可加陈皮、半夏以降逆止呕;目珠胀硬,神水积滞者,常加猪苓、通草、泽泻以利水泄热。

思路 2 本患者还可用其他中医治疗方法。

(1) 针灸疗法:可缓解头眼疼痛及恶心、呕吐等全身症状,并对视功能有一定的保护作用。以取膀胱经、胆经、肝经、胃经、大肠经、三焦经、督脉经穴为主,常选穴:睛明、丝竹空、印堂、太阳、悬颅、头维、太冲、风池、大椎、合谷。多针少灸,针用泻法,痛甚久留,留针阵动,灸亦泻之。头目剧痛时,可取上星、百会、太阳、耳尖等穴,以三棱针点刺放血,以泻火邪。

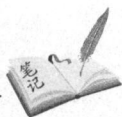

（2）耳穴疗法：取耳穴肝、肾、胆、膀胱、大肠、心、肺、三焦、内分泌、皮质下、脑干、眼、目1、目2，采用耳针，针用泻法，留针阵动，30分钟后出针，隔日1次，两耳交替进行。急性期采用耳针，慢性期采用王不留行耳穴压丸，胶布固定，保留3~5日，每日按压3~5次。

知识点2

本病的病因病机

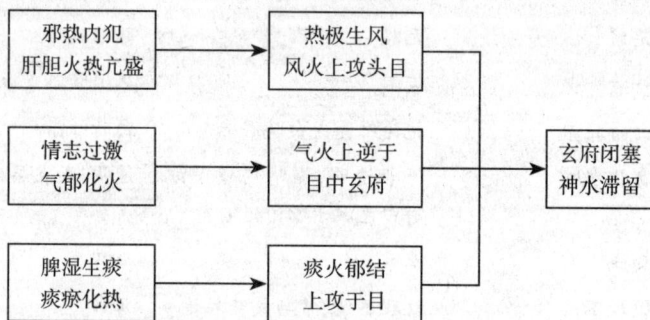

邪热内犯 肝胆火热亢盛	→	热极生风 风火上攻头目	→	玄府闭塞 神水滞留
情志过激 气郁化火	→	气火上逆于 目中玄府		
脾湿生痰 痰瘀化热	→	痰火郁结 上攻于目		

知识点3

本病的中医辨证治疗

	风火攻目证	气火上逆证	痰火郁结证
辨证要点	发病急骤，视力锐减，头痛如劈，目珠胀硬，胞睑红肿，白睛混赤，黑睛雾状水肿，前房极浅，黄仁晦暗，瞳神散大，展缩不灵，房角关闭；多伴有恶心、呕吐等全身症状	眼症同左；伴有胸闷嗳气，恶心、呕吐，口苦	眼症同左；常伴身热面赤，动辄眩晕，呕吐痰涎
舌脉	舌红苔黄，脉弦数	舌红苔黄，脉弦数	舌红苔黄腻，脉弦滑
治法	清热泻火，平肝息风	疏肝解郁，泻火降逆	降火逐痰
方药	绿风羚羊饮加减	丹栀逍遥散合左金丸加减	将军定痛丸加减

问题三　本案例可施行的西医治疗有哪些？

（1）滴滴眼液：①缩瞳剂：1%~2%毛果芸香碱滴眼液，每15分钟1次，共6次；②β受体阻滞剂：0.25%~0.5%马来酸噻吗洛尔或盐酸倍他洛尔，每日2次。③碳酸酐酶抑制剂：1%布林佐胺滴眼液，每日2~3次。④糖皮质激素类滴眼液：1%醋酸泼尼松龙滴眼液滴眼，每小时1次。

（2）全身用药：①高渗脱水剂：20%甘露醇溶液静脉快速滴注；②碳酸酐酶抑制剂：醋甲唑胺等口服，注意磺胺类过敏、肾功能及肾上腺皮质功能严重减退者禁用。

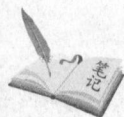

笔记

(3) 前房穿刺术以降低眼压。

(4) 激光治疗:激光周边虹膜打孔术。

知识点 4

本病的西医治疗方法

本病属于眼科急症重症,需要急救处理,以尽快降低眼压挽救视力。

1. 滴眼液

(1) 缩瞳剂:旨在缩小瞳孔,开放房角,改善房水循环,降低眼压。1%~2% 毛果芸香碱滴眼液,急性发作时采用 1 小时疗法;后改为每小时滴 1 次,待眼压下降至正常后改为每日 3~4 次。

(2) β 受体阻滞剂:可以抑制房水生成,如 0.25%~0.5% 马来酸噻吗洛尔或盐酸倍他洛尔,每日 2 次。

(3) 碳酸酐酶抑制剂:如 1% 布林佐胺滴眼液,每日 2~3 次。

(4) 糖皮质激素类滴眼液:可用 1% 醋酸泼尼松龙滴眼液滴眼,每日 3~4 次,急性发作时每小时 1 次。

2. 全身用药

(1) 高渗脱水剂:可选用甘露醇、山梨醇及甘油等,如用 20% 甘露醇溶液静脉快速滴注。

(2) 碳酸酐酶抑制剂:能抑制房水分泌,可选用醋氮酰胺或醋甲唑胺等口服,注意磺胺类过敏、肾功能及肾上腺皮质功能严重减退者禁用。

3. 如用药后眼压下降不明显,可行前房穿刺术以降低眼压。

4. 手术治疗 经上述治疗后,根据眼压恢复情况及房角粘连的范围来选择手术方式。若眼压恢复在正常范围,房角开放或粘连不超过 1/3 者,可行周边虹膜切除术或 YAG 激光虹膜切开术(图 7-5,见文末彩图);若眼压不能恢复到正常范围,房角广泛粘连者,可行小梁切除术或其他滤过性手术。

周边虹膜
切除术后
UBM 显示图

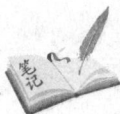

ER-7-3-3

问题四 本案例的转归与预后如何? 怎样预防调护?

思路 1 急性闭角型青光眼是眼科致盲的危急重症,若处理不及时可致失明,预后不佳。

本案例应用中西医结合的综合方法积极治疗,尽快降低眼内压,可挽救患者部分视力。若治疗不当或可出现新生血管性青光眼、大疱性角膜病变甚至视神经萎缩而失明。

思路 2 本案例的预防调护包括:①早期发现,早期治疗,特别是有青光眼家族史者,要注意定期观察或追踪观察;②本病急性发作时,常出现恶心呕吐症状,若伴头眼胀痛者,必须行眼科检查,以免误诊为胃肠病变而延误病情;③若一眼已发生绿风内障,另一眼虽无症状,亦应进行预防性治疗,以免耽误病情。④保持心情舒畅,避免情志过极,以免诱发或加重病情;⑤患者要少看电影、电视,少用电脑,避免在光线阴暗处久留或长时间工作;⑥患者要禁用阿托品类药物,眼部禁用散瞳药物。

【临证要点】

1. 检查前房深度时注意对侧眼,以排除眼外伤晶状体脱位引起的继发性青光眼;做 UBM 时注意晶状体的厚度,以排除球形晶体引起的继发性青光眼;术前均应测眼轴长度,以避免恶性青光眼的发生。

2. 眼压下降后注意复查房角,如房角开放 1/2 以上,眼压单用局部降眼压药能够控制,可以考虑周边虹膜切除术或者超声乳化手术。

3. 若一眼已发生绿风内障,另一眼虽无症状,亦应进行预防性治疗,以免耽误病情。

4. 有恶心、呕吐、头痛的患者,注意查视力,检查眼部有无充血,瞳孔有无散大,角膜是否清亮,以免将急性闭角型青光眼误诊为胃肠型感冒。

5. 急性闭角型青光眼发作期,中医称之为绿风内障,其病因多责之风火痰郁,其起病急剧,与中医之风相类;目赤剧痛,与火邪上攻相类;剧烈偏头痛,中医认为与痰有关;其发病诱因与情志刺激有关,中医责之气郁。其局部病理系房水循环受阻,中医责之血瘀水停。故本病的中医论治,要抓住祛风、泻火、化痰、活血、利水、理气等法。

【诊疗流程】

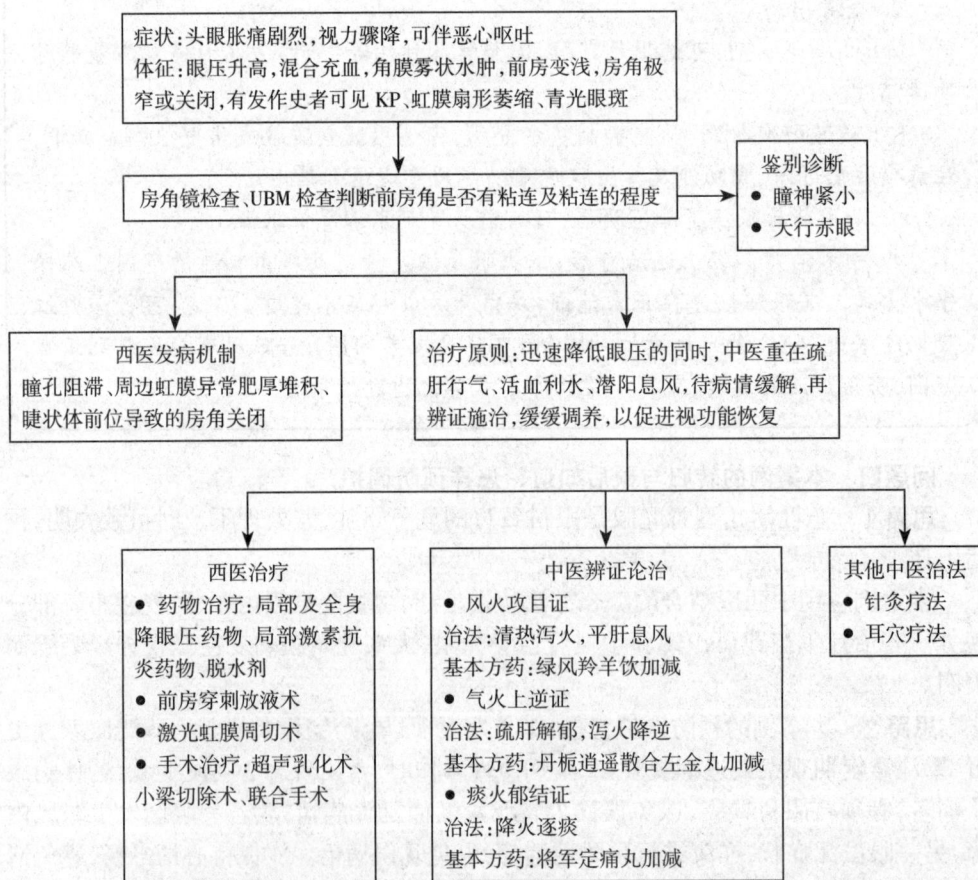

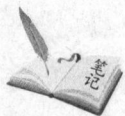

(彭清华　喻　娟)

绿风内障
知识拓展

扫一扫
测一测

PPT 课件

07章04节PPT

【复习思考题】

1. 绿风内障的诊断要点是什么？
2. 绿风内障的主要并发症有哪些？
3. 绿风内障该如何进行辨证论治？
4. 绿风内障的西医治疗方法有哪些？

第四节 青风内障

培训目标

1. 掌握青风内障的诊断要点。
2. 掌握青风内障的辨证论治、转归与预后。
3. 熟悉青风内障的西医治疗方法。

青风内障是以间歇性眼胀视朦，视力日渐减退，视界日渐缩窄，瞳色淡青为主要临床表现的慢性眼病。该病名见于《太平圣惠方》，又名青风、青风障症。本病发病缓、病程长，初起时无明显不适，视力下降缓慢，极易被患者忽视。一般双眼受累，可双眼同时或先后发病。

青风内障类似于西医学之原发性开角型青光眼。西医学认为，开角型青光眼即病理性高眼压并视野损害，或者等同于病理性高眼压加上眼底改变。眼压增高原因可能由于以下几种情况：小梁组织的变异、巩膜静脉窦（施莱姆管）及其输出管或外集液管的排液功能减退、静脉压增高，同时受遗传因素的影响，但其确切的遗传方式尚未有定论，一般认为属多基因遗传。

【典型案例】

李某，男，57岁，双眼视物模糊、眼胀1年，加重4个月。查视力：右眼0.6，左眼0.5。眼压：右眼29mmHg，左眼36mmHg。角膜透明，前房深浅正常，前房角开放，瞳孔大小正常。查眼底：双眼视盘生理凹陷加深增大，右眼杯盘比C/D=0.6，左眼杯盘比C/D=0.8，双眼视盘色苍白。24小时眼压差≥8mmHg；眼压描记房水流畅系数降低；激发试验阳性。视野检查：旁中心暗点、弓形暗点。伴头痛、不耐久视，中心视力较好，视野日渐缩小；全身伴有胸闷不舒，胁肋胀满，纳呆食少；舌红苔薄白，脉弦。

问题一　本患者初步考虑诊断为何病？其诊断依据是什么？应该与哪些疾病进行鉴别？

思路1　该患者诊断为青风内障（原发性开角型青光眼），其诊断依据如下：

(1) 有双眼视物模糊，眼胀、头痛、不耐久视，中心视力较好，视野日渐缩小等自觉症状。

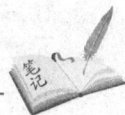

(2) 眼压升高：右眼 29mmHg，左眼 36mmHg。前房深浅正常，前房角开放，瞳神大小正常。24 小时眼压差≥8mmHg；眼压描记房水流畅系数降低；激发试验阳性。

(3) 视盘损害：检眼镜下见双眼视盘生理凹陷加深增大，右眼杯盘比 C/D=0.6，左眼杯盘比 C/D=0.8，双眼视盘色苍白（图 7-6，见文末彩图）。

(4) 视野缺损：旁中心暗点、弓形暗点。

思路2　临床诊断时应考虑与乌风内障（慢性闭角型青光眼）、绿风内障（急性闭角型青光眼）、青光眼睫状体综合征相鉴别。

📖 知识点 1

鉴 别 要 点

(1) 与乌风内障（慢性闭角型青光眼）相鉴别：乌风内障（慢性闭角型青光眼）是以瞳神颜色昏暗，日久变乌带浑红色，头时痛，眼前常有黑花，视力下降，终至不见三光为主要表现的内障疾病。高眼压下房角的检查至关重要，如果在高眼压状态下房角关闭则诊断为慢性闭角型青光眼，高眼压状态下房角虽然狭窄，但完全开放则为开角型青光眼。对于反复发作性房角功能关闭，造成小梁网继发性损害，但房角未发生粘连性关闭，这类慢性闭角型青光眼和窄角性开角型青光眼做出鉴别诊断有时十分困难，采用暗环境下房角检查或暗环境下超声生物显微镜房角检查则有助于鉴别。

(2) 与绿风内障（急性闭角型青光眼）相鉴别：绿风内障（急性闭角型青光眼）发病急骤，瞳神散大呈绿色，抱轮红赤或白睛混赤，视力剧降，眼硬如石，头目胀痛，恶心呕吐。前房变浅，房角关闭。眼压明显升高，多在 50mmHg 以上。

(3) 与青光眼睫状体综合征相鉴别：青光眼睫状体综合征属于继发性开角青光眼，多为中年患者单眼发病，且可反复同侧眼发作，偶有双眼发病。发作性眼压升高，一般眼压高至 40~60mmHg，甚至 80mmHg，眼压虽然很高，但眼部仅轻度不适，没有恶心呕吐、剧烈头痛及眼痛等症状。每次发作呈现轻度睫状充血，角膜后有为数不多的小或中等大圆形灰白色沉着物。发病时患侧瞳孔大，虽多次反复发作，但无虹膜后粘连，每次发作在 1~14 天左右，自然缓解好转。视野一般正常，眼底也无异常，若有改变则可能是原发性开角型青光眼合并存在。间歇期对各种激发试验均为阴性。

📖 知识点 2

青风内障的视野损害过程

早期视野缺损主要有旁中心暗点、弓形暗点及与生理盲点相连的阶梯状暗点。在进展期可出现环状暗点、扇形暗点、旁中心暗点等。晚期则呈管状视野，若中心视力丧失，尚可保存颞侧视岛（图 7-7）。

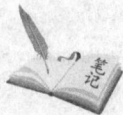

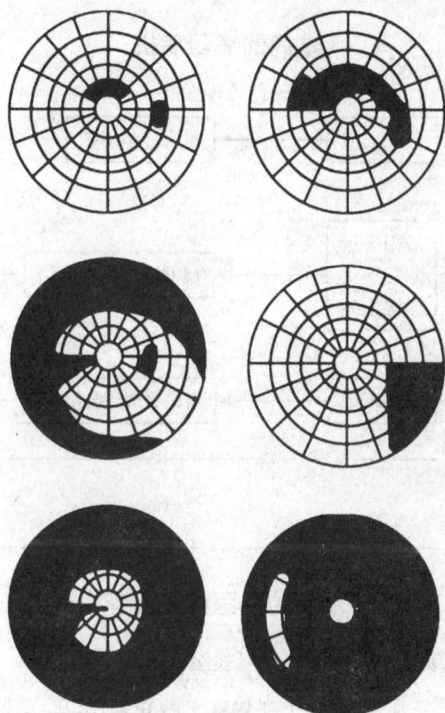

图 7-7 青风内障的视野损害过程

问题二　本案例中医证型是什么？中医如何治疗？

思路 1　肝郁气滞，日久化火，气火上逆，目中脉络不畅，故头目胀痛，心烦口苦；舌红苔黄、脉弦细为气郁化火之候。故本案例的证型是肝郁气滞证。

治法：疏肝解郁，活血利水。

方药：逍遥散加减。柴胡、当归、白芍、白术、茯苓、薄荷、煨姜、炙甘草，水煎服，每日 1 剂，分 2 次服。本案例可加香附行气以助解气郁；加川芎、丹参活血祛瘀以理血郁；加车前子利水明目。若头眼时有胀痛，视力渐降，可加菊花、白芷以清肝明目止痛。

思路 2　本患者还可施行的其他中医治疗：

(1) 中成药治疗：根据证型选用五苓散、逍遥散、六味地黄丸等。

(2) 针灸疗法：以取胃经、脾经、肝经、胆经、肾经、膀胱经、大肠经、督脉经穴为主，选穴：四白、丰隆、太白、太冲、瞳子髎、睛明、风池、涌泉、神庭。针灸并用，实证多针少灸，虚证针补加灸。

(3) 耳穴疗法：取耳穴肝、肾、胆、膀胱、脾、胃、内分泌、目 1、眼、脑干，采用蔓荆子耳穴压丸，胶布固定，保留 5~7 日，每日按压 5~6 次，连用 5~10 个疗程。

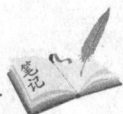

知识点 3

本病的病因病机

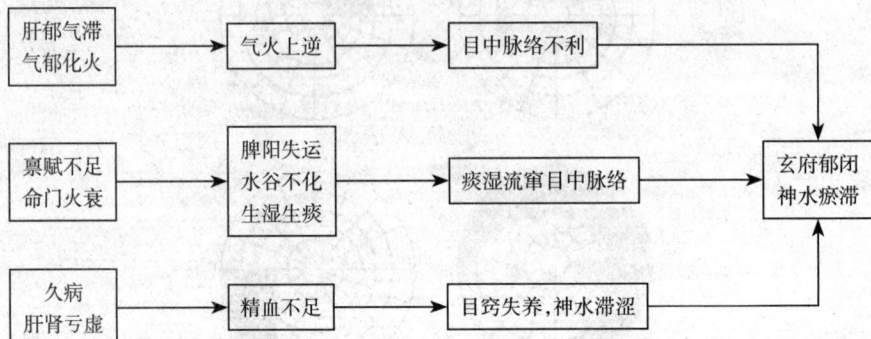

肝郁气滞 气郁化火	→	气火上逆	→	目中脉络不利

| 禀赋不足
命门火衰 | → | 脾阳失运
水谷不化
生湿生痰 | → | 痰湿流窜目中脉络 |

| 久病
肝肾亏虚 | → | 精血不足 | → | 目窍失养,神水滞涩 |

玄府郁闭
神水瘀滞

知识点 4

本病的中医辨证治疗

	肝郁气滞证	痰湿泛目证	肝肾亏虚证
辨证要点	时有视物昏蒙,目珠微胀,眼压偏高,轻度抱轮红赤,眼底杯盘比大于0.6,或两眼杯盘比差大于0.2,可见视野缺损;或兼情志不舒,心烦口苦	早期偶有视物昏蒙,眼压偏高;眼底杯盘比增大,或两眼杯盘比差值大于0.2;严重时视盘苍白,可见视野缺损,甚或呈管状,可伴头昏眩晕,恶心欲呕	患病日久,视物不清,瞳神稍大,视野缺损或呈管状,视盘苍白;可伴头晕失眠,腰膝无力,舌淡苔薄,脉细沉无力;或面白肢冷,精神倦怠
舌脉	舌红苔黄,脉弦	舌淡苔白腻,脉滑	舌淡苔白,脉细弱
治法	疏肝解郁,活血利水	温阳化痰,利水渗湿	补益肝肾,活血明目
方药	逍遥散加减	温胆汤合五苓散加减	加减驻景丸加减

问题三　本案例可施行的西医治疗有哪些?

(1) 眼局部用药:用前列腺素衍生物类局部用药,如拉坦前列腺素、曲伏前列腺素或贝美前列腺素滴眼液滴眼,增加葡萄膜巩膜途径的房水排出以降低眼压。

(2) 视神经保护剂:钙离子阻滞剂、谷氨酸拮抗剂、神经营养因子、抗氧化剂等,可从不同的环节起到一定的视神经保护作用。

知识点 5

本病的西医治疗方法

(1) 眼局部用药:参考绿风内障。另可选用前列腺素衍生物类局部用药,如拉坦前列腺素、曲伏前列腺素或贝美前列腺素滴眼液滴眼,增加葡萄膜巩膜途径的房水排出以降低眼压。

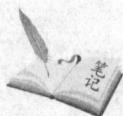

小梁切除术
手术视频
ER-7-4-2

（2）视神经保护剂：钙离子阻滞剂、谷氨酸拮抗剂、神经营养因子、抗氧化剂等，可从不同的环节起到一定的视神经保护作用。

（3）手术治疗：全身及局部药物治疗无效，或不能停用降压药物者，可考虑手术治疗，如氩激光小梁成形术、小梁切除术、引流钉植入术、黏小管成形术等。

问题四　本案例的转归与预后如何？怎样预防调护？

思路 1　原发性开角型青光眼由于进展缓慢，一般病状不明显，故早期常被忽视，待到晚期就诊，视力已难挽回，终于失明，预后不佳。

本案例属于原发性开角型青光眼早中期，应用中西医结合的综合方法积极治疗，力求减低对视功能的损害，避免致盲的严重后果，预后较好。但如延误治疗，则会导致严重的不可逆视功能损害。

思路 2　本案例的预防调护包括：①保持心情舒畅，避免情志过激，以免加重病情；②劳逸结合，避免过度使用目力、熬夜及过度疲劳。

【临证要点】

1. 眼压 30mmHg 以下的患者，应注意查角膜厚度，并注意角膜厚度与眼压的匹配关系。

2. 高眼压与早期青光眼不好确诊者，应注意追踪观察眼压和视野变化。

3. 视野缺损进展而单次眼压正常者，应注意是否为正常眼压性青光眼，并查 24 小时眼压波动，注意夜间是否有高眼压。

3. 反向虹膜者，对侧眼眼压升高或者为青光眼者，可以考虑行激光虹膜周切术，以解除虹膜晶体阻滞。

4. 视杯扩大而眼压正常者，还应排除颅内疾患。

5. 本病中医病因病机，多责之肝气失和，血脉不畅，肝肾亏虚；临床论治多用疏肝解郁，活血明目，补益肝肾，兼顾利水。

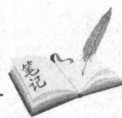

【诊疗流程】

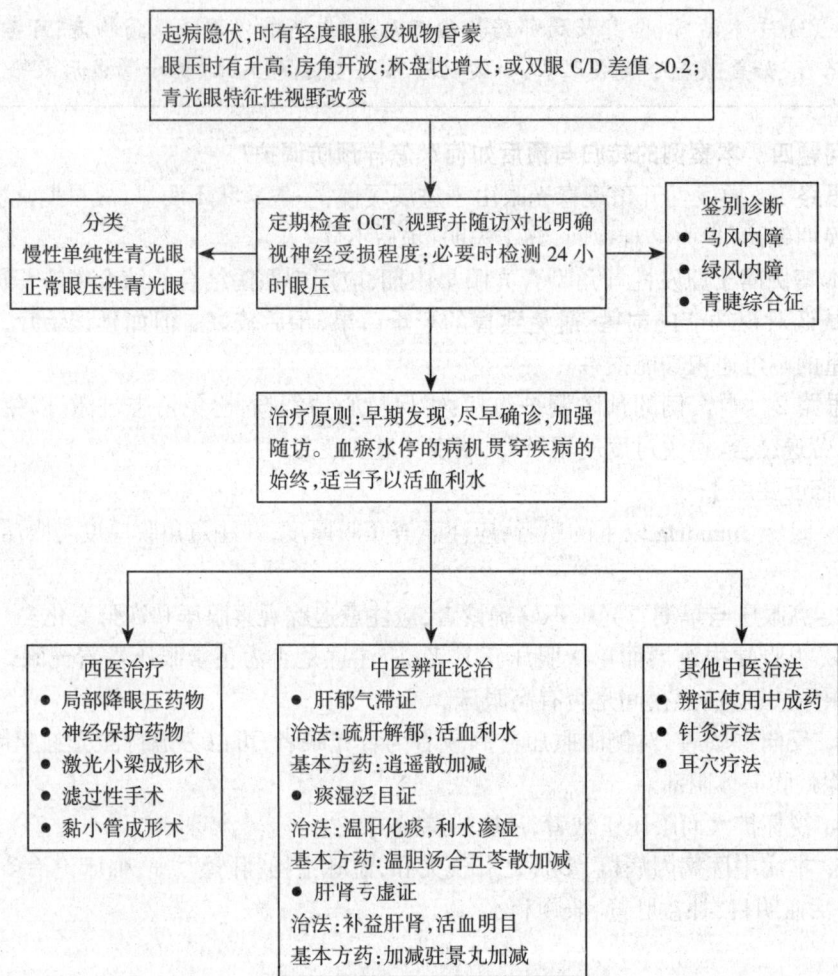

起病隐伏,时有轻度眼胀及视物昏蒙
眼压时有升高;房角开放;杯盘比增大;或双眼 C/D 差值 >0.2;
青光眼特征性视野改变

分类
慢性单纯性青光眼
正常眼压性青光眼

定期检查 OCT、视野并随访对比明确
视神经受损程度;必要时检测 24 小
时眼压

鉴别诊断
● 乌风内障
● 绿风内障
● 青睫综合征

治疗原则:早期发现,尽早确诊,加强
随访。血瘀水停的病机贯穿疾病的
始终,适当予以活血利水

西医治疗
● 局部降眼压药物
● 神经保护药物
● 激光小梁成形术
● 滤过性手术
● 黏小管成形术

中医辨证论治
● 肝郁气滞证
治法:疏肝解郁,活血利水
基本方药:逍遥散加减
● 痰湿泛目证
治法:温阳化痰,利水渗湿
基本方药:温胆汤合五苓散加减
● 肝肾亏虚证
治法:补益肝肾,活血明目
基本方药:加减驻景丸加减

其他中医治法
● 辨证使用中成药
● 针灸疗法
● 耳穴疗法

(彭清华　喻　娟)

【复习思考题】

1. 青风内障的诊断要点是什么?
2. 青风内障的主要并发症有哪些?
3. 青风内障该如何进行辨证论治?
4. 青风内障的西医治疗方法有哪些?

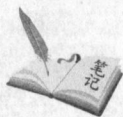

第五节 云雾移睛

PPT 课件

07章05节PPT

培训目标

1. 掌握云雾移睛的诊断要点。
2. 掌握云雾移睛的辨证论治、转归与预后。
3. 熟悉云雾移睛的西医治疗方法。
4. 了解玻璃体后脱离的发病机制、临床表现和治疗。

云雾移睛是指外眼端好,自觉眼前似有蚊蝇或云雾样黑影飘荡,甚至视物昏蒙的眼病。该病名最早见于《证治准绳·杂病·七窍门》,《一草亭目科全书》又名蝇影飞越。可单眼或双眼发病。

云雾移睛相当于西医学的玻璃体混浊,玻璃体的病理改变主要有原发性和继发性两类,原发性表现为玻璃体的液化、变性、浓缩、后脱离等退行性改变;继发性主要是由于葡萄膜、视网膜等组织的炎症、出血、肿瘤和外伤因素导致玻璃体的病变。无论是原发性或继发性病变,眼前均会出现不同程度的暗影,并随眼球转动而飘荡。

【典型案例】

杜某,女,35 岁,双眼不耐久视 6 年,伴右眼前黑影飘动 10 天。6 年前产后出现双眼不耐久视,稍久睛珠涩痛,曾用多种滴眼液,疗效不显。10 天前劳累后眼前出现点丝状黑影,随眼球转动而飘荡,在白色背景下更为明显。有双眼高度近视史 17 年。专科检查:右眼 0.15,矫正 −7.50DS → 1.0;左眼 0.2,矫正 −7.00DS → 1.0。右眼玻璃体有点丝样漂浮物,双眼视盘边界清,视网膜血管管径走行正常,黄斑中心凹光反射可见,视网膜呈豹纹状改变。眼部 B 超显示:双眼玻璃体混浊。伴面白少华,少气懒言,头晕失眠;舌淡,苔白,脉细弱。

问题一 本患者初步考虑诊断为何病? 其诊断依据是什么? 应该与哪些疾病进行鉴别?

思路 1 该患者诊断为右眼云雾移睛(玻璃体病),其诊断依据如下。

(1) 有高度近视史,右眼黑影飘动。

(2) 检眼镜下见右眼玻璃体有点丝样漂浮物,视网膜呈豹纹状改变。

思路 2 应与圆翳内障相鉴别。

两者均可出现眼前有黑影遮挡。主要区别在于病位不同,云雾移睛病位在玻璃体,黑影在眼前飘动,其移动方向与眼球转动方向不一致;圆翳内障病位在晶状体,黑影移动与眼球转动方向一致或不随眼球转动。

云雾移睛
B 超图

图 7-5-1

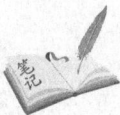

知识点 1

相 关 检 查

1. 裂隙灯显微镜检查 通过调节焦点和光源宽窄,观察玻璃体前1/3的情况;配合三面镜、前置镜进行玻璃体后部及眼底检查。检查时,一般使光线自颞侧射入,检查玻璃体前部时,与显微镜角度在30°或30°以下,检查玻璃体后部和眼底时,角度以5°~10°为宜。

2. 检眼镜检查 玻璃体检查一般用直接检眼镜,先在小瞳孔下初步观察,如瞳孔过小或欲详查眼底各部,可在排除青光眼的情况下散大瞳孔后检查。①使用方法:食指放在检眼镜的转盘上,以便拨动转盘。检查患者右眼时,检查者站在被检者右侧,用右手持检眼镜,用右眼检查。检查左眼时则相反。②彻照法检查:用于检查屈光介质有无混浊。把转盘拨到 +8~+10 屈光度,距被检眼10~20cm,将检眼镜光线射入被检眼瞳孔区。如果屈光介质有混浊,则在红色的背影下可见点状、丝状或片状黑影。如黑影移动的方向与眼球转动方向相反,且在眼球突然停止转动后,黑影仍有飘动,则混浊位于玻璃体内。

3. B型超声波检查 通过眼球的扇形或线阵扫描,将界面反射回声信号转变为大小不等、亮度不同的光点。光点的明暗代表回声的强弱,回声形成的众多光点构成一幅局部组织的二维声学切面图像,可观察玻璃体病变的范围和程度。

问题二 本案例的中医证型是什么? 中医如何治疗?

思路1 该患者眼前似有阴影飘浮,神膏混浊,视物昏花;全身症状常见头晕心悸,乏力倦怠,面色无华;舌淡红苔薄白,脉细弱均为气血亏虚之候。故本案例的证型辨证为气血亏虚证。

治法:益气补血。

方药:八珍汤加减。当归、川芎、白芍、熟地黄、人参、白术、茯苓、炙甘草,水煎服,每日1剂,分2次服。本案例气虚较甚,可酌加黄芪益气健脾;若是阴血不足较甚者,酌加天冬、麦冬滋养阴液,或改用芎归补血汤。

思路2 本患者还可施行的其他中医治疗:

(1) 中成药治疗:根据证型,可选用香砂六君丸、石斛夜光丸、明目地黄丸、复方血栓通胶囊等口服。

(2) 直流电离子导入:选用丹参或川芎嗪注射液、三七制剂血塞通做眼局部电离子导入,每日1次,10次为1个疗程。

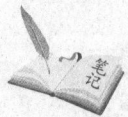

笔记

知识点 2

本病的病因病机

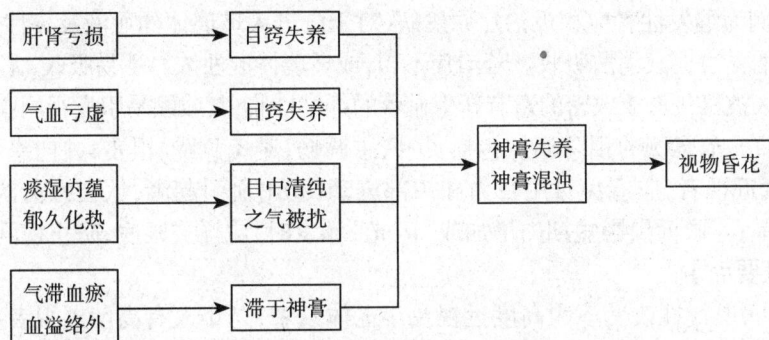

```
肝肾亏损 ──→ 目窍失养 ──┐
                          │
气血亏虚 ──→ 目窍失养 ──┤
                          ├──→ 神膏失养 ──→ 视物昏花
痰湿内蕴         目中清纯   │     神膏混浊
郁久化热 ──→ 之气被扰 ──┤
                          │
气滞血瘀         滞于神膏 ──┘
血溢络外 ──→
```

知识点 3

本病的中医辨证治疗

	肝肾亏损证	气血亏虚证	湿热内蕴证	气滞血瘀证
辨证要点	眼前似有蚊蝇飞舞,视物昏蒙,或能近怯远,眼干涩,易疲劳;神膏混浊;全身症状可见头晕耳鸣,腰膝酸软	眼前似有阴影飘浮,神膏混浊,视物昏花;全身症状常见头晕心悸,乏力倦怠,面色无华	眼前似有黑影飘浮,视物昏蒙,神膏呈尘状、絮状混浊;全身症状或见头重胸闷,口苦心烦,小便黄赤	眼前黑花飞舞飘移,视力骤降,神膏呈絮状、团块状混浊,或透见眼底出血病灶;全身症状或伴有情志不舒,胸胁胀痛
舌脉	舌红苔少,脉弦细。	舌淡红苔薄白,脉细弱	舌红苔黄腻,脉濡数	舌质紫黯或有瘀斑,脉弦涩
治法	补益肝肾	益气补血	化湿清热	行气活血
方药	明目地黄丸加减	八珍汤加减	三仁汤加减	血府逐瘀汤加减

问题三 本案例可施行的西医治疗有哪些?

(1) 氨肽碘滴眼剂滴眼,每次 1 滴,每天 3~4 次。

(2) 普罗碘铵注射液肌内注射。

知识点 4

本病的西医治疗方法

(1) 滴滴眼液:氨肽碘滴眼剂滴眼,每次 1 滴,每天 3~4 次。

(2) 碘剂、钙剂的应用:可用普罗碘铵注射液肌内注射;钙剂一般采用口服法补充。

(3) 手术治疗:对玻璃体混浊久不吸收(一般半年以上),明显影响视力,特别是形成机化膜牵拉,易引起视网膜脱离,应采用玻璃体切割术治疗。

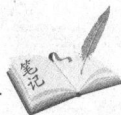

笔记

问题四　本病的转归与预后如何？怎样预防调护？

思路1　正常玻璃体无血管，代谢产物清除缓慢；同时由于存在血-视网膜屏障，全身给药或眼外途径给药难以进入玻璃体腔，使玻璃体病的药物治疗较为困难。

本案例为继发性者应积极治疗原发病，对于已进入玻璃体的血液及炎性产物应采用中西医的方法促其消散吸收。若治疗不当，或玻璃体混浊浓厚不易吸收，尤其是玻璃体积血日久被机化形成致密的富有新生血管的纤维性膜，其收缩易引发视网膜脱离。

思路2　本案例的预防调护包括：①情志调畅，避免急躁、沮丧；并向患者说明病情；②高度近视者，应避免过用目力和头部震动；③出血引起者，饮食宜清淡，少食辛辣炙煿之品；④眼前黑影短期内增加或"闪光"频发时，应详查眼底，防止视网膜脱离。

【临证要点】

1. 本病退行性改变多为高度近视及年老体衰者，老年人有高度近视者更容易发生玻璃体病变；继发性者主要是玻璃体的邻近的葡萄膜、视网膜等组织的炎症、出血、肿瘤和外伤因素导致其发病。

2. 明确本病是原发性还是继发性，有利于进行针对性治疗。

3. 中医治疗本病具有一定的优势，须正确辨证，辨证时应注意全身情况。

【诊疗流程】

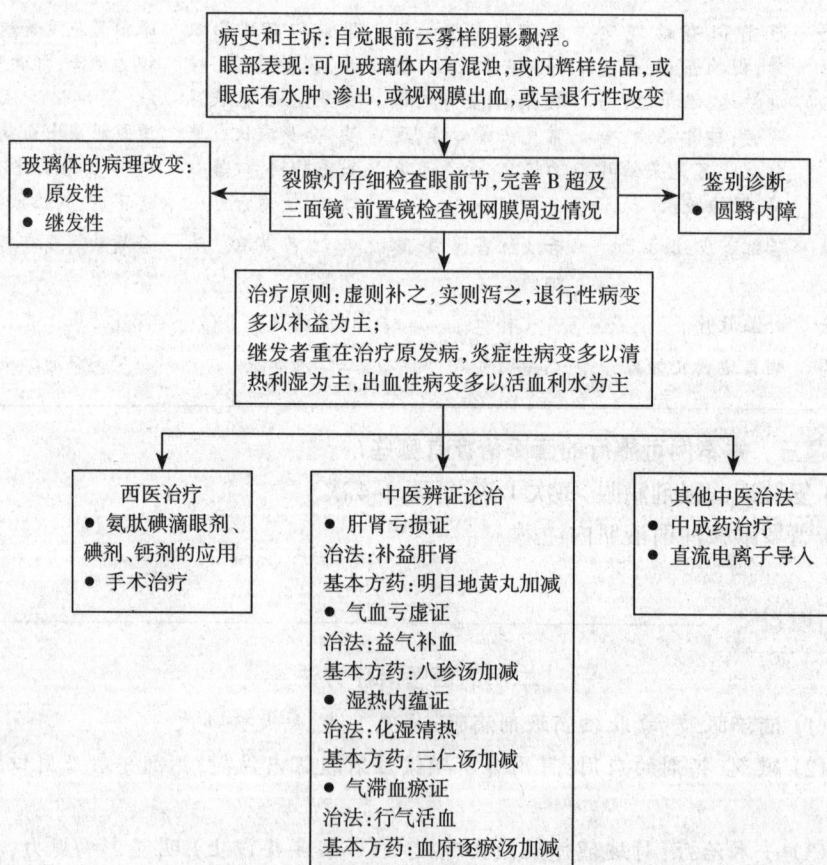

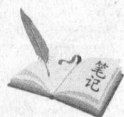

（杨迎新）

扫一扫
测一测

【复习思考题】

1. 云雾移睛的诊断要点是什么？
2. 云雾移睛的主要并发症有哪些？
3. 云雾移睛该如何进行辨证论治？
4. 云雾移睛的西医治疗方法有哪些？

第六节 圆翳内障

PPT 课件

培训目标

1. 掌握圆翳内障的诊断要点。
2. 掌握圆翳内障的辨证论治、转归与预后。
3. 熟悉圆翳内障的西医治疗方法。

圆翳内障是指随年龄的增长晶珠逐渐混浊，视力缓慢下降，渐至盲不见物的眼病。因最终在瞳神之中出现圆形银白色或棕褐色的翳障，故《秘传眼科龙木论》称之为圆翳内障。本病多见于 50 岁以上中老年人，常双眼发病，但有先后发生或轻重程度不同之别，随着年龄的增长，晶珠混浊程度逐渐加重，视力呈进行性减退。本病经手术治疗一般可以恢复视力，早在唐代《外台秘要》中就有该病的手术治疗——"金篦决"的记载。

本病相当于西医学年龄相关性白内障，其发生与环境、营养、代谢和遗传等多种因素有关。一般认为，氧化损伤引起白内障的最早期变化(图 7-8)。

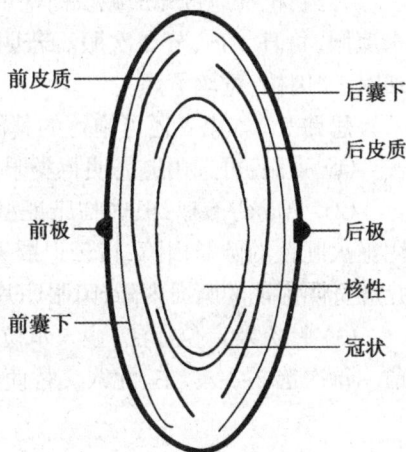

图 7-8 晶珠混浊部位图示

【典型案例】

蒋某，女，68 岁，双眼视物模糊，视力渐降 1 年。以往无特殊眼病。查视力：右眼 0.2，矫正不能提高，左眼 0.3，矫正不能提高。裂隙灯下：双眼角膜透明，前房中深，瞳孔正圆等大，对光反射存在，晶体皮质性混浊。散瞳检查：眼底未见明显异常。伴口渴头晕耳鸣，少寐健忘，腰膝酸软，饮食睡眠尚可，二便调和；舌红，少苔，脉细。

问题一 本患者初步考虑诊断为何病？其诊断依据是什么？应该与哪些疾病进行鉴别？

思路 1 该患者诊断为双眼圆翳内障(年龄相关性白内障)，其诊断依据如下。

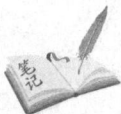

（1）为老年患者,无其他病史。

（2）眼外观端好,双眼视力渐进性下降。

（3）视力矫正不提高,裂隙灯下双眼晶体皮质性混浊。

📖 **知识点 1**

双眼圆翳内障各期图

（图 7-9~ 图 7-12,见文末彩图）

思路 2　应与老年性晶状体核硬化相鉴别:老年性晶状体核硬化是晶状体老化现象,多不影响视力,经彻照法检查眼底可见核硬化为均匀红光,而核性白内障者可见核呈不均匀圆形暗影。

问题二　本案例的中医证型是什么? 中医如何治疗?

思路 1　该患者视物模糊,视力逐渐下降,晶珠混浊;全身伴有头晕耳鸣,腰膝酸软;舌红少苔,脉细均为肝肾不足之候。故本案例证型辨证为肝肾不足证。

治法:补益肝肾。

方药:杞菊地黄丸加减。枸杞子、菊花、熟地黄、山茱萸、山药、泽泻、牡丹皮、茯苓,水煎服,每日 1 剂,分 2 次服。若阴虚火旺,虚火上炎者,加知母、黄柏;肾阳不足者,加附子、肉桂、菟丝子等。

思路 2　本患者还可施行的其他中医治疗:

（1）点眼:可选用退翳明目类眼药。

（2）中成药治疗:根据临床证型可选用中成药口服。石斛夜光丸治疗肝肾两亏,阴虚火旺证的圆翳内障;拨云退翳丸治疗肝经风热证的圆翳内障早期;杞菊地黄丸治疗肝肾阴虚证的圆翳内障;障眼明片治疗脾肾两虚证的圆翳内障。

（3）针灸及穴位疗法:主穴承泣、睛明、健明,配穴球后、翳明、太阳、合谷、肝俞、肾俞。每次选 2~3 穴,主、配穴交替使用,中度刺激。

📖 **知识点 2**

本病的病因病机

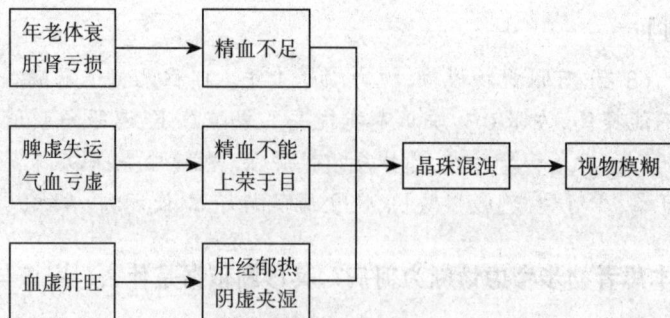

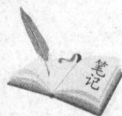

```
┌──────────┐    ┌──────────┐
│年老体衰  │───▶│精血不足  │──────────┐
│肝肾亏损  │    │          │          │
└──────────┘    └──────────┘          │
                                      ▼
┌──────────┐    ┌──────────┐    ┌──────────┐    ┌──────────┐
│脾虚失运  │───▶│精血不能  │───▶│晶珠混浊  │───▶│视物模糊  │
│气血亏虚  │    │上荣于目  │    │          │    │          │
└──────────┘    └──────────┘    └──────────┘    └──────────┘
                                      ▲
┌──────────┐    ┌──────────┐          │
│血虚肝旺  │───▶│肝经郁热  │──────────┘
│          │    │阴虚夹湿  │
└──────────┘    └──────────┘
```

知识点 3

本病的中医辨证治疗

	肝肾不足证	脾虚气弱证	肝热上扰证
辨证要点	视物模糊,视力逐渐下降,晶珠混浊;全身伴有头晕耳鸣,腰膝酸软	视物昏花,视力逐渐下降,晶珠混浊,精神倦怠,肢体乏力,面色萎黄,食少便溏	视物模糊,视力逐渐下降,晶珠混浊;头痛目涩,伴有口苦咽干,大便秘结
舌脉	舌红少苔,脉细	舌淡苔白,脉缓或细弱	舌红苔薄黄,脉弦
治法	补益肝肾	健脾益气,利水渗湿	清热平肝,明目退翳
方药	杞菊地黄丸加减	补中益气汤加减	石决明散加减

问题三　本案例可施行的西医治疗有哪些?

(1) 局部滴用吡诺克辛、谷胱甘肽等滴眼液。

(2) 口服药物治疗:适当给予补充微量元素如钙、镁、钾、硒以及维生素 C、维生素 E、维生素 B 等。

(3) 手术治疗:超声乳化白内障吸除术联合人工晶体植入术。

知识点 4

本病的西医治疗方法

(1) 局部滴用吡诺克辛、谷胱甘肽等滴眼液。

(2) 口服药物治疗:白内障的形成与氧化损伤密切相关,适当给予补充微量元素如钙、镁、钾、硒以及维生素 C、维生素 E、维生素 B 等以对抗晶状体的氧化损伤。

(3) 手术治疗:因白内障影响工作和生活时,以手术治疗为最有效的方法。

1) 超声乳化白内障吸除术联合人工晶体植入术:使用超声乳化仪,应用超声能量对晶状体核和皮质乳化后吸出,保留完整的后囊膜,再植入人工晶体的手术方法。此手术将手术切口缩小到 3mm 甚至更小,手术时间短,切口不用缝合,组织损伤小,愈合快,术后散光小,视力恢复快,被誉为最先进的白内障手术方式。

2) 小切口非超声乳化白内障摘除联合人工晶状体植入术:制作约 6mm 大小的巩膜隧道切口,取出晶状体核并吸出皮质,保留完整的后囊膜,同时植入人工晶体的方法。该术式具有超声乳化手术的一些优点。

3) 白内障现代囊外摘除联合后房型人工晶体植入术:制作角膜缘或巩膜大切口,将晶状体核剜出同时清除残余的晶状体皮质,再植入人工晶体的手术方法,目前是我国治疗白内障的主导手术,术中保留的后囊膜术后容易发生混浊,形成后发性白内障。

4) 激光乳化白内障吸除术联合人工晶体植入术:应用激光对混浊的晶状体核及皮质进行切割,然后吸除,保留完整的后囊膜,再植入人工晶体的手术方法。

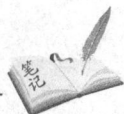

5）Nd:YAG 激光后囊膜切开术：当白内障手术后发生后囊膜混浊（后发性白内障）而严重影响视力时，采用 Nd:YAG 激光切开瞳孔区后囊膜，可恢复视轴或光轴通路的手术方法。

6）白内障联合手术：联合青光眼、角膜移植、眼内异物取出、玻璃体切割等手术。

问题四　本案例的转归与预后如何？怎样预防调护？

思路 1　年龄相关性白内障是我国排在第一位的致盲性眼病，其患病率随着年龄的增长而明显增高，如不及时治疗，可致盲。

本案例应用中西医结合的综合方法积极治疗，在初发期，可延缓病情发展；当白内障明显影响视力时，通过手术治疗一般能够复明。

思路 2　本案例的预防调护包括：①年龄相关性白内障未成熟时，在用药物治疗的同时，除应经常观察视力变化外，特别要注意眼压的变化，因为肿胀的晶状体可导致青光眼的发作。②随着晶状体混浊的改变，眼的屈光和视力也会发生相应的变化，所以对患者配戴的眼镜应及时的调整度数。③养成良好的日常起居习惯，形成规律的饮食和大小便习惯，每日定时定量餐饮及排便，避免强烈精神刺激或过度劳累；保持身心愉快、健康；参加适当的文化娱乐活动；放松情绪与精神紧张或压力。这些对衰老的机体能保持功能与活力尤为重要。④加强适宜的身体锻炼与体育活动，使机体在健康、轻松的运动中延缓衰老。⑤避免阳光下用眼，配戴有色眼镜防护红外线、紫外线照射；避免长时间用眼，减轻眼部疲劳，放松调节。

【临证要点】

1. 圆翳内障多与年龄相关，常为单侧或双侧先后发生，注意询问患者病史。

2. 圆翳内障的患者临床上注意其混浊的部位，来判断是皮质性、核性还是后囊性混浊。

3. 对圆翳内障的患者，应用裂隙灯检查时，动作应轻柔，光线要适宜，以免造成患者眼部不舒适。对晶状体混浊程度与视力受影响程度不相符的患者，应进一步检查。对严重影响视力的患者也要注意排除其他的眼病。

4. 对与年龄相关性不大的白内障患者，要注意其他类型白内障。

5. 对圆翳内障发展到已经影响到患者工作以及生活时，需采取手术治疗，以改善患者视功能。适宜手术者需要完善术前的各项相关检查，排除手术禁忌证，做好充分的术前准备。如人工晶状体的度数测量要准确，泪道冲洗要轻柔等。

6. 熟悉白内障的手术方法。目前白内障超声乳化手术应用较为普遍，在手术过程中，连续环形撕囊及晶状体核的乳化是最为关键的步骤。

7. 白内障手术后，术后护理尤为重要，关系到患者视力改善的情况，手术后需定期复查。

圆翳内障
（皮质）
ER-7-6-1

圆翳内障
（后囊）
ER-7-6-2

圆翳内障
（核性）
ER-7-6-3

胎患内障
ER-7-6-4

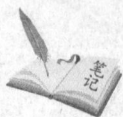

【诊疗流程】

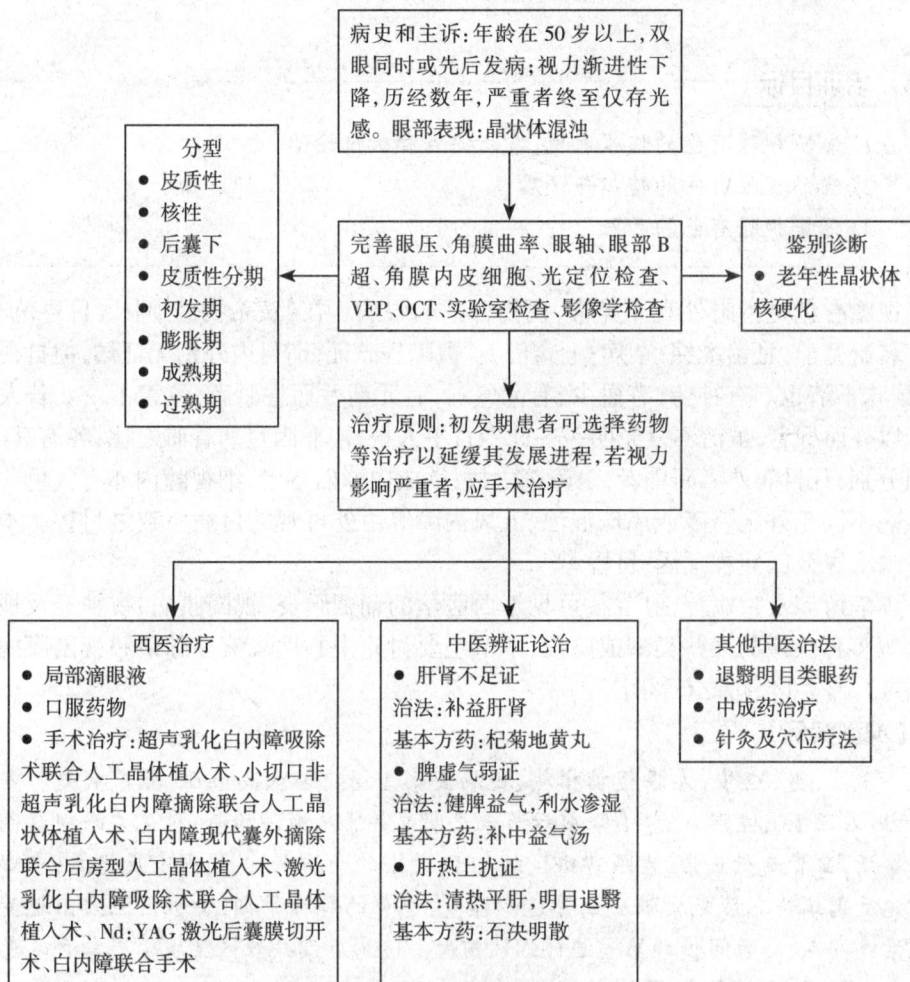

病史和主诉:年龄在 50 岁以上,双眼同时或先后发病;视力渐进性下降,历经数年,严重者终至仅存光感。眼部表现:晶状体混浊

分型
- 皮质性
- 核性
- 后囊下
- 皮质性分期
- 初发期
- 膨胀期
- 成熟期
- 过熟期

完善眼压、角膜曲率、眼轴、眼部 B 超、角膜内皮细胞、光定位检查、VEP、OCT、实验室检查、影像学检查

鉴别诊断
- 老年性晶状体核硬化

治疗原则:初发期患者可选择药物等治疗以延缓其发展进程,若视力影响严重者,应手术治疗

西医治疗
- 局部滴眼液
- 口服药物
- 手术治疗:超声乳化白内障吸除术联合人工晶体植入术、小切口非超声乳化白内障摘除联合人工晶状体植入术、白内障现代囊外摘除联合后房型人工晶体植入术、激光乳化白内障吸除术联合人工晶体植入术、Nd:YAG 激光后囊膜切开术、白内障联合手术

中医辨证论治
- 肝肾不足证
治法:补益肝肾
基本方药:杞菊地黄丸
- 脾虚气弱证
治法:健脾益气,利水渗湿
基本方药:补中益气汤
- 肝热上扰证
治法:清热平肝,明目退翳
基本方药:石决明散

其他中医治法
- 退翳明目类眼药
- 中成药治疗
- 针灸及穴位疗法

(杨迎新)

【复习思考题】

1. 圆翳内障的诊断要点是什么?
2. 圆翳内障的分期有哪些?
3. 圆翳内障该如何进行辨证论治?
4. 圆翳内障的西医治疗方法有哪些?

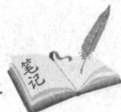

第七节　视瞻有色

1. 掌握视瞻有色的临床表现、诊断要点和辨证论治。
2. 熟悉视瞻有色的转归与预后。
3. 了解视瞻有色的西医治疗。

视瞻有色是指眼外观无异常,视物昏蒙的眼病。在《黄帝内经》中属目昏范畴,该病名始见于《证治准绳·杂病·七窍门》:"视瞻昏眇证,谓目内外别无证候,但自视昏渺,蒙昧不清也。有神劳,有血少,有元气弱,有元精亏而昏渺者,致害不一。若人年五十以外而昏者,虽治不复光明……此专言平人视昏,非因目病昏渺之比,各有其因,又当分别,凡目病外障而昏者,由障遮之故;欲成内障而昏者,细视瞳内亦有气色",指出该病不同于外眼翳障或晶珠混浊、五风内障等由外可观的目病所致之目昏。本病又称瞻视昏渺(《审视瑶函·目昏》)。

本病所涉及疾病范围广泛,可见于西医学的葡萄膜炎、视网膜病、视神经及视路疾病等多种疾病的某些类型或阶段,本节主要讨论中心性浆液性脉络膜视网膜病变(图7-13、图7-14,见文末彩图)。

【典型案例】

李某,男,32岁,左眼视物模糊、视物变形1周。否认高血压、糖尿病史。查视力:右眼1.0,左眼0.6。右眼前后节未见明显异常。散瞳检查:可见左眼视盘色正界清,血管走行正常,左眼黄斑区约2PD大小的盘状水肿,周围有反光晕,中心凹光反射消失。荧光素眼底血管造影检查:造影的静脉早期,黄斑区上方出现荧光素渗漏点,随时间推移呈墨迹样弥散扩大。造影后期病灶区呈现荧光积存。患者食少便溏,少气乏力;舌淡苔白,脉濡细。

问题一　本患者初步考虑诊断为何病? 其诊断依据是什么? 应该与哪些疾病进行鉴别?

思路1　根据患者性别年龄和发病主诉特征,本病例考虑诊断为左眼视瞻有色(中心性浆液性脉络膜视网膜病变),其诊断依据如下:

(1) 患者为青壮年男性,左眼视物模糊、视物变形。

(2) 视力:左眼0.6,视物模糊、视物变形。

(3) 检眼镜下见可见左眼黄斑区可见约2PD大小的盘状水肿,中心凹光反射消失。

(4) 荧光素眼底血管造影检查:黄斑区呈墨迹样弥散渗漏,后期病灶区呈现荧光积存。

思路2　应与视瞻昏渺、黄斑囊样水肿、特发性脉络膜新生血管(CNV)相鉴别。

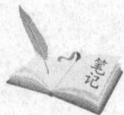

知识点 1

鉴 别 要 点

(1) 与视瞻昏渺相鉴别:视瞻昏渺多见于50岁以上中老年,黄斑区可见出血、水肿、机化物或玻璃膜疣样改变,可见玻璃膜疣或有视网膜下新生血管,荧光眼底血管造影(FFA)和OCT检查有助于鉴别诊断。

(2) 与黄斑囊样水肿相鉴别:黄斑囊样水肿常为其他病变的并发症,常见于RVO、葡萄膜炎及各种内眼手术后等病变。OCT检查可见蜂窝状外观,中心凹消失;FFA检查可见花瓣状的强荧光。

(3) 与特发性CNV鉴别:本病需要与特发性CNV鉴别,本病的神经上皮脱离隆起比较局限,可以合并浆液性色素上皮脱离。一般来说本病没有出血样改变,如果出现视网膜下出血,应该考虑其他疾病,FFA、ICG和OCT检查有助于鉴别诊断。

问题二 本案例中医证型是什么? 中医如何治疗?

思路 1 该患者视物模糊,黄斑区有2PD大小的盘状水肿,周围有反光晕,中心凹光反射消失。全身见食少便溏、少气乏力,舌淡苔白,脉濡细。故本案例辨证为脾虚湿泛证。

治法:益气健脾,利水渗湿。

方药:用参苓白术散加减。党参、白术、茯苓、薏苡仁、山药、白扁豆、陈皮、砂仁,水肿明显者酌加泽兰、牛膝、车前子消肿行滞;脾阳虚衰较甚,舌苔白滑,脉象沉细者,酌加干姜、桂枝温阳散寒、行气化水。

思路 2 本患者还可施行的其他中医治疗:

(1) 中成药治疗可选用参苓白术丸或五苓散。

(2) 针刺治疗:选穴瞳子髎、攒竹、球后、睛明、合谷、足三里、肝俞、脾俞、肾俞等。据辨证分型每次眼局部选2穴,远端选1穴,背俞1~2穴。

知识点 2

本病的病因病机

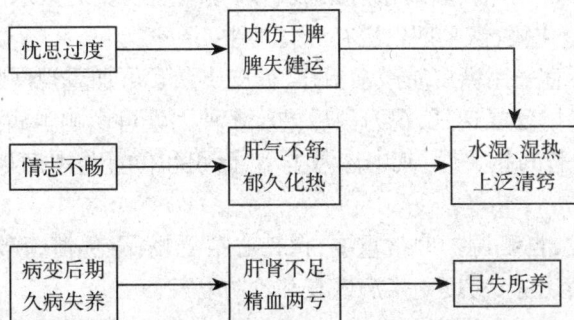

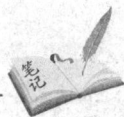

忧思过度	→	内伤于脾脾失健运	
情志不畅	→	肝气不舒郁久化热	→ 水湿、湿热上泛清窍
病变后期久病失养	→	肝肾不足精血两亏	→ 目失所养

知识点 3

本病的中医辨证治疗

	脾虚湿泛证	肝经郁热证	肝肾亏虚证
辨证要点	视力下降,或眼前暗影,或视大为小,或视物变形;黄斑区水肿、渗出等;全身症状不明显,或兼见胸闷,脘腹痞满、纳呆口苦或口干	视力下降,或眼前暗影,或视大为小,或视物变形;黄斑区水肿、渗出等;全身见情志不畅或精神紧张,胸胁胀满、失眠烦躁,口苦咽干	病久,黄斑区色素沉着、渗出日久难消。全身症状不明显,或兼见头晕耳鸣,失眠多梦,腰膝酸软
舌脉	舌淡苔白,脉濡滑	舌红苔薄,脉弦细	舌红少苔,脉细或沉细
治法	益气健脾,利水渗湿	疏肝泄热,行气活血	补益肝肾,软坚散结
方药	参苓白术散加减	丹栀逍遥散加减	加减驻景丸加减

问题三　本案例可实施的西医学治疗有哪些?

本案例可采用激光光凝治疗,激光光凝治疗适用于 3 个月以上持续浆液性脱离,如果渗漏点位于视盘-黄斑纤维束外,离中心凹 500μm 以外者。也可采用光动力治疗,可以缩短病程,但其治疗费用比较昂贵。

问题四　本案例的转归与预后如何? 怎样预防调护?

思路 1　本案例有自限性,易复发,反复发作可能引起视力不可逆性损害。慢性中心性浆液性脉络膜视网膜病变病情反复迁延,视力预后差。多种因素可影响本病预后,FFA 诊断类型与本病预后有显著的相关性,其中渗漏类型、面积和位置与本病预后不良呈线性相关。

思路 2　预防与调护措施包括:①注意保持心情舒畅,避免情绪激动和精神过度紧张,避免熬夜及过度劳累;②忌食辛辣炙煿、戒烟慎酒。

【临证要点】

1. 本病有一定的自限性,一般 3~6 个月或能自行痊愈,但部分患者经久不愈,视力下降明显,应积极治疗。

2. 黄斑病变与脾的运化功能密切相关,脾失健运,则水湿停聚,气机阻塞,痰浊内生,而致黄斑区视网膜下液、黄斑水肿形成。病变早期以黄斑区水肿为主,治法为健脾利水;渗出期软坚化痰;恢复期以滋补肝肾为主。

3. 视瞻有色不宜采用糖皮质激素治疗,糖皮质激素可加重视网膜色素上皮损害。

4. 本病如果病情反复迁延,视力预后差。多种因素可影响本病预后,FFA 诊断类型与本病预后有显著的相关性,其中渗漏类型、面积和位置与本病预后不良呈线性相关关系。

5. 本病可复发,自我调护非常重要,保持心情舒畅,避免情绪激动和精神过度紧张,避免熬夜及过度劳累,有助于疾病恢复和预防复发。

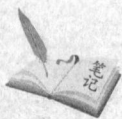

【诊疗流程】

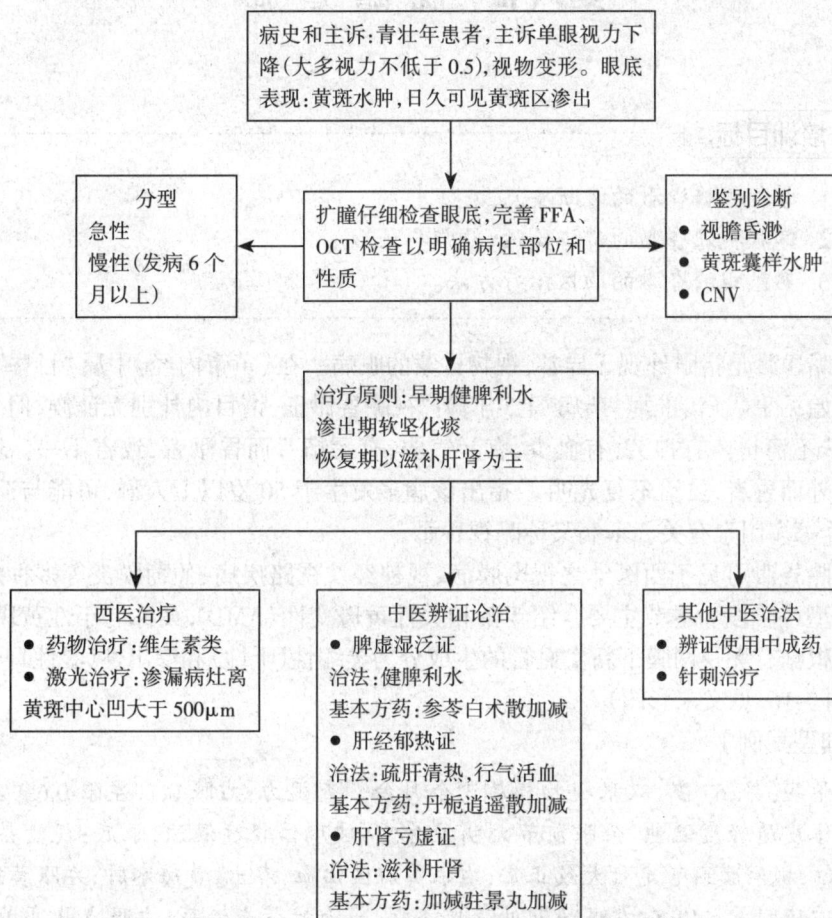

病史和主诉:青壮年患者,主诉单眼视力下降(大多视力不低于0.5),视物变形。眼底表现:黄斑水肿,日久可见黄斑区渗出

分型
急性
慢性(发病6个月以上)

扩瞳仔细检查眼底,完善FFA、OCT检查以明确病灶部位和性质

鉴别诊断
● 视瞻昏渺
● 黄斑囊样水肿
● CNV

治疗原则:早期健脾利水
渗出期软坚化痰
恢复期以滋补肝肾为主

西医治疗
● 药物治疗:维生素类
● 激光治疗:渗漏病灶离黄斑中心凹大于500μm

中医辨证论治
● 脾虚湿泛证
治法:健脾利水
基本方药:参苓白术散加减
● 肝经郁热证
治法:疏肝清热,行气活血
基本方药:丹栀逍遥散加减
● 肝肾亏虚证
治法:滋补肝肾
基本方药:加减驻景丸加减

其他中医治法
● 辨证使用中成药
● 针刺治疗

(周　剑)

【复习思考题】

1. 视瞻有色的临床表现是什么?
2. 视瞻有色的诊断要点是什么?
3. 视瞻有色该如何进行辨证论治?
4. 试述视瞻有色的概念、眼底特征及荧光素眼底血管造影和OCT特征。
5. 如何鉴别视瞻昏渺与视瞻有色?

视瞻有色
古医籍

扫一扫
测一测

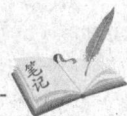

第八节　视瞻昏渺

1. 掌握视瞻昏渺的诊断要点。
2. 掌握视瞻昏渺的辨证论治、转归与预后。
3. 熟悉视瞻昏渺的西医治疗方法。

视瞻昏渺是指眼外观无异常,视物昏蒙的眼病。在《黄帝内经》中属"目昏"范畴,该病名始见于《证治准绳·杂病·七窍门》:"视瞻昏渺证,谓目内外别无证候,但自视昏渺,蒙昧不清也。有神劳,有血少,有元气弱,有元精亏而昏渺者,致害不一。若人年五十以外而昏者,虽治不复光明。"指出该病多发生于 50 岁以上人群,可能与遗传、代谢、营养等多因素有关。本病又称瞻视昏渺。

视瞻昏渺可见于西医学之视网膜病、视神经及视路疾病、葡萄膜炎等多种疾病的某些类型或阶段。本节主要介绍年龄相关性黄斑变性(AMD),又称老年性黄斑变性,西医学根据有无视网膜下新生血管的生成分为萎缩性(干性)和渗出性(湿性)两类(图 7-15、图 7-16,见文末彩图)。

【典型案例】

乔某,男,67 岁,双眼视物模糊 1 个月余。查视力:右眼 0.1,左眼 0.6。双眼晶状体皮质轻度混浊,余眼前节无明显异常,玻璃体轻度混浊,眼底:视盘界清、色淡红,视网膜血管走行大致正常,右眼黄斑区出血、渗出,黄斑水肿;左眼黄斑区可见玻璃膜疣。FFA:右眼早期见荧光渗漏,出血性荧光遮蔽;左眼点状高荧光。OCT:右眼脉络膜新生血管、黄斑水肿;左眼玻璃膜疣。伴有口干、头晕耳鸣、腰膝酸软、失眠多梦;舌红少苔,脉细数。

问题一　本患者初步考虑诊断为何病? 其诊断依据是什么? 应该与哪些疾病进行鉴别?

思路 1　本患者初步诊断为双眼视瞻昏渺(年龄相关性黄斑变性),其诊断依据如下:

(1) 双眼视物模糊。

(2) 检眼镜下见右眼黄斑区出血、渗出,黄斑水肿;左眼黄斑区可见玻璃膜疣。

(3) FFA:右眼早期见荧光渗漏,出血性荧光遮蔽;左眼点状高荧光。OCT:右眼脉络膜新生血管、黄斑水肿;左眼玻璃膜疣。

思路 2　应与中心性浆液性视网膜脉络膜病变、特发性息肉样脉络膜血管病变相鉴别。

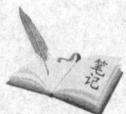

知识点 1

鉴 别 要 点

（1）与中心性浆液性视网膜脉络膜病变相鉴别：中心性浆液性视网膜脉络膜病变多见于中青年，自觉视物变暗，或视大为小，或视直为曲，无脉络膜新生血管，无玻璃膜疣，神经上皮层浆液性脱离，和/或伴有色素上皮脱离。

（2）与特发性息肉样脉络膜血管病变相鉴别：特发性息肉样脉络膜血管病变多见于中老年，也可见于年轻人，较少见玻璃膜疣，常见出血性色素上皮层脱离，可见橘红色病灶区，吲哚菁绿脉络膜血管造影可鉴别。

问题二 本案例中医证型是什么？中医如何治疗？

思路 1 该患者眼外观端好，视力缓慢下降；黄斑区可见出血、渗出、玻璃膜疣；口干、头晕耳鸣、腰膝酸软、失眠多梦；舌红少苔，脉细数。本病例辨证为肝肾亏虚证。

治法：滋养肝肾，行瘀消滞。方药：用加减驻景丸加减。车前子、熟地黄、当归、楮实子、川椒、五味子、枸杞子、菟丝子。玻璃膜疣较多者，酌加陈皮、竹茹、半夏祛痰化湿；出血新旧杂陈者，加生蒲黄、生三七粉、藕节、山楂、桃仁活血止血、消滞散结；渗出明显者，酌加浙贝母、昆布、海藻软坚散结；水肿明显者，酌加泽兰、茯苓利水消肿。

思路 2 本患者还可施行的其他中医治疗：

（1）中成药治疗：可选用六味地黄丸、杞菊地黄丸、障眼明片、石斛夜光丸，适用于本案例肝肾亏虚证。若为肝肾阴虚，虚火上炎证，可选用知柏地黄丸。

（2）针灸治疗：常用穴位有睛明、承泣、球后、瞳子髎、丝竹空、攒竹、四白、阳白、翳明、风池、百会、合谷、肝俞、肾俞、脾俞、足三里、光明、三阴交等。每次取眼周穴位 1~2 个，肢体穴位 1~2 个。

知识点 2

本病的病因病机

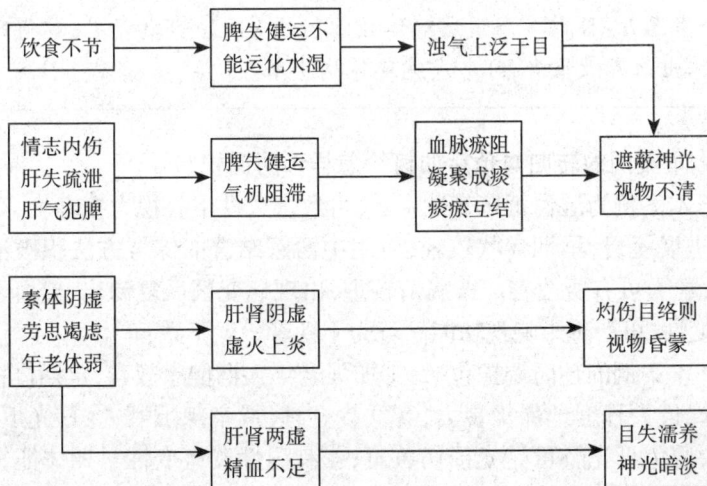

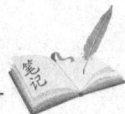

饮食不节	→	脾失健运不能运化水湿	→	浊气上泛于目		
情志内伤 肝失疏泄 肝气犯脾	→	脾失健运气机阻滞	→	血脉瘀阻凝聚成痰痰瘀互结	→	遮蔽神光视物不清
素体阴虚 劳思竭虑 年老体弱	→	肝肾阴虚虚火上炎	→	灼伤目络则视物昏蒙		
		肝肾两虚精血不足	→	目失濡养神光暗淡		

知识点 3

本病的中医辨证治疗

	肝肾亏虚证	痰湿蕴结证	络伤出血证	脾肾亏虚证
辨证要点	眼外观端好,视力缓慢下降;黄斑区可见出血、渗出、玻璃膜疣;口干、头晕耳鸣、腰膝酸软、失眠多梦	无明显视觉异常,或视力轻度下降,或轻度视物变形,后极部视网膜多个玻璃膜疣,黄斑区色素脱失或椒盐状色素沉着;全身可伴胸膈胀满,眩晕心悸,肢体乏力	视力骤降,或眼前有黑影遮挡,或视物变形,后极部视网膜有稍秽浊的灰白色视网膜下新生血管膜,其周围深层或浅层新鲜出血,或网膜前大量出血,甚至进入玻璃体,后极部水肿、渗出;可伴口干咽燥,失眠多梦	视力中轻度下降,或视物变形,后极部视网膜多个玻璃膜疣,黄斑区色素脱失或色素沉着;伴食少便溏,少气乏力,畏寒肢冷,小便清长
舌脉	舌红少苔,脉细数	舌苔白腻或黄腻,脉沉滑或弦滑	舌红少苔,脉细数	舌淡苔白,脉细弱
治法	滋养肝肾 行瘀消滞	燥湿化痰 软坚散结	滋阴止血或 凉血止血	健脾益气 补肾助阳
方药	加减驻景丸 加减	温胆汤加减	生蒲黄汤加减	右归丸合补中益气汤加减

问题三　本案例可施行的西医治疗有哪些?

本案例可施行玻璃体腔注射抗血管内皮生长因子(VEGF)药物治疗。

知识点 4

本病的西医治疗方法

(1) 药物治疗:补充微量元素及维生素、β-胡萝卜素、叶黄素等。

(2) 激光治疗:光动力疗法及经瞳孔温热疗法,适用于脉络膜新生血管。

(3) 手术治疗:目前多采用玻璃体腔注射抗 VEGF 药物治疗,取得较好疗效。反复玻璃体出血不吸收者,可考虑玻璃体切除术。

问题四　本案例的转归与预后如何? 怎样预防调护?

思路 1　本案例为湿性黄斑变性患者,可致永久性中心视力损害。

但大多进展缓慢,早期症状较轻,应用中西医结合的综合方法积极治疗,可延缓病情的发展,视力可有所改善。若病情较重,出现病变区反复渗出、出血、瘢痕、机化,为湿性黄斑变性,可严重影响视功能。若为干性者一般不致盲。

思路 2　本案例的预防调护包括:①加强老年人群健康教育,定期体检,以早期发现,早期治疗,最大程度地保护视力;②饮食合理,戒辛辣烟酒;③日光下、雪地、水面应戴太阳镜,避免日光及可见光损伤黄斑;④有湿性黄斑变性早期体征,或单眼发病者,应严格监测双眼,可予 Amsler 表定期自检,一旦出现黑线弯曲、变形或消失,应及

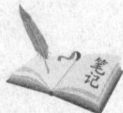

时就诊。

【临证要点】

1. 充分散瞳眼底检查,重点检查黄斑部,发现眼底特征性的病变,早期发现,早期干预,最大程度地保护视功能。

2. 进一步明确病情,需做 OCT、FFA、ICGA 等检查,以明确病变的部位和性质。

3. 老年体衰、肝肾亏虚是本病发病的主要病机,治法以滋补肝肾为主。

4. 抗 VEGF 是目前治疗本病的有效方法。

【诊疗流程】

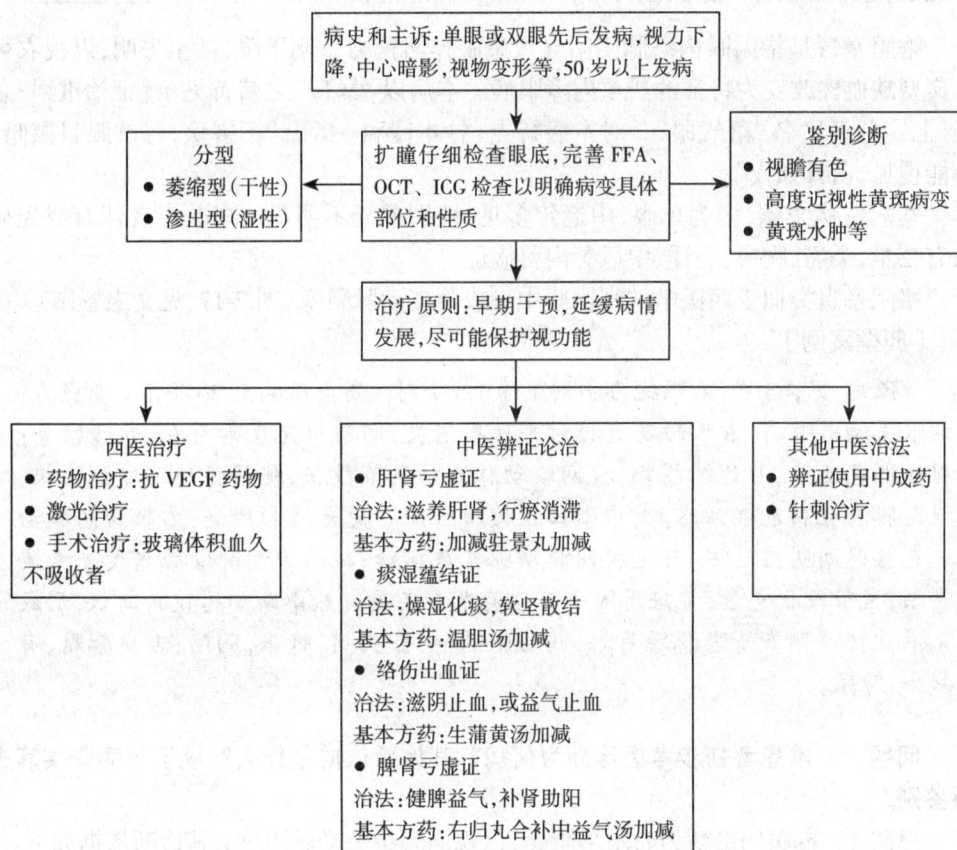

病史和主诉:单眼或双眼先后发病,视力下降,中心暗影,视物变形等,50 岁以上发病

分型
- 萎缩型(干性)
- 渗出型(湿性)

扩瞳仔细检查眼底,完善 FFA、OCT、ICG 检查以明确病变具体部位和性质

鉴别诊断
- 视瞻有色
- 高度近视性黄斑病变
- 黄斑水肿等

治疗原则:早期干预,延缓病情发展,尽可能保护视功能

西医治疗
- 药物治疗:抗 VEGF 药物
- 激光治疗
- 手术治疗:玻璃体积血久不吸收者

中医辨证论治
- 肝肾亏虚证
治法:滋养肝肾,行瘀消滞
基本方药:加减驻景丸加减
- 痰湿蕴结证
治法:燥湿化痰,软坚散结
基本方药:温胆汤加减
- 络伤出血证
治法:滋阴止血,或益气止血
基本方药:生蒲黄汤加减
- 脾肾亏虚证
治法:健脾益气,补肾助阳
基本方药:右归丸合补中益气汤加减

其他中医治法
- 辨证使用中成药
- 针刺治疗

(周　剑)

【复习思考题】

1. 视瞻昏渺的诊断要点是什么?

2. 视瞻昏渺该如何进行辨证论治?

3. 视瞻昏渺的西医治疗方法有哪些?

4. 试述视瞻昏渺的概念、视觉症状、眼底特征及荧光素眼底血管造影、吲哚菁绿脉络膜血管造影和 OCT 特征。

5. 如何鉴别视瞻昏渺与视瞻有色?

视瞻昏渺
古医籍

扫一扫
测一测

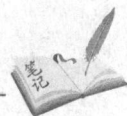

PPT 课件

第九节　络 阻 暴 盲

📖 培训目标

1. 掌握络阻暴盲的临床表现、诊断要点、中西医治疗。
2. 熟悉络阻暴盲的抢救方法。
3. 熟悉络阻暴盲的转归与预后。

络阻暴盲是指因眼内络脉闭阻导致患眼猝然视力急剧下降,甚至失明,以视衣可见典型缺血性改变为特征的严重内障眼病。本病以"暴盲"之名首见于《证治准绳·杂病·七窍门》,又名"落气眼"。对本病特点《抄本眼科》指出"不害疾,忽然眼目黑暗,不能视见,白日如夜"。

本病发病急骤,多为单眼,中老年多见,性别差异不明显。多数患者伴有或先后兼有眩晕、头痛、胸痹、心悸、中风等内科病证。

络阻暴盲类似于西医学的视网膜中央或分支动脉阻塞(图 7-17,见文末彩图)。

【典型案例】

张某,男,65 岁,右眼视力急剧下降 1.5 小时。高血压病史 20 年余。查视力:右眼手动 / 眼前,右眼瞳孔直接对光反射消失,间接对光反射存在,散瞳检查:视盘颜色变淡,且边缘模糊,视网膜动脉血柱呈节段状,视网膜动脉细如线状,视网膜有乳白色混浊水肿,中心凹呈樱桃红斑。荧光造影检查:右眼视网膜动脉充盈时间明显延迟,可见视网膜动脉充盈前锋;视网膜动脉管腔内荧光素流变细,呈节段状充盈,黄斑周围小动脉荧光素充盈突然中断如树枝折断状,形成无灌注区。伴有情志急躁易怒,胸胁胀满,头昏头痛,眼胀,胸闷;舌质紫黯、有瘀斑,脉弦。

问题一　本患者初步考虑诊断为何病? 其诊断依据是什么? 应该与哪些疾病进行鉴别?

思路 1　本病例诊断为右眼络阻暴盲(视网膜中央动脉阻塞),其诊断依据如下:

(1) 患者老年男性,有高血压病史,右眼视力急剧下降 1.5 小时。

(2) 检眼镜下见右眼视盘颜色变淡,且边缘模糊,视网膜动脉血柱呈节段状,视网膜动脉细如线状,视网膜有乳白色混浊水肿,中心凹呈樱桃红斑。

(3) 荧光素眼底血管造影检查:视网膜动脉充盈时间明显延迟,可见视网膜动脉充盈前锋。视网膜动脉管腔内荧光素流变细,可呈节段状(称为车厢分割)或搏动性充盈,形成无灌注区(图 7-18,见文末彩图)。

思路 2　应与急性视神经炎、眼动脉阻塞相鉴别。

络阻暴盲
眼底图

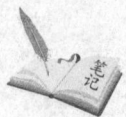

笔记

知识点 1

鉴 别 要 点

(1) 与急性视神经炎相鉴别:急性视神经炎视力急剧下降,伴眼部深部疼痛或眼球转动痛,患者瞳孔常散大,直接光反射迟钝或消失,眼底可见视盘充血、水肿,黄斑区无樱桃红。视野检查可有中心暗点或视野向心性缩小。视觉诱发电位可表现为 P100 潜伏期延长、振幅降低。

(2) 与眼动脉阻塞相鉴别:眼动脉阻塞为视网膜中央动脉和供应脉络膜的睫状动脉同时阻塞,因此视力损害更严重,常为无光感。由于眼动脉阻塞致视网膜内层和外层均无血液供应,故视网膜乳白色水肿和混浊更为严重。脉络膜血流受阻,多数眼底检查黄斑区无樱桃红。

问题二 本案例中医证型是什么? 中医如何治疗?

思路 1 该患者眼外观端好,骤然盲无所见;眼底可见视盘颜色变淡,且边缘模糊,视网膜动脉血柱呈节段状,视网膜动脉细如线状,视网膜有乳白色混浊水肿,中心凹呈樱桃红斑。伴情志急躁易怒,胸胁胀满,头昏头痛,眼胀,胸闷;舌质紫黯、有瘀斑,脉弦均为气滞血瘀之候。故本案例的中医证型为气滞血瘀证。

治法:理气活血通窍。

方药:方以通窍活血汤加减。麝香、赤芍、川芎、桃仁、红枣、红花、老葱、鲜姜。视网膜水肿者酌加泽兰、车前子利水消肿,活血化瘀。

思路 2 本患者还可施行的其他中医治疗:

(1) 中成药治疗:葛根素注射液、丹参注射液静脉滴注,复方丹参滴丸舌下含服等活血化瘀。

(2) 针灸治疗:①体针:眼周穴位取睛明、球后、瞳子髎、承泣、攒竹、太阳等;远端穴位取风池、合谷、内关、太冲、翳风、光明。每天选眼周穴位 2 个,远端穴位 2 个,轮流使用,留针 15 分钟,强刺激则不留针,每天 1 次,10 次为 1 个疗程。②耳针:取肝、胆、脾、肾、心、耳尖、目 1、目 2、眼、脑干、神门等穴,针刺与压丸相结合,2 日 1 次。③头针:取视区,每日或隔日 1 次,10 次为 1 个疗程。④穴位注射:葛根素注射液球后注射。⑤穴位放血:取耳尖、耳背小静脉,刺放少许血液。

(3) 离子导入:毛冬青煎剂或复方丹参注射液做电离子导入。

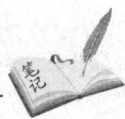

知识点 2

本病的病因病机

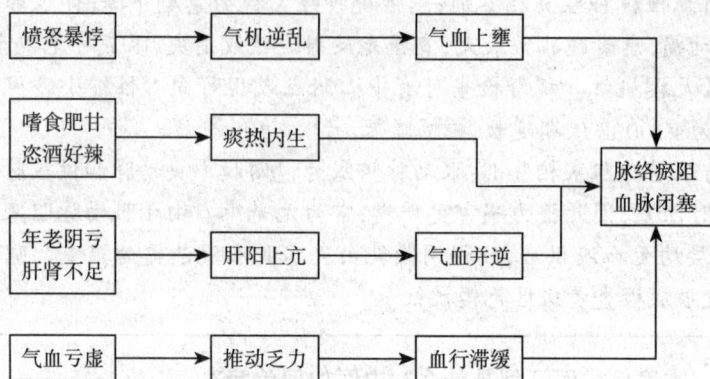

```
愤怒暴悖 ──→ 气机逆乱 ──→ 气血上壅 ──┐
                                      │
嗜食肥甘        痰热内生 ──────────────┤
恣酒好辣                               ├──→ 脉络瘀阻
                                      │     血脉闭塞
年老阴亏        肝阳上亢 ──→ 气血并逆 ─┤
肝肾不足                               │
                                      │
气血亏虚 ──→ 推动乏力 ──→ 血行滞缓 ───┘
```

知识点 3

本病的中医辨证治疗

	气滞血瘀证	痰热上壅证	肝阳上亢证	气虚血瘀证
辨证要点	眼外观端好,骤然盲无所见;视盘颜色变淡,且边缘模糊,视网膜动脉血柱呈节段状,视网膜动脉细如线状,视网膜有乳白色混浊水肿,中心凹呈樱桃红斑。情志急躁易怒,胸胁胀满,头昏头痛,眼胀,胸闷	视力急剧下降;视盘颜色变淡,且边缘模糊,视网膜动脉血柱呈节段状,视网膜动脉细如线状,视网膜有乳白色混浊水肿,中心凹呈樱桃红斑。形体多较胖,头眩而重,胸闷烦躁,食少恶心,痰稠口苦	视力急剧下降;视盘颜色变淡,且边缘模糊,视网膜动脉血柱呈节段状,视网膜动脉细如线状,视网膜有乳白色混浊水肿,中心凹呈樱桃红斑。头痛眼胀或眩晕时作,急躁易怒,面赤烘热,心悸健忘,失眠多梦,口苦	视物昏蒙,动脉细而色淡红或呈白色线条状,视网膜水肿色白,视盘色淡;素体虚弱,或伴短气乏力,面色萎黄,倦怠懒言
舌脉	舌质紫黯、有瘀斑脉弦	舌苔黄腻脉弦滑	舌红苔黄脉弦细或数	舌淡有瘀斑脉涩或结代
治法	理气活血通窍	涤痰通络活血开窍	滋阴潜阳活血通络	补气养血化瘀通脉
方药	通窍活血汤加减	涤痰汤加减	镇肝熄风汤加减	补阳还五汤加减

问题三　本案例可施行的西医治疗有哪些?

　　本案例可施行的西医治疗有:①舌下含服硝酸甘油 1~2 片;②前房穿刺,放液 0.1~0.4ml。③口服醋甲唑胺 25mg,每日 3 次。④吸氧:吸入 95% 的氧气和 5% 二氧化碳混合气体,每小时 1 次,每次 10 分钟。

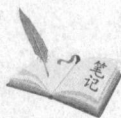

知识点 4

本病的西医治疗方法

(1) 血管扩张剂:①吸入亚硝酸异戊酯或舌下含服硝酸甘油;②口服烟酸;③妥拉唑林球后注射。

(2) 纤溶制剂:①眶上动脉注射纤维溶解剂,或动脉介入灌注治疗;②可口服胰激肽释放酶片。

(3) 降低眼压:①按摩眼球,至少 15 分钟;或 24 小时内做前房穿刺,放液 0.1~0.4ml;②口服醋甲唑胺。

(4) 吸氧:吸入 95% 的氧气和 5% 二氧化碳混合气体,每小时 1 次,每次 10 分钟。该病发生后 8 小时内可考虑高压氧治疗。

(5) 病因治疗:治疗原发病,针对病因可加用抗生素、糖皮质激素治疗。

问题四 本案例的转归与预后如何?怎样预防调护?

思路 1 一旦发生视网膜动脉阻塞,其供应的视网膜急性缺血、缺氧,本案例视力骤然下降,视力受损程度因阻塞所在部位、血管大小及阻塞的程度而有差异。视网膜中央动脉阻塞,为眼科的急重症,常造成不可逆的视功能损害,应紧急抢救,争分夺秒挽救患者的视力。

本病多发于老年人,与心脑血管疾患、动脉粥样硬化、高血压、糖尿病等危险因素关系密切;青少年患者的发病多与凝血机制异常、感染、外伤及眼部异常相关。

思路 2 其预防与调护措施包括:①注意休息,避免劳累;②做好精神调护,避免情绪激动;③戒烟防冷,多食蔬菜、水果及清淡饮食,忌食肥甘油腻之品;参加力所能及的体育活动,促使血液流畅;④一旦发现视力下降,应及时到医院诊治,以免延误病情。⑤请神经内科会诊,排除可能中风的发生。

【临证要点】

1. 本病为眼科急症,必须争分夺秒及时采取抢救措施,以最大限度挽救视功能。急救方法包括吸入亚硝酸异戊酯或舌下含服硝酸甘油、妥拉唑林球后注射、按摩眼球、吸氧等。

2. 本病发病数小时以内,可行前房穿刺,降低眼内压,有助于改善眼灌注压,将栓子冲向血管远端。但前房放液一次不宜过多,以免引起脉络膜驱逐性出血。

3. 眼球按摩可反复压迫和放松,每次至少 15 分钟,可重复操作,能够改善眼血流灌注。

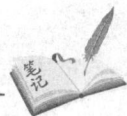

【诊疗流程】

病史和主诉:猝然视力急剧下降,少数有阵发性黑蒙史。眼底表现:视盘颜色变淡,且边缘模糊,视网膜动脉呈节段状,细如线状,视网膜有乳白色混浊水肿,中心凹呈樱桃红斑

分类
- 视网膜动脉急性阻塞
- 视网膜中央动脉慢性供血不足

扩瞳仔细检查眼底,完善 FFA、视野检查、ERG 以明确病变具体部位和程度

鉴别诊断
- 急性视神经炎
- 眼动脉阻塞

治疗原则:通为要,兼顾脏腑之虚实,辅以益气、行气

西医治疗
- 药物治疗:血管扩张剂、纤溶制剂
- 降低眼压:口服醋氮酰胺
- 前房穿刺
- 按摩眼球
- 吸氧
- 积极治疗原发病

中医辨证论治
- 气滞血瘀证
治法:理气活血通窍
基本方药:通窍活血汤加减
- 痰热上壅证
治法:涤痰通络,活血开窍
基本方药:涤痰汤加减
- 肝阳上亢证
治法:滋阴潜阳,活血通络
基本方药:镇肝熄风汤加减
- 气虚血瘀证
治法:补气养血,化瘀通脉
基本方药:补阳还五汤加减

其他中医治法
- 辨证使用中成药
- 针灸治疗
- 直流电离子导入

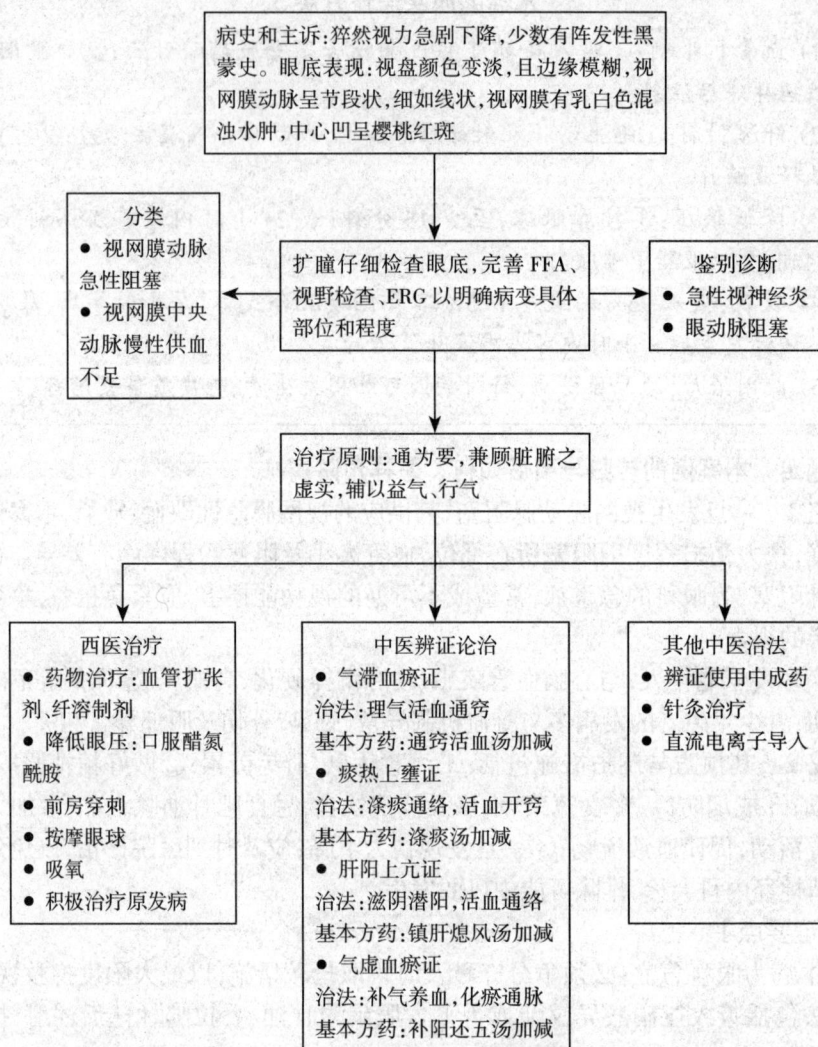

(谢立科　陈向东)

【复习思考题】

1. 络阻暴盲的诊断要点是什么?
2. 络阻暴盲如何辨证论治?
3. 络阻暴盲需和什么病相鉴别?
4. 试述络阻暴盲的抢救措施。

扫一扫
测一测

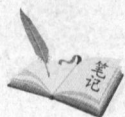

第十节 络瘀暴盲

培训目标

1. 掌握络瘀暴盲的临床表现和诊断要点。
2. 掌握络瘀暴盲的辨证论治、转归与预后。
3. 熟悉络瘀暴盲西医治疗方法。

络瘀暴盲是指因眼底脉络瘀阻,血不循经,溢于络外致视力突然下降的眼病。该病归属于"暴盲"范畴。《临床必读》和《中医诊断与鉴别诊断学》称本病为"目衄暴盲";曾庆华主编的《中医眼科学》将其归属于"络损暴盲"范畴。本病多为单眼发病,是导致中老年人视力障碍的常见瞳神疾病。

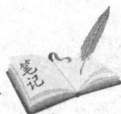

络瘀暴盲类似于西医学之视网膜中央或分支静脉阻塞,西医学认为:视网膜静脉阻塞的病因较复杂,为多因素致病,常因血管壁的改变,血液流变学的变化和血流动力学的改变,同时受眼压和眼局部病变的影响(图7-19、图7-20,见文末彩图)。

【典型案例】

患者王某,男,65岁,右眼视力急剧下降5天,有高血压病史10余年。查视力:右眼0.02,左眼1.0。散瞳检查:可见右眼视盘充血、水肿,视网膜中央静脉扩张、迂曲,隐没于出血及水肿之中,以视盘为中心视网膜火焰状出血及水肿。荧光素眼底血管造影检查:早期见视网膜静脉荧光素回流缓慢、充盈时间延长,出血区遮蔽荧光,阻塞区毛细血管扩张;造影后期见毛细血管的荧光素渗漏,静脉管壁着染。伴眼胀头痛,胸胁胀痛,情志抑郁,食少嗳气;舌红有瘀斑,苔薄白,脉弦。

问题一 本患者初步考虑诊断为何病?其诊断依据是什么?应该与哪些疾病进行鉴别?

思路1 该患者单眼视力急剧下降,有高血压病史10余年,结合眼底表现,诊断为右眼络瘀暴盲(视网膜中央静脉阻塞),其诊断依据为:

(1) 有高血压病史,右眼视力急剧下降。

(2) 检眼镜下见右眼视盘充血、水肿,视网膜静脉扩张、迂曲,隐没于出血及水肿之中,以视盘为中心视网膜火焰状出血及水肿。

(3) 荧光素眼底血管造影检查:早期见视网膜静脉荧光素回流缓慢、充盈时间延长,出血区遮蔽荧光;后期见毛细血管的荧光素渗漏。

思路2 应与消渴内障(糖尿病视网膜病变)、络损暴盲(视网膜静脉周围炎)、高血压性视网膜病变相鉴别。

知识点 1

鉴 别 要 点

(1) 与消渴内障(糖尿病视网膜病变)相鉴别:糖尿病视网膜病变有明确的糖尿病病史,可见于任何年龄,多双眼发病,后极部大量的血管瘤和硬性渗出物,毛细血管无灌注区。

(2) 与络损暴盲(视网膜静脉周围炎)相鉴别:视网膜静脉周围炎多见于青年男性,多为双眼发病,病变部位多位于视网膜周边部,静脉旁多有白鞘伴行。

(3) 与高血压性视网膜病变相鉴别:高血压性视网膜病变有明确的高血压病史或体征,多双眼发病,常见视网膜浅层出血,多位于后极部围绕视盘分布,常见棉絮状斑和黄斑部呈星芒状渗出,或可出现视网膜动脉壁反光增强、视网膜动静脉比例的改变、视网膜动静脉交叉压迫征。

问题二　本案例中医证型是什么? 中医如何治疗?

思路 1　该患者情志抑郁,肝郁气滞,日久化火,迫血妄行,血溢络外,神光遮蔽,故视力急降、眼底出血;舌红有瘀斑,苔薄白,脉弦均为气滞血瘀之候。故本案例的证型是气滞血瘀证。

治法:理气解郁,化瘀止血。

方药:血府逐瘀汤加减。桃仁、红花、当归、川芎、生地黄、赤芍、牛膝、桔梗、柴胡、枳壳、甘草,水煎服,每日 1 剂,分 2 次服。若眼底出血较多,血色紫黯者,加生蒲黄、茜草、三七以化瘀止血;若视盘充血水肿,视网膜水肿明显者,为血不利化为水,宜加泽兰、益母草、车前子以活血利水。

思路 2　本患者还可施行的其他中医治疗:

(1) 中成药治疗:根据临床证型选用可活血化瘀类中成药口服或静脉滴注。

(2) 直流电离子导入:选用丹参或川芎嗪注射液进行眼局部电离子导入,每日 1 次,10 次为 1 个疗程。

知识点 2

本病的病因病机

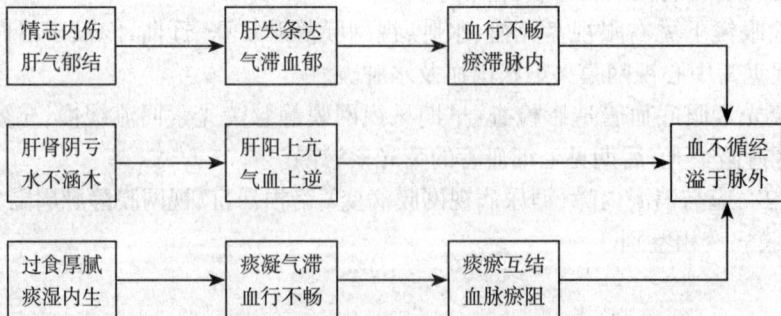

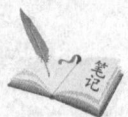

```
情志内伤        肝失条达        血行不畅
肝气郁结   →    气滞血郁   →    瘀滞脉内    ┐
                                            │
肝肾阴亏        肝阳上亢                     ├→  血不循经
水不涵木   →    气血上逆   ──────────────→      溢于脉外
                                            │
过食厚腻        痰凝气滞        痰瘀互结     │
痰湿内生   →    血行不畅   →    血脉瘀阻    ┘
```

知识点 3

本病的中医辨证治疗

	气滞血瘀证	阴虚阳亢证	痰瘀互结证
辨证要点	眼外观端好,视力急降,眼底表现符合本病特征;可伴见眼胀头痛,胸胁胀痛,或情志抑郁,食少嗳气	眼外观端好,视力急降,眼底表现符合本病特征;兼见头晕耳鸣,面热潮红,头重脚轻,失眠多梦,烦躁易怒,腰膝酸软	眼症同前,或是病程较长,眼底水肿渗出明显,或有黄斑囊样水肿;形体肥胖,兼见头重眩晕,胸闷脘胀
舌脉	舌红有瘀斑,苔薄白,脉弦或涩	舌红少苔,脉弦细	舌苔腻或舌有瘀点,脉弦或滑
治法	理气解郁,化瘀止血	滋阴潜阳	化痰除湿,活血通络
方药	血府逐瘀汤加减	镇肝熄风汤加减	桃红四物汤加减

问题三　本案例可施行的西医治疗有哪些?

(1) 球后注射糖皮质激素,玻璃体腔注射抗新生血管药物。

(2) 全视网膜激光光凝。

知识点 4

本病的西医治疗方法

(1) 药物治疗:原发病治疗;如有血管炎症,可结合糖皮质激素治疗;缺血型或新生血管形成或合并黄斑水肿者,可予以玻璃体腔注射抗新生血管药物。

(2) 视网膜激光光凝:视网膜激光光凝可减少视网膜水肿,促进出血吸收,预防新生血管的发生。

(3) 手术治疗:如玻璃体积血经积极治疗 3~6 个月仍不能吸收,或经 B 型超声检查有机化膜形成甚或有视网膜脱离者,应考虑行玻璃体切除术。

问题四　本案例的转归与预后如何? 怎样预防调护?

思路 1　视网膜静脉阻塞是眼科致盲的急危重症,中央支静脉完全阻塞或颞上支阻塞累及黄斑部者,预后不佳。

本案例应用中西医结合的综合方法积极治疗,可挽救有用视力。若治疗不当或可出现黄斑裂孔和视网膜裂孔、视网膜脱离、新生血管形成、新生血管性青光眼、玻璃体出血、黄斑囊样水肿等多种并发症,影响视力的恢复。

思路 2　本案例的预防调护包括:①出血期间应适当休息,减少活动,取半坐卧位;②饮食宜低盐、低脂肪、低胆固醇,以清淡、容易消化的饮食为主。忌辛辣煎炸之物及肥甘厚味腥发之品,戒烟慎酒;③本病有可能反复性出血,应坚持长期治疗和观察,当病情反复时,勿急躁、悲观,忌愤怒,心情宜舒畅,积极配合治疗。

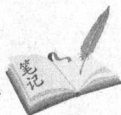

【临证要点】

1. 对可疑视网膜静脉阻塞的患者,均需扩瞳查眼底,以防漏诊。

2. 视网膜静脉阻塞患者需进一步做 FFA 检查,以明确其阻塞的类型。

3. 视网膜静脉阻塞瘀滞型、缺血型患者需及时行视网膜光凝术。

4. 中医辨证论治方法可促进视网膜静脉阻塞后出血、渗出的吸收,起到标本兼治的作用。

【诊疗流程】

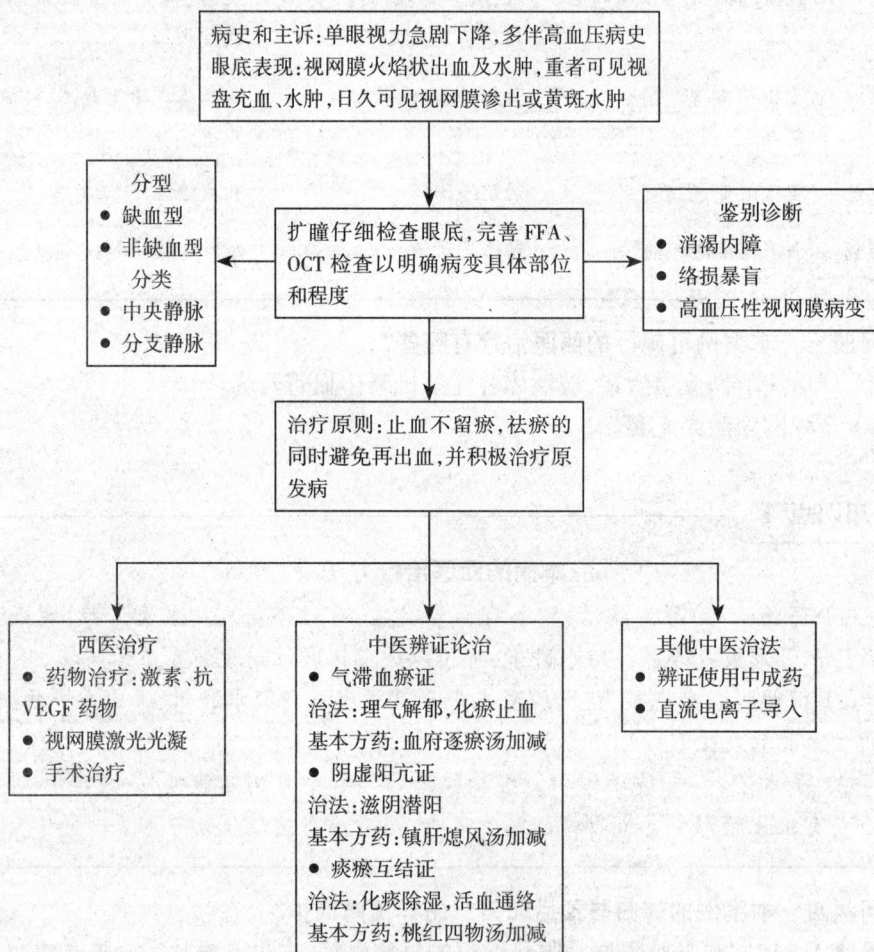

（彭清华　谢立科）

络瘀暴盲
古医籍

扫一扫
测一测

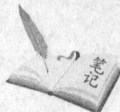

【复习思考题】

1. 络瘀暴盲须与哪些疾病进行鉴别? 要点是什么?

2. 黄斑囊样水肿的治疗方法有哪些?

第十一节 视衣脱离

PPT 课件

07章11节PPT

培训目标

1. 掌握视衣脱离的临床表现和诊断要点。
2. 熟悉视衣脱离的中西医治疗。
3. 了解视衣脱离的手术治疗和调护。

视衣脱离是视网膜神经上皮层与色素上皮层之间分离而引起视功能障碍,以自觉幕状黑影遮挡,视力骤降为主要表现的内障类眼病。在古代中医文献中并无"视衣脱离"病名的记载,根据其临床表现,可归属于"暴盲""视瞻有色""云雾移睛""神光自现"等范畴。本病的先兆症状为闪光幻觉,属"神光自现"范畴;疾病初期,周边部视网膜浅脱离,玻璃体混浊,无视力影响者,归"云雾移睛"范畴;视网膜局限性脱离,未波及黄斑区,视物模糊,属"视瞻有色"范畴;视网膜脱离部位影响至后极部者,可致骤然失明,属"暴盲"。

视网膜脱离有原发性与继发性两大类(图7-21,见文末彩图)。

【典型案例】

王某,男,58岁。左眼视力骤降伴眼前黑影遮挡2天。否认高血压、糖尿病病史。查视力:右眼1.0,左眼眼前手动。眼压:右眼14mmHg,左眼8mmHg。散瞳检查:左眼视盘正常,鼻侧网膜呈青灰色隆起,血管爬行其上,随体位变化而波动。B型超声检查:左眼玻璃体内条状回声,一端与视盘相连,另一端与周边部的眼底光带相连,光带表面光滑,与声波垂直方向为强回声。患者神疲气短,自汗,头目眩晕,腰膝酸软,纳少腹胀;舌红苔白,脉细弱。

问题一 本患者初步考虑诊断为何病? 其诊断依据是什么? 应该与哪些疾病进行鉴别?

思路1 本患者诊断为左眼视衣脱离,应充分散瞳检查是否有视网膜裂孔,如果发现有视网膜裂孔,需要尽早手术治疗。其诊断依据如下:

(1) 患者骤然视力下降,伴眼前黑影飘动。

(2) 左眼眼压低。

(3) 鼻侧网膜呈青灰色隆起,血管爬行其上,随体位变化而波动。

(4) B超检查:玻璃体内条状回声,一端与视盘相连,另一端与周边部的眼底光带相连。

思路2 一是对视网膜脱离鉴别原发性与继发性。二是与视网膜劈裂症、中心性浆液性脉络膜视网膜病变、葡萄膜渗漏综合征相鉴别。

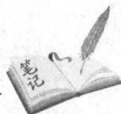

知识点 1

鉴 别 要 点

（1）视网膜脱离有原发性与继发性两大类，是否存在视网膜裂孔是原发性和继发性视网膜脱离鉴别的关键问题。原发性视网膜脱离主要为原发性孔源性视网膜脱离，继发性视网膜脱离主要分为渗出性视网膜脱离、牵拉性视网膜脱离。渗出性视网膜脱离发病与眼病和全身病有关，可见于原田病、后巩膜炎、Coats病、特发性葡萄膜渗漏综合征等。

（2）应与视网膜劈裂症相鉴别：视网膜劈裂症是视网膜感觉层的层间分离，随着视神经纤维层裂孔（内层孔）的形成，神经纤维层与外层视网膜分离，呈薄纱状。最常出现于眼底的颞下象限，一般不波及锯齿缘，双眼患病，劈裂的外层可以出现裂孔，也可以出现视网膜脱离、玻璃体积血和色素性改变。先天性视网膜劈裂症多发现于学龄儿童。有家族史，视网膜血管常伴有白鞘。

（3）应与中心性浆液性脉络膜视网膜病变（简称"中浆"）相鉴别："中浆"是黄斑部或其附近的神经上皮层浅脱离，是可以自行消退的自限性疾病，与原发性视网膜脱离不同。视网膜脱离波及黄斑部出现视物变形与"中浆"症状相同。应散瞳检查周边部以鉴别。

（4）应与葡萄膜渗漏综合征相鉴别：葡萄膜渗漏综合征发病机制不十分明确，有些患眼具有一种或多种先天性异常，诸如小眼球、巩膜和脉络膜增厚，引起经由涡静脉的静脉外流受阻，从而引起脉络膜血液流出受阻，出现液体渗漏，以及脉络膜、视网膜脱离。其视网膜脱离呈半球形隆起，随体位改变而移动，但眼底检查无裂孔存在。

问题二　本案例中医证型是什么？中医如何治疗？

思路 1　该患者视物昏蒙，视衣脱离；或神疲气短，自汗，头目眩晕，腰膝酸软；舌淡苔白，脉细。故本案例辨证为脾肾亏虚证。

治法：补脾益肾，利水渗湿。

方药：用补中益气汤加减。黄芪、党参、升麻、柴胡、白术、当归、陈皮、茯苓、泽泻。积液多者可加猪苓、肉桂、车前子以温阳利水。

思路 2　本患者还可施行的其他中医治疗：

中成药治疗：根据临床证型可选用补中益气丸、参苓白术丸和五苓散。

知识点 2

本病的病因病机

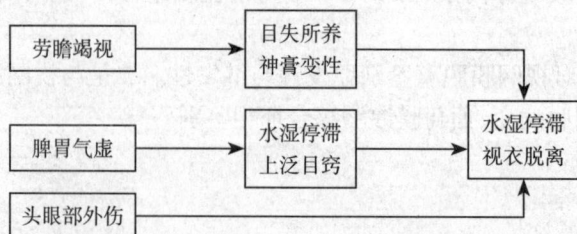

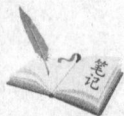

```
劳瞻竭视 ──→ 目失所养
              神膏变性 ──┐
                        ├──→ 水湿停滞
脾胃气虚 ──→ 水湿停滞       视衣脱离
              上泛目窍 ──┘
头眼部外伤 ──────────────┘
```

知识点 3

本病的中医辨证治疗

	脾肾亏虚证	风热夹湿证	肝火上炎证
辨证要点	久病失养或手术后视力不升,眼见黑花、闪光;伴头晕耳鸣,失眠健忘,腰膝酸软	病程缠绵,视物昏蒙,黑花飘动,视衣脱离;头目昏痛,肢体困重,纳呆呕恶	神膏混浊,视衣脱离;急躁易怒,失眠多梦,耳鸣如潮,口苦口干,便秘
舌脉	舌红少苔,脉细	舌红苔黄腻,脉数	舌红苔黄,脉弦数
治法	补脾益肾,利水渗湿	祛风清热除湿	清肝泻火
方药	补中益气汤加减	抑阳酒连散加减	龙胆泻肝汤加减

问题三　本案例可施行的西医治疗有哪些?

本案例应仔细寻找视网膜裂孔,尽早手术治疗。

知识点 4

本病的西医治疗方法

(1) 孔源性视网膜脱离应尽早手术治疗。

(2) 全身用药:神膏混浊、视衣脱离明显者,可口服糖皮质激素,必要时静脉滴注,早期大量快减,以后慢减,1 个月内不要急减,要维持 3~6 个月。

(3) 散瞳:进行充分持久的散瞳,防止瞳神紧小。

问题四　本案例的转归与预后如何? 怎样预防调护?

思路 1　孔源性视网膜脱离应尽早手术治疗,封闭裂孔是视网膜脱离复位手术的关键;术后可结合中药治疗;渗出性视网膜脱离应积极寻找病因,可采用中药治疗。

思路 2　本病的预防调护包括:①饮食清淡,忌食辛辣厚味之品,保持大便通畅;②避免时邪,调和七情,保持乐观心态,强正气,防复发。

【临证要点】

1. 如果患者突然出现眼前闪光感、飘浮物或纱幕样遮挡者,应仔细散瞳检查,及时正确地诊断,发现裂孔,至关重要。

2. 寻找视网膜是否有裂孔:间接眼底镜是最为简单而且实用的检查方法,检查时应充分散瞳,可辅助巩膜压迫检查眼底周边部,仔细寻找裂孔。

3. 屈光间质不清者,可用 B 超检查帮助诊断。

4. 孔源性视网膜脱离应尽早手术治疗,术后可结合中药治疗。渗出性视网膜脱离应积极寻找病因,可采用中药治疗。

5. 封闭裂孔是视网膜脱离复位手术的关键,术前应仔细检查对视网膜裂孔正确定位。术中可采用间接眼底镜帮助定位,以便封闭裂孔,有利于提高手术成功率。

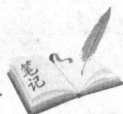

【诊疗流程】

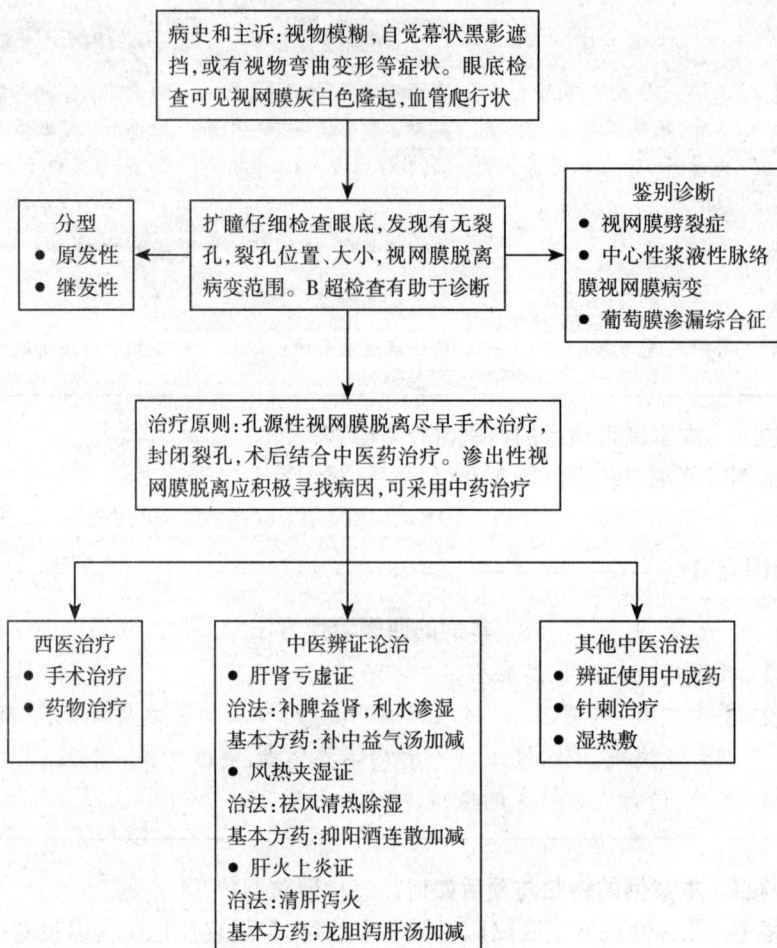

病史和主诉:视物模糊,自觉幕状黑影遮挡,或有视物弯曲变形等症状。眼底检查可见视网膜灰白色隆起,血管爬行状

扩瞳仔细检查眼底,发现有无裂孔,裂孔位置、大小,视网膜脱离病变范围。B超检查有助于诊断

分型
● 原发性
● 继发性

鉴别诊断
● 视网膜劈裂症
● 中心性浆液性脉络膜视网膜病变
● 葡萄膜渗漏综合征

治疗原则:孔源性视网膜脱离尽早手术治疗,封闭裂孔,术后结合中医药治疗。渗出性视网膜脱离应积极寻找病因,可采用中药治疗

西医治疗
● 手术治疗
● 药物治疗

中医辨证论治
● 肝肾亏虚证
治法:补脾益肾,利水渗湿
基本方药:补中益气汤加减
● 风热夹湿证
治法:祛风清热除湿
基本方药:抑阳酒连散加减
● 肝火上炎证
治法:清肝泻火
基本方药:龙胆泻肝汤加减

其他中医治法
● 辨证使用中成药
● 针刺治疗
● 湿热敷

(周　剑)

视衣脱离
古医籍

扫一扫
测一测

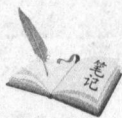

❓【复习思考题】

1. 视衣脱离的临床表现有哪些?

2. 视衣脱离的诊断要点是什么?

3. 视衣脱离该如何治疗?

第十二节 消 渴 内 障

PPT 课件

消渴内障是因消渴日久,视衣受损、神光自内而蔽的内障眼病。消渴所致的眼病除消渴内障外,还有消渴翳障和其他与消渴相关的眼病,总称为消渴目病。《三消论》指出:"夫消渴者,多变聋盲。"说明消渴可引起眼病,并严重影响视力。《秘传证治要诀》说:"三消久之,神血既亏或目无所见,或手足偏废",说明消渴目病病程长,多为虚证。

消渴内障相当于糖尿病视网膜病变。本病多为双眼同时或先后发病,对视力造成严重影响,是成年人中致盲的重要原因。消渴翳障相当于糖尿病性白内障;消渴目病相当于西医学的糖尿病视网膜病变。

【典型案例】

陈某,男,56 岁,以"双眼视物模糊 2 年,右眼视力骤降 2 周"为主诉入院。既往有糖尿病病史 10 余年。

专科检查:右眼 HM/30cm,左眼 0.4(均矫无助)。双眼外眼(−)。晶状体周边皮质点状混浊。右眼玻璃体絮网状混浊,瞳孔区红光反射可见,眼底窥不进。左眼玻璃体轻度混浊,眼底视盘色泽正常,边界清晰,从后极部至中周部较多斑片状出血,微血管瘤、黄白色硬性渗出,黄斑水肿。双眼压 17mmHg。

FFA 示:右眼屈光介质混浊(玻璃体积血),后极部隐约可见新生血管所致强荧光团。左眼视盘荧光像正常。视网膜后极部至中周部各象限见较多微血管瘤、斑片状出血遮蔽荧光;造影后期黄斑区呈弥漫性高荧光(图 7-22,见文末彩图)。

患者平素易神疲乏力,面色无华,眠差,夜尿多;舌质淡有齿印,脉弱。

问题一 本患者初步考虑诊断为何病? 其诊断依据是什么? 应该与哪些疾病进行鉴别?

思路 1 患者双眼视物模糊 2 年,右眼视力骤降 2 周,有糖尿病病史 10 余年。结合眼底诊断为消渴内障(糖尿病性视网膜病变),其诊断依据为:

(1) 有糖尿病病史;双眼视力渐降,右眼视力骤降。

(2) 检眼镜下见右眼玻璃体絮网状混浊,瞳孔区红光反射可见,眼底窥不进。左眼玻璃体轻度混浊,眼底视盘色泽正常,边界清晰,从后极部至中周部较多斑片状出血,微血管瘤、黄白色硬性渗出,黄斑水肿。

(3) 荧光素眼底血管造影检查:右眼屈光介质混浊(玻璃体积血),后极部隐约可

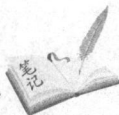

见新生血管所致强荧光团。左眼视盘荧光像正常。视网膜后极部至中周部各象限见较多微血管瘤、斑片状出血遮蔽荧光及片状无灌注区;造影后期黄斑区呈弥漫性高荧光。

知识点 1

根据眼底表现可分为非增生性和增生性(图 7-23、图 7-24,见文末彩图)。

2014 年中国糖尿病视网膜病变(DR)临床诊疗路径指南

分期	描述
Ⅰ期(轻度非增殖期)	仅有毛细血管瘤样膨出改变
Ⅱ期(中度非增殖期)	介于轻度到重度之间的视网膜病变,可合并视网膜出血、硬渗和/或棉絮斑
Ⅲ期(重度非增殖期)	四个象限每个象限有20个以上出血;两个象限以上有静脉串珠样改变;一个以上象限有明显的微循环异常;无明显增生性DR(4-2-1原则)(图 7-23,见文末彩图)
Ⅳ期(增殖早期)	出现视网膜新生血管(NVE)或视乳头新生血管(NVD),当NVD>1/4视乳头直径(DA)或NVE>1/2DA,或伴视网膜前出血或玻璃体出血时称为"高危增生型"
Ⅴ期(纤维增殖期)	出现纤维膜,可伴有视网膜前出血或玻璃体出血(图 7-24,见文末彩图)
Ⅵ期(增殖晚期)	牵拉性视网膜脱离,合并纤维膜,可合并或不合并玻璃体积血,也包括虹膜和房角新生血管

此分期延续了我国 1985 年分期标准,在内容上与 2002 年国际分期相衔接,能更好地指导临床治疗。(引用:中华医学会眼科学会眼底病学组,我国糖尿病视网膜病变临床诊疗指南(2014 年),中华眼科杂志[J],2014 年 11 月第 50 卷第 11 期)

思路 2 应与络瘀暴盲(视网膜静脉阻塞)、高血压性视网膜病变相鉴别。

知识点 2

鉴别要点

(1)与络瘀暴盲(视网膜静脉阻塞)相鉴别:视网膜静脉阻塞病因复杂,多与高血压、动脉硬化、血液高黏度和血流动力学异常等有关。多单眼发病,视力突然下降,常见视网膜静脉高度纤曲扩张及沿静脉火焰状出血。

(2)与高血压性视网膜病变相鉴别:高血压性视网膜病变有明确的高血压病史或体征,常见视网膜浅层出血,多位于后极部围绕视盘分布,常见棉絮状斑和黄斑部呈星芒状渗出,或可出现视网膜动脉壁反光增强、视网膜动静脉交叉压迫征。

消渴内障非增殖期眼底图
ER-7-12-1

消渴内障增殖期眼底图
ER-7-12-2

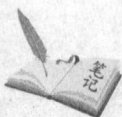

问题二 本案例中医证型是什么? 中医如何治疗?

思路 1 该患者脾肾阳虚,不能温煦形体,阴寒内盛,气机凝滞,不能温化水湿,故见黄斑水肿;平素易神疲乏力,面色无华,眠差,夜尿多;舌质淡有齿印,脉弱均为脾肾两虚之候。故本病案例证型是为脾肾两虚证。

治法:温阳益气,利水消肿。

方药:加味肾气丸加减。熟地黄、山药、山茱萸、茯苓、牡丹皮、泽泻、桂枝、附子(制)、牛膝、车前子。视网膜水肿明显者,加猪苓、泽兰以利水渗湿;视网膜棉绒斑多者宜加法半夏、浙贝母、苍术以化痰散结;夜尿频、量多清长者,酌加巴戟天、淫羊藿、肉苁蓉等以温补肾阳。

思路 2 本患者还可以做的其他中医治疗:

(1) 中成药治疗:根据临床证型可选用金匮肾气丸。

(2) 针刺治疗:取睛明、球后、攒竹、血海、足三里、三阴交、肝俞、肾俞、胰俞等穴,可分两组轮流取用,每次取眼区穴 1~2 个,四肢及背部穴 3~5 个,平补平泻,留针 30 分钟,每日 1 次,10 次为 1 个疗程。

知识点 3

本病的病因病机

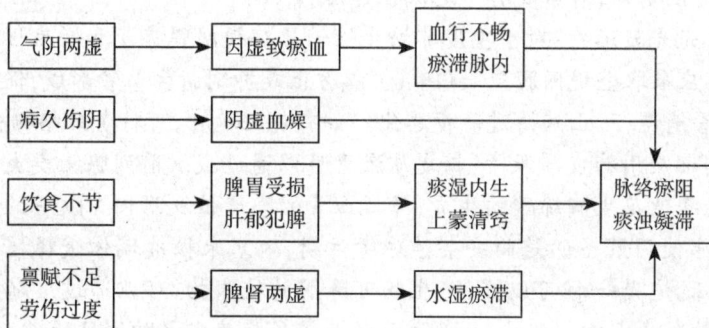

气阴两虚	→	因虚致瘀血	→	血行不畅瘀滞脉内	→	脉络瘀阻痰浊凝滞
病久伤阴	→	阴虚血燥				
饮食不节	→	脾胃受损肝郁犯脾	→	痰湿内生上蒙清窍		
禀赋不足劳伤过度	→	脾肾两虚	→	水湿瘀滞		

知识点 4

本病的中医辨证治疗

	气阴两虚证	脾肾两虚证	阴虚夹瘀证	痰瘀阻滞证
辨证要点	视力下降,或眼前有黑影飘动,眼底可见视网膜、黄斑水肿,视网膜渗出、出血等;面色少华,神疲乏力,少气懒言,咽干,自汗,五心烦热	视力下降,或眼前有黑影飘动,眼底可见视网膜水肿、棉绒斑、出血;形体消瘦或虚胖,头晕耳鸣,形寒肢冷,面色萎黄或浮肿,阳痿,夜尿频、量多清长或混如脂膏,严重者尿少而面色白	视力下降,眼前有黑影飘动,眼底可见微血管瘤、出血、渗出等,偶见新生血管,反复发生大片出血、视网膜增生膜;兼见口渴多饮,心烦失眠,头昏目眩,肢体麻木	视力下降,眼前有黑影飘动,眼底视网膜水肿、渗出,视网膜有新生血管、出血,玻璃体可有灰白增生条索或视网膜相牵,出现视网膜增生膜,形盛体胖,头身沉重,或伴身体某部位固定刺痛

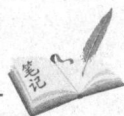

续表

	气阴两虚证	脾肾两虚证	阴虚夹瘀证	痰瘀阻滞证
舌脉	舌淡,脉虚无力	舌淡胖,脉沉弱	舌质黯红有瘀斑,脉细涩	唇舌紫黯有瘀斑,苔厚腻,脉弦滑
治法	益气养阴,活血利水	温阳益气,利水消肿	滋阴补肾,化瘀通络	健脾燥湿,化痰祛瘀
方药	六味地黄丸合生脉散加减	加味肾气丸加减	知柏地黄汤合四物汤加减	温胆汤加减

问题三　本案例可施行的西医治疗有哪些?

本案例可施行的西医治疗有:控制血糖,本案例左眼玻璃体出血,为糖尿病视网膜病变增殖期,可行视网膜光凝治疗;如果玻璃体积血长时间不吸收和/或有机化条带牵拉致视网膜脱离,应行玻璃体切割术。

知识点5

本病的西医治疗方法

(1) 全身治疗:主要用药物和饮食控制等方法控制血糖,同时积极治疗合并症。口服递法明片,对血管有一定保护作用。

(2) 激光光凝治疗:对于重度非增生性糖尿病视网膜病变和增生性糖尿病视网膜病变,应采取全视网膜光凝(PRP),以防止或抑制新生血管形成,促使已形成的新生血管消退,防止病情进一步恶化。如有黄斑水肿,可行黄斑格栅样光凝。

(3) 局部应用糖皮质激素:糖皮质激素可以通过减少前列腺素类炎症介质产生,阻断或降低花生四烯酸的生成,降低血管的渗透性及眼内VEGF的水平发挥作用。临床使用最多的是曲安奈德球旁注射,地塞米松玻璃体缓释植入物逐渐应用于临床,它是一种可以缓释、生物可降解的植入物,可以通过玻璃体注射长期缓慢释放激素来抑制炎症,从而达到治疗糖尿病黄斑水肿的目的。

(4) 抗血管内皮生长因子药物:主要机制是减少血管内皮增殖、血管渗漏和新生血管生成;包括抗VEGF类药物和色素上皮衍生因子(PEDF)类药物,临床上使用较多的是抗VEGF类药物,主要有康柏西普、雷珠单抗、贝伐单抗、阿柏西普等,PEDF类药物尚处于起步阶段,需要更多的研究以期用于临床。

(5) 玻璃体切除术:大量玻璃体积血长时间不吸收和/或有机化条带牵拉致视网膜脱离,特别是黄斑受累时,应行玻璃体切割术,术中同时行全视网膜光凝。

问题四　本案例的转归与预后如何? 怎样预防调护?

思路1　本案例应积极控制原发疾病(糖尿病),长期慢性的高血糖症是本病的发病基础。高血压、高脂血症可促使糖尿病患者发生糖尿病视网膜病变,且加速其发展。延缓和控制糖尿病视网膜病变的发生、发展。若出现牵引性视网膜脱离、虹膜红变及新生血管性青光眼等并发症,则视力难以恢复。

思路2　本案例的预防调护包括:①积极有效地控制糖尿病,使血糖降至正常或

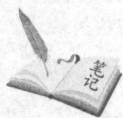

接近正常；②积极控制高血压、高脂血症，饮食宜低盐、低脂、低胆固醇，以糖尿病饮食为主，戒烟慎酒；③慎起居、调情志，适当运动；④定期眼科检查，及时采取针对性治疗。

【临证要点】

1. FFA 在糖尿病视网膜病变的诊治中具有重要意义：可判定 DR 的分级；清晰辨认萌芽状态的新生血管和网膜无灌注区；评价激光光凝治疗效果及光凝治疗后的随访。因此临床中应掌握 DR 患者 FFA 的判读及随访时间。

2. 重度非增殖期（NPDR）是非增生型 DR 即将进入增生型的临界危险期，研究表明对重度 NPDR 患者进行适时的激光光凝，有 50% 以上的患者可避免严重视力丧失，因此增生前期是糖尿病视网膜病变患者施行 PRP 的最佳时期。

3. 国内公认的 PRP 的指征：DR 的增殖期；视网膜毛细血管无灌注区大于 7 个视盘直径（DD）范围（依靠 FFA 判定）。

4. PRP 对于以下情况仍有效：增殖期病变中仅有视网膜表面的新生血管或不伴有纤维血管膜的玻璃体积血；局限性增殖膜；牵拉性视网膜脱离（未对黄斑构成危险时）。

5. 糖尿病患者白内障手术后有加快糖尿病视网膜病变发展的倾向，易出现黄斑囊样水肿、虹膜红变、玻璃体出血等并发症，因此术前需全面检查，如有危险征象，应先做视网膜激光光凝，预防术后并发症的发生。

6. 玻璃体切割术治疗增生性糖尿病视网膜病变，术前可玻璃体腔注射抗 VEGF 药物，使新生血管消退，减少术中出血；手术中同时补充激光。

7. 近年抗新生血管药物疗法治疗 DR 展现了良好的前景，主要通过抑制血管内皮生长因子而发挥作用的抗 VEGF 药物，目前已用于临床治疗的有——雷珠单抗、康柏西普等。

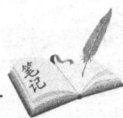

【诊疗流程】

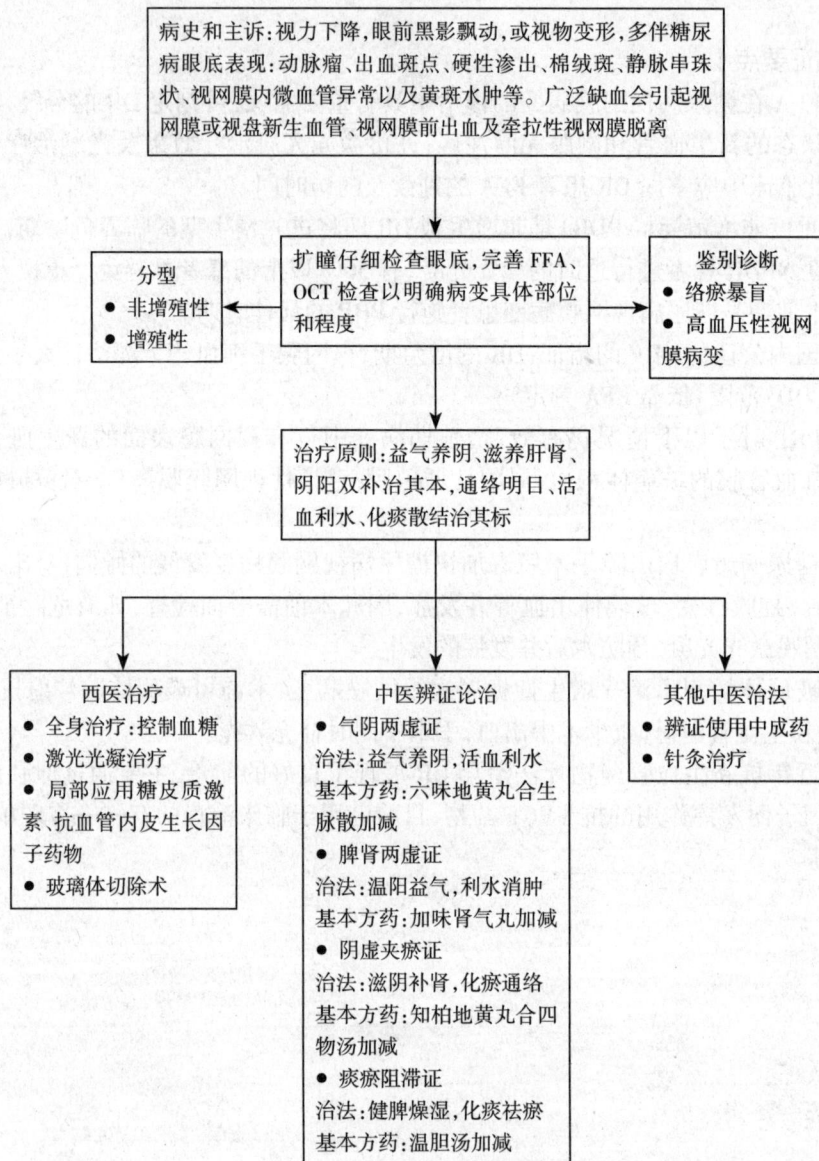

病史和主诉:视力下降,眼前黑影飘动,或视物变形,多伴糖尿病眼底表现:动脉瘤、出血斑点、硬性渗出、棉绒斑、静脉串珠状、视网膜内微血管异常以及黄斑水肿等。广泛缺血会引起视网膜或视盘新生血管、视网膜前出血及牵拉性视网膜脱离

分型
● 非增殖性
● 增殖性

扩瞳仔细检查眼底,完善 FFA、OCT 检查以明确病变具体部位和程度

鉴别诊断
● 络瘀暴盲
● 高血压性视网膜病变

治疗原则:益气养阴、滋养肝肾、阴阳双补治其本,通络明目、活血利水、化痰散结治其标

西医治疗
● 全身治疗:控制血糖
● 激光光凝治疗
● 局部应用糖皮质激素、抗血管内皮生长因子药物
● 玻璃体切除术

中医辨证论治
● 气阴两虚证
治法:益气养阴,活血利水
基本方药:六味地黄丸合生脉散加减
● 脾肾两虚证
治法:温阳益气,利水消肿
基本方药:加味肾气丸加减
● 阴虚夹瘀证
治法:滋阴补肾,化瘀通络
基本方药:知柏地黄丸合四物汤加减
● 痰瘀阻滞证
治法:健脾燥湿,化痰祛瘀
基本方药:温胆汤加减

其他中医治法
● 辨证使用中成药
● 针灸治疗

(彭清华 陈向东)

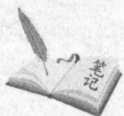

【复习思考题】

1. 消渴内障的诊断要点是什么?
2. 消渴目病如何辨证论治?
3. 消渴目病须与哪些疾病进行鉴别?要点是什么?

第十三节 高风内障

培训目标

1. 掌握高风内障的诊断要点。
2. 掌握高风内障的辨证论治、转归与预后。
3. 熟悉高风内障的西医治疗方法。
4. 了解视觉电生理检查的基本原理、分类和适应证。

高风内障是以夜盲和视野逐渐缩窄为主症的眼病。其记载以《太平圣惠方》为早,该病名见于《证治准绳·杂病·七窍门》,又名高风雀目、高风障症、阴风障等。《目经大成·阴风障》记载:"大道行不去,可知世界窄,未晚草堂昏,几疑大地黑。"在《秘传眼科龙木论·高风雀目内障》中记载"惟见顶上物",《原机启微》中对其并发症也有一定的认识,说:"多年瞳子如金色";《杂病源流犀烛·目病源流》认为"有生成如此,并由父母遗体",认识到遗传倾向。

本病多从青少年时期开始发病,具有遗传倾向,双眼罹患,病程较长,日久可演化为青盲,或瞳内变生翳障(图7-25,见文末彩图)。

本病与西医学的原发性视网膜色素变性(RP)类似,是一种慢性、进行性视网膜感光细胞和色素上皮细胞损害的遗传性眼病,是最常见的遗传性视网膜营养不良,近亲结婚者发病率远比非近亲联姻者高。

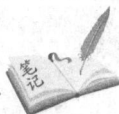

【典型案例】

陈某,女,43 岁。双眼夜盲,伴视力下降、视野缩窄 16 年就诊。查视力:右眼0.08,左眼0.1。双眼瞳孔对光反射存在,晶状体后囊部分混浊,玻璃体轻度混浊。散瞳查眼底:双眼视盘蜡黄色,视网膜动静脉血管变细,视网膜可见广泛骨细胞样色素沉着。黄斑中心凹光反射不清。眼电生理检查:双眼视网膜电图(ERG)无波形引出。视觉诱发电位(VEP):双眼 P100 波潜伏期延长。视野:双眼呈管状。眼内干涩伴头晕耳鸣,失眠,腰膝酸软;舌红,少苔,脉细。

问题一 本患者初步考虑诊断为何病? 其诊断依据是什么? 应与哪些疾病进行鉴别?

思路 1 本患者初步诊断为双眼高风内障(视网膜色素变性),其诊断依据如下:

(1)双眼夜盲伴视力下降 16 年。

(2)双眼视盘蜡黄色,视网膜动静脉血管变细,视网膜可见广泛骨细胞样色素沉着。黄斑中心凹光反射不清。

(3)眼电生理检查:双眼 ERG 无波形引出。VEP:双眼 P100 波潜伏期延长。视野:双眼呈管状。

思路 2 应与梅毒性脉络膜视网膜病变、风疹病毒先天感染、维生素 A 缺乏相鉴别。

知识点 1

鉴 别 要 点

(1) 与梅毒性脉络膜视网膜病变相鉴别:梅毒性脉络膜视网膜病变有梅毒病史,如为先天型者类似RP,但其色素沉着和带黄色的斑点较原发性视网膜色素变性者为小,眼底极周边部都常受严重侵犯。夜盲不明显,视野检查无环形暗点,视乳头颜色较淡而不似蜡黄。血清梅毒反应阳性,其父母血清梅毒反应亦呈阳性。ERG:b 波振幅轻度降低,但不如 RP 严重降低至无法记录。

(2) 与风疹病毒先天感染相鉴别:风疹病毒先天感染多有母亲患病史,婴儿出生后眼部发病率最高的为先天性白内障多合并有小眼球,其次为青光眼和视网膜色素沉积或脱失。患儿出生后眼底病变逐渐发展,起初双眼散在的点状色素沉着,其后出现典型的骨细胞样色素斑,REG 低下甚至消失。有时鉴别诊断困难。可合并先天性聋、先天性心脏异常或其他全身性异常。

(3) 与维生素 A 缺乏相鉴别:维生素 A 缺乏常由营养不良或肠切除手术所致,可以是遗传性的。有显著的夜盲,结膜出现 Biot 斑,周边视网膜深层可见无数黄白色、境界清楚的小斑。

问题二　本案例的中医证型是什么? 中医如何治疗。

思路 1　该患者双眼夜盲,伴视力下降、视野缩窄,眼内干涩,乃目中脉道失其充泽,久而脉道萎闭滞涩,目失濡养,神光衰微之象。伴头晕耳鸣,失眠,腰膝酸软乃肝肾亏虚之证;舌红,少苔,脉细,均为肝肾阴虚之候。故本案例辨证为肝肾阴虚证。

治法:补虚泻实,调整阴阳。方药:明目地黄汤加减。熟地黄、山茱萸、牡丹皮、山药、茯苓、泽泻、枸杞子、菊花、当归、白芍、蒺藜、石决明。头晕目眩者,可加钩藤。

思路 2　本患者还可施行的其他中医治疗:

(1) 中成药:根据临床证型选用右归丸、明目地黄丸、补中益气丸等口服。

(2) 针灸治疗:①针刺主要穴位包括睛明、球后、攒竹、承泣、光明、风池、肝俞、肾俞等,配穴包括四白、足三里、三阴交等。②穴位注射:如复方樟柳碱注射液,双侧太阳穴注射等。

知识点 2

本病的病因病机

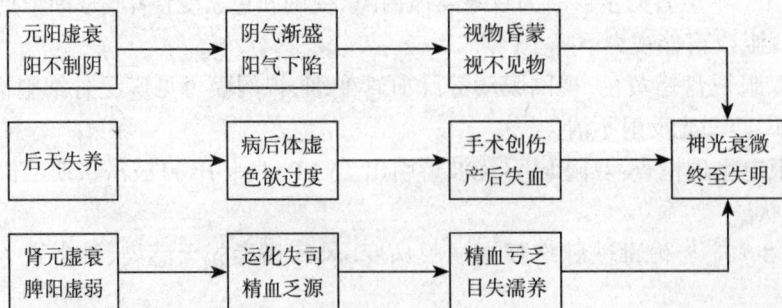

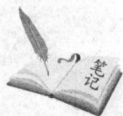

元阳虚衰阳不制阴	→	阴气渐盛阳气下陷	→	视物昏蒙视不见物	
后天失养	→	病后体虚色欲过度	→	手术创伤产后失血	→ 神光衰微终至失明
肾元虚衰脾阳虚弱	→	运化失司精血乏源	→	精血亏乏目失濡养	

笔记

知识点3

本病的中医辨证治疗

	脾肾阳虚证	肝肾阴虚证	脾虚气弱证
辨证要点	夜盲,视物模糊,视野缩小;面色萎黄,神疲乏力,畏寒肢冷,耳鸣耳聋,阳痿早泄,夜尿频多,女子月经不调,量少色淡	眼外观端好,夜视罔见,视物模糊,视物范围缩小,眼底检查见色素沉着;伴眼内干涩,头晕耳鸣,腰膝酸软,失眠多梦	夜盲,视物模糊,视物疲劳,不能久视,视野缩小;面无华泽,肢体乏力,食纳不馨,口淡无味,或有便溏泄泻
舌脉	舌质淡,苔薄,脉细无力	舌红,少苔,脉细	舌质淡,有齿痕,苔薄白,脉细弱
治法	温补肾阳,活血明目	滋补肝肾,活血明目	补脾益气,活血明目
方药	金匮肾气丸或右归丸加减	明目地黄汤加减	补中益气汤加减

问题三 本案例可施行的西医治疗有哪些?

本案例可施行的西医治疗有可适量补充维生素 A、维生素 E 及维生素 B_{12}。

知识点4

本病的西医治疗方法

(1) 尚无有效疗法,可适量补充维生素 A、维生素 E 及维生素 B_{12},酌情运用一些血管扩张剂。

(2) 有屈光不正者,验光配镜矫正可增进一定视力。

(3) 部分患者通过白内障手术可改善中心视力。

(4) 晚期患者,配戴助视器有利于提高生活质量。

问题四 本案例的转归与预后如何? 怎样预防调护?

思路1 本案例是遗传性视觉损害和盲目的重要原因之一,中心视力常可维持较长时间,晚期管状视野影响生活和工作。还可以并发白内障、玻璃体混浊及视神经萎缩等。

本案例是疑难眼底病症。目前西医学尚缺乏较好办法,而中医根据病情辨证施治,对控制本病的发展及视力提高有一定作用。

思路2 本案例的预防调护包括:①做好遗传咨询,杜绝近亲结婚;②饮食宜清淡,品种多样,营养丰富;③锻炼身体,增强体质,外出宜戴墨镜,避免阳光直射;④注意保持心情舒畅,要有与疾病长期做斗争的心理准备,避免情绪紧张和情志抑郁,避免夜间外出活动,以免加重病情和影响疗效。

【临证要点】

1. 有夜盲的患者,应注意扩瞳检查周边视网膜是否有骨细胞样色素沉着,做到早期诊断、早期治疗。

2. 早期诊断有困难时,注意联合视野、FFA、OCT、视觉电生理等检查。

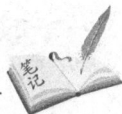

【诊疗流程】

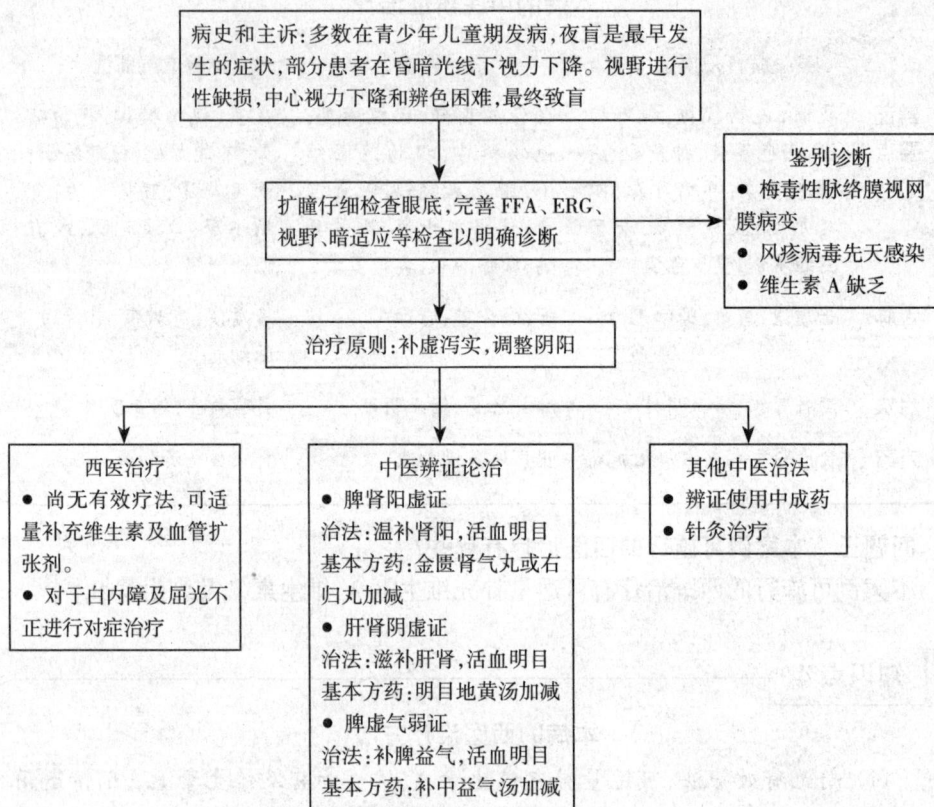

病史和主诉:多数在青少年儿童期发病,夜盲是最早发生的症状,部分患者在昏暗光线下视力下降。视野进行性缺损,中心视力下降和辨色困难,最终致盲

扩瞳仔细检查眼底,完善 FFA、ERG、视野、暗适应等检查以明确诊断

鉴别诊断
● 梅毒性脉络膜视网膜病变
● 风疹病毒先天感染
● 维生素 A 缺乏

治疗原则:补虚泻实,调整阴阳

西医治疗
● 尚无有效疗法,可适量补充维生素及血管扩张剂
● 对于白内障及屈光不正进行对症治疗

中医辨证论治
● 脾肾阳虚证
治法:温补肾阳,活血明目
基本方药:金匮肾气丸或右归丸加减
● 肝肾阴虚证
治法:滋补肝肾,活血明目
基本方药:明目地黄汤加减
● 脾虚气弱证
治法:补脾益气,活血明目
基本方药:补中益气汤加减

其他中医治法
● 辨证使用中成药
● 针灸治疗

(彭清华　陈向东)

【复习思考题】

1. 高风内障的诊断要点是什么?
2. 高风内障如何辨证论治?

第十四节　青　盲

培训目标

1. 掌握青盲的临床表现、诊断要点和辨证论治。
2. 熟悉青盲的病因病机、西医治疗方法。
3. 了解青盲的调护与预防。

青盲是指眼外观端好,瞳神无翳障,视力渐渐下降,甚至盲无所见的眼病,多由目系暴盲、络阻暴盲、高风内障等瞳神疾病日久失治演变而成。其病名见于《诸病源候论·目

高风内障
拓展阅读

高风内障
古医籍

扫一扫
测一测

PPT 课件

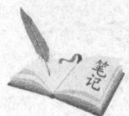

病诸候》:"青盲者,谓眼本无异,瞳子黑白分明,直不见物耳。"《诸病源候论》还专门提到小儿青盲,《眼科金镜》则对小儿青盲的病因病机有更精辟的描述,记载到"盖因病后热留经络,壅闭玄府,精华不能上升荣养之故",对现代中医证治有重要启发。

青盲相当于西医学中的视神经萎缩,任何原因造成视网膜神经节细胞和轴突的不可逆性损害均可导致视神经萎缩,从某种意义上来说,它不是单独一种眼病,是前视路(视网膜膝状体通路)系统损害后导致神经纤维病理改变的结果。本病为临床上常见病,导致视神经萎缩的病因很多,并可发生于任何年龄段,其主要临床特征是视力、视野、色觉的不同程度损害及眼底镜下视盘色泽的变淡或苍白(图7-26,见文末彩图)。

【典型案例】

王某,女,25岁,因双眼视力逐渐下降1年就诊。现病史:患者1年前开始出现双眼视力下降,并逐渐加重,曾诊断为"双眼视神经炎",予激素治疗无效,反而视力下降日趋加重,遂来就诊。既往体健。否认家族遗传病史。专科检查:视力:右眼0.1,左眼0.2。双眼结膜无充血,角膜清,前房中深,双眼瞳孔大,直径约5mm,直接对光反射迟钝,晶状体透明。眼底:双眼视乳头色苍白边界清,双眼视网膜血管走行大致正常,动脉细。眼压:右眼12mmHg,左眼13mmHg。视野:双眼周边不规则视野缺损;OCT:双眼视神经纤维层(RNFL)平均厚度薄变(OD:51μm,OS:53μm);视觉诱发电位:P100波峰潜时延迟,振幅下降。线粒体DNA位点检测:11 778(−),14 484(−),3 460(−);头颅MRI:未见占位病变。伴有心烦郁闷,口苦胁痛;舌红,苔薄白,脉弦。

问题一 本患者初步考虑诊断为何病?其诊断依据是什么?应该与哪些疾病进行鉴别?

思路1 本患者诊断为青盲(视神经萎缩),其诊断依据如下:

(1)双眼视力逐渐下降。

(2)眼外观正常,双眼瞳孔对光反射迟钝。

(3)眼底:双眼视乳头色苍白。

(4)视觉诱发电位:P100波峰潜时延迟,振幅下降。

(5)OCT:视神经纤维层平均厚度薄变。

思路2 应与屈光不正(如远视)、青光眼相鉴别。

📑 **知识点1**

鉴 别 要 点

(1)屈光不正(如远视):屈光不正伴有弱视时,裸眼视力不佳而眼外观及前段无异常,眼底检查似是而非,应与早期视神经萎缩相鉴别。需详细追寻病史及行散瞳验光、视野、电生理等详细检查。

(2)青光眼:视神经萎缩早期,视盘粉红色调变浅,随病情进展,视盘组织缓慢萎缩,形浅凹陷,裸露筛板,类似青光眼性病理凹陷,两者应鉴别。青光眼患者通常有眼压增高,青光眼视神经损害的特异性改变为盘沿变窄,盘沿区保留正常粉红色。

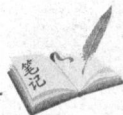

问题二　本案例的中医证型是什么? 中医如何治疗?

思路1　该患者眼外观端好,视力逐渐下降;视盘色苍白,视网膜动脉细,心烦郁闷,口苦胁痛,舌红苔薄白,脉弦。故本案例辨证为肝郁气滞证。

治法:疏肝理气,开窍明目。

方药:用逍遥散加减。柴胡、当归、白芍、茯苓、白术、党参、菊花、甘草。肝郁有热者,用丹栀逍遥散;可加郁金、枳壳、川芎、丹参以增强行气活血之功;兼阴虚者加桑椹子、女贞子、生地黄以滋阴。

思路2　本患者还可施行的其他中医治疗:

(1) 直流电药物离子导入:利用电学上同性相斥原理和直流电场作用,将药物离子不经血液循环而直接导入眼内,多选川芎、丹参或维生素 B_{12} 等药。

(2) 针刺治疗:①体针:以取头颈部奇穴及足三阳经、足厥阴肝经、足少阴肾经穴位为主。主穴:睛明、上明、承泣、球后、丝竹空、风池。配穴:太阳、翳明、四白、攒竹、光明、足三里、三阴交、太冲、太溪、合谷、肝俞、肾俞。每次选 2~3 个主穴,3~4 个配穴,每日 1 次,10 次为 1 个疗程,间隔 3~5 天,进行第 2 个疗程。②头针:取视区(位于枕骨粗隆上 4cm,左右旁开各 1cm),两针对称向下方刺入,每日或隔日针 1 次,10 天为 1 个疗程,休息 3 天后再行第 2 个疗程。

(3) 电针:是将毫针的针刺作用与电刺激的生理效应综合作用于人体的针刺疗法。可选上述不同穴位,每日 1 次,每次 20 分钟,15 次为 1 个疗程。

(4) 穴位注射:取太阳穴、肾俞、肝俞,用复方樟柳碱、维生素 B_1、维生素 B_{12} 穴位注射。每穴注入药液 0.5~1ml,每日或隔日 1 次,10 次为 1 个疗程。

(5) 常用中成药:根据临床证型选用逍遥丸。

知识点2

本病的病因病机

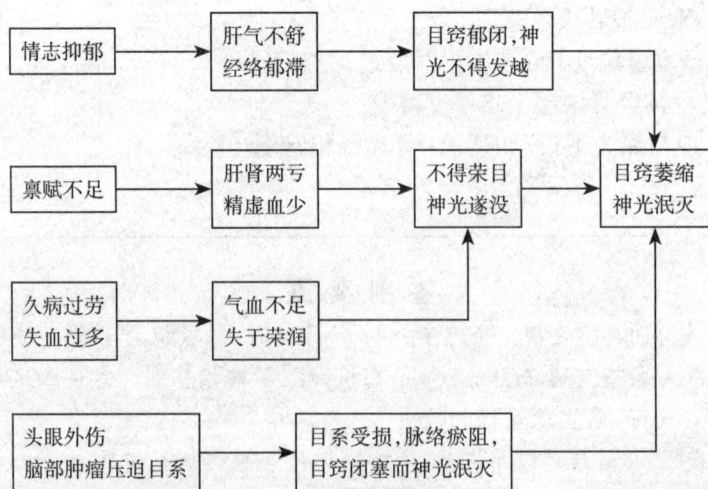

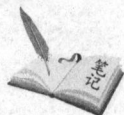

知识点 3

本病的中医辨证治疗

	肝肾阴虚证	气血两虚证	气滞血瘀证	肝郁气滞证
辨证要点	双眼昏蒙日久,渐至失明,视盘色淡或苍白,口眼干涩,头晕耳鸣,腰酸肢软,烦热盗汗,大便干	视力渐降,日久失明,视盘色淡或苍白,面色无华,唇甲色淡,神疲乏力,懒言少语,心悸气短	视盘色淡或苍白,多见于外伤或颅内手术后,头痛健忘	视物昏蒙,视盘色淡白或苍白,或视盘生理凹陷扩大加深如杯状,血管向鼻侧移位,动、静脉变细;兼见情志抑郁,胸胁胀痛,口干口苦
舌脉	舌红苔薄白,脉细	舌淡苔薄白,脉细无力	舌黯红有瘀点,脉细涩	舌红,苔薄白或薄黄,脉弦或细弦
治法	滋补肝肾	补益气血宁神开窍	行气活血化瘀通络	疏肝理气开窍明目
方药	明目地黄汤加减	八珍汤加减	桃红四物汤加减	逍遥散加减

问题三 本案例可施行的西医治疗有哪些?

本案例可应用神经营养剂及改善循环药物治疗。

知识点 4

本病的西医治疗方法

(1) 积极治疗原发疾病。

(2) 药物治疗:可应用神经营养及血管扩张等药物治疗。

问题四 本病的转归与预后如何?怎样预防调护?

思路 1 视神经损伤仍然缺乏理想的临床治疗方法。本病病因包括外伤、缺血、高眼压、炎症、中毒、营养不良和遗传等因素,视网膜神经节细胞的凋亡是这些视神经疾病发病的共同特征,最终导致视网膜神经节细胞减少而影响视功能,导致视神经萎缩。保护和挽救损伤的视网膜神经节细胞,使其免受进一步损伤的视神经保护策略是治疗视神经疾病的共同目标。在神经保护研究领域,中西医在基础研究取得了一些进展。中医整体观念的特点及中药复方的特征,使得中医药在视神经保护方面可能具有多靶点的优势。

思路 2 本病的预防与调护措施包括:①加强体质锻炼,避免时邪外毒,减少六淫侵袭。②调和七情养性,注意饮食起居,节制酒烟房劳。③防止物伤撞目,预防虫蚊叮咬,慎用对视神经有毒害作用的药物,如乙胺丁醇、奎宁等。

【临证要点】

1. 青盲(视神经萎缩)的诊断相对容易,青盲临床特征是视力、视野、色觉的不同程度损害;眼底镜下视盘色泽变淡或苍白,根据眼底视盘边界是否清晰,可区分原发

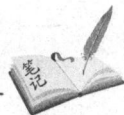

性和继发性视神经萎缩。

2. 视野、视觉诱发电位(VEP)和光学相干断层成像术(OCT)检查有助于青盲诊断,了解病情程度,跟踪病情变化。

3. 积极寻找病因,针对原发病变治疗。

4. 视神经保护和挽救损伤的视网膜神经节细胞,使其免受进一步损伤的视神经保护策略是治疗视神经疾病的共同目标。

【诊疗流程】

```
                    ┌──────────────────────────┐
                    │ 病史和主诉:视力逐渐下降      │
                    └──────────────────────────┘
                                 │
  ┌────────┐   ┌──────────────────────────┐   ┌──────────────┐
  │ 分型    │←─│ 完善视野、视觉电生理、OCT检查以 │─→│ 鉴别诊断       │
  │ 原发性  │   │ 明确病变视功能损伤程度和变化   │   │ ● 青光眼      │
  │ 继发性  │   │ 寻找病因                    │   │ ● 屈光不正     │
  └────────┘   └──────────────────────────┘   │ ● 其他眼底病变  │
                                 │              └──────────────┘
                    ┌──────────────────────────┐
                    │ 治疗原则:积极治疗原发病,保护视 │
                    │ 神经,尽可能最大程度地保护功能  │
                    └──────────────────────────┘
```

西医治疗	中医辨证论治	其他中医治法
● 积极治疗原发病 ● 药物治疗:保护视神经	● 肝肾阴虚证 治法:滋补肝肾 基本方药:明目地黄汤加减 ● 气血两虚证 治法:补益气血,宁神开窍 基本方药:八珍汤加减 ● 气滞血瘀证 治法:行气活血,化瘀通络 基本方药:桃红四物汤加减 ● 肝郁气滞证 治法:疏肝理气,开窍明目 基本方药:逍遥散加减	● 辨证使用中成药 ● 直流电离子导入 ● 针刺治疗 ● 电针 ● 穴位注射

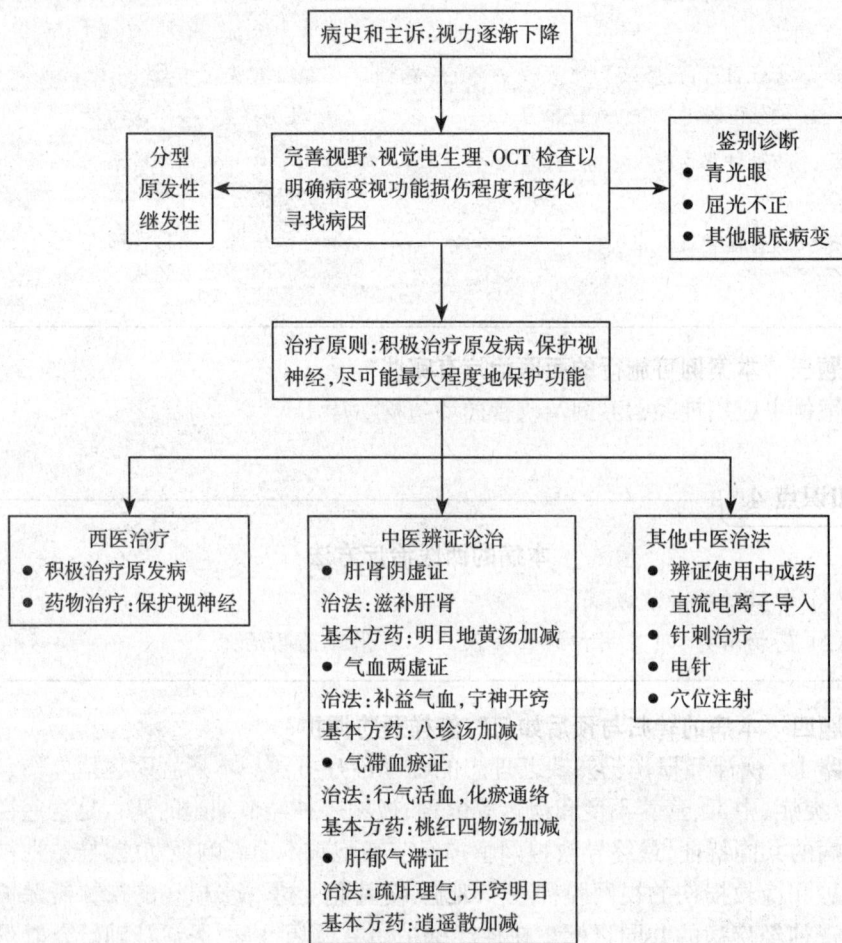

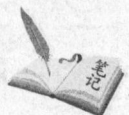

(彭清华　陈向东　周　剑)

？【复习思考题】

1. 青盲的诊断要点是什么?

2. 试述青盲的病因病机。

3. 试述青盲的临床表现和治疗。

第八章

外 伤 眼 病

第一节 异 物 入 目

PPT 课件

培训目标

1. 掌握异物入目的诊断要点。
2. 掌握异物入目的辨证论治、转归与预后。
3. 掌握异物入目的临床表现及治疗原则。
4. 熟悉异物入目的预防与调护。

异物入目是指异物进入眼内,黏附或嵌顿于白睛、黑睛或睑内,引起眼部碜涩不适的眼病。本病相当于西医学的结膜、角膜异物,为常见病、多发病,单眼或双眼均可发病。日常工作生活中,因防护不当或回避不及时,以致金属碎屑、玻璃细渣、谷壳麦芒等溅入眼内;或沙土尘埃、煤灰炭渣、竹木碎屑、碎叶毛刺等随风吹入眼内;或细小昆虫飞扑入目(图 8-1,见文末彩图)。

角膜异物图

【典型案例】

王某,男,40 岁,右眼碜涩不适 1 日,伴刺痛流泪、畏光难睁。追问昨日在操作切割机时不慎有东西溅入眼内。眼部检查:右眼上方睫状充血,角膜鼻上方 10 点处见一铁质异物,伴有棕黄色锈环,KP(一),瞳孔圆,对光反应正常,晶体(一)。舌淡红,苔薄,脉浮数。

问题一 本患者初步诊断为何病? 其诊断依据是什么? 应该与哪些疾病进行鉴别?

思路 1 该患者诊断为右眼异物入目,其诊断依据如下:

(1) 有明确异物入目病史。

(2) 患眼碜涩疼痛、羞明流泪。

(3) 检查见右眼角膜鼻上方 10 点处见一铁质异物,伴有棕黄色锈环。

思路 2 应与真睛破损相鉴别。前者异物存留于睑内、白睛或黑睛浅层,尚未

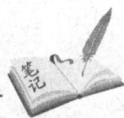

进入眼内;而后者常因异物飞溅入目、刺穿眼球,留于球内,发为真睛破损,两者不难鉴别。

问题二　本案例的中医证型是什么? 中医如何治疗?

思路　患眼异物刺激,故畏光流泪,目痛难睁,查见抱轮红赤,黑睛星翳;舌淡红,苔薄,脉浮数为睛伤邪侵之候。故本案例的证型是睛伤邪侵证。

治法:疏风清热,平肝退翳。

方药:石决明散加减。石决明、决明子、赤芍、青葙子、麦冬、羌活、栀子、木贼、大黄、荆芥,水煎服,每日1剂,分2次服。若无便秘,可去大黄;若热毒炽盛,患眼红肿疼痛明显者,酌加野菊花、蒲公英、连翘、紫花地丁以助清热解毒,消肿止痛。

知识点

本病的中医辨证治疗

	睛伤邪侵证
辨证要点	畏光流泪,目痛难睁,抱轮红赤,黑睛星翳
舌脉	舌淡红,苔薄,脉浮数
治法	疏风清热,平肝退翳
方药	石决明散加减

问题三　本案例的外治法有哪些?

思路　本案例以清除铁质异物、防止感染为治疗原则。

(1) 如若此铁质异物仅嵌于黑睛表层,用氯化钠注射液冲洗清除;或用无菌盐水棉签拭除;并涂抗生素眼膏或滴眼液。

(2) 如若此铁质异物嵌于黑睛深层,不能冲洗或拭除,则采用角膜异物剔除术。其手术方法为:用氯化钠注射液清洁冲洗结膜囊后,滴用表面麻醉剂后,嘱患者固视前方,充分暴露术野,术者以无菌异物针或无菌注射针头,从异物一侧呈15°角剔除异物,针尖朝向角膜缘方向,切忌垂直刺入,以免刺穿角膜。并同时剔除铁锈;如铁锈多而深,一时难以取净,可复诊时再行取出。术中严格无菌操作,术毕滴用抗生素滴眼液或眼膏。

问题四　本案例的转归与预后如何? 怎样预防与调护?

思路1　本案例属异物入目中的轻症,如处理及时准确,一般预后良好;如失治误治或操作不当,可变生凝脂翳、瞳神紧小、黑睛生翳等病证,加重病情。

思路2　本案例的预防与调护措施包括:①加强卫生宣教,施工过程中,严格按照操作规程操作,如使用射钉枪、车床砂轮磨制器具、铁锤捶打坚脆物体时,均应配戴护目镜;②如有麦芒、谷壳、泥沙、毛刺等不慎入目时,严禁揉拭,应及时就医取出。

【临证要点】

1. 重视患者的主诉,眼部仔细检查,明确异物部位和性质。

2. 睑板下沟是结膜异物易存留处,需翻转上睑,加以检查处理。

角膜异物剔除后局部上皮缺损图

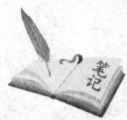

图8-1-2

3. 爆炸伤导致角膜多发异物时,应由浅至深分期分批剔除,避免一次过多剔除异物,造成黑睛广泛损伤,遗留瘢痕而危害视力。

4. 铁质或深层异物取出后要重视后续的治疗和随访,防止继发感染和后遗症。

5. 游离、黏附于表层的异物,可用冲洗清除或棉签拭除;如为尖细异物,可用镊子夹住异物顺方向拔除。

6. 用棉签或针头时均需避开角膜,以免造成角膜损伤。

7. 如有铁锈铜锈,应同时剔除;如一时难以取净者,可复诊时再行取出。

【诊疗流程】

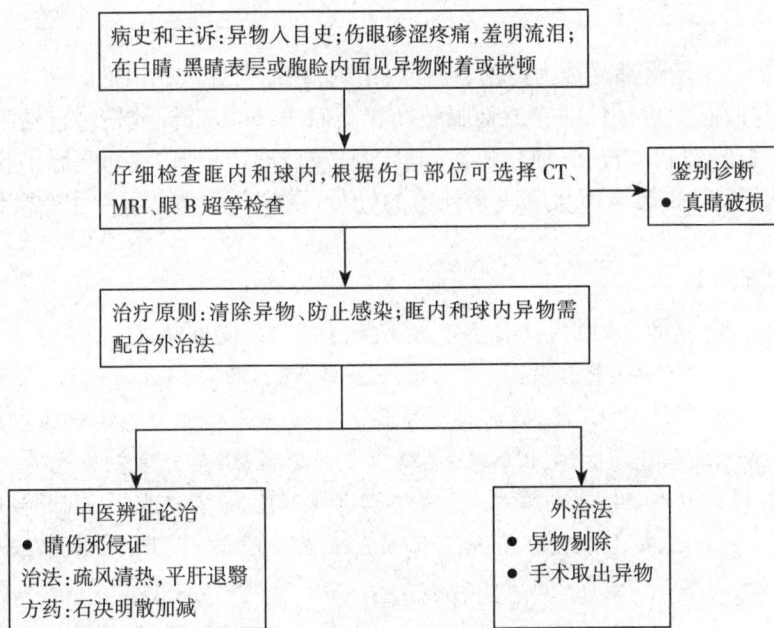

病史和主诉:异物入目史;伤眼碜涩疼痛,羞明流泪;在白睛、黑睛表层或胞睑内面见异物附着或嵌顿

↓

仔细检查眶内和球内,根据伤口部位可选择 CT、MRI、眼 B 超等检查 → 鉴别诊断
● 真睛破损

↓

治疗原则:清除异物、防止感染;眶内和球内异物需配合外治法

中医辨证论治
● 睛伤邪侵证
治法:疏风清热,平肝退翳
方药:石决明散加减

外治法
● 异物剔除
● 手术取出异物

(姚小磊)

【复习思考题】

1. 异物入目的诊断要点是什么?

2. 异物入目如何辨证论治?

3. 异物入目应该与哪些疾病进行鉴别?

4. 异物入目的外治法有哪些?

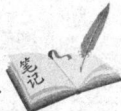

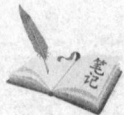

第二节　撞击伤目

📖 **培训目标**

1. 掌握撞击伤目的诊断要点。
2. 掌握撞击伤目的辨证论治、转归与预后。
3. 熟悉撞击伤目的西医学的治疗方法。
4. 了解撞击伤目的预防与调护。

撞击伤目是指眼部受钝力撞击,损及眼组织,眼球无穿破伤口的眼病。

本病与西医学机械性非穿通性眼外伤相类似,又称眼部钝挫伤。包括眼睑挫伤、角膜挫伤、虹膜睫状体挫伤、前房积血、晶体脱位、玻璃体积血、视网膜脉络膜损伤、视神经挫伤等。其症状与预后取决于钝力的轻重、受伤部位等因素(图 8-2~ 图 8-4,见文末彩图)。

【典型案例】

孙某,男,33 岁,右眼网球拍击伤 1 小时,伴胀痛、视力障碍。1 小时前在打网球时不慎被网球拍击中右眼,当即感右眼胀痛,视力障碍。原有近视,配戴 −9D 镜片矫正。眼部检查:远视力(自镜):右眼指数 /10cm,左眼 0.9;右眼睑肿胀伴皮下瘀血,颞侧球结膜下大片出血灶,角膜上皮部分脱落,荧光素钠染色着染,前房见较多新鲜积血遮盖瞳孔成液平,后部结构窥视不清,左眼未见异常;非接触眼压右眼 19.5mmHg,左眼 12.4mmHg;X 线检查未见眼眶骨折。舌质紫黯,苔薄白,脉涩。

问题一　本患者初步考虑诊断为何病?其诊断依据是什么?应该与哪些疾病进行鉴别?

思路 1　该患者诊断为右眼撞击伤目,其诊断依据如下:

(1) 有钝器撞击伤目史。

(2) 有相应的眼部受伤临床表现:网球拍击伤后即感右眼胀痛,视力障碍。眼部检查:远视力(自镜):右眼指数 /10cm,左眼 0.9;右眼睑肿胀伴皮下瘀血,颞侧球结膜下大片出血灶,角膜上皮部分脱落,荧光素钠染色着染,前房见较多新鲜积血遮盖瞳孔成液平,后部结构窥视不清。

思路 2　应与真睛破损相鉴别。

撞击伤目系眼部受钝力撞击,损及眼组织导致的病变,但眼球无穿通伤口;真睛破损眼珠为物所伤,且有穿通伤口,两者不难鉴别。

问题二　本案例的中医证型是什么?中医如何治疗?

思路 1　患者外物伤目,血络受损,血溢络外。若胞睑受伤,则多见肿胀难睁而青紫,白睛受伤则多溢血,血灌瞳神或眼底出血多见视力障碍。因所伤部位不同,故表现不一,多有伤眼胀痛、视力下降。舌质紫黯,苔薄白,脉涩属撞击络伤之候。故本案例的证型是撞击络伤证。

治法:早期凉血止血,后期活血化瘀。

方药:早期生蒲黄汤加减。生蒲黄、墨旱莲、藕节、丹参、牡丹皮、生地黄、郁金、荆芥炭、栀子、川芎、甘草,水煎服,每日1剂,分2次服。出血之初,出血重而不易止者,可选加大蓟、小蓟、茜草、仙鹤草、白茅根、血余炭、侧柏炭等以助凉血止血,防止再出血;若头眼胀痛,加夏枯草、石决明平肝清热;若有化热倾向,兼便秘者,可加大黄,以泻下攻积、清热祛瘀。

思路2 本患者还可以施行的其他中医治疗:

(1)中成药治疗:根据辨证分型,可选用复方血栓通胶囊、血府逐瘀胶囊等口服;或选用复方丹参注射液、川芎嗪注射液、葛根素注射液、血塞通注射液等静脉滴注治疗。

(2)电离子导入:血灌瞳神者,可选用复方丹参注射液、血塞通注射液、红花注射液等电离子导入,促进瘀血消散。

(3)高压氧:若发生目系暴盲者,可配合高压氧疗法。

(4)加压包扎:眶内出血致眼珠突出,或胞睑皮下气肿者,需加压包扎,勿擤鼻涕,避免打喷嚏。

(5)针刺治疗:目珠刺痛、黑睛生翳者,可配合针刺止痛。取穴:四白、太阳、合谷、承泣、睛明等。

知识点1

本病的病因病机

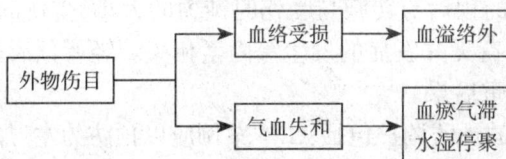

外物伤目 → 血络受损 → 血溢络外
外物伤目 → 气血失和 → 血瘀气滞 水湿停聚

知识点2

本病的中医辨证治疗

	撞击络伤证	气滞血瘀证
辨证要点	胞睑青紫,肿胀难睁;或白睛溢血,色如胭脂;或眶内瘀血,目珠突出;或血灌瞳神,视力障碍;或眼底出血,变生络瘀暴盲、目系暴盲	上胞下垂,目珠偏斜;或黑睛混浊,瞳神紧小或散大不收;或视衣水肿,视物不清;或眼珠胀痛,眼压升高
舌脉	舌质紫黯,脉涩	舌质紫黯或有瘀斑,脉涩
治法	止血为先,化瘀为后	行气活血,化瘀止痛
方药	止血:生蒲黄汤加减 化瘀:祛瘀汤加减	血府逐瘀汤加减

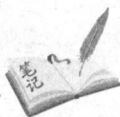

问题三　本案例可施行的西医学治疗有哪些?

(1) 抗生素滴眼液滴眼,抗生素眼膏睡前涂眼。

(2) 24 小时内宜先冷敷止血,48 小时后改热敷促消散。

(3) 手术:前房积血,若经药物治疗 4~5 日无吸收,且眼压持续升高,可行前房冲洗术。

📖 知识点 3

本病的西医治疗方法

(1) 点眼法:黑睛混浊者,可点用清热解毒滴眼液,或选用抗生素滴眼液、眼膏。

(2) 外敷法:胞睑青紫肿胀者,24 小时内宜先冷敷止血,48 小时后改热敷促消散。或用酒调七厘散外敷,以消肿止痛散瘀。目珠疼痛者,可用生地黄、红花、芙蓉叶等量捣烂,鸡蛋清调匀,隔纱布敷患眼。

(3) 手术:若胞睑裂伤,或白睛撕裂超过 3mm,应行清创缝合术;前房积血,经药物治疗 4~5 日无吸收,且眼压持续升高者,可行前房穿刺术;晶珠脱于黑睛黄仁间,变生绿风内障者,应行手术摘除脱位晶珠;晶珠脱入神膏者,可行玻璃体手术;晶珠混浊,视力严重下降者,可行手术摘除;若合并眶骨、颅底骨折者,需请有关科室会诊手术。

问题四　本案例的转归与预后如何? 怎样预防调护?

思路 1　本案例的预后与转归与受伤时钝力的大小、受伤的部位、诊治是否及时准确、处理是否得当、有无并发症的发生等因素相关。轻者预后较好,可不影响视力;重者可导致失明等严重后果。

思路 2　本案例的预防调护包括:①本案例应以预防为主,加强宣传教育,工作严格操作规程,配戴护目镜等,以做好安全防护,杜绝外伤事故发生;加强青少年安全教育,制止儿童及青少年玩钝器及弹弓,体育运动时应注意安全防护;②饮食宜清淡,注意保持大便通畅;③血灌瞳神者,宜取半卧位,用眼罩遮盖双眼,静卧休息。

【临证要点】

1. 撞击伤目因受伤时钝力的大小、受伤的部位可造成眼睑挫伤、角膜挫伤、虹膜睫状体挫伤、前房积血、晶体脱位、玻璃体积血、视网膜脉络膜损伤、视神经挫伤等伤情,诊治时需要详细询问病史和进行仔细全面的检查,从而对伤情有全面的掌握和评估,及时制订出合理准确的治疗方案。

2. 治疗常以止血活血、化瘀止痛为法。伤情复杂者,除内服外治外,必要时需配合手术治疗。

3. 胞睑青紫肿胀者,24 小时内宜先冷敷止血,48 小时后改热敷促消散,或用酒调七厘散外敷,以消肿止痛散瘀。

4. 本病应以预防为主,加强宣传教育,做好安全防护。

5. 血灌瞳神者,宜取半卧位,用眼罩遮盖双眼,静卧休息。

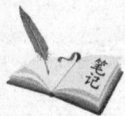

6. 若胞睑裂伤,或白睛撕裂超过 3mm,应行清创缝合术。

7. 应尽早清理创口、消毒、止血,施行缝合术,争取伤口一期愈合。

8. 根据眼睑裂伤部位和范围选用合适的缝合方法。

9. 眼睑血供丰富,损伤组织易存活,应尽量保持眼睑组织。

10. 充分探查伤口的深部直到基底,仔细查找组织内异物并彻底清除。

11. 注意深部重要支持组织——韧带、睑板、滑车和眶骨的损失修复。

12. 有开放性伤口者,要注射破伤风抗毒素。

【诊疗流程】

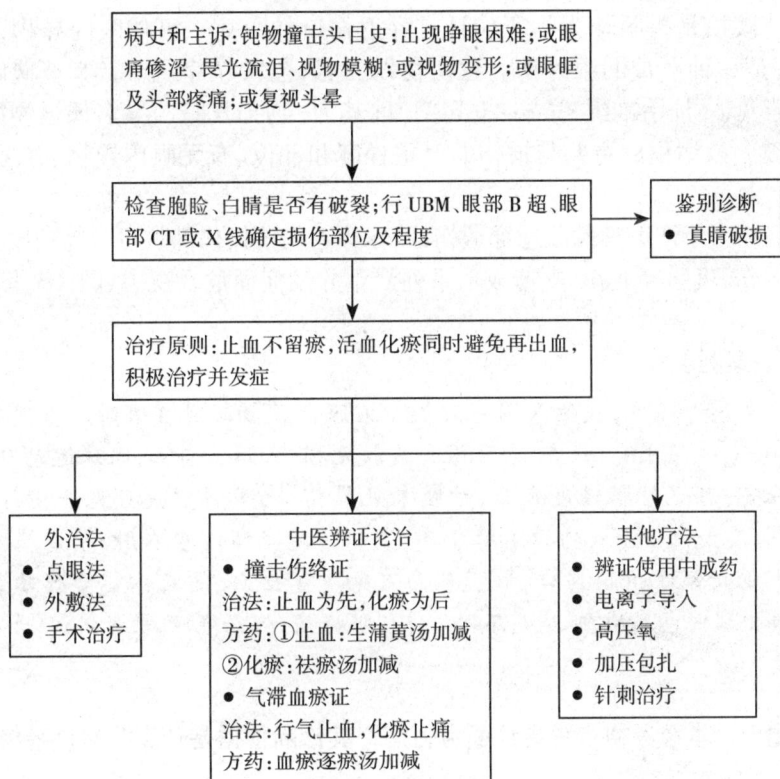

（姚小磊）

【复习思考题】

1. 撞击伤目的诊断要点是什么?

2. 撞击伤目如何辨证论治?

3. 撞击伤目与哪些疾病进行鉴别? 要点是什么?

4. 撞击伤目的外治法有哪些?

5. 撞击伤目如何进行预防调护?

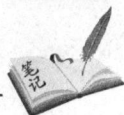

PPT 课件

08章03节PPT

晶状体异物

ER-8-3-1

角膜裂伤合
并晶状体脱
位至前房

ER-8-3-2

角膜合并巩
膜破裂伤

ER-8-3-3

眼内炎

ER-8-3-4

第三节 真睛破损

培训目标

1. 掌握真睛破损的诊断要点。
2. 掌握真睛破损的急诊处理原则。
3. 熟悉真睛破损的辨证论治、转归与预后。

真睛破损是指眼珠为物所伤且有穿透伤口的眼病。可伴眼内异物，甚至可影响健眼，是一种严重的眼外伤。致伤物以刀剪、金属碎片、金属钩、玻璃碎片、石屑等最为常见。《证治准绳·杂病·七窍门》称其为"物损真睛"，又名偶被物撞破外障、被物撞破。该病预后主要与损伤的严重程度和部位、有无眼内异物、有无眼内感染有关。

本病相当于西医学的眼球穿通伤，眼球穿通伤按损伤部位可分为角膜穿通伤、角巩膜穿通伤、巩膜穿通伤，常造成一系列严重并发症而危及视力（图8-5、图8-6，见文末彩图）。

【典型案例】

李某，女，51岁，被他人用剪刀戳中右眼后视物不见3小时。查视力：右眼HM/30cm，左眼1.0。检查：右眼眼睑皮肤无损伤，瞬目自如，眼球运动自如。裂隙灯检查：可见结膜轻度充血，结膜未见裂伤口，角膜中央可见一横行全层裂伤口，长度大约3mm，伤口边缘整齐，伤口边缘角膜轻度水肿，前房基本消失，虹膜少量嵌顿于角膜伤口，虹膜表面可见少量出血，晶状体前囊膜破裂，晶状体皮质出现白色混浊，眼底窥不入。伴伤眼疼痛，胞睑难睁，畏光流泪；舌苔薄黄，脉弦数。

问题一　本患者初步考虑诊断为何病？其诊断依据是什么？应该继续完善哪些检查？

思路1　本患者诊断为真睛破损（右眼球穿通伤），其诊断依据如下：

（1）有明确的锐器外伤史，右眼视力急剧下降。

（2）裂隙灯检查可见右眼角膜全层裂伤口，前房基本消失，虹膜少量嵌顿于角膜伤口，虹膜表面可见少量出血。

（3）晶状体前囊膜破裂，晶状体皮质出现白色混浊。

思路2　本病应该继续完善的检查：

（1）可行眼眶CT薄层扫描检查，快速了解眼内情况。

（2）在术前若有条件，可予眼前段照相，留下患者的病例资料。

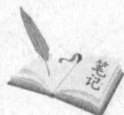
笔记

知识点 1

致伤病史的重要性

对于真睛破损,了解致伤病史不仅对诊断有重要的价值,而且还是重要的法律依据,因此必须认真进行询问,包括受伤时间、致伤地点和周围环境、致伤物体。受伤时间的询问,可让医师结合当时的气候和辗转时间,对病情程度做出估计;致伤地点和环境,与分析伤口是否感染和感染程度关系密切;致伤物体的种类、大小,致伤物侵犯方向、受伤时头颅的位置和眼注视的方向、致伤物的力量与致伤时间、致伤物与患者的距离等,都是判断伤情的重要证据。

问题二　本案例的中医证型是什么? 中医如何治疗?

思路　患者目为物伤,腠理失密,气血失和,风邪乘隙而入,故伤眼疼痛、畏光流泪;黑睛破损,故而视力骤降;舌苔薄白或薄黄,脉弦紧或弦数均为风邪乘袭之候。故本案例的证型是风热乘袭证。

治法:祛风散瘀止痛。

方药:除风益损汤加减。熟地黄、当归、白芍、川芎、藁本、前胡、防风。可加菊花、金银花、黄芩、夏枯草以祛风清热解毒;加红花、苏木、郁金以增散瘀止痛之功。亦可用归芍红花散加减以祛风清热、凉血活血。

知识点 2

本病的病因病机

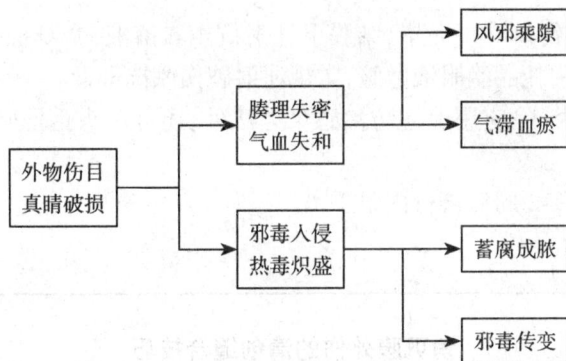

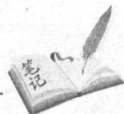

```
                          ┌──→ 风邪乘隙
           腠理失密 ──────┤
           气血失和        └──→ 气滞血瘀
外物伤目 ──┤
真睛破损    
           邪毒入侵 ──────┬──→ 蓄腐成脓
           热毒炽盛        │
                          └──→ 邪毒传变
```

知识点 3

本病的中医辨证治疗

	风热乘隙证	气滞血瘀证	脓毒侵袭证	毒伤健眼证
辨证要点	伤眼疼痛,胞睑难睁,畏光流泪,视力骤降,白睛、黑睛破损,或眼内容物脱出	视力剧降,伤眼刺痛或胀痛,胞睑肿胀难睁。查见白睛或黑睛破裂,神水溢出;或白睛溢血;或血灌瞳神;或晶珠混浊;或视网膜出血	伤眼剧痛,热泪频流,畏光难睁,视力剧降。查见伤口污秽浮肿,胞睑肿胀,白睛混赤,瞳神紧小,神水混浊,黄液上冲,眼珠突出,转动失灵;伴头痛	伤眼红赤疼痛反复,日久不愈;健眼视力剧降,视物变形,抱轮红赤,黑睛后壁沉着物,神水混浊,瞳神缩小,或神膏混浊,或视盘充血水肿,视网膜见黄白色渗出等
舌脉	舌苔薄白或薄黄,脉弦紧或弦数	舌质黯红,苔薄黄,脉弦或涩	舌红,苔黄,脉数	舌红苔黄脉弦数或滑数
治法	祛风散瘀止痛	行气活血化瘀止痛	清热解毒活血化瘀	清热泻火凉血解毒
方药	除风益损汤加减	桃红四物汤加减	经效散合五味消毒饮加减	泻脑汤加减

问题三　本案例可施行的西医学治疗有哪些?

思路

(1) 显微手术缝合伤口,恢复前房。脱出虹膜,若无明显污染,以抗生素冲洗后送回眼内。

(2) 防治感染:伤口处理完毕,结膜下注射抗生素溶液,全身抗生素静脉点滴,每日 1~2 次。滴 1% 阿托品滴眼液散瞳,常规注射破伤风抗毒素。

(3) 预防眼内炎:除应用上述防治感染办法外,还可用头孢他啶联合万古霉素玻璃体腔注射。

(4) 控制感染,1~2 周后再行内眼手术。

知识点 4

角巩膜外伤的清创缝合技巧

　　做伤口的缝合时,对于单纯角膜穿通伤口,注意缝合时尽量少在瞳孔区缝合,以尽量保留光学通路的透明,缝合深度尽量掌握在 3/4~4/5 角膜厚度,以免缝合过浅,导致虹膜前膨隆粘连于角膜伤口背面,同时要注意避免缝穿角膜,损伤内皮,遗留细菌进入眼内的通道;对于巩膜穿通伤口,要注意剪开结膜探查巩膜,保证将全部巩膜伤口缝合,对于巩膜伤口靠近眼外肌者,要确保眼外肌下的伤口予以缝合,由于眼外肌的遮挡,肌肉下巩膜伤口有可能被遗漏,必要时要剪断眼外肌,缝合巩膜后,再将眼外肌接回原位,予以缝合。

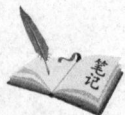

笔记

知识点 5

本病的西医治疗方法

真睛破损为眼科危急重症,伤后一般应在当场立即包扎,送医院进一步处理,处理原则是:①一期清创、缝合;②防治感染等并发症;③必要时行二期手术。

(1) 伤口处理:对 3mm 以下的单纯性角膜伤口,已经自动密闭者,前房存在,可不缝合,患儿一般需要缝合,以免患儿不自觉揉眼将伤口挤开;大于 3mm 以上,应做显微手术认真缝合伤口,恢复前房。对复杂性角膜伤口,应先对相应并发症进行处理,再进行缝合伤口。例如在处理脱出虹膜时,无明显污染者,用抗生素冲洗后送回眼内,否则,应予剪除;脱出的睫状体应予复位,若晶体破裂进入前房,也应先缝合伤口,再在角膜缘行切口,吸出晶状体,切勿使晶状体皮质或囊嵌顿于角膜创口,影响愈合。伤口破碎不能缝合者,可用结膜瓣遮盖。

对复杂性伤口,应先严密缝合伤口,恢复前房,控制感染,1~2 周后再行内眼手术。对外伤性白内障、玻璃体积血、视网膜脱离等进行处理。

(2) 防治感染:伤口处理完毕,结膜下注射抗生素溶液,若有眼内异物可用抗生素静脉点滴,每日 1~2 次。滴 1% 阿托品滴眼液散瞳,常规注射破伤风抗毒素。

(3) 眼内炎治疗:除应用上述防治感染办法外,还可用头孢他啶 2.5mg 联合万古霉素 1mg 玻璃体注射,或行玻璃体切割术。

(4) 交感性眼炎:一旦发生,参照葡萄膜炎治疗。

(5) 眼球破裂:眼内组织大量脱出,伤口缝合难以施行,视力丧失者,在征及同意后,可行眼球摘除手术。

(6) 球内异物的处理:对于较大的金属磁性异物,可考虑在一期清创缝合时,用医疗电磁铁予以取出;对于较小的异物,可视情况考虑在一期清创缝合或二期手术时予以玻璃体切除术予以取出;对于较大的惰性异物(如玻璃碎片等),处理较为困难,可考虑在眼部炎症反应较为平静时,做二期手术时视情况将其取出。

问题四 本案例的预后如何?

思路 本案例角膜中央全层裂伤,虹膜脱出,晶状体前囊膜破裂,一期行显微手术缝合伤口,恢复前房,还纳脱出的虹膜,二期行外伤性白内障手术加人工晶体植入。如若不发生眼内感染,可恢复一定的视力,但伤口位于角膜中央,伤口愈合后角膜屈光的变化以及术后角膜瘢痕都会影响视力;如若发生眼内感染,预后则更差。

如若继发感染,单纯前房感染预后优于玻璃体腔感染者;感染在伤后 72 小时之内得到控制其预后优于感染长时间不能控制者。

如若存在眼内异物,出现视网膜脱离,预后也很差。

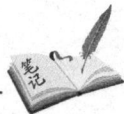

笔记

📄 知识点 6

本病预后的好坏一般取决于以下一些因素：

（1）穿通伤口大小、形态以及所在的部位：一般而言，伤口越小、形态越规则、离角膜中心的距离越远，则对角膜屈光的影响就越小，预后则佳。

（2）是否发生眼内感染，以及眼内感染的控制情况：没有发生眼内感染的病例预后一般优于感染病例，而对于已经出现眼内感染的病例，一般认为单纯前房感染的病例预后优于玻璃体腔感染者；感染在伤后 72 小时之内得到控制的患者预后优于感染长时间不能控制者。

（3）是否存在眼内异物，以及眼内异物的性质情况：无眼内异物的病例预后一般优于存在异物的病例，而对于有异物的病例，一般认为惰性异物（如玻璃）的病例预后优于活性异物（如铁屑）的病例；一般认为异物越小、异物穿入眼球时造成的损伤越小，患者预后越好。

（4）是否出现视网膜脱离等并发症：没有视网膜脱离、外伤性白内障、继发性青光眼等一系列外伤并发症的病例预后一般较好。

问题五　本案例常见并发症有哪些？
思路

（1）外伤后眼内炎：如致伤物污染或处理不当则易发生，多为铜绿假单胞菌、葡萄球菌等感染。一般在伤后 48 小时左右发生，发展快，眼痛、头痛剧烈，刺激征明显，视力严重下降，甚至无光感。眼睑肿胀、充血明显，球结膜高度水肿、充血，角膜混浊，前房纤维蛋白渗出或积脓。

（2）交感性眼炎：伤眼（诱发眼）葡萄膜炎症持续不退，并渐加重，出现 KP，瞳孔缘可见灰白色珍珠样小结节，经 2 周至 2 个月后，另一眼（交感眼）突然出现葡萄膜炎，视力急剧下降。眼底可出现黄白色点状渗出，以周边部多见。反复发作，由于视网膜色素上皮的广泛破坏，晚期整个眼底呈黯红色调，即晚霞样眼底。若失治误治还可继发青光眼、视网膜脱离，眼球萎缩等并发症。

（3）外伤性增生性玻璃体视网膜病变：由于伤口或眼内过度的修复反应，纤维组织增生形成 PVR、牵拉视网膜造成脱离。

【临证要点】

1. 真睛破损属于眼科重症，是眼科最常见的急诊情况之一，一旦发现，就必须认真对待，不同的情况需要不同的治疗，迅速对其伤情进行全面评估与掌握，以利于尽快对其制订临床治疗方案，尽量在第一时间给予患者最正确的处理。

2. 对于患者病史需要详细了解，以便于判断出是否存在眼内异物，以及是否有眼内感染的可能。

3. 对怀疑有真睛破损的患者，对其进行眼部常规检查时，动作应轻柔，尽量使用非接触式检查，切不可挤压眼球。

4. 对于真睛破损患者，初次检查时一般眼压较低，用指测法即可判断，如果一定要明确眼压情况，一般也不考虑接触式眼压测量法，可选用非接触式眼压计测量法。

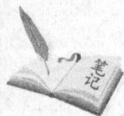

5. B 超检查对于内眼情况的判断有重要价值,但是一期清创缝合之前,应尽量避免 B 超检查,即使在缝合之后,做 B 超检查时,也要求操作轻柔,切不可用力压眼球,以免切口裂开。

【诊疗流程】

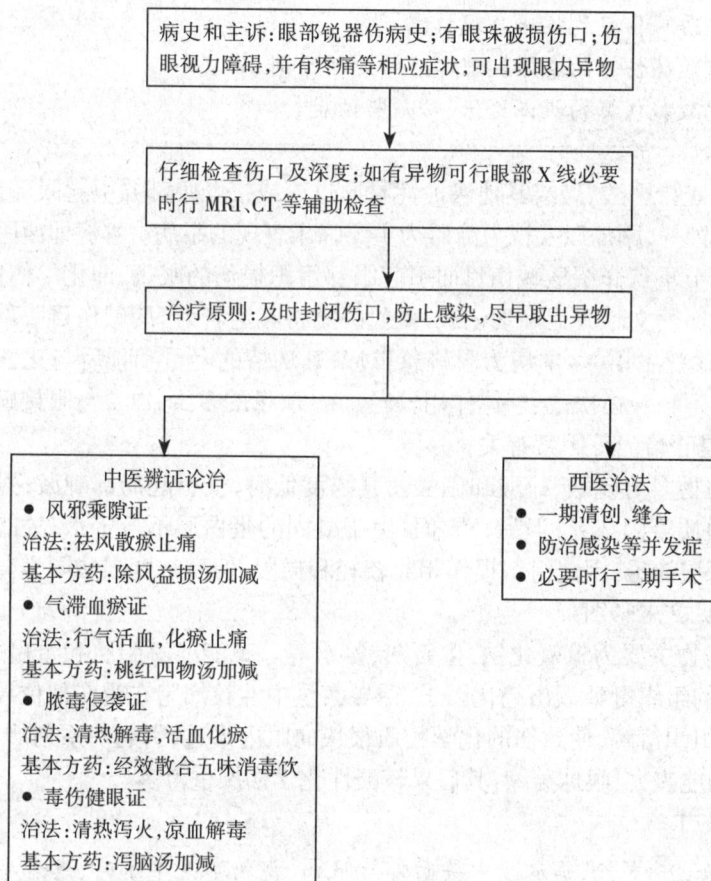

病史和主诉:眼部锐器伤病史;有眼珠破损伤口;伤眼视力障碍,并有疼痛等相应症状,可出现眼内异物

仔细检查伤口及深度;如有异物可行眼部 X 线必要时行 MRI、CT 等辅助检查

治疗原则:及时封闭伤口,防止感染,尽早取出异物

中医辨证论治
● 风邪乘隙证
治法:祛风散瘀止痛
基本方药:除风益损汤加减
● 气滞血瘀证
治法:行气活血,化瘀止痛
基本方药:桃红四物汤加减
● 脓毒侵袭证
治法:清热解毒,活血化瘀
基本方药:经效散合五味消毒饮
● 毒伤健眼证
治法:清热泻火,凉血解毒
基本方药:泻脑汤加减

西医治法
● 一期清创、缝合
● 防治感染等并发症
● 必要时行二期手术

(姚小磊)

【复习思考题】

1. 真睛破损的诊断要点是什么?
2. 真睛破损的主要并发症有哪些?
3. 真睛破损该如何进行辨证论治?
4. 真睛破损的西医治疗方法有哪些?

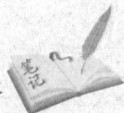

PPT 课件

08章04节PPT

酸烧伤

ER-8-4-1

碱烧伤

ER-8-4-2

酸碱伤目
后遗症期

ER-8-4-3

第四节　酸碱伤目

培训目标

1. 掌握酸碱伤目的临床表现特点。
2. 掌握酸碱伤目的急诊处理和后续处理原则。
3. 熟悉酸碱伤目的辨证论治、转归与预后。

酸碱伤目是指因酸、碱或其他腐蚀性物质进入或接触眼部并引起眼部组织损伤，以眼睑或眼球蚀烂、剧痛以及视力障碍为主要临床表现的眼病。本病即西医学的化学性眼损伤。本节重点介绍酸碱伤目而引起眼部组织损伤的眼病，即化学伤性眼外伤。本病病名古代医籍文献并无确切记载，现代医家将其定名为"酸碱伤目"，见于国家标准《中医临床诊疗术语》。本病为眼科急重症，其病情的轻重和预后与化学物质的性质（固体损伤较重、液体次之、气体作用较轻）、浓度、量的多少，以及与眼接触时间的长短、急救措施是否恰当等因素有关。

酸性致伤物多为硫酸、盐酸和硝酸。其浓度低时，仅引起局部刺激；强酸能使受伤组织的蛋白质凝固坏死；但另一方面，由于凝固的蛋白质不溶于水，故能减缓酸性物质继续向深层渗透，因此组织损伤相对较轻和局限，但高浓度强酸同样会造成严重损伤（图 8-7，见文末彩图）。

碱性致伤物主要为氢氧化钠、生石灰、氨水等。碱能溶解脂肪和蛋白，使组织发生坏死，坏死的组织可释放出趋化因子，诱导大量中性粒细胞在受伤部位浸润并释放胶原酶，造成组织溶解，使致伤的化学物质很快向眼内渗透，引起一系列严重并发症，甚至造成视功能丧失、眼球萎缩，其后果较酸性化学伤严重得多。

【典型案例】

王某，女，25 岁，浓氨水泼中头面部后眼痛、视物不见半小时，患者半小时前劳动中因盛装浓氨水的容器倾倒，被浓氨水泼中头面部，眼痛、视物不见，受伤后，患者在工友的协助下，立即以清水冲洗头面部，但因为眼部剧烈疼痛而在清洗时不敢睁眼。既往无特殊病史。专科检查：视力：右眼 HM/30cm，左眼 0.1，双眼眼睑皮肤红肿，轻度糜烂，双眼结膜可见坏死灶，呈灰白色混浊，以右眼为甚，右眼角膜全角膜上皮剥脱，角膜全层灰白混浊，前房 Tyndall 现象阳性，其后窥不清；左眼角膜中央部以及下方上皮剥脱，面积约 5mm×6mm，角膜上皮剥脱区域角膜基质水肿，水肿面积约 6mm×7mm，前房房水闪辉，晶状体尚透明，其后窥不清。伴伤眼疼痛，胞睑难睁，畏光流泪；舌苔黄腻，脉弦而数。

问题一　本患者初步诊断为何病？其诊断依据是什么？可能会出现哪些并发症？

思路 1　本患者初步诊断为酸碱伤目（双眼化学性眼外伤），其诊断依据如下：

（1）有明确的碱性化学物质致伤史，双眼视力急剧下降。

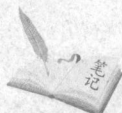

（2）专科检查：视力：右眼 HM/30cm，左眼 0.1，双眼眼睑皮肤红肿，轻度糜烂，双眼结膜可见坏死灶，呈灰白色混浊，以右眼为甚，右眼角膜全角膜上皮剥脱，角膜全层灰白混浊，前房 Tyndall 现象阳性，其后窥不清；左眼角膜中央部以及下方上皮剥脱，面积约 5mm×6mm，角膜上皮剥脱区域角膜基质水肿，水肿面积约 6mm×7mm，前房房水闪辉，晶状体尚透明，其后窥不清。

思路 2 本例患者为碱性化学伤，致伤的化学物质可以很快向眼内渗透，因此，可能出现的并发症包括眼表并发症以及眼内并发症。

（1）眼表并发症：角膜可能出现角膜内皮损伤进而角膜失代偿，或者角膜穿孔，眼内容物脱出，继而眼球萎缩；角膜还有可能基质损伤，遗留角膜白斑；若结膜损伤严重，将导致眼球粘连；若泪小点损伤，将会发生泪小点闭锁而出现溢泪现象。

（2）眼内并发症：致伤的碱性化学物质迅速向眼内渗透，引起眼内无菌性的葡萄膜炎，既有可能是前葡萄膜炎，亦有可能联合有后段葡萄膜炎存在；改变眼内房水微环境之后，将有可能引起晶状体损伤，导致并发性白内障形成；致伤化学物质损伤房角小梁网结构，炎症导致小梁网水肿，而损伤将导致小梁网纤维化修复，均能导致房水流出不畅，眼压升高，出现继发性青光眼。

问题二 本病例的中医证型是什么？中医如何治疗？

思路 1 该患者热毒入眼，故伤眼疼痛，胞睑难睁，畏光流泪；舌苔黄腻，脉弦均为热毒壅盛之候。故本案例的证型是热毒壅盛证。

方药：黄连解毒汤合犀角地黄汤加减（现犀角用水牛角代）。

思路 2 本患者还可施行的其他中医治疗：

（1）中成药治疗：可根据临床证型选用清热解毒类、消障退翳类中成药口服。

（2）中药熏蒸：取中药煎剂进行熏蒸治疗，常选用清热解毒药物，如紫花地丁、菊花、虎杖、薄荷等中药，将中药煎剂适量置于熏眼器内，调节适当蒸汽量，时间设为15~20分钟，使得药汁热气蒸腾患眼局部。

知识点

本病的病因病机

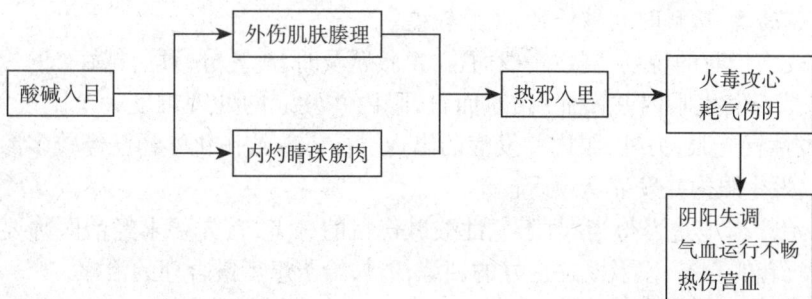

问题三 本病例当时现场处理有无失当之处？进一步该如何治疗？

思路 当时现场处理予以大量清水清洗是正确的，失当之处在于"因为眼部剧

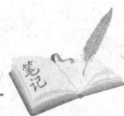

烈疼痛而在清洗时不敢睁眼",因为急性化学性眼外伤时,最佳处理时间在于伤后当时,应就地取材,争分夺秒予以足量清水清洗眼表,冲洗时应翻转眼睑,转动眼球,亦可将整个面部浸入水中,连续做睁、闭眼动作,让清水尽量稀释结膜囊中的致伤性化学物。

该病例就诊后进一步治疗应分阶段进行。

（1）入院当时应进一步冲洗：①结膜囊冲洗：应在表面麻醉下,进一步用生理盐水对结膜各部进行冲洗；若为酸性伤,可用 2%~3% 碳酸氢钠液冲洗；碱性伤用 3% 硼酸液冲洗；石灰致伤用 0.37% 依地酸二钠液冲洗。②结膜下冲洗：若结膜苍白、水肿、角膜混浊范围大者,需将球结膜放射状剪开数处,稍做分离后再进行冲洗。③前房冲洗：对于明确致伤物的患者,若检查发现前房出现炎症反应,如有房水混浊、前房闪辉现象者,应尽快安排在显微镜下做前房穿刺口,进行前房冲洗。

（2）在院时应治疗和预防并发症：①预防无菌性角膜溃疡和角膜穿孔：10% 葡萄糖 500ml 加入 3g 维生素 C 静脉滴注,可起到抑制胶原酶的作用；同时可配制 10% 枸橼酸钠溶液、2.5%~5% 半胱氨酸作为滴眼剂滴眼；此外,配制的自家血清滴眼也能起到好的作用。对 2 周内出现角膜溶解变薄者,可考虑眼表羊膜移植或结膜遮盖术,以挽救眼球。②预防感染：如无穿孔和眼内感染发生,局部应用抗生素滴眼液或眼膏包扎患眼,并应用散瞳剂。若已继发感染,需按照眼内感染进行治疗。③预防睑球粘连：如球结膜广泛坏死,应早期切除；对有可能发生睑球粘连者,每天换药时用玻璃棒插入上下穹隆部进行分离,多涂眼膏,或用绷带镜衬于睑球之间；也可做羊膜、口腔黏膜或对侧球结膜的移植术。

（3）糖皮质激素应用：激素对减轻角膜刺激症状和虹膜睫状体的炎症反应、预防新生血管,都有很好的作用；需要注意的是,对于伤后 2~3 天之间角膜有溶解倾向的患者,局部忌用,而且在角膜溃疡未愈合时也不可使用。

（4）晚期治疗：针对化学性烧伤造成的睑外翻、睑球粘连、角膜坏死、继发性青光眼等,可采用相应手术治疗。

问题四　本案例预后的好坏一般取决于哪些因素?

思路　本案例预后的好坏一般取决于以下因素：

（1）致伤化学物的性质：碱性化学伤预后较差,致伤化学物为固体者预后较差,温度、浓度越高者、接触时间越长者,预后较差。

（2）受伤当时的现场急救：一般而言,急救越及时、越充分,预后越好。

（3）是否发生眼内并发症：相对而言,眼内并发症的处理难度大于眼表并发症,例如继发性青光眼,另外,眼内并发症的出现也标志着致伤化学物已经较多渗透至眼内,因此,发生眼内并发症者预后较差。

（4）治疗措施是否得当：对于急性酸碱伤目的患者,首先要求经治医师要有清醒的头脑、沉着的心态,以及既往良好的训练,能够给予患者最合理的治疗。

（5）是否出现眼球穿孔等并发症：若出现眼球穿孔,对于眼球的打击是非常大的,患者往往面临着角膜移植的选择,而对于没有角膜移植条件的患者,往往只能选择结膜遮盖的手术,导致视力基本丧失。

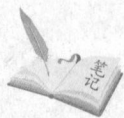

【临证要点】

1. 对怀疑有酸碱伤目的患者,首先要保持清晰的头脑、沉着的心态,详细了解致伤物性质等相关情况后应立即施治。不同的化学物质致伤的程度有较大区别,碱性物质致伤的严重程度明显大于酸性物质。

2. 酸碱伤目属于眼科一级急症,必须分秒必争,立即抢救。一旦发生,必须做好现场救护和及时处置转送,必须立即用水冲洗伤眼 15 分钟后再行转送。转送前以及转送中可根据伤情应用抗生素滴眼液、散瞳剂等处理,绝不能因为设备条件和技术水平造成治疗的延误和使病情的复杂化。

【诊疗流程】

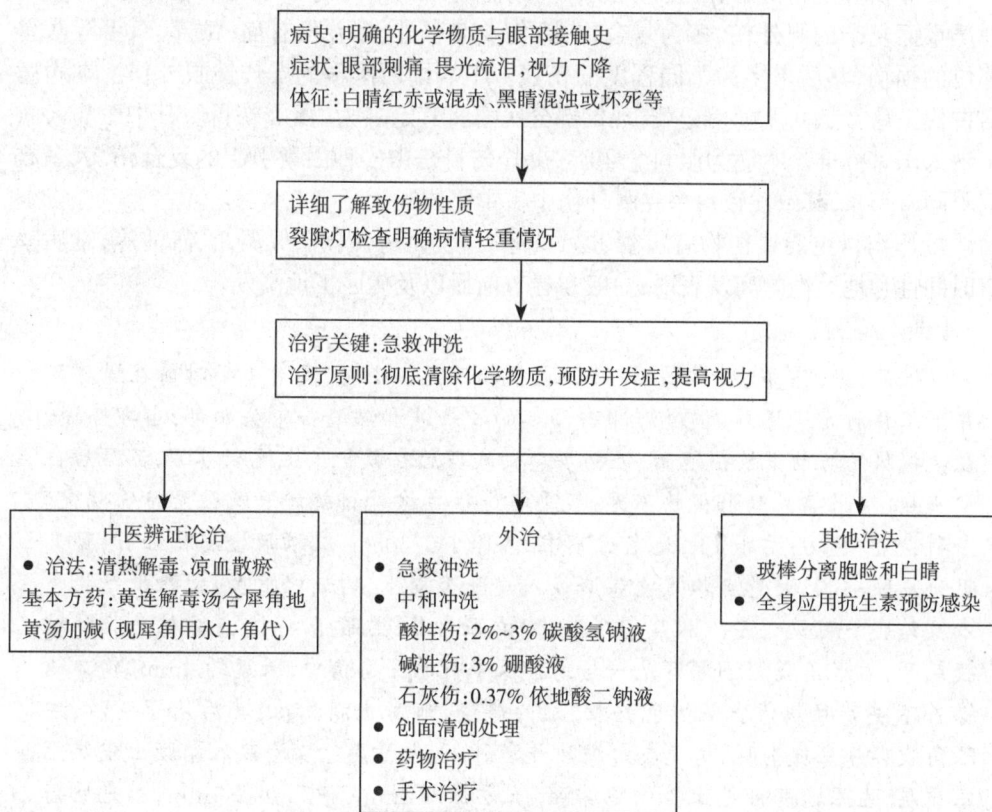

病史:明确的化学物质与眼部接触史
症状:眼部刺痛,畏光流泪,视力下降
体征:白睛红赤或混赤、黑睛混浊或坏死等

↓

详细了解致伤物性质
裂隙灯检查明确病情轻重情况

↓

治疗关键:急救冲洗
治疗原则:彻底清除化学物质,预防并症,提高视力

中医辨证论治
● 治法:清热解毒、凉血散瘀
基本方药:黄连解毒汤合犀角地黄汤加减(现犀角用水牛角代)

外治
● 急救冲洗
● 中和冲洗
  酸性伤:2%~3% 碳酸氢钠液
  碱性伤:3% 硼酸液
  石灰伤:0.37% 依地酸二钠液
● 创面清创处理
● 药物治疗
● 手术治疗

其他治法
● 玻棒分离胞睑和白睛
● 全身应用抗生素预防感染

(董 玉)

酸碱伤目
拓展阅读

酸碱伤目
古医籍

扫一扫
测一测

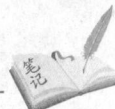

【复习思考题】

1. 酸碱伤目的诊断要点是什么?
2. 酸碱伤目的主要并发症有哪些?
3. 酸碱伤目处理时有哪些要点?

第五节　爆炸伤目

爆炸伤目
常见损伤

ER-8-5-1

培训目标

1. 掌握爆炸伤目的临床表现特点。
2. 掌握爆炸伤目的急诊处理和后续处理原则。
3. 熟悉爆炸伤目的辨证论治、转归与预后。

爆炸伤目是指因各种爆炸所致瞬间高温高压气浪冲击导致的眼组织挫伤,是一种严重而复杂的眼外伤,多为复合伤,除伤及双眼外,多并发有面、颈部、双手等暴露部位的损伤,其后果多为不同程度的伤残。本病即西医学的爆炸性眼外伤。本病病名古代医籍文献并无确切记载,现代部分医家将其定名为"爆炸伤目",其中医病名尚未纳入国家标准。本病为眼科急重症,爆炸伤目是由多种因素引起的复合伤,大多数双眼同时受累,其致残致盲率在眼外伤中占主要位置。

爆炸伤目主要致伤物有雷管、爆竹、啤酒瓶、火药、锅炉、保温瓶、汽油等,发病率有时间性和地区性的高发表现,一般在春节前后以及矿区工地高发。

【典型案例】

张某,男,45 岁,爆炸伤后双眼痛、视物不见 1 小时,患者 1 小时前在煤矿矿井下工作时雷管爆炸,被爆炸冲击而起的冲击波和煤渣击中头面部,当即昏迷,在救援队的协助下救出地面,经初步急救处理后在救护车上逐渐苏醒,苏醒后自觉头痛、双眼痛且双眼视物不见,经平车送往急诊外科就诊。既往无特殊病史。专科检查:视力:右眼 LP,光定位不准;左眼 FC/30cm,双眼眼睑皮肤红肿,可见眼睑皮肤破损,大量点状黑色煤渣嵌入皮肤至皮下组织,轻度糜烂,双眼结膜囊以及结膜下可见大量点状黑色煤渣,以右眼为甚;右眼沿 4~10 点方位角膜缘结膜裂开,右眼角膜颞下方可见一与角膜缘平行的穿通伤口,长度约 4mm,伤口边缘并不整齐且残留少量黑色异物,疑为煤渣,前房充满积血,其后均窥不清,左眼角膜部分上皮剥脱,角膜灰白混浊并水肿,见大量黑色煤渣嵌入角膜上皮层至基质层,左眼前房可见血性细胞漂浮,下方积血 2mm,瞳孔直径 7mm,对光反射迟钝,晶体在位,其后窥不清;伴伤眼疼痛,胞睑难睁,畏光流泪;舌红苔黄,脉弦而数。

问题一　本患者诊断为何病?其诊断依据是什么?

思路　本患者诊断为爆炸伤目(爆炸性眼外伤),其辅助诊断有:①右眼结膜裂伤;②双眼结膜异物;③右眼角膜穿通伤;④双眼角膜异物;⑤双眼前房积血;⑥左眼外伤性瞳孔散大。诊断依据如下:

(1) 有明确的爆炸致伤史以及爆炸引起的异物致伤病史,双眼视力急剧下降。

(2) 视力:右眼 LP,光定位不准;左眼 FC/30cm。

(3) 专科检查:眼睑皮肤破损,大量点状黑色煤渣嵌入皮肤至皮下组织;双眼结膜

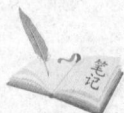

囊以及结膜下可见大量点状黑色煤渣，以右眼为甚；右眼沿 4~10 点方位角膜缘结膜裂开，右眼角膜颞下方可见一与角膜缘平行的穿通伤口，长度约 4mm，伤口边缘并不整齐且残留少量黑色异物，疑为煤渣，前房充满积血，其后均窥不清。左眼角膜部分上皮剥脱，角膜灰白混浊并水肿，见大量黑色煤渣嵌入角膜上皮层至基质层，左眼前房可见血性细胞漂浮，下方积血 2mm，瞳孔直径 7mm，对光反射迟钝，晶体在位，其后窥不清。

问题二　本案例的中医证型是什么？中医如何治疗？

思路　该患者因高速飞溅之煤渣穿破眼珠，致真睛破损，致伤物污秽，风邪乘虚而入，目珠之气血、经络、组织受损，发而为本病。舌脉均为风邪乘袭之征，故本案例辨证为风邪乘袭证。具体中医治疗可参考"真睛破损（眼球穿通伤）"的章节。

问题三　本病例急诊以及后续治疗应该如何进行？

思路　此类患者如果不及时、有效地治疗，致盲率是相当高的；但是在急诊处理之时，必须区分全身伤情与眼部伤情的轻重缓急，将本次伤情进行分类，按照分类进行处理。

根据全身伤情，可将全身伤合并眼外伤分为以下 4 类并进行处理。

第一类，全身伤情很重，危及生命，应先抢救生命，病情稳定后再治疗伤眼。

第二类，全身及眼伤均较重，在抢救同时或稍后，进行眼外伤处理。

第三类，全身伤情很轻，眼部伤情重，应先处理眼伤。

第四类，全身及眼损伤均轻，门诊处理即可。

对于此例病例，首先应该完善相关检查，例如头颅 CT、腹部 B 超、眼眶 CT 等，另外还急需进行血常规检查、生化检查等，以明确患者全身情况。

如果全身情况允许，应该立即予以眼部的治疗。

第一步，显微镜下清洗结膜囊以及剔除角结膜异物，缝合角膜穿通伤口，预防并发症，形成前房，双眼巩膜探查，缝合结膜伤口。

第二步，术后严密观察、行之有效的抗菌消炎及激素治疗。经 2~3 天的抗菌消炎治疗后，行二期异物取出术，磁性异物采用经角膜缘异物电磁铁吸出术。

第三步，对于一些远期并发症，例如继发性青光眼以及视网膜脱离、玻璃体积血不吸收，需要进行相应的手术治疗。

知识点 1

CT 与 MRI 在眼外伤中应用对比

与 MRI 相比，CT 被认为是发现眼内异物最好的诊断方法，同时也是排除眼眶骨折的理想选择，CT 对玻璃体混浊显示率较低，难以显示视网膜和脉络膜脱离，且低密度异物（植物或有机异物）不能被 CT 发现；与 MRI 相比，CT 检查速度快，费用低廉，较少的运动伪影。通常情况下孕妇禁忌做 CT 检查。近年来，16 排、64 排等多排 CT 扫描速度更快，层厚更薄，空间分辨率更高，而且进行一次横断面扫描就能利用后处理技术得到冠状面、矢状面及任意方位的高质量图像，且能进行三维重建，具有冠状重建技术的薄层螺旋 CT 图像处理功能更先进，对晶体的辐射量更低。直接冠状扫描特别适用于评价眶顶和眶底骨折，上下直肌

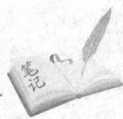

受损及眼内异物的定位。

MRI检查时需要患者配合要求高,眼球尽量制动,成人需要安静闭目或注视固定标记物,儿童采用口服水合氯醛镇静。MRI能显示在CT上不能显示的较小的木质异物或其他低密度非金属异物,能准确地显示异物位置、数量等。磁性异物不能进行MRI检查,因为磁性异物在磁场的作用下可移动、发热,损害眼内结构。有机异物(木质异物)的密度与空气和脂肪相似,在CT图像中很难从软组织中分辨出来,如果有气肿存在,木质异物位于软组织和气体界面更难被发现,经常被认为是空气。因此,MRI可用于检查眼眶内低密度木质和塑料异物存在者。对于已经确诊的外伤患者,MRI还能很好地评价血管的损伤。MRI在评价眼眶骨折方面不如CT。孕妇也可以做MRI检查。

知识点2

机械性眼球外伤标准化分类法

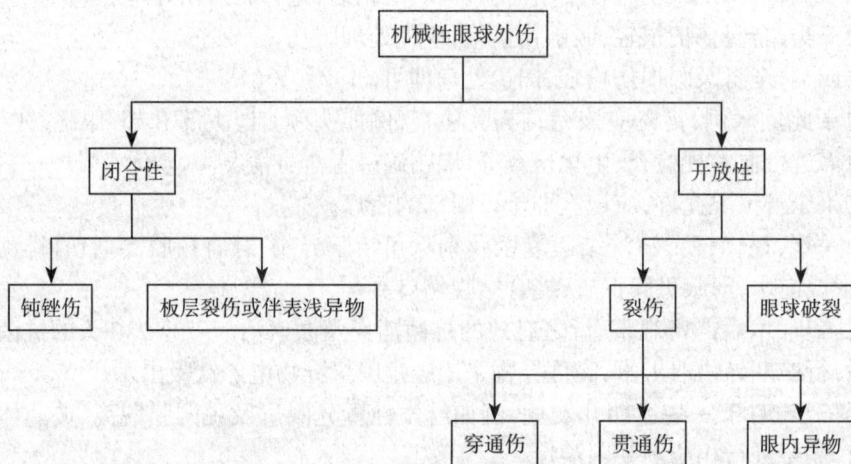

```
                    机械性眼球外伤
          ┌───────────────┴───────────────┐
        闭合性                            开放性
     ┌────┴────┐                     ┌────┴────┐
   钝锉伤   板层裂伤或伴表浅异物      裂伤      眼球破裂
                              ┌──────┼──────┐
                           穿通伤  贯通伤  眼内异物
```

问题四　本案例的转归与预后如何? 怎样预防调护?

思路1　因爆炸产生的冲撞力量、碎片飞行的速度、损伤的部位及程度以及是否同时具有高热的不同,产生的后果也不同。轻者胞睑、眉睫灼伤,多数碎石和火药渣滞留于胞睑、黑睛、白睛上;重者可导致惊振外障、惊振内障、真睛破损,眼内容物自破口进出,视力迅降,甚者盲目。若有碎片、弹片等物滞留于眼内,可致眼珠红赤疼痛,多泪难睁。爆炸力大者还可引起严重眶骨伤及颅脑损伤,可危及生命。

思路2　本案例的预防调护包括:①建立健全生产和操作过程的规章制度,遵守操作规程,加强劳动保护,避免眼外伤的发生;②加强儿童、学生的安全教育,避免玩弄锐利、有弹伤性、爆炸性的物品;③饮食以清淡为宜,保持大便通畅。

【临证要点】

1. 对爆炸伤目的患者,首先要保持清晰的头脑,沉着的心态,详细了解全身情况,

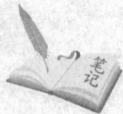

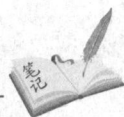

仔细权衡双眼情况与全身情况的轻重对比,采取合适的措施,既要牢记生命第一,又要尽量提高伤员脱离生命危险之后的生活质量。

2. 爆炸伤目常常涉及多种致伤因素,因此要求医师对于伤员要将这些致伤因素全面考虑,制订最合适的临床治伤策略,包括治疗分期,每期包含的手术和药物治疗等。

3. 不同的爆炸物致伤的程度有较大区别,应该详细询问病史,了解到受伤当时的情况,有时因为爆炸会造成伤员昏迷,无法详细了解受伤当时的情况,此时应该尽可能向陪送人员询问。

4. 爆炸伤对于眼睛的损伤常常是毁灭性的,因为对于此类疾病的预防甚于治疗,对于高危场所,例如存放大量易燃易爆物品的车间、矿区、花炮厂等场所,一定要把安全生产、人员安全放在工作的首位。

5. 对爆炸伤目的患者剔除角结膜异物应该在手术室进行,局麻后显微镜下对于双眼眼表用无菌生理盐水进行冲洗,逐步将眼睑异物以及角膜结膜异物剔除,若角结膜异物太多或者太碎,一次不能完全除干净者,可考虑分次操作。

6. 巩膜探查往往是必要的,爆炸伤目患者尤其是在角巩膜缘处容易存在裂伤。

【诊疗流程】

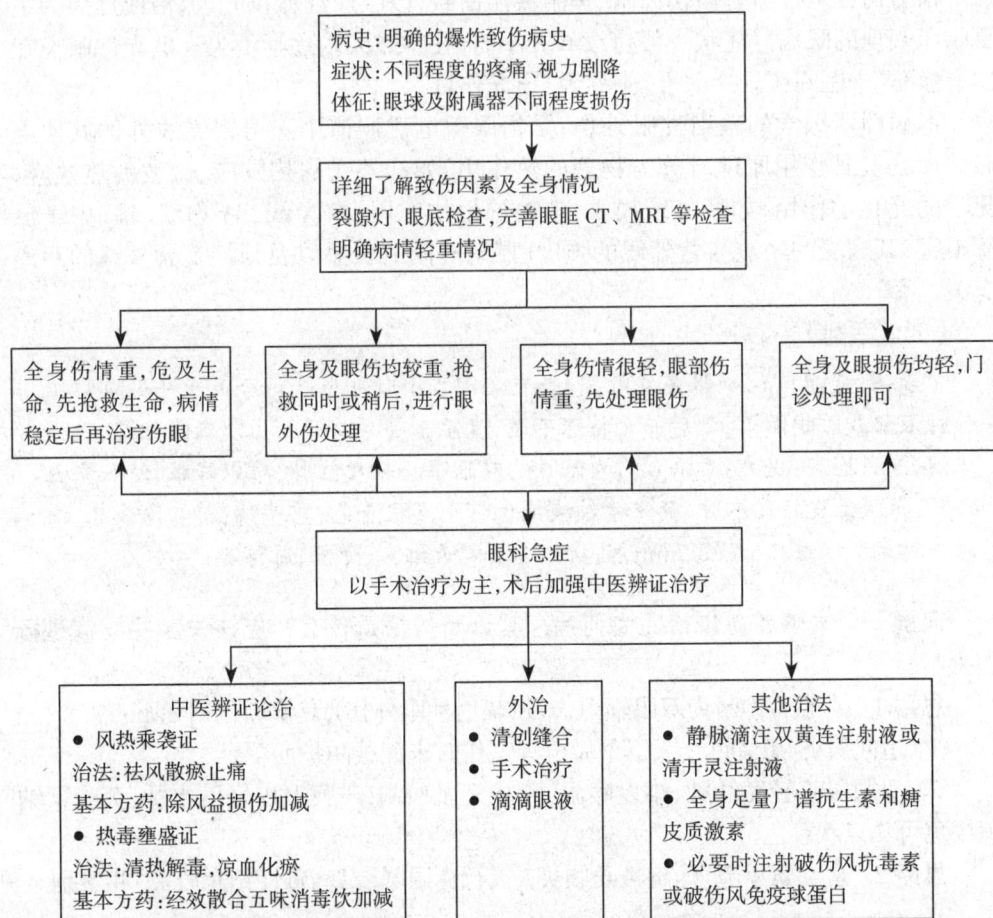

（董　玉）

【复习思考题】

1. 爆炸伤目的诊断要点是什么?
2. 爆炸伤目的主要并发症有哪些?
3. 爆炸伤目处理时有哪些要点?

第六节 辐 射 伤 目

培训目标

1. 掌握辐射伤目的诊断要点。
2. 掌握辐射伤目的辨证论治、转归与预后。
3. 熟悉辐射伤目的西医治疗方法。

辐射伤目是指辐射损伤白睛、黑睛浅层所致,以眼珠红赤畏光、流泪或疼痛为主要临床表现的眼病。症状一般持续 6~8 小时,在 1~2 天内逐渐消失。电光性眼炎在国家标准《中医临床诊疗术语》中称为"电光伤目"。

本病即西医学的辐射性眼外伤,是指眼被电磁波谱中除可视光线外的其他电磁波所伤。其作用原理可分为物理的热作用,如红外线的热效应、微波的热效应;化学的光化学作用,如紫外线损害;电离的生物作用,如 X 线、γ 射线、镭、中子流等损害,其病变的轻重与紫外线的强度、照射时间的长短以及与接受紫外线的距离有关。

【典型案例】

李某,男,42 岁,双眼突发红痛、畏光流泪 1 小时。患者诉今天下午做电焊工作时未配戴防护面罩,之后并无特殊不适,直至 1 小时前开始出现双眼红痛,畏光流泪,专科检查:视力:右眼 0.3,左眼 0.6,双眼眼睑轻度红肿,难以睁眼,睫状充血(++),角膜上皮轻度水肿,荧光素钠液染色可见点状着色,前房清,前房深浅正常,瞳神对光反射存在,直径 2mm,晶状体透明。舌红,苔薄黄,脉浮数。

问题一 本患者初步诊断为何病? 其诊断依据是什么? 应该与哪些疾病进行鉴别?

思路 1 本患者诊断为双眼辐射伤目(辐射性眼外伤),其诊断依据如下:

(1) 追问病史,患者诉今天下午做电焊工作时未配戴防护面罩。

(2) 双眼眼睑轻度红肿,难以睁眼,睫状充血(++),角膜上皮轻度水肿,荧光素钠液染色可见点状着色。

思路 2 应与聚星障(病毒性角膜炎)、天行赤眼暴翳(病毒性结角膜炎)相鉴别。

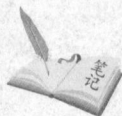

知识点 1

鉴 别 要 点

(1) 与聚星障(病毒性角膜炎)相鉴别:病毒性角膜炎一般没有明确的辐射暴露病史,且往往存在免疫力下降的病史,比如外感、疲劳、女性月经期等,可见于任何年龄,单眼发病相对多见,往往角膜基质有浸润,且可见角膜上皮荧光素染色有特征性的树枝样、点状、地图样改变。

(2) 与天行赤眼暴翳(病毒性结角膜炎)相鉴别:病毒性结角膜炎也有结膜充血、多为双眼发病、角膜荧光素染色阳性的情况,但病毒性结角膜炎常伴有感染性症状,例如分泌物增多等,病变部位角膜多有浸润,角膜点状荧光染色较为稀疏,并不密集。

问题二 本案例的中医证型是什么?试做辨证分析。中医如何治疗?

思路 1 该患者伤眼灼热刺痛,畏光流泪。查见胞睑红赤肿胀;白睛红赤或混赤;黑睛浅层星翳。舌红,苔薄黄,脉浮数均为风热犯目之候。故本案例的证型是风热犯目证。

方药:新制柴连汤加减。柴胡、川黄连、黄芩、赤芍、蔓荆子、栀子、木通、荆芥、防风、甘草、龙胆,水煎服,每日 1 剂,分 2 次服。可加蝉蜕、木贼以散翳明目。

思路 2 本患者还可施行的其他中医治疗:

针刺疗法:选取合谷、太阳、风池、四白穴,有针感后留针 15 分钟;或针刺耳穴肝、眼区等。

知识点 2

临床操作技能要点

(1) 对辐射伤目的患者,患者常常较为疼痛而拒绝检查或者不配合检查,首先要说服患者,积极检查,必要时可考虑滴用表面麻醉剂,仔细检查之后再采取合适的诊疗措施。

(2) 辐射伤目的患者,自觉症状一般较重,此时要仔细辨别,主要要与病毒性角膜炎等进行鉴别,以免贻误病情。

问题三 本案例可施行的西医学治疗有哪些?
(1) 少量滴用 0.5% 丁卡因滴眼液止痛,配合局部冷敷止痛。
(2) 贝复舒滴眼液等促角膜上皮修复滴眼液。
(3) 滴用抗生素滴眼液或涂眼膏以防感染。

知识点 3

本病的西医治疗方法

(1) 止痛:剧痛者,可少量滴用 0.5% 丁卡因滴眼液止痛,但由于其有较轻微

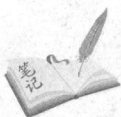

冷敷
LR-8-6-2

点眼
LR-8-6-3

包封
LR-8-6-4

的角膜上皮毒性,不宜多滴。可配合局部冷敷止痛。

(2) 促角膜修复。

(3) 预防感染:滴用抗生素滴眼液或眼膏以防感染。

问题四　本案例的转归和预后如何? 应该怎样预防与调护?

思路1　辐射伤目病变的轻重与辐射的强度、照射时间的长短及与接受距离有关,症状一般持续6~8小时,在1~2天内逐渐消失。本案例积极治疗后预后较好。

思路2　本案例的预防和调护包括:①焊接操作者和10m范围以内的工作人员应戴防护面罩,车间可用吸收紫外线的涂料粉刷墙壁;②在雪地、冰川、沙漠、海面作业的人员工作时应戴好防护眼镜。

【临证要点】

1. 辐射性物质很多,致伤途径很多,因此要求医师要将这些因素全面考虑,制订最合适的临床策略。

2. 辐射伤目的患者,有时根本不能意识到自身的眼部症状是因辐射而导致的,此时,需要医生具有这方面的意识,详细询问患者有无辐射接触史以及患者工作环境中是否存在辐射。

3. 辐射伤目的患者,一般只要黄斑未受伤,对于轻中度病例而言,一般预后较好。

【诊疗流程】

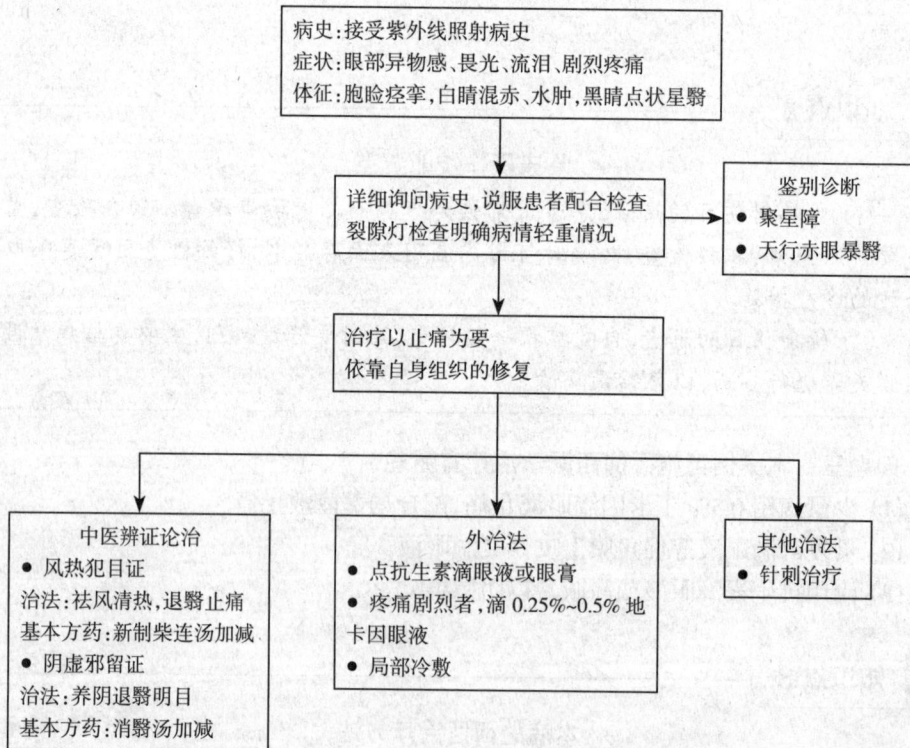

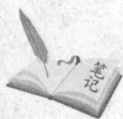

（董　玉）

【复习思考题】

1. 辐射伤目的诊断依据是什么?
2. 辐射伤目如何外治?
3. 如何预防辐射伤目?

扫一扫
测一测

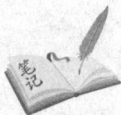

其他眼病

第一节 近 视

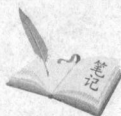

培训目标

1. 掌握近视的诊断要点。
2. 掌握近视的辨证论治、转归与预后。
3. 掌握近视的预防与调护。
4. 熟悉近视的西医治疗方法。
5. 了解高度近视的并发症。

近视是指眼处于调节松弛状态时,平行光线经眼屈光系统折射后,聚焦在视网膜之前的眼病。该病归属于中医"能近怯远症"范畴,近视程度较高者称为近觑,《证治准绳》称之为目不能远视,《目经大成》始名近视。

西医学也称为近视,其病因尚未完全明确,常与遗传、发育和环境等因素有关。

【典型案例】

王某,女,12 岁。因双眼视远不清 3 年余,加重 1 个月就诊。自述 3 年前开始出现双眼视远模糊,常欲眯眼视物,母亲有 −9.00D 高度近视,曾在外院诊为"近视",验光结果:右眼:−2.50DS◯−1.00DC×180°→1.0;左眼 −2.750DS◯−1.25DC×180°→1.0,配戴眼镜矫正,但每年近视度有 −1.25~−1.50D 进展,近几个月来,近距离用眼较多,自觉双眼视远模糊加重,视近清晰,无视物变形、眼胀、眼痛等不适。裸眼视力:右眼 0.1,左眼 0.1;戴自镜视力:右眼 0.7,左眼 0.7;近视力:右眼 1.0;左眼:1.0。眼压:右:14mmHg,左:13mmHg。眼部检查:双眼球结膜无充血、角膜透明,前房中深约 4mm,房水清,虹膜纹理清晰,双瞳孔等圆、对光反射灵敏,晶状体、玻璃体透明,视盘边界清、色淡红,颞侧可见弧形斑,眼底呈豹纹状,黄斑中心凹反光存。小瞳验光:右眼:−6.00DS◯−1.00DC×180°→1.0;左眼 −6.50DS◯−1.25DC×180°→1.0。阿托品散瞳验光检查:右眼:−5.50DS◯−−1.00DC×180°→1.0;左

眼 −6.00DS ⌒ −1.25DC×180°→1.0。眼轴长：右眼：25.78mm；左眼：26.12mm。兼见面色不华，神疲乏力，不耐久视；舌质淡，苔薄白，脉细弱。

问题一 本患者初步考虑诊断为何病？其诊断依据是什么？应该与哪些疾病进行鉴别？

思路1 该患者双眼远视力下降，有近视病史3余年，有高度近视家族史。结合验光结果、眼底表现，诊断为双眼近视（能近怯远），其诊断依据为：

(1) 双眼远视力减退，近视力正常。

(2) 检眼镜下见双眼底呈豹纹状，视盘边界清、色淡红，颞侧可见弧形斑。

(3) 阿托品散瞳验光检查：右眼 −5.50DS ⌒ −1.00DC×180°→1.0；左眼 −6.00DS ⌒ −1.25DC×180°→1.0。

思路2 本案患者诊断为初步诊断为双眼近视，临床上需注意真性近视、假性近视、混合性近视相鉴别，病理性近视与单纯性近视相鉴别。

知识点1

鉴 别 要 点

(1) 真性近视、假性近视、混合性近视鉴别：真性近视，近视力正常，远视力下降，用阿托品散瞳后屈光度未降低或降低度数 <0.50D。假性近视多见于少年儿童，尤其是持续近距离用眼多者，近视力正常，远视力在短期内下降较快，加凹透镜视力可提高，用阿托品散瞳后检查，近视消失呈现为正视或远视。混合性近视，近视力正常，远视力下降，用阿托品散瞳后屈光度降低≥0.50D，但未恢复正常。

(2) 病理性近视与单纯性近视相鉴别：单纯性近视眼绝大多数起自青少年，个别见于成年人。主要特点：进展慢；近视程度一般为低度或中度；近视力可达到正常；其他视功能正常；遗传因素不明显或不肯定。病理性近视早年即开始；持续进行性加深，发展快，成年后变慢或相对静止；一般 >−6.00D；眼轴明显延长；眼底病变早期即可开始，并进行性加重，视功能受损；有遗传因素；多伴并发症。

问题二 本案例中医证型是什么？中医如何治疗？

思路1 该患者近距离用眼时间长，过用目力、耗气伤血，致目中神光发越无力而视远模糊；气血不足，视衣失养可见视网膜呈豹纹状等改变，面色不华，神疲乏力，不耐久视，舌质淡，苔薄白，脉细弱为气血不足之候。故本案例证型是气血不足证。

治法：补血益气。

方药：当归补血汤加减。生地黄、熟地黄、当归身、川芎、牛膝、防风、炙甘草、白术、天冬、白芍，水煎服，每日1剂，分2次服。眼胀涩者，加白芍、首乌藤、木瓜以养血活络。气虚甚者，加黄芪以助补气之功。本案例神疲食少、纳呆便溏，宜去生地黄、熟地黄，加党参、茯苓、莲子以健脾补气渗湿。

思路2 本患者还可施行的其他中医治疗：

(1) 中药超声雾化熏眼：伴视疲劳者用内服药渣再次煎水过滤，做中药超声雾化熏眼，每次 10~15 分钟，每日 2~3 次。

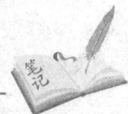

主觉验光综合验光仪检查图片

客观验光检影验光检查图片

笔记

（2）针灸治疗：①体针：按局部取穴（即眼周穴位）为主、全身取穴为辅的取穴原则，根据患者体质与病情的需要，选出 2~3 个穴位组，定期轮换使用穴位。常用穴位组有：承泣、翳明；四白、肩中俞；头维、球后；睛明、光明、太冲；照海、丝竹空。每日针刺 1 组，轮换取穴，10 次为 1 个疗程。②耳针：常取穴位神门、肝、脾、肾、眼、目 1、目 2 或在耳区寻找痛点；或用王不留行籽等压穴，每天自行按摩 3~4 次。③梅花针：用梅花针轻轻叩刺太阳穴，或打刺背部脊椎两侧（华佗夹脊穴），每日 1 次，10 次为 1 个疗程。

（3）推拿治疗：主穴取攒竹下 3 分，配穴取攒竹、鱼腰、丝竹空、四白、睛明，可自我推拿或相互推拿，即以食指指端按住穴位，先主穴，后配穴，对准穴位做小圆圈按摩，共 10 分钟，每天 1 次。

知识点 2

本病的病因病机

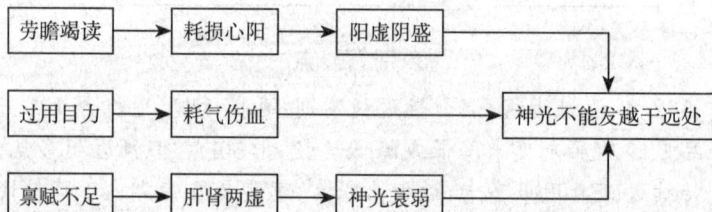

```
劳瞻竭读  →  耗损心阳  →  阳虚阴盛  ─┐
                                      │
过用目力  →  耗气伤血  ──────────────→  神光不能发越于远处
                                      │
禀赋不足  →  肝肾两虚  →  神光衰弱  ─┘
```

知识点 3

本病的中医辨证治疗

	心阳不足证	气血不足证	肝肾两虚证
辨证要点	视近清楚，视远模糊；全身无明显不适，兼见面色白，心悸，神倦，不耐久视	视近清楚，视远模糊，眼底或可见视网膜呈豹纹状改变；兼见面色不华，神疲乏力，不耐久视	视近清楚，视远模糊，可有眼前黑花飘动，眼底可见玻璃体液化混浊，视网膜呈豹纹状改变；兼见头晕耳鸣，腰膝酸软，寐差多梦，不耐久视
舌脉	舌质淡，苔薄白，脉弱	舌质淡，苔薄白，脉细弱	舌质淡，苔薄白，脉细弱或弦细
治法	补心益气，安神定志	补血益气	滋补肝肾
方药	定志丸加减	当归补血汤加减	驻景丸加减方加减

问题三　本案例可施行的西医治疗有哪些?

（1）滴滴眼液：0.25% 托品酰胺滴眼液，每晚临睡前滴眼 1 次。

（2）屈光矫正：近视验光配镜的原则是选用获得最佳视力的最低度数镜片。可采用配戴框架眼镜或角膜接触镜矫治。

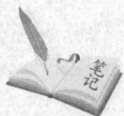

知识点 4

本病的西医治疗方法

（1）滴眼液：假性近视可用 1% 阿托品眼用凝胶每日点眼 1 次，连用 3 日。0.25% 托品酰胺滴眼液点眼，每晚临睡前滴眼 1 次。

（2）屈光矫正：近视验光配镜的原则是选用获得最佳视力的最低度数镜片。可采用配戴框架眼镜或角膜接触镜矫治。

（3）屈光手术：年龄大于 18 岁者，可行角膜屈光手术、晶状体屈光手术。角膜屈光手术包括准分子激光角膜切削术、准分子激光角膜原位磨镶术、表面角膜镜片术、角膜基质环植入术等。

问题四　本案例的转归与预后如何？怎样预防调护？

思路 1　近视是眼科常见多发病，好发于持续近距离用眼的少年儿童，一旦发生近视，如果不加予干预，每年加深 1.00~1.50D，可致高度近视，甚者合并多种严重障碍视力的并发症，预后不佳。

本案例应用综合防治方法，可预防近视的发生和进展。高度近视患者，防治不当可出现玻璃体混浊、视网膜裂孔、视网膜脱离等并发症，严重损害视力。

思路 2　本案例的预防与调护措施包括：①养成良好的用眼习惯，阅读和书写时保持端正的姿势，持续近距离用眼时间不宜过长。②改善学习和工作环境，照明要适度、无眩光、无闪烁，黑板无反光。③定期检查视力，对近期远视力下降者应查明原因，积极治疗。④对进行性加深的病理性近视眼，可考虑做后巩膜加固手术，预防近视屈光度的进展。⑤均衡营养，增强体质，多做户外活动。⑥减少遗传因素的影响，尽量避免配偶双方均为高度近视家族史。

【临证要点】

1. 对近视患者要辨别真性近视与假性近视、混合性近视。积极治疗假性近视。

2. 注意验光配镜的精确度。近视在短时间发生和进展者，须用 1% 阿托品眼膏充分散瞳后再验光，确保验光度数准确。精确测量瞳距，选择大小适宜的镜架。

3. 眼部涂阿托品眼膏后，按压泪囊数分钟，避免发生阿托品中毒。

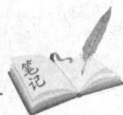

【诊疗流程】

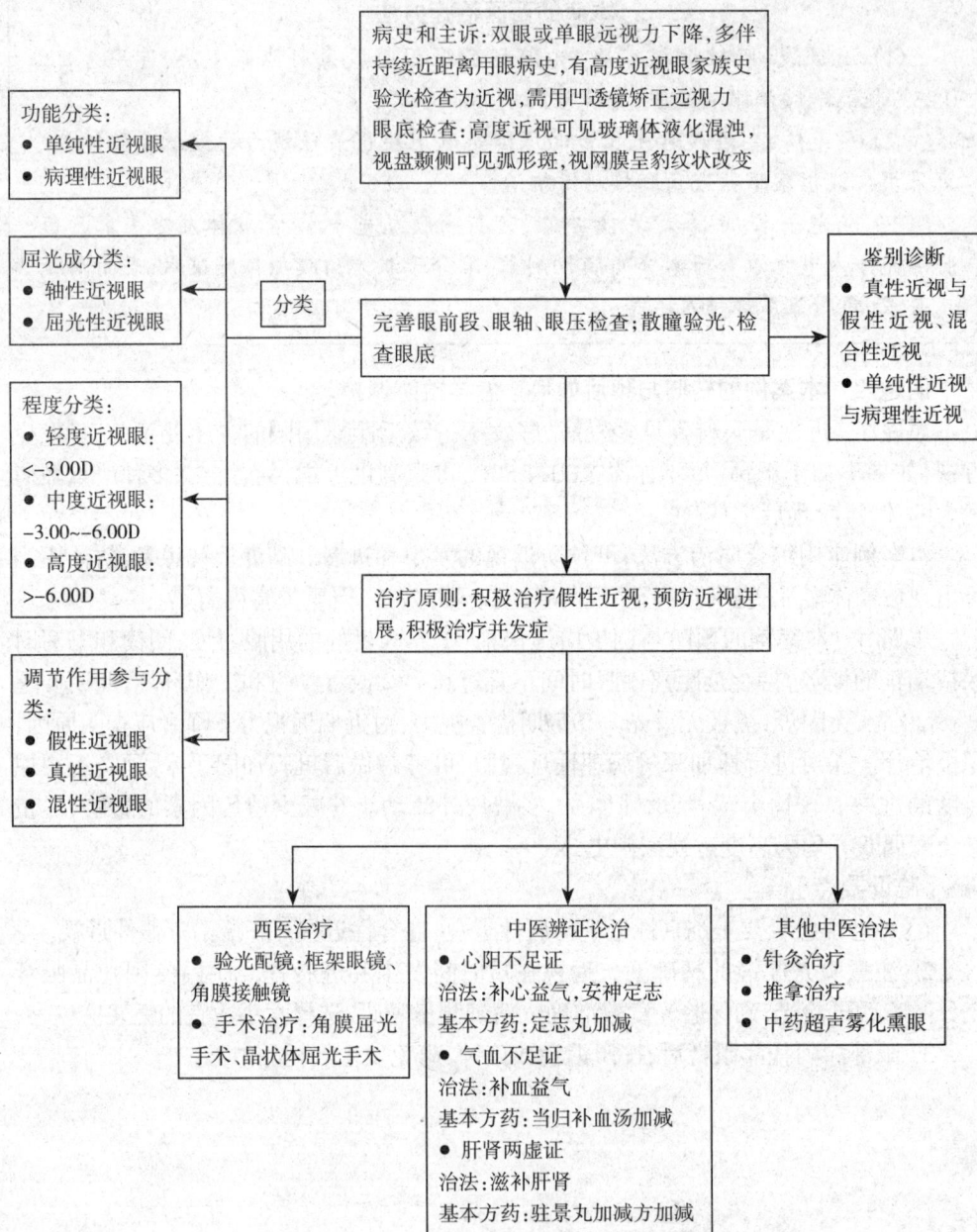

病史和主诉:双眼或单眼远视力下降,多伴持续近距离用眼病史,有高度近视眼家族史
验光检查为近视,需用凹透镜矫正远视力
眼底检查:高度近视可见玻璃体液化混浊,视盘颞侧可见弧形斑,视网膜呈豹纹状改变

功能分类:
● 单纯性近视眼
● 病理性近视眼

屈光成分类:
● 轴性近视眼
● 屈光性近视眼

分类

完善眼前段、眼轴、眼压检查;散瞳验光、检查眼底

鉴别诊断
● 真性近视与假性近视、混合性近视
● 单纯性近视与病理性近视

程度分类:
● 轻度近视眼:<-3.00D
● 中度近视眼:-3.00~-6.00D
● 高度近视眼:>-6.00D

治疗原则:积极治疗假性近视,预防近视进展,积极治疗并发症

调节作用参与分类:
● 假性近视眼
● 真性近视眼
● 混性近视眼

西医治疗
● 验光配镜:框架眼镜、角膜接触镜
● 手术治疗:角膜屈光手术、晶状体屈光手术

中医辨证论治
● 心阳不足证
治法:补心益气,安神定志
基本方药:定志丸加减
● 气血不足证
治法:补血益气
基本方药:当归补血汤加减
● 肝肾两虚证
治法:滋补肝肾
基本方药:驻景丸加减方加减

其他中医治法
● 针灸治疗
● 推拿治疗
● 中药超声雾化熏眼

(钟瑞英)

近视知识拓展

近视古医籍

扫一扫
测一测

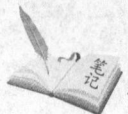

【复习思考题】

1. 如何鉴别真性近视、假性近视、混合性近视?

2. 如何治疗近视眼?

3. 如何预防近视的发生和进展?

第二节 远 视

PPT 课件

09第02节PPT

远视成像
图片

LR-9-2-1

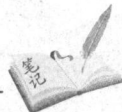

📖 **培训目标**

1. 掌握远视的诊断要点。
2. 掌握远视的辨证论治、转归与预后。
3. 熟悉远视的西医治疗方法。

远视是指眼处于调节松弛状态时,平行光线经眼屈光系统折射后,聚焦在视网膜之后的眼病。典型的远视患者视近、视远均不清晰。远视在古代医籍《审视瑶函》中称为能远怯近症,《素问病机气宜保命集》中称为能远视不能近视,至《目经大成》始名远视。

西医学也称为远视,其病因尚未完全明确,一般认为与遗传、发育等因素有关。

【典型案例】

郑某,女,35 岁。因双眼视物模糊、眼胀痛 3 个月余就诊。自述 3 个月前看手机视频后出现双眼视物模糊、久视加重,无视物变形,无青光眼家族史。裸眼视力:右眼 0.8,左眼 0.9;近视力:右眼 0.6;左眼:0.7。眼压:右眼 14mmHg,左眼 13mmHg。眼部检查:双眼球结膜无充血、角膜透明,前房中深,房水清,虹膜纹理清晰,瞳孔等圆、对光反射灵敏,晶状体、玻璃体透明,眼底视盘较小、色红,边界不清,稍隆起,黄斑中心凹反光存。小瞳验光:右眼:+0.50DS⊃+0.50DC×90°→1.0;左眼:+0.25DS⊃+0.25DC×90°→1.0。复方托品酰胺滴眼液散瞳验光检查:右眼:+1.00DS⊃+0.50DC×90°→1.0;左眼:+0.75DS⊃+0.25DC×90°→1.0。阿托品散瞳验光检查:右眼:+1.50DS⊃+0.50DC×90°→ 1.0;左眼:+1.25DS⊃+0.25DC×90°→1.0。视野检查正常。伴眼胀、眼痛、头晕耳鸣,腰膝酸软;舌淡红,苔薄白,脉细。

问题一 **本患者初步考虑诊断为何病? 其诊断依据是什么? 应该与哪些疾病进行鉴别?**

思路 1 该患者双眼远、近视力下降,不耐久视,有持续近距离用眼史。结合验光结果、眼底表现,诊断为双眼远视(能远怯近),其诊断依据为:

(1)双眼视物模糊、不耐久视,双眼远、近视力下降。

(2)检眼镜下见双眼底视盘较小、色红,边界不清,稍隆起,黄斑中心凹反光存。

(3)阿托品散瞳验光检查:右眼:+1.50DS+0.50DC×90°→1.0;左眼:+1.25DS+0.25DC×90°→1.0。

思路 2 应与视神经乳头炎、老视、青风内障相鉴别。

知识点 1

鉴别要点

（1）与视神经乳头炎相鉴别：视神经乳头炎常单眼突发视力骤降，视力不能矫正。眼底视盘充血、边界不清、水肿隆起多不超过 2~3 屈光度，后极部视网膜呈灰白色水肿，晚期视盘色淡、动脉变细。而远视患者用凸透镜片可矫正视力。

（2）与老视相鉴别：两者均用凸透镜矫正。但远视眼配戴凸透镜眼镜后，远、近视力都得到矫正提高，而老视发生于老年人，一般远视力正常，近视力下降，附加凸镜后，提高近视力，而远视力降低。

（3）与青风内障相鉴别：两者均有眼胀、头痛、视物模糊等症状，但青风内障配戴眼镜不能矫正视力。伴有眼珠变硬，视野渐窄，最终盲无所见，有青风内障家族史。

问题二　本案例中医证型是什么？中医如何治疗？

思路 1　该患者先天禀赋不足，肝肾亏虚，兼之久视久思，暗耗阴血，目失濡养，目中光华不能收敛视近；肝肾精血亏虚，不能上荣头目，故眼胀，眼痛，头晕耳鸣，失眠多梦。腰膝酸软，舌淡红，苔薄白，脉细为肝肾不足之候。故本案例证型是肝肾不足证。

治法：滋补肝肾。

方药：杞菊地黄丸加减。枸杞子、菊花、熟地黄、山萸肉、山药、泽泻、茯苓、牡丹皮，水煎服，每日 1 剂，分 2 次服。本案例伴眼酸涩、眉棱骨痛，不耐久视，可加首乌藤、木瓜以养血活络，并加郁金、红花以活血通络止痛；若有头痛，加当归、川芎、蔓荆子以养血利头目；若有眼干涩不适，加玄参、麦冬以增滋肾养阴之功。

思路 2　本患者还可施行的其他中医治疗：

（1）中成药：六味地黄丸、或明目地黄丸、或石斛夜光丸内服。

（2）中药超声雾化熏眼：伴视疲劳者可用内服药渣再次煎水过滤，做中药超声雾化熏眼，每次 10~15 分钟，每日 2~3 次。

（3）针刺治疗：可取主穴百会、风池、颈三段，配合肝俞、肾俞、心俞、脾俞、睛明、阳白、承泣、合谷、光明等，每次取主穴及配穴各 3~4 个。

知识点 2

本病的病因病机

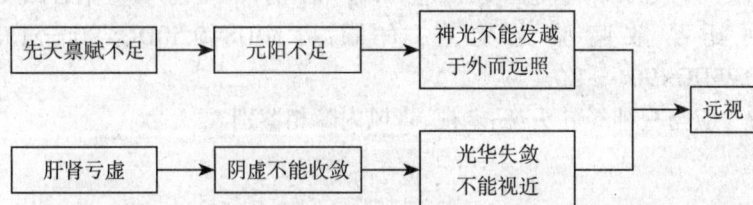

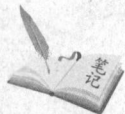

先天禀赋不足 → 元阳不足 → 神光不能发越于外而远照

肝肾亏虚 → 阴虚不能收敛 → 光华失敛不能视近

→ 远视

知识点 3

本病的中医辨证治疗

	肝肾不足证	肝肾不足证阴虚有热
辨证要点	视远尚清,视近模糊,或近距离用眼后感眼球酸痛,不耐久视,验光检查为远视,用凸透镜能矫正视力	视远尚清,视近模糊,或近距离用眼后感眼球酸痛,不耐久视,验光检查为远视,用凸透镜能矫正视力
舌脉	舌淡红,苔薄白,脉细	舌红少苔,脉细数
治法	滋补肝肾	滋补肝肾,养阴清热
方药	杞菊地黄丸加减	地芝丸加减

问题三 本案例可施行的西医治疗有哪些?

(1) 验光配镜。

(2) 不能接受戴镜则可考虑屈光手术。

知识点 4

本病的西医治疗方法

(1) 验光配镜:轻度远视如无症状者无需矫正;如有视疲劳和内斜视,即使远视度数低也应配戴眼镜。中度远视或中年以上远视者应配戴眼镜矫正视力。

(2) 屈光手术:角膜屈光手术、晶状体屈光手术。

问题四 本案例的转归与预后如何? 怎样预防调护?

思路 1 本病多自幼发病,除部分未经治疗或治疗不及时者可致目偏视、弱视外,多数患者能够随年龄增长而病情减轻,故预后良好。

本案例应注意纠正不良用眼习惯、尽早治疗,配戴眼镜可以矫正视力,预后良好。

思路 2 本案例的预防与调护措施包括:①注重均衡饮食,及时纠正营养不良;②久视近物后眺望远处目标;③对小儿远视者要及时矫正治疗。

【临证要点】

1. 对小儿远视者要尽早筛查,及时矫正治疗。

2. 验光时要进行医学验光,确定配戴眼镜的屈光度。

3. 应掌握各种验光方法的适应证。12 岁以下少年儿童以及持续近距离用眼后出现视物模糊、不耐久视的中青年患者需要睫状肌麻痹后验光。

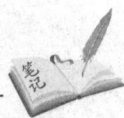

4. 注意远视与老视、青风内障的鉴别。

【诊疗流程】

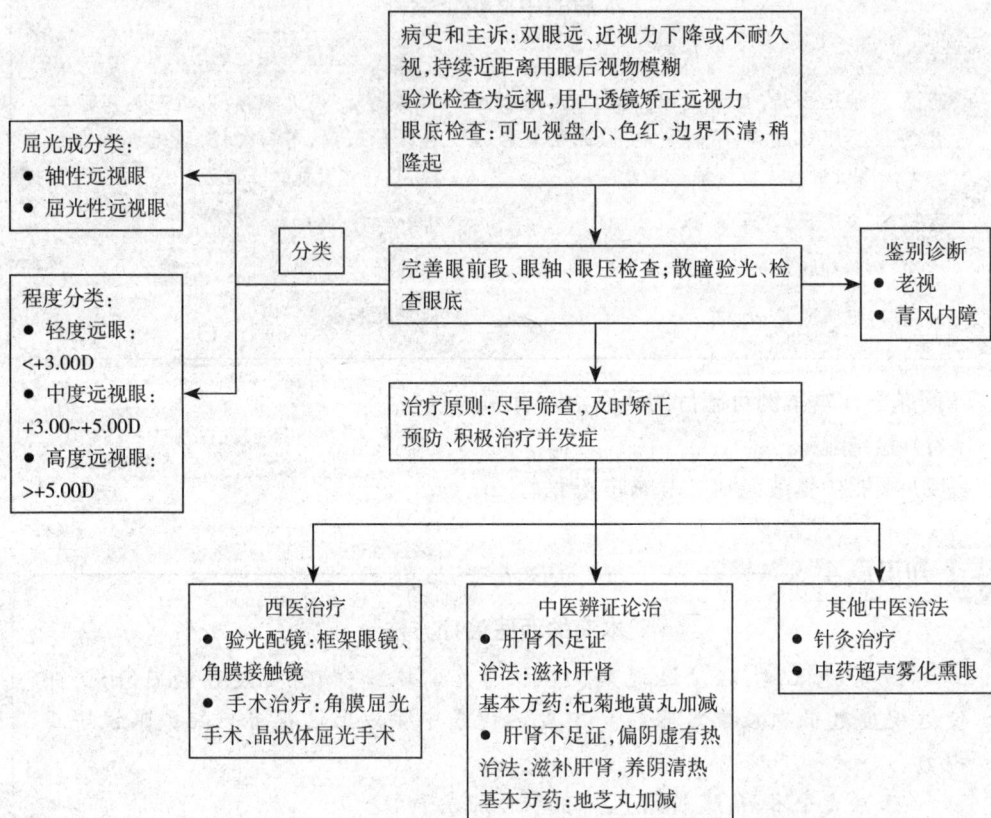

屈光成分类：
- 轴性远视眼
- 屈光性远视眼

程度分类：
- 轻度远眼：
  <+3.00D
- 中度远视眼：
  +3.00~+5.00D
- 高度远视眼：
  >+5.00D

分类

病史和主诉：双眼远、近视力下降或不耐久视，持续近距离用眼后视物模糊
验光检查为远视，用凸透镜矫正远视力
眼底检查：可见视盘小、色红，边界不清，稍隆起

完善眼前段、眼轴、眼压检查；散瞳验光、检查眼底

鉴别诊断
- 老视
- 青风内障

治疗原则：尽早筛查，及时矫正
预防、积极治疗并发症

西医治疗
- 验光配镜：框架眼镜、角膜接触镜
- 手术治疗：角膜屈光手术、晶状体屈光手术

中医辨证论治
- 肝肾不足证
治法：滋补肝肾
基本方药：杞菊地黄丸加减
- 肝肾不足证，偏阴虚有热
治法：滋补肝肾，养阴清热
基本方药：地芝丸加减

其他中医治法
- 针灸治疗
- 中药超声雾化熏眼

（钟瑞英）

【复习思考题】

1. 远视的诊断要点是什么？
2. 远视如何辨证论治？
3. 远视与哪些疾病进行鉴别？要点是什么？
4. 远视的西医治疗原则是什么？

第三节　通　睛

培训目标

1. 掌握通睛的诊断要点。
2. 掌握通睛的辨证论治、转归与预后。
3. 熟悉通睛的西医治疗方法。

远视古医籍

扫一扫
测一测

PPT 课件

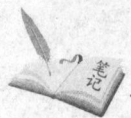

通睛是指双眼同时注视时目珠偏向内眦的眼病,其特点是眼球向各方向转动或用任何眼注视时,两眼的偏斜程度(斜视角)相同。《目经大成》称之为"天旋",另有小儿通睛外障、睊目等名称。本病多发于婴幼儿时期,若治疗不及时,常影响视觉的发育。

通睛类似于西医学的共同性内斜视,可分为调节性与非调节性两类,前者又进一步分为完全调节性和部分调节性两种,临床较为常见,多由屈光不正、眼过度调节而引起过强的集合所致。后者原因较为复杂,与眼外肌发育异常、集合力过强、分散力不足以及融合功能不良等有关(图9-1,见文末彩图)。

【典型案例】

患者谢某,男,5岁,因"左眼内斜视2年"就诊。无外伤史,顺产,配戴眼镜6个月。视力:右眼 0.6+1.5D ⊃+0.5C×90°→0.8,左眼 0.4+1.5D ⊃+0.5C×90°→0.6。双眼常规检查未见异常。斜视检查:左眼内斜位,角膜映光投影位于外侧瞳孔缘与角膜缘之间约25°。三棱镜检查:左眼内斜65△。戴镜后左眼内斜位,约15°。三棱镜检查,左眼内斜35△。眼球各方向运动正常,第一斜视角等于第二斜视角。患儿形体瘦小,纳差,舌淡红,脉细弱。

问题一　本患者初步考虑诊断为何病? 其诊断依据是什么? 应与哪些疾病进行鉴别?

思路1　该患者左眼内斜视2年,无外伤史,顺产,配戴眼镜6个月,诊断为通睛(共同性内斜视),其诊断依据为:

(1) 左眼内斜视2年。

(2) 眼球各方向运动正常,第一斜视角等于第二斜视角。

(3) 屈光检查为远视,戴镜后内斜程度减轻。

思路2　临床诊断时应与风牵偏视(麻痹性内斜视)、内眦赘皮引起的假性内斜视相鉴别。

知识点1

鉴别要点

(1) 与风牵偏视(麻痹性内斜视)相鉴别:麻痹性内斜视多突然发病,有复视和代偿头位,并伴有不同程度眼球运动受限,且第二斜视角大于第一斜视角。

(2) 与内眦赘皮引起的假性内斜视相鉴别:后者因内眦部白睛暴露较少而貌似内斜视,但角膜映光投影位于瞳孔中心,双眼均为正位,即可排除内斜视。

问题二　本案例的中医证型是什么? 中医如何治疗?

思路1　该患者先天禀赋不足,眼带发育不良;或肝肾精血亏虚,筋脉失养,致斜视与生俱来;舌质淡红,苔薄白,脉沉细均为肝肾两虚之候。故本案例的证型是肝肾亏虚证。

治法:补益肝肾。

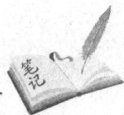

方药:杞菊地黄丸加减。枸杞子、菊花、熟地黄、山萸肉、山药、茯苓、泽泻、牡丹皮,水煎服,每日1剂,分2次服。本案例体弱气虚,可加党参、黄精以益气养阴;若偏肾阳虚者,可加补骨脂、淫羊藿温补肾阳。

思路2　本患者还可施行的其他中医治疗:

针刺治疗:主要针对具有调节因素的共同性内斜视。取瞳子髎、承泣、太阳、风池,右眼配左侧合谷、足三里,左眼配右侧合谷、足三里,每日1次,10次为1个疗程。

知识点2

本病的病因病机

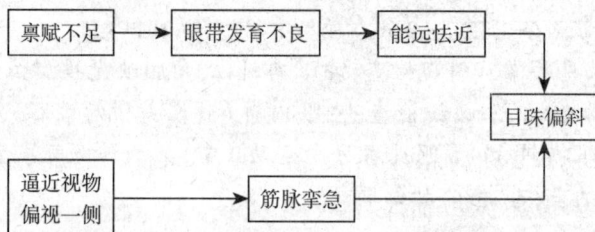

```
禀赋不足  →  眼带发育不良  →  能远怯近
                                    │
                                    ↓
                                 目珠偏斜
                                    ↑
逼近视物       →    筋脉挛急 ────────┘
偏视一侧
```

知识点3

本病的中医辨证治疗

	肝肾亏虚证	筋络挛滞证
辨证要点	目珠向内侧偏斜,与生俱来或幼年逐渐形成,目珠发育不良或能远怯近,视物模糊	小儿长期仰卧或长期逼近视物,或偏视灯光及光亮处,眼珠逐渐向内偏斜
舌脉	舌淡红、苔薄白,脉弱或缓	舌脉可无异常
治法	补益肝肾	舒筋通络
方药	杞菊地黄丸加减	正容汤加减

问题三　本案例可施行的西医治疗有哪些?

(1) 矫正屈光不正:可以治疗调节性和部分调节性斜视,消除调节性内斜视,纠正眼位,又可以治疗非调节性斜视引起的弱视。

(2) 三棱镜矫正:可消除异常视网膜对应,增强融像功能,适用于小度数斜视。

(3) 手术治疗:尽早恢复视网膜对应。

知识点4

本病的西医治疗方法

(1) 矫正屈光不正:既可以治疗调节性和部分调节性斜视,消除调节性内斜

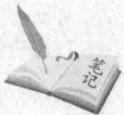

视,纠正眼位,又可以治疗非调节性斜视引起的弱视。儿童应使用阿托品凝胶充分麻痹睫状肌散瞳验光,并根据视力及眼位调整配戴眼镜的度数。远视合并内斜视、弱视配镜应足矫,内斜合并近视应低度矫正。对不能耐受全矫者,可适当降低配镜度数。

(2) 三棱镜矫正:可消除异常视网膜对应,增强融像功能,适用于小度数斜视。

(3) 有弱视者参照弱视治疗。

(4) 对小儿通睛日久,经针刺、服药及配戴眼镜均无效者,可考虑手术矫正眼位。先天性内斜视原则上应尽早手术,有利于视功能的恢复;后天性内斜视应根据斜视性质采用相应的治疗方法。完全调节性内斜视在戴用远视屈光矫正镜后,两眼恢复正位,不需手术。部分调节性内斜视,手术矫正戴镜后残留的斜视度数。手术方式包括内直肌后退或/和外直肌缩短手术。手术的目的在于调整肌肉间不平衡,通过内直肌后退减弱其内转和外直肌缩短加强其外转,以实现矫正内斜视。

问题四 本案例的转归与预后如何? 怎样预防调护?

思路1 对婴幼儿共同性内斜视,早期诊断和及时治疗有助于患儿在最大程度上获得正常眼位和双眼单视功能。

本案例已戴镜矫正6个月,可考虑尽早手术治疗,在矫正斜视的同时,可促进视功能的正常发育。若治疗不当或延误治疗,常易形成弱视而影响正常视觉形成。

思路2 其预防与调护措施包括:①婴幼儿时期避免过多逼近视物,仰卧时避免让头过多向一侧注视,以免久后形成斜视;②通睛患儿宜尽早散瞳验光,对调节性内斜视尤为重要;③注意合理饮食,增强体质,认真坚持治疗。

【临证要点】

1. 儿童共同性内斜视,应使用阿托品凝胶充分麻痹睫状肌散瞳、准确验光,并根据视力及眼位调配眼镜。

2. 调节性斜视应矫正屈光不正,远视合并内斜视、弱视患者,配镜宜足矫,内斜合并近视者,宜低度矫正。对不能耐受全矫者,可适当降低配镜度数。

3. 部分调节性内斜视戴全矫镜6个月后眼位仍不能正位时,应手术矫治其残存的内斜视,并避免过矫。

4. 斜视矫正术后应行立体视和弱视训练治疗。

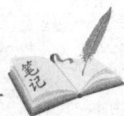

【诊疗流程】

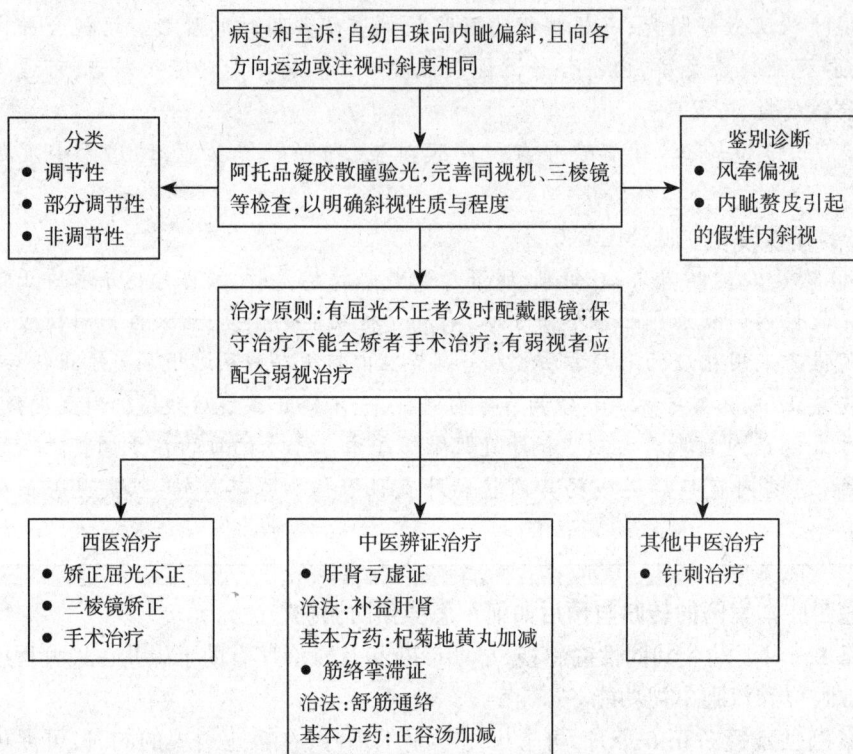

病史和主诉:自幼目珠向内眦偏斜,且向各方向运动或注视时斜度相同

阿托品凝胶散瞳验光,完善同视机、三棱镜等检查,以明确斜视性质与程度

分类
- 调节性
- 部分调节性
- 非调节性

鉴别诊断
- 风牵偏视
- 内眦赘皮引起的假性内斜视

治疗原则:有屈光不正者及时配戴眼镜;保守治疗不能全矫者手术治疗;有弱视者应配合弱视治疗

西医治疗
- 矫正屈光不正
- 三棱镜矫正
- 手术治疗

中医辨证治疗
- 肝肾亏虚证
治法:补益肝肾
基本方药:杞菊地黄丸加减
- 筋络挛滞证
治法:舒筋通络
基本方药:正容汤加减

其他中医治疗
- 针刺治疗

（郭承伟）

通睛知识拓展

通睛古医籍

扫一扫测一测

【复习思考题】

1. 通睛的诊断要点是什么?
2. 通睛如何辨证论治?
3. 通睛须与哪些疾病进行鉴别?要点是什么?
4. 通睛的西医治疗原则是什么?

PPT 课件
09章04节PPT

第四节 风 牵 偏 视

培训目标

1. 掌握风牵偏视的诊断要点。
2. 掌握风牵偏视的辨证论治、转归与预后。
3. 熟悉风牵偏视的西医治疗方法。

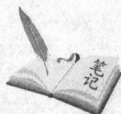

　　风牵偏视是以眼珠突然偏斜,转动受限,视一为二为临床特征的眼病。本病又名目偏视、坠睛、坠睛眼,均以眼珠偏斜为其主症。眼珠偏斜严重,黑睛几乎看不到者,

称瞳神反背。眼珠向下偏斜,不能上转者,称坠睛。若眼珠向上偏斜,不能下转者,则称目仰视。

风牵偏视类似于西医学之麻痹性斜视,是由于神经核、神经或眼外肌本身器质性病变而引起的单条或多条眼外肌完全或部分性麻痹所导致的眼位偏斜。其特点是伴有不同程度的眼球运动障碍,且在不同注视方向和距离斜视角度不同。本病分为先天性和后天性两类,前者由先天发育异常、产伤等引起;后者可由外伤、炎症、血管性疾病、肿瘤和代谢性疾病等引起。如颅底、眶部外伤;周围性神经炎、脑及脑膜炎;脑出血、脑血栓等脑血管疾病;眼眶或颅内肿瘤等(图9-2,见文末彩图)。

【典型案例】

患者赵某,男,54岁,因突发复视,右眼向内偏斜,伴有眩晕和走路不稳1周就诊。平素嗜酒,喜食肥甘,性情急躁,无外伤史。视力:右眼0.8,左眼1.0。双眼常规检查未见异常。斜视检查:正前方左眼注视时,右眼呈内转位,约15°;右眼注视时,左眼内斜明显,约20°。第二斜视角大于第一斜视角。右眼外转受限,左眼内转过强。复像检查:水平同侧复像,向右注视时,物象分离最大。面转向右侧,头向后仰。患者体胖,多痰,嗜睡,易怒,舌苔白腻,脉弦滑。

问题一　本患者初步考虑诊断为何病? 其诊断依据是什么? 应该与哪些疾病进行鉴别?

思路1　本患者初步诊断为风牵偏视(麻痹性斜视),其诊断依据如下:

(1) 突发复视,伴有眩晕和步态不稳。

(2) 右眼内斜视,向右转动受限。

(3) 第二斜视角大于第一斜视角。

(4) 面转向右侧,头向后仰。

思路2　临床诊断时需考虑与通睛(共同性内斜视)相鉴别。

知识点1

鉴　别　要　点

两者相同之处是均有目偏斜。不同在于通睛发病较缓,无复视,第一斜视角等于第二斜视角,无眼球运动障碍,不伴有代偿头位、头晕以及步态异常等;风牵偏视则突然发病,有复视,第二斜视角大于第一斜视角,并有不同程度的眼球转动受限和代偿头位。

问题二　本案例的中医证型是什么? 中医如何治疗?

思路1　该患者脾虚痰聚,复感风邪,风痰结聚,阻滞脉络,气血不行,致筋肉失养而迟缓不用,故出现目珠偏斜,转动失灵;平素嗜酒多痰,嗜睡,舌苔白腻,脉弦滑,全身症状及舌脉为风痰阻络之候。故本案例的证型是风痰阻络证。

治法:祛风除湿,化痰通络。

方药:正容汤加减。羌活、白附子、防风、秦艽、胆南星、半夏、僵蚕、木瓜、甘草、黄松节、

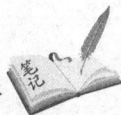

生姜,水煎服,每日1剂,分2次服。可酌加当归、赤芍以活血通络;恶心呕吐甚者,加竹茹、姜半夏以涤痰止呕;痰湿偏重者,酌加薏苡仁、石菖蒲、佩兰以芳香化浊、除湿祛痰。

思路2　本案例还可以施行的其他中医治疗:

(1) 针刺治疗:①主穴选用风池、完骨、天柱、太阳、百会、肝俞、肾俞、足三里、阳陵泉;配穴选眼局部与麻痹肌相对应的穴位,如内直肌麻痹选睛明,外直肌麻痹选瞳子髎,下直肌麻痹选承泣,上直肌麻痹选鱼腰。轮流选穴,平补平泻,每日针1~2次,留针30分钟。②眼肌直接针刺法:结膜囊表面麻醉后,以针灸针直接刺相应麻痹肌之眼球附着点后1~3mm处,每条肌肉可轻轻推刺数十下,刺后点抗生素眼药,每日或隔日1次。

(2) 穴位敷贴:用复方牵正膏或正容膏敷贴患侧太阳、下关、颊车穴,先太阳后下关再颊车,每次1穴,每穴治疗间隔7~10天,适用于风痰阻络证。

(3) 推拿治疗:患者仰卧位,医者坐于患者头侧,用双手拇指分别按揉百会、睛明、攒竹、鱼腰、太阳、瞳子髎、丝竹空、风池等穴;再用双手拇指指腹分抹眼眶周围。上述手法反复交替使用,每次约20分钟。然后患者取坐位,医者在患者背部点揉肝俞、胆俞及对侧合谷、下肢光明穴5~10分钟。全套手法治疗时间30分钟,每日1次,10日为1个疗程。

📖 知识点2

本病的病因病机

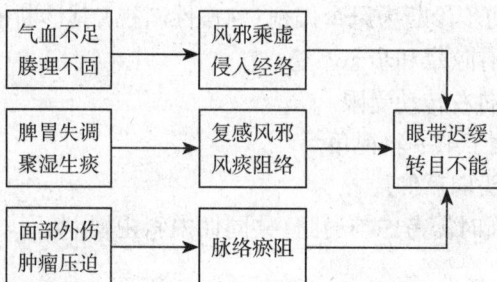

气血不足 腠理不固	→	风邪乘虚 侵入经络	→	
脾胃失调 聚湿生痰	→	复感风邪 风痰阻络	→	眼带迟缓 转目不能
面部外伤 肿瘤压迫	→	脉络瘀阻	→	

📖 知识点3

本病中医辨证治疗

	风邪中络证	风痰阻络证	脉络瘀阻证
辨证 要点	发病急骤,目珠偏斜,视一为二,兼见头晕目眩,步态不稳	发病急骤,目珠偏斜,视一为二,兼见胸闷呕恶,食欲不振,泛吐痰涎	外伤或中风后瘀血阻络,日久不消,筋脉失养,目珠偏斜,视一为二
舌脉	舌淡,脉浮数	舌苔白腻,脉弦滑	舌质黯,苔薄白,舌下脉络迂曲
治法	祛风通络,扶正祛邪	祛风除湿,化痰通络	活血行气,化瘀通络
方药	小续命汤加减	正容汤加减	桃红四物汤合牵正散加减

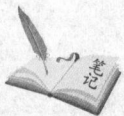

问题三 本案例可施行的西医治疗有哪些?

可尝试配镜矫正,如三棱镜矫正以消除复视,主要矫正正前方及下方复视。

若保守治疗 6 个月无效,或病情好转停止、稳定 4~6 个月,可采用斜视矫正术,以矫正偏斜眼位。

📋 知识点 4

本病的西医治疗方法

(1) 手术治疗:保守治疗 6 个月无效,或病情好转停止、稳定 4~6 个月,可采用斜视矫正术,以矫正偏斜眼位。对先天性或后天性眼外肌不全麻痹,应首先考虑减弱拮抗肌和配偶肌,而不将加强受累肌作为首选。

(2) 三棱镜矫正:对小于 $10^{\triangle}$ 的斜视,可试用三棱镜中和法消除复视,主要矫正正前方及下方复视。

(3) 药物治疗:可配合用能量合剂、维生素 B 族及促进神经功能恢复的药物。对神经炎和肌炎性麻痹可给予激素治疗。

问题四 本案例的转归与预后如何? 怎样预防调护?

思路 1 在针对病因治疗的基础上,采取综合治疗方案,有助于缩短病程,加快病情恢复。

本案例及时消除引发眼肌麻痹的原因,辅以及时合理治疗措施,多能恢复正常眼肌功能。若日久失治误治,则眼斜难以矫正,常需手术治疗。

思路 2 本案例的预防与调护措施包括:①遮盖麻痹眼,以消除复视;②忌食肥甘厚腻,以免滋湿生痰而加重病情;③慎起居,避风寒,以避免或减少本病的发生;④避免眼外伤,慎用目力,勿过劳。

【临证要点】

1. 眼肌麻痹患者,常将面转向复像距离最小方向,即麻痹肌作用方向。外展肌群麻痹时产生同侧复像,内转肌群麻痹时产生交叉复像。垂直肌受累,出现眼位和复像高低改变。

2. 主觉有复视的患者,可用三棱镜矫正消除复像,适用于 10° 以内小角度斜视。

3. 只有消除病因或确定不再复发时,才可考虑手术。

4. 对眼外肌不全麻痹患者的手术,应首先选择减弱拮抗肌和配偶肌,而不将加强受累肌作为首选。严重或完全性眼外肌麻痹,可行肌肉联结术或肌肉移位术。

5. 中医治疗提倡针药并施,有助于缩短病程,收到事半功倍的效果。

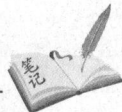

【诊疗流程】

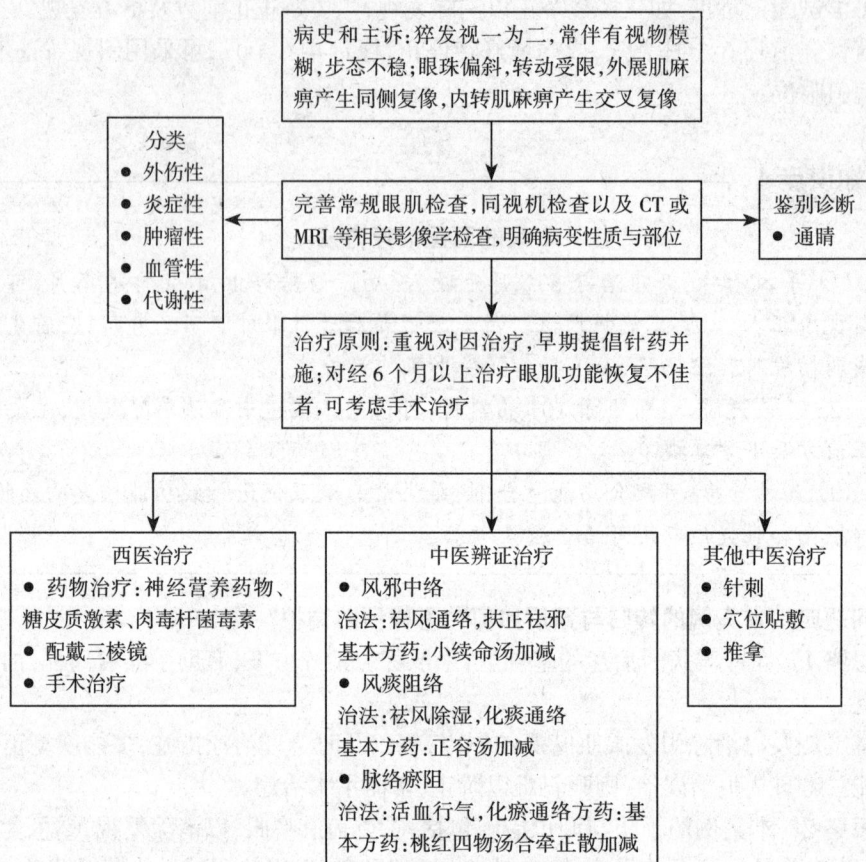

病史和主诉:猝发视一为二,常伴有视物模糊,步态不稳;眼珠偏斜,转动受限,外展肌麻痹产生同侧复像,内转肌麻痹产生交叉复像

分类
- 外伤性
- 炎症性
- 肿瘤性
- 血管性
- 代谢性

完善常规眼肌检查,同视机检查以及 CT 或 MRI 等相关影像学检查,明确病变性质与部位

鉴别诊断
- 通睛

治疗原则:重视对因治疗,早期提倡针药并施;对经 6 个月以上治疗眼肌功能恢复不佳者,可考虑手术治疗

西医治疗
- 药物治疗:神经营养药物、糖皮质激素、肉毒杆菌毒素
- 配戴三棱镜
- 手术治疗

中医辨证治疗
- 风邪中络
治法:祛风通络,扶正祛邪
基本方药:小续命汤加减
- 风痰阻络
治法:祛风除湿,化痰通络
基本方药:正容汤加减
- 脉络瘀阻
治法:活血行气,化瘀通络药方:基本方药:桃红四物汤合牵正散加减

其他中医治疗
- 针刺
- 穴位贴敷
- 推拿

(郭承伟)

风牵偏视
古医籍

扫一扫
测一测

【复习思考题】

1. 风牵偏视的诊断要点是什么?
2. 风牵偏视如何辨证论治?
3. 风牵偏视与哪些疾病进行鉴别?要点是什么?
4. 风牵偏视的西医治疗原则是什么?

PPT 课件

第五节　弱　　视

培训目标

1. 掌握弱视的临床表现和诊断要点。
2. 掌握弱视的辨证论治、转归与预后。
3. 熟悉弱视西医治疗方法。

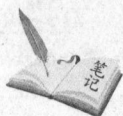

弱视是指眼球无器质性病变,单眼或双眼矫正视力低于同龄正常儿童的眼病。该病在中医学并无相应病名,对本病的记载散见于小儿通睛、能远怯近、胎患内障等眼病中。

弱视为西医学病名,根据病因的不同,临床常分为斜视性弱视、屈光参差性弱视、屈光不正性弱视、形觉剥夺性弱视及其他类型弱视五类。弱视多由视觉发育期间,各种原因导致视觉细胞的有效刺激不足、视力发育迟缓而成。

【典型案例】

患者刘某,男,6岁。因左眼视物不清2个月就诊。2个月前无明显诱因发现左眼视物不清,无视物变形、眼胀、眼痛等不适。视力:右眼0.8,左眼0.3。眼部检查:双眼球结膜无充血、角膜透明,前房中深,房水清,虹膜纹理清晰,瞳孔圆、对光反应灵敏,晶体、玻璃体透明。眼底:视盘色红,边界清,视网膜未见出血、渗出,黄斑区中心反光(+)。双眼眼位正、各方向运动不受限,注视性质:左眼旁中心注视。阿托品散瞳验光检查:右眼:+1.0D=1.0;左眼+4.5D=0.4。视觉电生理检查:图形视觉诱发电位(P-VEP)P100潜时延长、振幅下降。兼见夜惊、遗尿;舌质淡,脉弱。

问题一　本患者初步诊断考虑为何病? 其诊断依据是什么? 应该与哪些疾病进行鉴别?

思路1　该患者左眼视物不清,诊断为左眼弱视,其诊断依据为:

(1) 左眼视物不清2个月。

(2) 注视性质:左眼旁中心注视。

(3) 阿托品散瞳验光检查:右眼:+1.0D=1.0;左眼+4.5D=0.4。

(4) 视觉电生理检查:图形视觉诱发电位(P-VEP)P100潜时延长、振幅下降。

(5) 眼球未发现器质性病变。

思路2　临床诊断时需考虑与远视相(能远怯近)、斜视(目偏视)相鉴别。

📄 **知识点1**

鉴别要点

(1) 与远视相(能远怯近)鉴别:青少年高度远视,因调节力量不能弥补视远和视近的视力缺陷,远、近视力均低于1.0,但可用凸球透镜矫正,矫正视力可达1.0。而弱视单眼或双眼矫正视力低于同龄正常儿童。

(2) 与斜视(目偏视)相鉴别:斜视属眼外肌疾病,是指两眼不能同时注视目标、视轴呈分离状态。分为共同性斜视和麻痹性斜视。共同性斜视以眼位偏斜、眼球运动正常、无复视为特征;麻痹性斜视则有眼球运动受限、复视,并伴眩晕、恶心、步态不稳等全身症状。部分斜视特别是先天性和青少年斜视可伴发弱视,或者说部分斜视是弱视形成的原因之一。

问题二　本案例的中医证型是什么? 中医如何治疗?

思路1　肾寓真阴真阳,肝肾同源而藏精血。该患者禀赋不足则目失温煦濡养,

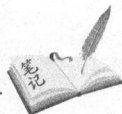

致神光发越无力而视瞻不明;兼见小儿夜惊,遗尿等全身症状及舌质淡,脉弱均为肝肾不足之候。故本案例证型是肝肾不足证。

治法:补益肝肾,滋阴养血。

方药:四物五子丸加减。熟地黄、当归、白芍、川芎、枸杞子、菟丝子、覆盆子、地肤子、车前子,水煎服,每日1剂,分2次服。偏肾阳虚者,加山茱萸、补骨脂、淫羊藿以温补肾阳;肝肾阴虚明显者,加楮实子、桑椹、山萸肉以滋补肝肾;伴脾胃虚弱者,加白术、党参健脾益气。

思路2 本患者还可以施行的其他中医治疗:

(1) 针刺治疗:眼部取睛明、承泣、攒竹、球后穴;头部及远端取风池、光明、翳明穴。若肝肾不足配肝俞、肾俞、三阴交;脾胃虚弱配足三里、关元、脾俞、胃俞。于每组穴中各取1~2穴针刺,年龄小的患儿不留针,年龄大的患儿留针10~20分钟,每日或隔日1次,10次为1个疗程。

(2) 中成药治疗:根据临床证型选用补益肝肾、健脾益气类中成药口服。

知识点2

本病的病因病机

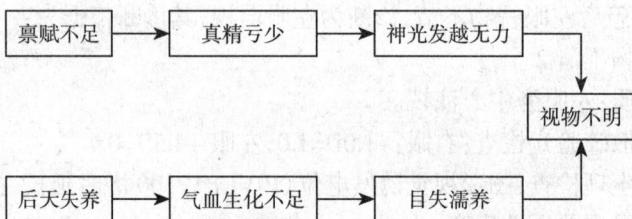

知识点3

本病的中医辨证论治

	肝肾亏虚证	脾胃虚弱证
辨证要点	胎患内障术后或先天远视、近视等视物不清,兼见小儿夜惊遗尿	视物不清或胞睑下垂,小儿偏食,面色微黄无华,消瘦,神疲乏力,食欲不振,食后脘腹胀满,便溏
舌脉	舌淡,脉弱	舌淡嫩,苔薄白,脉缓弱
治法	补益肝肾,滋阴养血	健脾益气,渗湿和胃
方药	四物五子丸加减	参苓白术散加减

问题三 本案例可施行的西医治疗有哪些?

(1) 全矫正屈光不正。

(2) 用后像疗法、红色滤光片疗法、三棱镜矫治、光刷治疗等方法治疗旁中心注视。

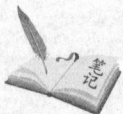

知识点 4

本病的西医治疗方法

（1）矫正屈光不正。

（2）中心注视弱视治疗：宜选用传统遮盖优势眼、光学和药物压抑疗法、光栅刺激疗法等进行治疗。

（3）旁中心注视弱视治疗：应选用后像疗法、红色滤光片疗法、三棱镜矫治、光刷治疗等方法进行治疗。

（4）伴有斜视者应根据斜视的原因及性质采用矫正屈光或手术治疗。

问题四　本案例的转归与预后如何？怎样预防调护？

思路 1　儿童弱视早期发现、及时治疗十分重要，年龄越小，治疗效果越好。本案例若能及时消除相关病因，并在患病早期进行有效治疗，一般预后良好。若耽误治疗，特别是 14 岁以上患者，视力较难提高，多预后不良。

思路 2　其预防与调护措施包括：①加强弱视相关知识的宣教工作，使家长了解和掌握弱视防治基本知识，以便及早发现。②3 岁前为儿童视觉发育关键期，此年龄前检查视力最为重要。如 3 岁以上儿童双眼视力差异 ≥ 2 行、矫正视力低于同龄正常儿童者，应及时就医。③弱视治疗周期较长，应建立良好的医患合作关系。医务人员应将弱视的危害性、可逆性、治疗方法、注意事项告知家长，以取得配合。

【临证要点】

1. 弱视强调早发现、早治疗，应采用中西医结合的方法，并需取得家长及患儿的配合。

2. 弱视病因复杂，应针对不同的病因采取相应的治疗方法。

3. 对合并斜视者，应根据斜视的原因进行屈光矫正或择机手术治疗；若为旁中心注视，治疗时应先将旁中心注视转为中心注视。

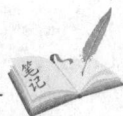

【诊疗流程】

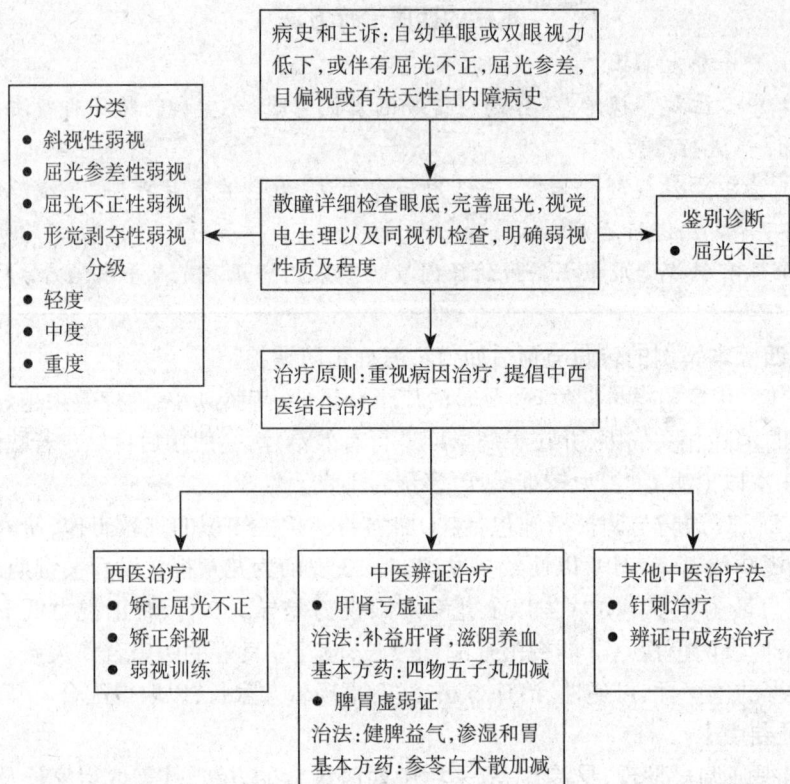

（郭承伟）

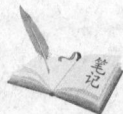
？【复习思考题】

1. 弱视的诊断要点是什么？

2. 弱视如何辨证论治？

3. 弱视与哪些疾病进行鉴别？要点是什么？

4. 弱视的西医治疗原则是什么？

第十章

耳 部 疾 病

第一节 旋 耳 疮

PPT 课件

培训目标

1. 掌握旋耳疮的诊断要点。
2. 掌握旋耳疮的辨证论治、预防与调护。
3. 熟悉旋耳疮的中医外治法。

旋耳疮是指耳部及耳周皮肤的湿疮。以耳部皮肤瘙痒、灼热、潮红、糜烂、渗液、结痂或皮肤粗糙增厚、脱屑、皲裂为主要特征。古代医籍中有"月食疮""月蚀疮"的别称;《外科证治全书》云:"旋耳疮一名月蚀疮,生于耳后缝间,延及耳褶上下,色红如刀裂之状,时流黄水,乃胆脾湿热。"本病以小儿为多见。西医学外耳湿疹可参考本病辨证施治。

【典型案例】

张某,女,32 岁。诉双耳瘙痒、渗液 1 天。患者 1 天前染发后,出现双耳皮肤瘙痒,奇痒难忍,夜间更甚,伴灼热微痛,搔抓后渗液。检查见:耳郭及耳周皮肤潮红、水疱、糜烂、渗液。舌红、苔黄腻,脉弦数。

问题一 本患者初步考虑诊断为何病? 其诊断依据是什么? 应该与哪些疾病进行鉴别?

外耳湿疹图

思路 1 该患者双耳瘙痒、渗液 1 天,耳郭及耳周皮肤有病变,诊断为旋耳疮(外耳湿疹),其诊断依据为:

(1) 有过敏性物质刺激史。

(2) 皮肤瘙痒,奇痒难忍,夜间更甚,伴灼热微痛,搔抓后渗液。

(3) 耳郭及耳周皮肤潮红、水疱、糜烂、渗液。

思路 2 临床诊断时应考虑与耳疮、脓耳相鉴别。

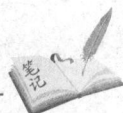

知识点 1

鉴 别 要 点

(1) 与耳疮相鉴别：旋耳疮与耳疮都可有耳部灼热疼痛、渗液，局部充血肿胀表现。旋耳疮病变范围大，可波及外耳道、耳郭、耳周皮肤，症状以痒为主，渗液多，一般无耳郭牵拉痛或耳屏压痛；局部可见潮红、水疱、糜烂、渗液等多种形式皮损。耳疮病变范围小，仅限于外耳道，症状以痛为主，渗液少，有特征性的耳郭牵拉痛或耳屏压痛（图 10-1、图 10-2，见文末彩图）。

(2) 与脓耳相鉴别：旋耳疮与脓耳都可有耳内疼痛、渗液，传导性耳聋表现。脓耳以耳内疼痛、鼓膜穿孔，流脓，传导性耳聋为主要表现，病变主要在中耳，部分患者可长期脓液浸淫，导致旋耳疮发作。旋耳疮的病变在外耳道口部及周围，不波及中耳，鼓膜通常不会受损。

问题二 本案例的中医证型是什么？中医如何治疗？

思路 1 该患者染发受风湿热邪外袭，邪毒积聚耳窍，蒸灼耳窍肌肤，故耳郭及耳周皮肤潮红，风盛则痒，湿热盛则见水疱、糜烂、渗液；舌红，苔黄腻，脉弦数，为湿热内盛之象。故本案例的证型是风热湿邪犯耳证。

治法：疏风止痒，清热除湿。

方药：消风散加减。荆芥、防风、牛蒡子、蝉蜕、苍术、苦参、木通、石膏、知母、生地黄、当归、甘草。水煎服，每日 1 剂，分 2 次服。若湿重，可用萆薢渗湿汤加减；若湿热壅盛，可用龙胆泻肝汤加减。

思路 2 本患者还可在辨证的基础上选择施行其他的中医治疗方法，如外洗及湿敷、涂敷等。

知识点 2

本病的病因病机

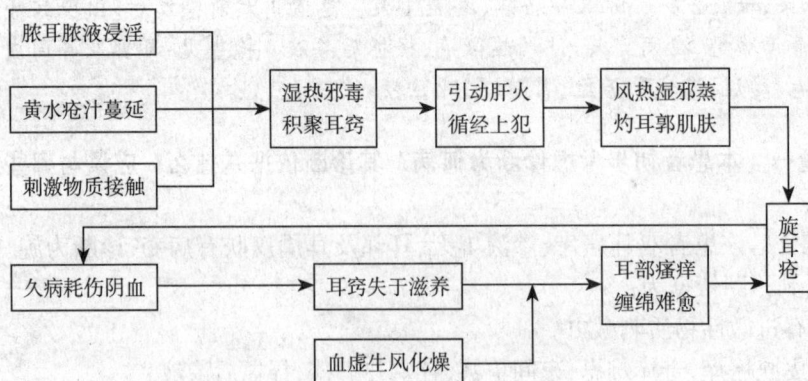

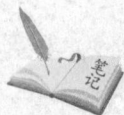

```
脓耳脓液浸淫 ─┐
黄水疮汁蔓延 ─┼→ 湿热邪毒 ─→ 引动肝火 ─→ 风热湿邪蒸 ─┐
刺激物质接触 ─┘   积聚耳窍     循经上犯     灼耳郭肌肤   │
                                                      ├→ 旋耳疮
久病耗伤阴血 ─→ 耳窍失于滋养 ─┐                         │
血虚生风化燥 ─────────────────┴→ 耳部瘙痒 ──────────────┘
                                缠绵难愈
```

知识点 3

本病的中医辨证治疗

	风湿热邪犯耳证	血虚生风化燥证
辨证要点	耳部皮肤瘙痒,奇痒难忍,夜间更甚,伴灼热微痛,搔抓后渗液;检查见耳郭及耳周皮肤潮红、水疱、糜烂、渗液	耳部瘙痒,迁延日久,反复发作,患处皮肤粗糙、增厚、上覆痂皮或鳞屑、皲裂等;患者常兼见面色萎黄,纳差,神疲乏力等症
舌脉	舌红,苔黄腻,脉弦数	舌质淡,苔白,脉细
治法	清热祛湿,疏风止痒	养血润燥,祛风止痒
方药	消风散加减	地黄饮子加减

知识点 4

本病还可施行的其他中医治疗

(1) 外洗及湿敷:可选用内服中药煎汤外洗、湿敷。可选用桉树叶、桃叶、花椒叶等量;苦参、苍术、黄柏、白鲜皮各15g;马齿苋、黄柏、败酱草各30g。以清热除湿,收敛止痒。

(2) 涂敷法:湿热盛而见红肿、疼痛、瘙痒、渗水者,可选用如意金黄散调敷,以清热燥湿止痒;湿盛而见黄水淋漓者,可选用青黛散、柏石散,以麻油调搽,以清热除湿,收敛止痒;热盛而见有脓痂者,可选用黄连膏外涂或黄连粉撒布患处,以清热解毒;血虚生风化燥者,可用穿粉散和香油调敷,以养血润燥,解毒祛湿。

问题三　本案例可施行的西医治疗有哪些?

(1) 口服抗组胺药。

(2) 口服抗生素。

(3) 局部用3%硼酸溶液或15%氧化锌溶液湿敷。

知识点 5

本病的西医治疗方法

消除刺激,根治病因是治疗本病的基本原则。

1. 全身治疗

(1) 抗组胺药:可口服苯海拉明、西替利嗪、氯雷他定等。

(2) 皮质类固醇类药:症状严重者,可用地塞米松、氢化可的松等。

(3) 抗生素:继发感染者,可加用抗生素。

2. 局部治疗

(1) 洗剂与湿敷:渗液多时,可用3%硼酸溶液或15%氧化锌溶液湿敷。干痂较多或有脓性分泌物者,先用3%双氧水清洗再湿敷。

(2) 涂药与敷药:渗液较少或无渗液时,可涂氧化锌糊剂,或各种类固醇软膏。

3. 其他疗法　久治不愈或反复发作者,若能查出致敏原,可试用脱敏治疗。

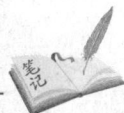

问题四　本案例的转归与预后如何？怎样预防调护？

思路1　本案例经正确及时治疗预后良好。若患者体质弱、反复发作,可致病情迁延难愈。

思路2　本案例的预防与调护措施包括:①注意保持耳部清洁,干燥;②避免接触可能诱发本病的物质;③积极治疗引发本病的原发病,如脓耳、耳疮以及邻近部位的黄水疮;④发病期间,忌食鱼虾、辛辣、燥热之品;⑤发病期间忌局部刺激,包括搔抓患处等物理刺激和肥皂水等化学刺激。

【临证要点】

1. 掌握诊断要点。

2. 注意与耳疮、脓耳相鉴别。

3. 积极治疗引发本病的原发病,如脓耳、耳疮以及邻近部位的黄水疮。

【诊疗流程】

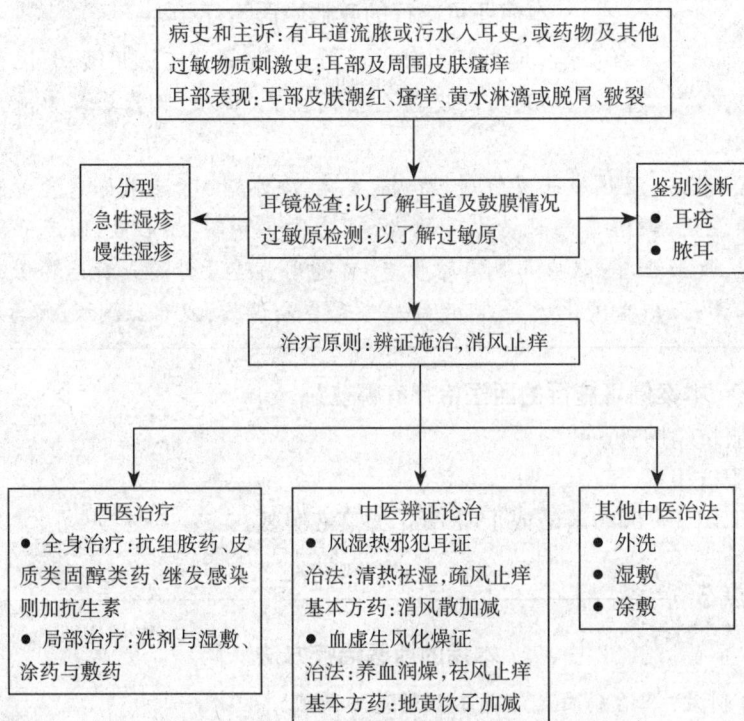

病史和主诉:有耳道流脓或污水入耳史,或药物及其他过敏物质刺激史;耳部及周围皮肤瘙痒
耳部表现:耳部皮肤潮红、瘙痒、黄水淋漓或脱屑、皲裂

分型
急性湿疹
慢性湿疹

耳镜检查:以了解耳道及鼓膜情况
过敏原检测:以了解过敏原

鉴别诊断
• 耳疮
• 脓耳

治疗原则:辨证施治,消风止痒

西医治疗
• 全身治疗:抗组胺药、皮质类固醇类药、继发感染则加抗生素
• 局部治疗:洗剂与湿敷、涂药与敷药

中医辨证论治
• 风湿热邪犯耳证
治法:清热祛湿,疏风止痒
基本方药:消风散加减
• 血虚生风化燥证
治法:养血润燥,祛风止痒
基本方药:地黄饮子加减

其他中医治法
• 外洗
• 湿敷
• 涂敷

(郭树繁)

旋耳疮
古医籍

扫一扫
测一测

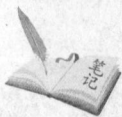
笔记

【复习思考题】

1. 旋耳疮的诊断要点是什么?

2. 旋耳疮须与哪些疾病相鉴别?

3. 旋耳疮应该怎样预防与调护?

第二节 耳郭痰包

PPT 课件
10章02节PPT

> **培训目标**
>
> 1. 掌握耳郭痰包的诊断要点。
> 2. 掌握耳郭痰包的主要鉴别诊断。
> 3. 熟悉耳郭痰包的辨证论治及常用外治法。
> 4. 了解耳郭痰包的预防调护及预后。

耳郭痰包是指发生于耳郭的局限性、无痛性包块。以局部隆起、肤色不变、按之柔软、穿刺可抽出淡黄色液体为主要特征。古代医籍中无耳郭痰包的病名，但根据其临床表现，类似于中医学"痰包"的概念，故以痰包命名，也有称为"耳壳痰包"和"耳郭流痰"者。西医学的耳郭假性囊肿可参考本病辨证施治。

耳郭假性囊肿又名耳郭非化脓性软骨膜炎、耳郭浆液性软骨膜炎、耳郭软骨间积液，系指耳郭软骨夹层内的非化脓性浆液性积液所形成的囊肿。多发生于一侧耳郭的外侧面上半部，病因不明，可能与机械性刺激、挤压有关，多发于男性青壮年。

【典型案例】

> 患者章某，男，76岁。发现左耳郭局部隆起包块3周。患者3周前无意中发现左侧耳郭外侧面一个局部隆起包块，质地柔软，后包块逐渐增大，无疼痛、酸胀及麻木等不适感，1周前曾于当地医院穿刺抽出淡黄色液体，包块消退，但2天后局部又复隆起。局部检查见左耳郭外侧面舟状窝处局部隆起，直径约1cm，表面肤色正常，触之有囊性感。全身无特殊不适症状。舌质淡，苔腻，脉滑。

问题一 本患者初步考虑诊断为何病？其诊断依据是什么？应该与哪些疾病进行鉴别？

耳郭痰包图
FR-10-2-1

思路1 该患者单侧耳郭外侧面出现局限性、无痛性包块，结合患者病史曾抽出淡黄色液体，易复发的特点，诊断为耳郭痰包（耳郭假性囊肿），其诊断依据为：

（1）耳郭外侧面无痛性局部肿胀隆起。

（2）检查表面肤色正常，穿刺抽出淡黄色液体，但2日后即复发。

思路2 临床诊断时需考虑与断耳疮（耳郭化脓性软骨膜炎）相鉴别。

知识点1

鉴别要点

与断耳疮（耳郭化脓性软骨膜炎）相鉴别：耳郭痰包和断耳疮都有耳郭肿胀隆起。但是耳郭痰包是耳郭软骨间积液，属于无菌性炎症，其发病原因不明，局部无红热疼痛，亦无全身症状；而断耳疮是耳郭软骨膜的化脓性细菌感染，多有

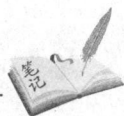

明确的耳郭损伤或手术史,耳郭红肿疼痛剧烈,继而成脓,耳郭软骨可逐渐溃烂、坏死,造成耳郭缺损或变形,全身可有发热,头痛等症状,耳旁淋巴结肿痛,外周血白细胞计数可升高。

问题二　本案例的中医证型是什么? 中医如何治疗?

思路 1　该患者湿浊内生,复感外邪,风邪轻清,上攻头面,变化迅速,故风邪夹痰上窜耳郭,耳郭局部包块突然出现;因非热邪为患,故肤色不变,无压痛,无热感;痰浊凝滞,结而为肿,故局部肿胀,穿刺抽出淡黄色液体;舌质淡,苔腻,脉滑均为痰浊之候。故本案例的证型是风邪夹痰上犯证。治法:健脾化痰,通络散结。

方药:二陈汤加减。半夏、陈皮、茯苓、甘草。加胆南星,以增祛痰之功;加僵蚕、地龙、柴胡,以添疏风活血通络之力。水煎服,每日 1 剂,分 2 次服。若见纳差,可选加砂仁、白术、神曲、山楂等,以助健脾行气消食。

思路 2　本患者还可在辨证的基础上选择施行其他中医治疗方法,如中成药治疗、中药外敷、针灸等。

知识点 2

本病的病因病机

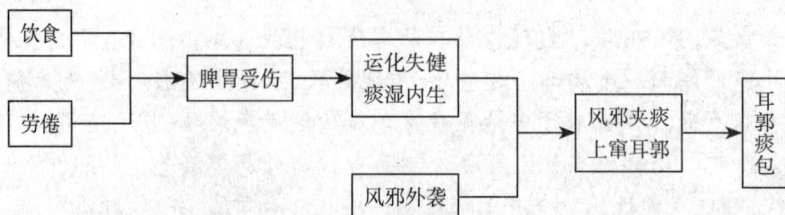

```
饮食 ┐
     ├─→ 脾胃受伤 ─→ 运化失健 ┐
劳倦 ┘                痰湿内生 ├─→ 风邪夹痰 ─→ 耳郭痰包
                              │    上窜耳郭
                     风邪外袭 ┘
```

知识点 3

本病的中医辨证治疗

风邪夹痰上犯证	
辨证要点	耳郭外侧面无痛性包块突然肿起,皮色不变,按之柔软;可无明显全身不适症状
舌脉	舌质淡,苔腻,脉滑
治法	健脾化痰,通络散结
方药	二陈汤加减

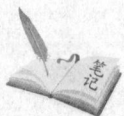

笔记

知识点 4

本病还可施行的其他中医治疗

(1) 中成药治疗：二陈丸等具有化痰散结功效的中成药口服。

(2) 中药外敷：可用玄明粉液湿敷或如意金黄散调敷。

(3) 针灸：采用火针灼刺或艾条悬灸患处，但有感染者忌用。

问题三　本案例可施行的西医治疗有哪些？

(1) 穿刺抽液，局部压迫。

(2) 若穿刺抽液，局部压迫无效，可手术治疗。

知识点 5

本病的西医治疗方法

(1) 理疗：早期可行紫外线或超短波照射等物理治疗。

(2) 穿刺抽液，局部压迫法：在严格无菌条件下将囊液抽出，然后用石膏固定压迫局部或用两片圆形(直径约 1.5cm)的磁铁置于囊肿部位的耳郭前后，用磁铁吸力压迫局部。

(3) 囊腔内注射药物：囊液抽吸干净后注入平阳霉素或高渗盐水、高渗葡萄糖等药物。

(4) 手术治疗：切除部分囊腔外侧壁软骨，术腔放引流条，加压包扎。

问题四　本案例的转归与预后如何？怎样预防调护？

思路 1　本案例经以上的适当治疗多可痊愈，若复感邪毒则可演变成断耳疮。

思路 2　本案例的预防与调护措施包括：①平时注意保护耳部，避免按压揉搓。②穿刺抽液应严格无菌操作，以防感染；不可揉按患处，以免痰包迅速增大。③一般不宜切开引流，以免感染而转为断耳疮，但反复穿刺不愈者，可在严格无菌下条件下切开引流。

【临证要点】

1. 穿刺抽液时需严格无菌操作，防止沾染邪毒演变成断耳疮。

2. 穿刺抽液后局部持续加压固定须全面，勿使囊腔留有空隙。

3. 反复穿刺不愈者可考虑手术治疗。

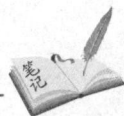

【诊疗流程】

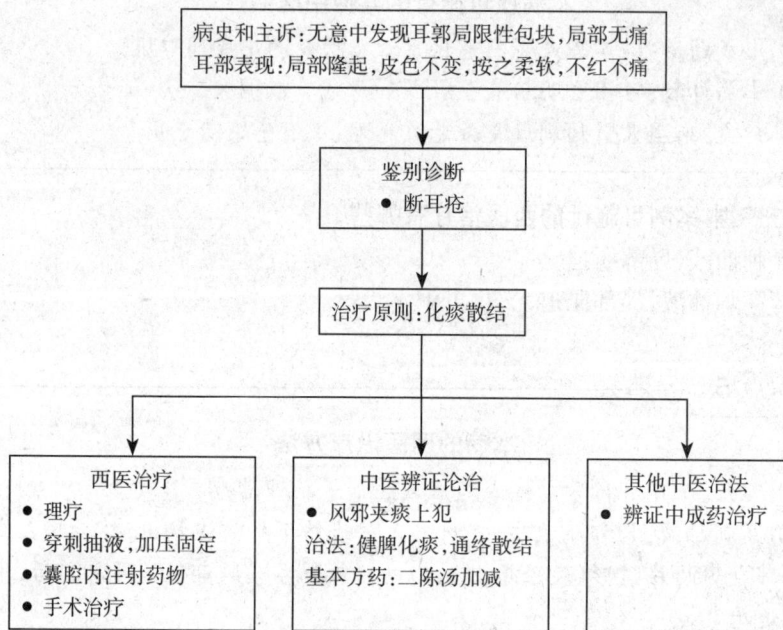

病史和主诉:无意中发现耳郭局限性包块,局部无痛
耳部表现:局部隆起,皮色不变,按之柔软,不红不痛

鉴别诊断
● 断耳疮

治疗原则:化痰散结

西医治疗
● 理疗
● 穿刺抽液,加压固定
● 囊腔内注射药物
● 手术治疗

中医辨证论治
● 风邪夹痰上犯
治法:健脾化痰,通络散结
基本方药:二陈汤加减

其他中医治法
● 辨证中成药治疗

(滕　磊)

扫一扫
测一测

？【复习思考题】

耳郭痰包须与何种疾病进行鉴别？鉴别要点是什么？

第三节　耵　耳

PPT 课件

培训目标

1. 掌握耵耳的诊断要点。
2. 掌握耵耳的取出技术。
3. 了解耵耳的鉴别诊断。

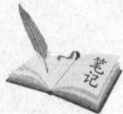

笔记

耵耳是指因耵聍阻塞外耳道所致的以耳胀闷闭塞或听力减退等为主要表现的耳病。《黄帝内经》中已有"耵耳"的记载,《灵枢·厥病》云:"若有干耵聍,耳无闻也"。而"耵耳"一名则首见于《仁斋直指方》。西医学的耵聍栓塞可参考本病辨证施治。

耵聍俗称耳垢、耳屎,多可自行排出。若耵聍分泌过多或排出受阻,形成团块,阻塞外耳道,则称为耵聍栓塞。团块质地不等,有的松软如泥,有的坚硬如石。

【典型案例】

患者张某，女，13岁。诉双耳闷塞、听力下降3天。患者3天前游泳后出现双耳闷塞、听力下降。检查见双侧外耳道有黑褐色团块状物堵塞，质硬，鼓膜无法窥视。全身无不适症状。

问题一 本患者初步考虑诊断为何病？其诊断依据是什么？应该与哪些疾病进行鉴别？

思路1 该患者由于游泳时耳道进水，从而出现双耳闷塞、听力下降的症状，结合检查所见，诊断为耵耳（耵聍栓塞），其诊断依据为：

（1）有游泳耳进水史。

（2）双耳闷塞感、听力下降3天。

（3）局部检查见双侧外耳道有黑褐色团块状物堵塞，质硬。

思路2 临床诊断时应考虑与外耳道胆脂瘤、外耳道异物相鉴别。

知识点1

鉴 别 要 点

（1）与外耳道胆脂瘤相鉴别：耵聍栓塞和外耳道胆脂瘤都有因外耳道被堵塞而产生的耳闷塞感、耳鸣、听力下降，甚至耳痛等症状。但是，耵聍栓塞是由于耵聍腺分泌的耵聍无法及时排出而在外耳道内形成栓塞，它容易被碳酸氢钠松解，使治疗较为容易。它对耳部骨质不产生破坏，无严重并发症出现。而外耳道胆脂瘤是外耳道骨部的含有胆固醇结晶的脱落上皮形成的角化团块，不容易被碳酸氢钠松解，治疗相对困难。由于团块呈膨胀性生长，对周围骨质产生长时间的压迫，可使骨质破坏、吸收，导致外耳道扩大，并可并发周围性面瘫、味觉障碍、颈侧脓肿、瘘管、眩晕及脑膜炎、脑脓肿等严重并发症。

（2）与外耳道异物相鉴别：外耳道异物的表现因异物性质、形状和位置不同而有区别，一般有明确的异物进入史，多见于儿童玩耍时将小物体塞入耳内，成人多为挖耳时遗留小物体或昆虫侵入。小而无刺激性的非生物性异物可不引起症状，活昆虫等动物性异物可爬行骚动，引起剧烈耳痛、噪声，豆类植物性异物遇水膨胀阻塞外耳道可引起耳痛、耳闷胀感及听力减退，并可继发外耳道炎。当异物较大，引起耳胀闷闭塞或听力减退时需要与耵耳相鉴别。

问题二 本案例可施行的西医治疗有哪些？

思路 可先用3%~5%碳酸氢钠滴耳液浸泡耵聍，待软化后用吸引法或外耳道冲洗法清除。

知识点2

本病的西医治疗方法

本病的治疗方法以外治为主。

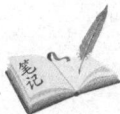

（1）对松动的、部位浅、未完全堵塞外耳道的耵聍，可直接用膝状镊或耵聍钩取出。

（2）耵聍较大而坚硬固定，难以取出者，可先用3%~5%碳酸氢钠滴耳液浸泡耵聍，待软化后用吸引法或外耳道冲洗法清除。

（3）若伴有外耳道红肿疼痛、糜烂等症，应同时按"耳疮"进行治疗。

问题三　本案例的转归与预后如何？怎样预防调护？

思路1　预后良好，但易反复发生。若处理耵聍时损伤外耳道皮肤，有引起耳疮的可能。

思路2　本案例的预防与调护措施包括：①一般少量耵聍可保护外耳道，且大多可自行排出，不必做特殊处理。②若耵聍较多，堵塞耳道，应由专科医生处理，以免处理不当而将耵聍推向深部或损伤外耳道及鼓膜。③耵聍遇水后容易结块，影响排出而栓塞耳道，所以，游泳前应先做耳部检查，清理耵聍，平时洗澡、洗头要注意避免耳内进水。④有脓耳鼓膜穿孔史者，忌用冲洗法治疗本病。

【临证要点】

1. 质硬成块的耵聍先软化后再吸引或冲洗出。

2. 注意动作轻柔准确，防止损伤外耳道或鼓膜。

3. 冲洗外耳道水温适中，水柱斜向外耳道后壁冲洗，避免直向耵聍冲洗，以防将分泌物推向耳道深处，或刺激鼓膜出现眩晕。

【诊疗流程】

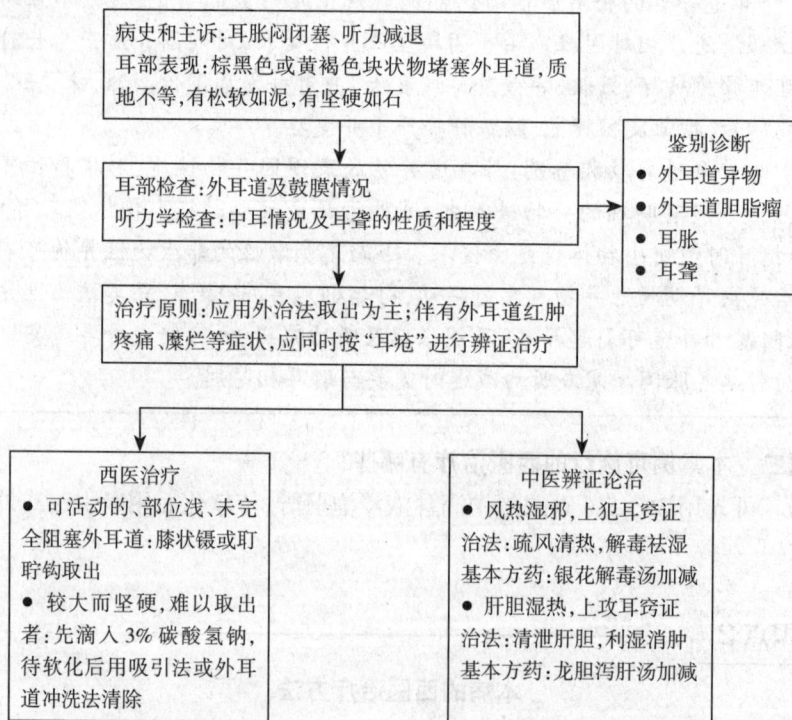

病史和主诉：耳胀闷闭塞、听力减退
耳部表现：棕黑色或黄褐色块状物堵塞外耳道，质地不等，有松软如泥，有坚硬如石

↓

耳部检查：外耳道及鼓膜情况
听力学检查：中耳情况及耳聋的性质和程度

鉴别诊断
● 外耳道异物
● 外耳道胆脂瘤
● 耳胀
● 耳聋

治疗原则：应用外治法取出为主；伴有外耳道红肿疼痛、糜烂等症状，应同时按"耳疮"进行辨证治疗

西医治疗
● 可活动的、部位浅、未完全阻塞外耳道：膝状镊或耵聍钩取出
● 较大而坚硬，难以取出者：先滴入3%碳酸氢钠，待软化后用吸引法或外耳道冲洗法清除

中医辨证论治
● 风热湿邪，上犯耳窍证
治法：疏风清热，解毒祛湿
基本方药：银花解毒汤加减
● 肝胆湿热，上攻耳窍证
治法：清泄肝胆，利湿消肿
基本方药：龙胆泻肝汤加减

（滕　磊）

耵耳古医籍

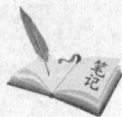

【复习思考题】

耵耳与外耳道异物如何鉴别?

第四节 耳 胀

培训目标

1. 掌握耳胀的诊断要点。
2. 掌握耳胀的辨证论治、转归与预后。
3. 熟悉耳胀的西医治疗方法。

耳胀是指以耳内胀闷堵塞感及听力下降为主要特征的耳病。冬春季节多发,可见于任何年龄,但儿童发病率较高,是小儿常见的致聋原因之一。

分泌性中耳炎是以传导性聋及鼓室积液为主要特征的中耳非化脓性炎性疾病。中耳积液可为浆液性分泌液或渗出液,亦可为黏液。本病分为急性和慢性两种。急性分泌性中耳炎病程延续6~8周,慢性分泌性中耳炎亦可缓缓起病或由急性分泌性中耳炎反复发作,迁延转化而来。

【典型案例】

沈某,男,33岁。诉双耳闷胀、听力下降1个月。患者1个月前感冒后出现右耳胀闷感,自服抗感冒药后,右耳胀闷不减,且出现左耳胀闷,双耳听力下降,伴左耳鸣,呈"嗡嗡"声。经多家医院诊治,症状无明显缓解。检查:双外耳道正常,鼓膜完整、内陷,呈橙黄色(图10-3,见文末彩图)。鼻黏膜黯红肿胀,鼻腔无明显分泌物,鼻咽部检查未见新生物及异常分泌物。纯音测听双耳呈传导性耳聋;声导抗测试示双耳呈B型声导抗图。伴胸闷纳呆,腹胀便溏,肢倦乏力,面色不华。舌质淡红,边有齿印,苔薄白,脉细缓。

问题一 本患者初步考虑诊断为何病? 其诊断依据是什么? 应该与哪些疾病进行鉴别?

思路1 患者感冒后出现耳胀闷、听力下降、耳鸣,结合鼓膜表现及听力学等检查,诊断为耳胀(分泌性中耳炎),其诊断依据为:

(1) 有感冒病史,双耳胀闷堵塞感、听力下降、耳鸣。

(2) 耳内镜检查鼓膜完整、内陷,呈橙黄色。

(3) 纯音听阈测试示双耳呈传导性耳聋;声导抗测试示双耳呈B型声导抗图。

思路2 临床诊断时应考虑与脓耳、鼻咽癌引起的鼓室积液相鉴别。

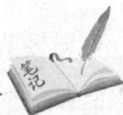

知识点 1

鉴别要点

（1）与脓耳相鉴别：耳胀和脓耳均可有耳内疼痛、听力下降、耳闷塞感和上呼吸道感染史，但是脓耳疼痛剧烈，且鼓膜充血明显，常有穿孔、耳流脓；耳闭则以耳内胀闷感为主，鼓膜内陷，可有积液征。

（2）与鼻咽癌引起的鼓室积液相鉴别：鼻咽癌发于咽隐窝者也可有耳内闷塞感、听力下降及耳鸣等表现。但耳胀多有上呼吸道感染史，且鼻咽部检查正常。而鼻咽癌多有回缩鼻涕带血，且在鼻咽部检查、EB 病毒检测及影像学检查中有阳性发现。

问题二　本案例的中医证型是什么？中医如何治疗？

思路 1　该患者脾气虚弱，运化失职，湿浊上犯耳窍，故耳内胀闷堵塞感，日久不愈，见听力下降，耳鸣，耳内积液。湿浊中阻，气机升降失常，则见胸闷；纳呆、腹胀便溏、肢倦乏力、面色不华、舌质淡红、边有齿印、苔薄白、脉细缓均为脾虚之象。故本案例的证型是肝胆湿热证。

治法：健脾利湿，化浊通窍。

方药：参苓白术散加减。党参、茯苓、白术、薏苡仁、山药、炒白扁豆、砂仁、陈皮、炙甘草。水煎服，每日 1 剂，分 2 次服。若中耳积液多，可加泽泻、藿香；若肝气不舒，出现心烦胸闷，选加柴胡、白芍、香附，以疏肝理气通窍；若脾虚甚，加黄芪以补气健脾。

思路 2　本患者还可在辨证的基础上选择施行其他的中医治疗方法，如中成药治疗、中医外治、穴位疗法等。

知识点 2

本病的病因病机

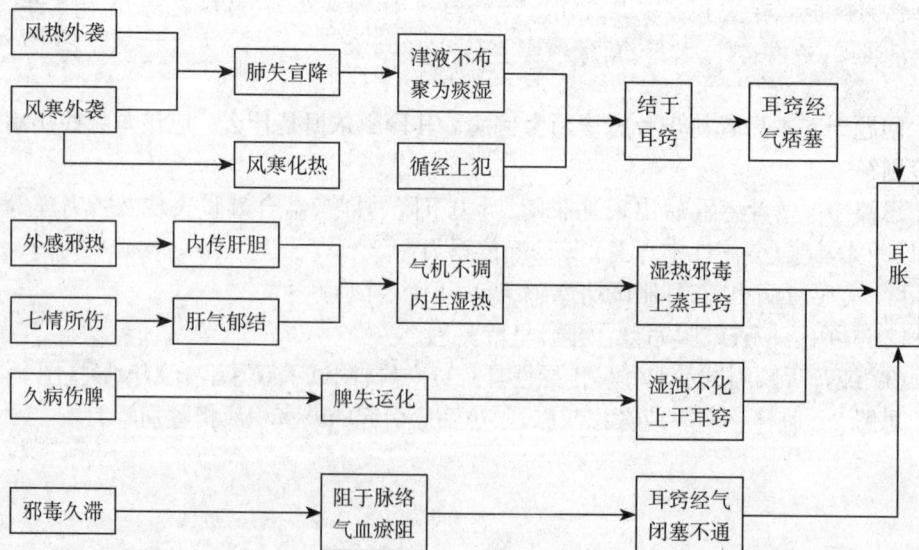

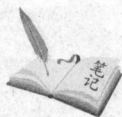

```
风热外袭 ┐
         ├→ 肺失宣降 ──→ 津液不布
风寒外袭 ┘              聚为痰湿 ──┐
         └──→ 风寒化热    循经上犯 ──┴→ 结于耳窍 ──→ 耳窍经气痞塞 ──┐
                                                                      │
外感邪热 ──→ 内传肝胆 ┐                                              │
                      ├→ 气机不调 ──→ 湿热邪毒 ──────────────────────┤ 耳胀
七情所伤 ──→ 肝气郁结 ┘   内生湿热      上蒸耳窍                      │
                                                                      │
久病伤脾 ──────────→ 脾失运化 ──────→ 湿浊不化 ──────────────────────┤
                                        上干耳窍                      │
                                                                      │
邪毒久滞 ──────────→ 阻于脉络 ──────→ 耳窍经气 ──────────────────────┘
                      气血瘀阻          闭塞不通
```

知识点 3

本病的中医辨证治疗

	风邪侵袭证	肝胆湿热证	脾虚湿困证	气血瘀阻证
辨证要点	耳内作胀或微痛，耳鸣，自听增强，听力减退，鼓膜微红、内陷或有液平面，鼓膜穿刺可抽出积液。兼见鼻塞、流涕、头痛、发热	耳内胀闷堵塞感，耳内微痛，耳鸣，自听增强，重听；鼓膜内陷，充血，或鼓膜穿刺抽出黄色较黏稠的积液；兼见烦躁易怒、胸胁苦满、口苦口干	耳内堵塞感，日久不愈，鼓膜正常，或见内陷、混浊、液平兼见胸闷、纳呆、腹胀、便溏、肢倦乏力、面色不华	耳内堵塞感，日久不愈，听力逐渐减退，鼓膜明显内陷，或混浊、增厚，或有灰白色钙化斑
舌脉	舌质淡红，苔薄白，脉浮	舌质红，苔黄腻，脉弦数	舌质淡红或舌体胖、舌边齿印，脉细滑或细缓	舌质淡黯，或边有瘀点，脉细涩
治法	疏风散邪 宣肺通窍	清泄肝胆 利湿通窍	健脾利湿 化浊通窍	行气活血 通窍开闭
方药	荆防败毒散加减	龙胆泻肝汤加减	参苓白术散加减	通窍活血汤加减

知识点 4

本病还可施行的其他中医治疗

（1）中成药治疗：①防风通圣丸、川芎茶调散，适用于耳胀风邪袭耳证。②龙胆泻肝丸、当归龙荟丸，适用于耳胀肝胆湿热证。③香砂养胃丸、二陈丸，适用于耳胀脾虚湿困证。④丹七片，适用于耳胀气血瘀阻证。

（2）外治法：①滴鼻法：使用具有疏风消肿、通窍作用的药液滴鼻，使鼻窍及耳窍通畅，减轻堵塞，并促使耳窍积液的排出。②鼓膜按摩法：以食指插入外耳道口，轻轻摇动数次后，突然拔出，重复10次；或以两手掌心稍用力加压于外耳道口后，突然移开，反复20次。③咽鼓管吹张：可做捏鼻鼓气法自行吹张。

（3）穴位疗法：①体针：耳周取听宫、听会、耳门、翳风；远端可取合谷、内关，用泻法。脾虚者加灸足三里、脾俞、伏兔等穴；肾虚加刺三阴交、关元、肾俞，用补法或加灸。②耳针：取内耳、神门、肺、肝、胆、肾等穴位埋针，或用王不留行籽贴压，经常用手轻按贴穴。③穴位注射：取耳门、听宫、听会、翳风等做穴位注射，药物可选用丹参注射液、当归注射液等。④穴位磁疗：在翳风、听宫等穴贴磁片，或加电脉冲，以疏通经络气血。

（4）其他治疗：如激光、红光、超短波、微波治疗等。

鼓膜穿刺术视频

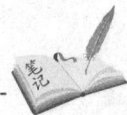

ER-10-4-1

问题三　本案例可施行的西医治疗有哪些?

思路1　局部治疗：①滴鼻。②鼓膜穿刺。③若穿刺抽液无效，可行鼓膜切开置管术。

笔记

思路 2　全身治疗：①应用抗生素。②应用抗变态反应药物。③应用黏液促排剂。

知识点 5

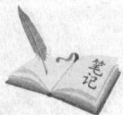

本病的西医治疗方法

思路 1　局部治疗：①滴鼻：可用减充血剂如呋麻滴鼻液和含有激素的抗生素滴鼻液交替滴鼻，以利于咽鼓管咽口开放，通气引流。②咽鼓管吹张：可选择捏鼻鼓气吹张法，或金属导管吹张法。③鼓膜按摩：可用鼓气耳镜按摩。④鼓膜穿刺（图 10-4）：急性期鼓室积液明显者，可行鼓膜穿刺抽液，有利于迅速改善听力，缩短疗程。

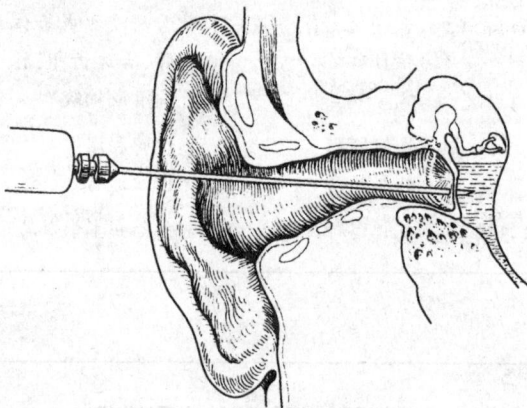

图 10-4　鼓膜穿刺术

思路 2　全身治疗：①治疗原发病：积极治疗邻近器官病变，如腺样体肥大、鼻窦炎、鼻炎、鼻咽炎等。②抗生素的应用：早期可选用合适的抗生素，一般可用青霉素类、头孢菌素类或大环内酯类等药物，有助于病变的消退。③抗变态反应药物的应用：必要时选择抗组胺药如氯苯吡胺、西替利嗪等，以抑制变态反应。④激素的应用：急性期可适当应用皮质类固醇药如泼尼松、地塞米松等。⑤黏液促排剂的应用：如标准桃金娘油，可稀化黏液并改善纤毛活性，有利于纤毛的排泄功能。

思路 3　手术治疗：耳胀病程久，中耳积液过于黏稠不易排出者，可考虑做鼓膜置管术。邻近部位病变的手术治疗，如腺样体切除术、鼻中隔矫正术、鼻息肉切除术、扁桃体切除术等。

问题四　本案例的转归与预后如何？怎样预防调护？

思路 1　本病是以鼓室积液及传导性聋为主要特征的中耳非化脓性炎性疾病，可分为急性和慢性两种。若能早期正确治疗，一般预后良好；若失治误治，病情迁延，反复发作者，可致鼓膜与鼓室内壁粘连，发展为粘连性中耳炎、鼓室硬化症等，将成为难治之病。

思路 2　本案例的预防与调护措施包括：①积极防治上呼吸道疾病是预防本病发

生的关键;②患伤风鼻塞、鼻窒、鼻渊等鼻病时,应使用滴鼻药,以保持鼻腔及咽鼓管通畅;③擤鼻方法应正确,不宜用力过度,以免邪毒窜入耳窍;④本病一旦发生,应当及早彻底治疗,以免迁延难治;⑤进行宣传教育,提高家长及教师对本病的认识,以加强对儿童听力的观察。有条件的地区,对 10 岁以下儿童定期行声导抗检测。

【临证要点】

1. 出现耳堵闷、听力下降,要注意有无耳胀发病的可能,必须做耳鼻咽喉专科检查,纯音测听及声导抗测试有助于确诊。

2. 耳胀须兼顾相邻病灶的治疗,以减少反复发作的概率。

3. 鼓膜穿刺术要注意无菌操作,以防感染,引发脓耳。

4. 本病中耳积液若治疗 3 个月以上不愈者,可考虑行鼓膜置管术。

5. 对于一侧分泌性中耳炎反复发作不愈者,应做鼻咽镜检查,以排除鼻咽部的病变,如腺样体肥大、鼻咽部肿瘤,特别警惕有发生鼻咽癌的可能性。

【诊疗流程】

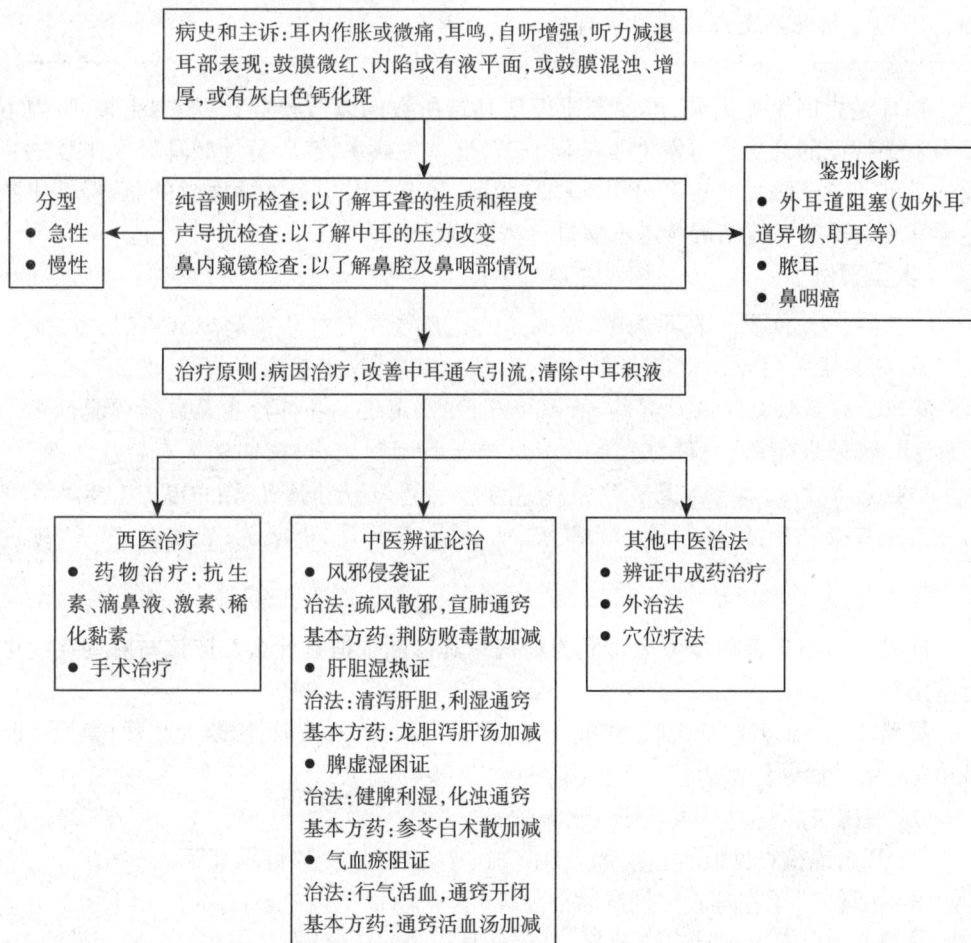

```
病史和主诉:耳内作胀或微痛,耳鸣,自听增强,听力减退
耳部表现:鼓膜微红、内陷或有液平面,或鼓膜混浊、增厚,或有灰白色钙化斑
```

```
鉴别诊断
● 外耳道阻塞(如外耳道异物、耵耳等)
● 脓耳
● 鼻咽癌
```

```
分型
● 急性
● 慢性
```

```
纯音测听检查:以了解耳聋的性质和程度
声导抗检查:以了解中耳的压力改变
鼻内窥镜检查:以了解鼻腔及鼻咽部情况
```

```
治疗原则:病因治疗,改善中耳通气引流,清除中耳积液
```

```
西医治疗
● 药物治疗:抗生素、滴鼻液、激素、稀化黏素
● 手术治疗
```

```
中医辨证论治
● 风邪侵袭证
治法:疏风散邪,宣肺通窍
基本方药:荆防败毒散加减
● 肝胆湿热证
治法:清泻肝胆,利湿通窍
基本方药:龙胆泻肝汤加减
● 脾虚湿困证
治法:健脾利湿,化浊通窍
基本方药:参苓白术散加减
● 气血瘀阻证
治法:行气活血,通窍开闭
基本方药:通窍活血汤加减
```

```
其他中医治法
● 辨证中成药治疗
● 外治法
● 穴位疗法
```

耳胀古医籍

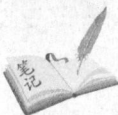

(刘巧平)

笔记

【复习思考题】

1. 耳胀的诊断要点是什么？
2. 耳胀如何辨证论治？
3. 耳胀须与哪些疾病进行鉴别？要点是什么？

第五节　脓　耳

培训目标

1. 掌握脓耳的临床表现和诊断要点。
2. 掌握脓耳的辨证论治、转归与预后。
3. 熟悉脓耳的西医治疗方法。
4. 了解脓耳变证的临床表现及治疗原则。

脓耳是指因脏腑失调、湿浊邪毒停聚耳窍所致的以鼓膜穿孔、耳内流脓、听力下降为主要特征的耳病。可发生于任何季节,夏季发病率较高,急性脓耳好发于婴幼儿及学龄前儿童。脓耳严重者可引起脓耳变证,甚至危及生命。西医学的急、慢性化脓性中耳炎及乳突炎等病可参考本病进行辨证施治。

【典型案例】

王某,女,29 岁。左耳流脓、疼痛 1 天。患者 5 天前熬夜加班后感冒,鼻塞、流涕,未曾服药。昨天出现左耳内疼痛,呈跳痛感,放射至左侧头部,发热。今晨左耳流出脓血性分泌物后耳痛、头痛消除,发热消退。耳部检查见鼓膜弥漫性充血、膨隆,紧张部见"灯塔征",有血性脓液呈搏动性流出;左侧乳突有轻度压痛;鼻黏膜充血肿胀,鼻底部见黄脓涕;纯音测听左耳呈传导性耳聋;中耳 CT 示左耳乳突气房微混浊,间隔不清。伴口苦、咽干、大便秘结,小便黄;舌质红,苔黄,脉滑数。

问题一　本患者初步考虑诊断为何病？其诊断依据是什么？应该与哪些疾病进行鉴别？

思路 1　该患者左耳流脓、疼痛 1 天,鼓膜穿孔,听力减退,诊断为脓耳(急性化脓性中耳炎),其诊断依据为:

(1) 有感冒病史,左耳剧烈疼痛、流脓。
(2) 耳内镜检查见鼓膜呈现弥漫性充血、穿孔、溢脓,有"灯塔征"。
(3) 中耳 CT 示左耳乳突气房微混浊,间隔不清。

思路 2　临床诊断时应注意与耳疖(外耳道炎)、耳疔(外耳道疖)、大疱性鼓膜炎、耳胀相鉴别。

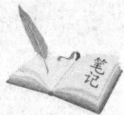

知识点 1

鉴别要点

（1）与耳疮（外耳道炎）、耳疖（外耳道疖）相鉴别：三者都有耳内疼痛、流脓、发热，传导性耳聋表现。但是，脓耳可表现为多种形式的鼓膜穿孔，而耳疮和耳疖则没有鼓膜穿孔。另外，由于耳疮外耳道皮肤的充血肿胀、耳疖外耳道局部的充血隆起，可有耳郭牵拉痛或耳屏压痛，而脓耳则没有。

（2）与大疱性鼓膜炎相鉴别：两者都有耳内剧痛、流血性分泌物后耳痛迅速缓解，以及传导性耳聋表现。但是，大疱性鼓膜炎只是鼓膜上皮层的破溃，没有穿孔。

（3）与耳胀相鉴别：两者都有耳内疼痛、耳闷塞感和上呼吸道感染史，但是脓耳疼痛剧烈，且鼓膜充血明显，有穿孔，耳胀则以耳内胀闷感为主，鼓膜内陷，可有积液征。

多种形式的
鼓膜穿孔
ER-10-5-1

鼓室积液图
ER-10-5-2

问题二　本案例的中医证型是什么？中医如何治疗？

思路1　该患者疲劳后感受风邪，肺脏失于宣肃，以致发热、鼻塞、流涕，鼻黏膜充血肿胀；风热不解入里，引动肝胆湿热，湿热之邪循经上犯清窍，故见耳内疼痛、头痛，鼓膜弥漫性充血、膨隆，乳突有轻度压痛；湿热邪毒炽盛，伤腐血肉成脓，脓浊壅窍，出现耳鸣、耳聋、耳流脓，鼻底部见黄脓涕，纯音测听呈传导性耳聋，中耳 CT 显示乳突气房微混浊，间隔不清；热盛伤血，则见血性脓液；脓出清窍，邪毒得以外泄，则耳痛、头痛消除，发热消退；口苦咽干、大便秘结、小便黄、舌质红、苔黄、脉滑数等均为肝胆湿热之象。故本案例的证型是肝胆湿热证。

治法：清肝泄热，祛湿排脓。

方药：龙胆泻肝汤加减。龙胆、栀子、黄芩、泽泻、木通、车前子、当归、柴胡、生地黄、甘草。水煎服，每日 1 剂，分 2 次服。若火热炽盛，耳窍内肿胀，流脓不畅，可选用仙方活命饮加减，以清热解毒，消肿排脓。

思路2　本患者还可在辨证的基础上选择施行其他的中医治疗方法，如中成药治疗、中医外治、穴位疗法等。

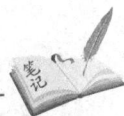

知识点 2

本病的病因病机

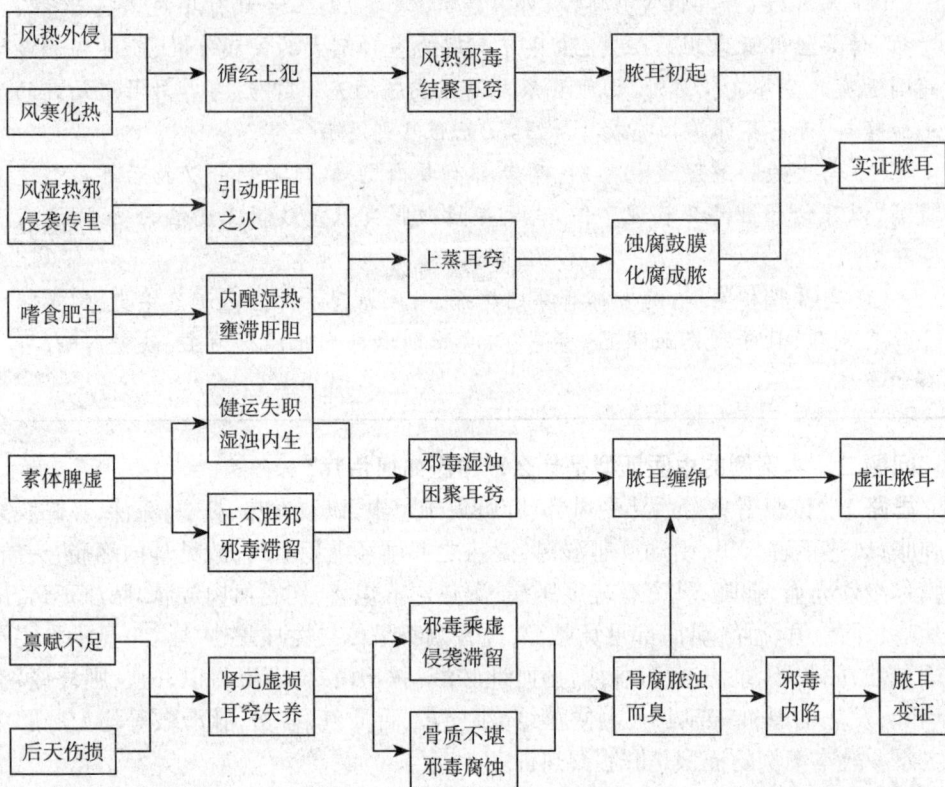

```
风热外侵 ┐                    ┌→ 风热邪毒          ┌→ 脓耳初起 ┐
         ├→ 循经上犯 ──→   │   结聚耳窍 ──→   │          │
风寒化热 ┘                    └                   └          │
                                                              ├→ 实证脓耳
风湿热邪    引动肝胆                                          │
侵袭传里 ──→ 之火 ┐                ┌→ 蚀腐鼓膜 ─┘
                   ├→ 上蒸耳窍 ──→│   化腐成脓
嗜食肥甘    内酿湿热                └
         ──→ 壅滞肝胆 ┘

           健运失职
           湿浊内生 ┐
素体脾虚 ──→         ├→ 邪毒湿浊 ──→ 脓耳缠绵 ──→ 虚证脓耳
           正不胜邪   困聚耳窍
           邪毒滞留 ┘

禀赋不足 ┐                 邪毒乘虚
         │                 侵袭滞留 ┐
         ├→ 肾元虚损 ──→            ├→ 骨腐脓浊 → 邪毒 → 脓耳
         │   耳窍失养        骨质不堪   而臭      内陷   变证
后天伤损 ┘                 邪毒腐蚀 ┘
```

知识点 3

本病的中医辨证治疗

	风热外侵证	肝胆湿热证	脾虚湿困证	肾元亏损证
辨证要点	耳内作胀、疼痛、鼓膜充血呈放射状或潮红、或紧张部小穿孔,听力下降,伴发热恶寒、头痛鼻塞	耳痛,耳流脓色黄带血,鼓膜红赤较甚且外突,或紧张部穿孔,听力下降,伴发热、面红目赤,口苦咽干,胸胁胀痛	耳内流脓清稀不臭,缠绵日久,多呈间歇性发作,鼓膜中央性穿孔,听力下降,患者常兼见头重头胀,口淡不渴,肢倦,面色少华,纳差,便溏	耳内流脓不畅,呈豆腐渣样,气味臭秽,日久不愈,鼓膜边缘性或松弛部穿孔,听力明显减退,全身可见头晕,神疲,腰膝酸软
舌脉	舌质红,苔薄白或薄黄,脉浮数	舌红苔黄,脉弦数有力	舌淡苔白,脉缓弱	舌淡红,苔薄白或少苔,脉细弱
治法	疏风清热解毒消肿	清肝泄热祛湿排脓	健脾渗湿补托排脓	补肾培元祛腐化湿
方药	疏风清热汤加减	龙胆泻肝汤加减	托里消毒散加减	肾阴虚用知柏地黄丸加减;肾阳虚用肾气丸加减

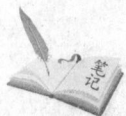

笔记

知识点 4

本病还可施行的其他中医治疗

（1）中成药治疗：可辨证选用龙胆泻肝丸、补中益气丸、参苓白术散、知柏地黄丸、金匮肾气丸等。

（2）外治法：如清洁法、吹药法、滴耳法、涂敷法、滴鼻法、鼓膜切开法等。

（3）穴位疗法

1）体针：实证脓耳，取翳风、听宫、听会、外关、阳陵泉等穴，每日1次；发热者，加刺合谷、曲池。虚证脓耳，取足三里、阳陵泉、侠溪、丘墟等穴，每日1次。

2）耳穴贴压：取神门、肝、胆、肺、肾、肾上腺等耳穴，用王不留行籽压贴，经常用手按压。

3）灸法：脓耳病久，体质虚寒者，选用翳风穴温和灸，每次约1分钟，灸至局部有热感，每天1次，亦可配合足三里艾灸。

4）放血法：取同侧耳垂或耳尖放血泄热，以止实证脓耳耳内剧痛。

问题三　本案例可施行的西医治疗有哪些？

（1）局部治疗：应用3%双氧水清洗外耳道脓液，滴用无耳毒性之抗生素滴耳剂。

（2）全身治疗：应用抗生素。

知识点 5

本病的西医治疗方法

（1）局部治疗：鼓膜穿孔前，以0.5%~1%麻黄素溶液滴鼻，保持鼻腔通气和咽鼓管引流通畅，并可用2%石炭酸甘油滴耳以减轻耳痛（鼓膜穿孔即停用）。鼓膜穿孔后，及时应用3%双氧水清洗外耳道脓液，然后滴用无耳毒性之抗生素滴耳剂。

（2）全身治疗：早期予以足量抗生素。一般可用青霉素类、头孢菌素类或大环内酯类等药物，疗程要够长。

（3）手术治疗：①脓耳流脓停止，穿孔久不愈合者，应考虑做鼓膜贴补法、鼓膜修补术。②脓耳患者，外耳道或中耳腔有肉芽或息肉堵塞，妨碍引流者，可用药物腐蚀或手术摘除，以利脓液排出。③脓耳长期不愈，反复流脓及听力下降者，应考虑做鼓室成形术，在彻底清除病灶的基础上，重建鼓膜、听骨链的传音功能。

问题四　本案例的转归与预后如何？怎样预防调护？

思路1　脓耳若能及时合理治疗，一般预后良好。急性脓耳若失治则可迁延变为慢性脓耳；小儿急性脓耳，因其脏腑柔弱，形气未充，若热毒内陷，易致"黄耳伤寒"；脓耳"肾元亏虚证"失治或治不得法，可导致脓耳变证。

思路2　本案例的预防与调护措施包括：①积极防治上呼吸道疾病，②采用正确的擤鼻涕方法，防止擤鼻用力过度，邪毒窜入耳窍诱发脓耳，③采用正确的哺乳体位，防止乳汁误入婴儿咽鼓管，诱发脓耳，④戒除不良挖耳习惯，防止损伤鼓膜导致脓耳，⑤防止污水进入耳道，⑥合理地施行耳局部用药，保持脓液的引流通畅，⑦密切观察

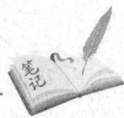

病情变化,若见剧烈的耳痛、头痛、发热和神志异常,提示有变证的可能,要及时处理,⑧注意饮食,少食引发邪毒的食物。

【临证要点】

1. 对婴儿患者莫名的发热、哭闹不休,必须做耳鼻咽喉局部检查,以排除脓耳发病的可能。

2. 脓耳须兼顾相邻病灶的治疗,以减少反复发作的概率。

3. 脓耳耳痛剧烈,全身及局部症状显著,鼓膜红肿外突明显但久不穿孔,或虽有穿孔而孔小引流不畅,或疑有并发症可能者,宜行鼓膜切开帮助引流。尤其是婴幼儿患者。

4. 脓耳须采用正确的滴鼻方法,使药液到达咽鼓管咽口,以提高疗效。

5. 患耳局部用药前必须先用 3% 双氧水彻底清洁外耳道,并根据鼓室病变的不同,选用水剂、酒精制剂、甘油或粉剂等不同制剂;同时需注意调适药液的温度,避免刺激内耳引发眩晕。

【诊疗流程】

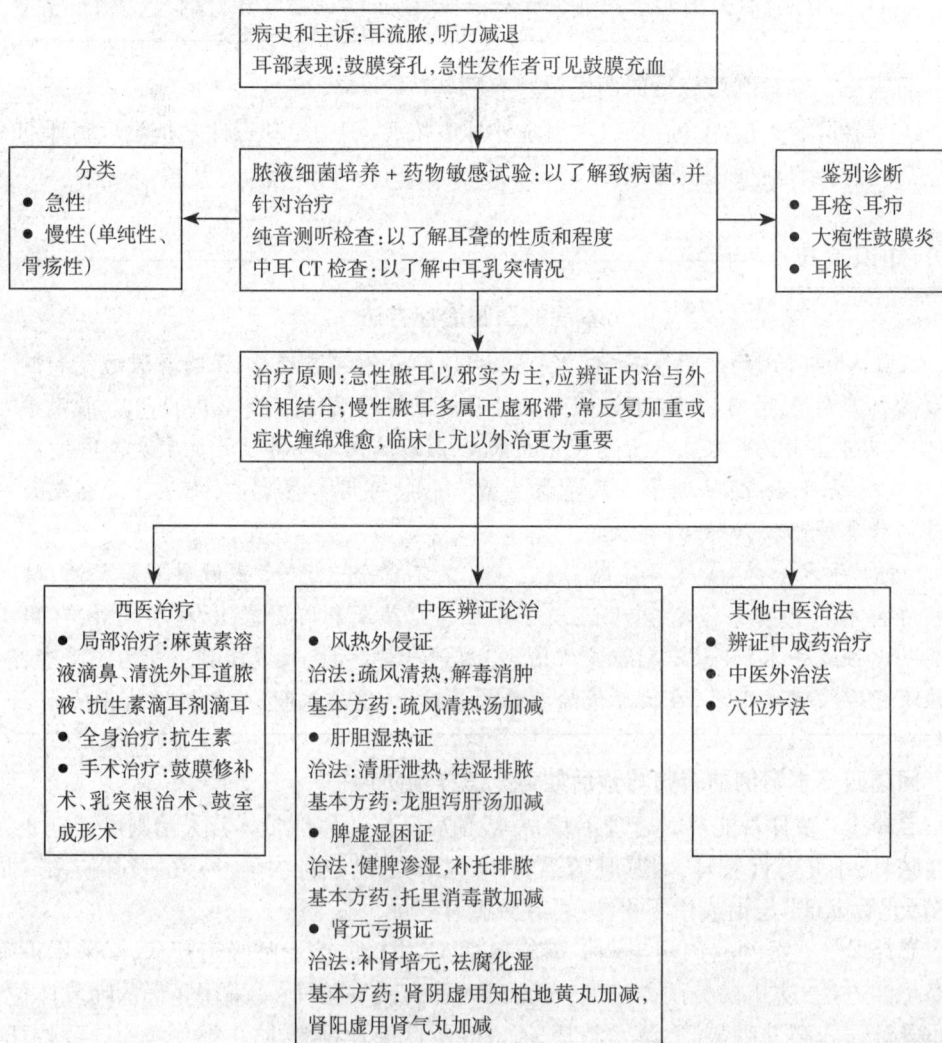

病史和主诉:耳流脓,听力减退
耳部表现:鼓膜穿孔,急性发作者可见鼓膜充血

分类
● 急性
● 慢性(单纯性、骨疡性)

脓液细菌培养 + 药物敏感试验:以了解致病菌,并针对治疗
纯音测听检查:以了解耳聋的性质和程度
中耳 CT 检查:以了解中耳乳突情况

鉴别诊断
● 耳疮、耳疖
● 大疱性鼓膜炎
● 耳胀

治疗原则:急性脓耳以邪实为主,应辨证内治与外治相结合;慢性脓耳多属正虚邪滞,常反复加重或症状缠绵难愈,临床上尤以外治更为重要

西医治疗
● 局部治疗:麻黄素溶液滴鼻、清洗外耳道脓液、抗生素滴耳剂滴耳
● 全身治疗:抗生素
● 手术治疗:鼓膜修补术、乳突根治术、鼓室成形术

中医辨证论治
● 风热外侵证
治法:疏风清热,解毒消肿
基本方药:疏风清热汤加减
● 肝胆湿热证
治法:清肝泄热,祛湿排脓
基本方药:龙胆泻肝汤加减
● 脾虚湿困证
治法:健脾渗湿,补托排脓
基本方药:托里消毒散加减
● 肾元亏损证
治法:补肾培元,祛腐化湿
基本方药:肾阴虚用知柏地黄丸加减,肾阳虚用肾气丸加减

其他中医治法
● 辨证中成药治疗
● 中医外治法
● 穴位疗法

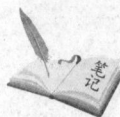

(忻耀杰)

扫一扫
测一测

【复习思考题】

1. 脓耳的诊断要点是什么？
2. 脓耳须与哪些疾病进行鉴别？要点是什么？

第六节 耳 鸣

PPT 课件

培训目标

1. 掌握耳鸣的临床表现和诊断要点。
2. 掌握耳鸣的辨证论治、转归与预后。
3. 熟悉耳鸣的西医治疗方法。

耳鸣是指在外界无相应声源刺激的情况下，患者自觉耳内或颅内有声音的一种主观症状，常伴有或不伴有听力下降、睡眠障碍、心烦、恼怒、焦虑、注意力不集中、抑郁等不良心理反应。近年来耳鸣的发病率逐年增高，一般人群中有 17% 左右不同程度的耳鸣，老年人可达 33%，左耳发病高于右耳，其发病与年龄、噪音、心情等有关。古代文献中有"聊啾""苦鸣""蝉鸣""暴鸣"等记载。

耳鸣的发生机制还不是很明确，根据发病原因不同可分为主观性耳鸣与客观性耳鸣两大类。主观性耳鸣只有患者自己能感觉到，在临床上约有 40% 的患者找不到致病原因；客观性耳鸣不仅患者自己能感觉得到，而且可以被检查者听到，故又名他觉性耳鸣。

【典型案例】

张某，男，49 岁。诉左耳鸣响 1 周。患者 1 周前因郁怒后即感左耳如机器轰鸣，惧怕噪音，寐差。耳部检查见鼓膜完整、光锥存在。电测听检查听力基本正常，耳鸣测定：左耳 8 000Hz×75dB，血压 150/100mmHg。伴头痛、口苦、咽干、大便秘结，小便黄。舌质红，舌苔黄，脉滑数。

问题一 本患者初步考虑诊断为何病？其诊断依据是什么？应该与哪些疾病进行鉴别？

思路 1 该患者左耳鸣响 1 周，结合耳鸣测定，诊断为耳鸣（感音神经性耳鸣），其诊断依据为：

(1) 耳内鸣响，听力正常。

(2) 耳部检查见鼓膜完整。

(3) 耳鸣测定：左耳 8 000Hz×75dB。

思路 2 临床诊断时应考虑与血管源性耳鸣、肌源性耳鸣、咽鼓管病变（咽鼓管异常开放）、颞颌关节病、幻听相鉴别。

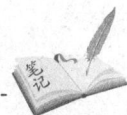

知识点1

鉴别要点

(1) 与血管源性耳鸣相鉴别：颈动脉或椎动脉系统的血管病变,包括颅内和颅外的血管病变皆可引起耳鸣。如动静脉瘘和血管瘤,常产生与脉搏同步的搏动性杂音。

(2) 与肌源性耳鸣相鉴别：腭肌阵挛是客观性耳鸣最常见的原因。腭肌阵挛多由精神因素所引起,也可由神经系统病变,如小脑或脑干损害所引起。患者单耳或双耳可听到不规则的咯咯声,耳鸣的节律与软腭痉挛性收缩同步。此外,中耳肌包括镫骨肌或鼓膜张肌痉挛性收缩亦可产生典型节律的咔嗒声。声导抗检查可发现耳鸣的发生与声导抗的改变是同步的。

(3) 与咽鼓管病变(咽鼓管异常开放)相鉴别：咽鼓管周围脂肪组织消失或其他原因可导致其异常开放,使患者听到与呼吸节律同步的耳鸣声。

(4) 与颞颌关节病相鉴别：牙齿咬合不平衡或颞颌关节炎可引起耳鸣。当患者张口或闭口时,患者本人和旁人可在外耳道附近听到咔嗒声。

(5) 与幻听相鉴别：幻听与耳鸣均为无声源的声音感觉,但前者为有意义的声感,如言语声、音乐声等,后者为无意义的单调鸣响声。

问题二　本案例的中医证型是什么? 中医如何治疗?

思路1　该患者情志抑郁,气机阻滞,升降失调,浊气上干清窍,故左耳轰鸣,惧怕噪音,寐差,头痛;肝郁化火,则口苦,咽干,大便秘结,小便黄,血压偏高;舌质红,舌苔黄,脉滑数均为肝火上炎之候。故本案例的证型是肝火上炎证。

治法：清肝泄热,开郁通窍。

方药：龙胆泻肝汤加减。龙胆、黄芩、栀子、泽泻、木通、车前子、当归、生地黄、柴胡、甘草。水煎服,每日1剂,分2次服。若出现头痛、眩晕,加龙骨、牡蛎、白芍;面红目赤者,加夏枯草、菊花。

思路2　本患者还可在辨证的基础上选择施行其他的中医治疗方法,如中成药治疗、中医外治、穴位疗法、导引治疗等。

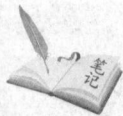

知识点 **2**

本病的病因病机

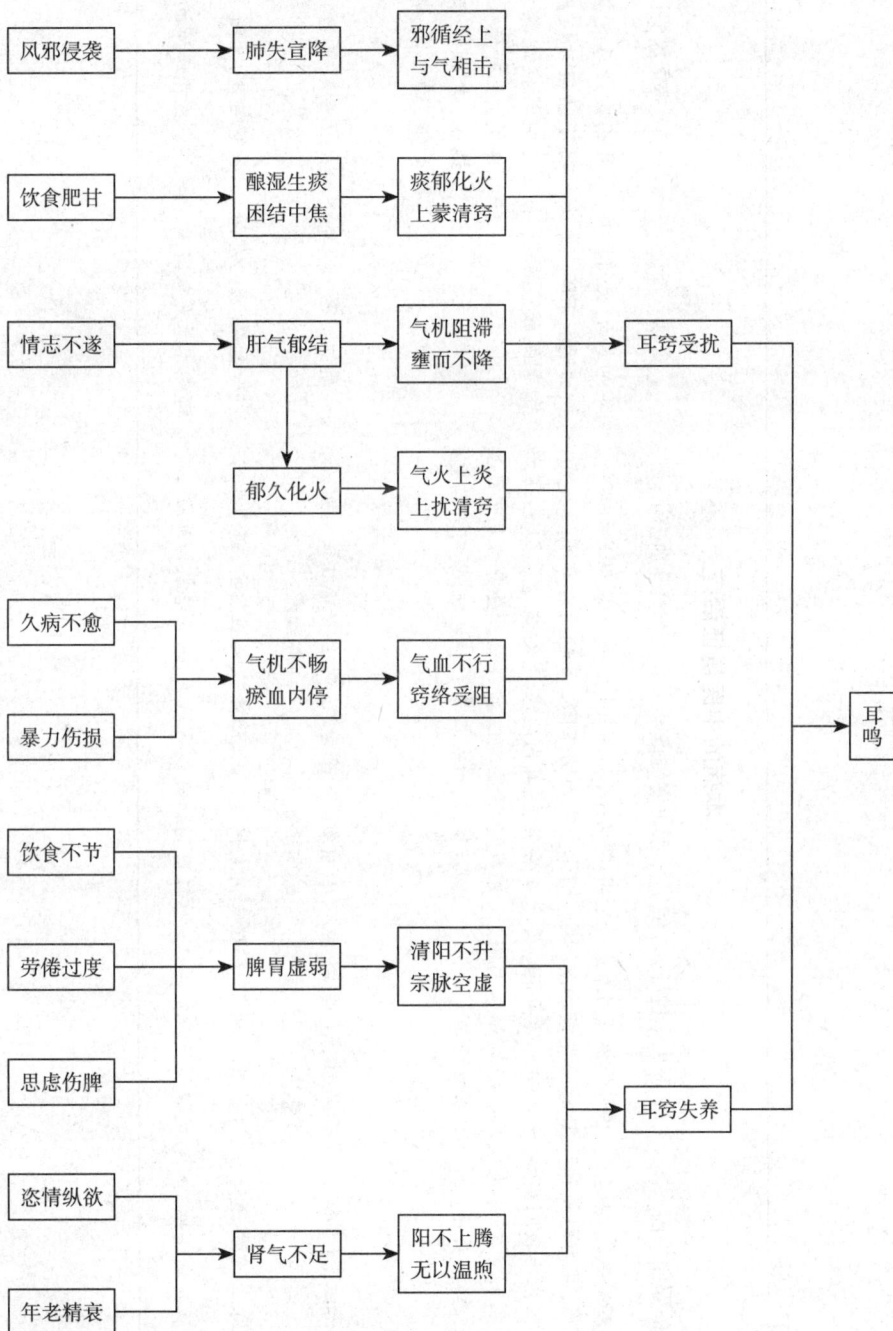

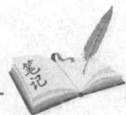

风邪侵袭 → 肺失宣降 → 邪循经上 与气相击

饮食肥甘 → 酿湿生痰 困结中焦 → 痰郁化火 上蒙清窍

情志不遂 → 肝气郁结 → 气机阻滞 壅而不降 → 耳窍受扰

肝气郁结 → 郁久化火 → 气火上炎 上扰清窍

久病不愈 暴力伤损 → 气机不畅 瘀血内停 → 气血不行 窍络受阻

→ 耳鸣

饮食不节 劳倦过度 思虑伤脾 → 脾胃虚弱 → 清阳不升 宗脉空虚

恣情纵欲 年老精衰 → 肾气不足 → 阳不上腾 无以温煦 → 耳窍失养

知识点3

本病的中医辨证治疗

	外邪侵犯证	肝火上扰证	痰火壅结证	气滞血瘀证	肾精亏损证	脾胃虚弱证
辨证要点	耳鸣起病较急,症状较轻微,耳内胀闷气作堵和阻塞感较明显。自声增强。可伴有发热、恶寒、头痛	耳鸣突然发生,多因郁怒而发或加重,伴恼音,头内闭塞音,伴耳内痛,眩晕,烦躁易怒,口苦咽干等	耳内鸣响,如闻"呼呼"之声,听力下降,头昏沉重,耳内闭塞憋气感明显,胸闷脘满	耳鸣病程长短不一,新病者耳鸣多突发,久病者,多逐渐加重。全身可无明显其他症状,或有外伤史	耳内鸣响,夜间较甚,听力逐渐下降。兼头昏目眩,腰膝酸软	耳鸣疲劳后更甚,或在蹲下站起时较甚,耳内有突然空虚或发凉的感觉;兼有倦怠乏力,食后腹胀,大便时溏,面色萎黄;唇舌淡红
舌脉	舌苔薄白,脉浮数	舌质红,舌苔黄,脉弦数	舌质红,舌苔黄腻,脉弦滑	舌质黯红或有瘀点,脉细涩	舌质红少苔,脉细弱或细数	舌苔薄白,脉虚弱
治法	疏风清热,散邪通窍	清肝泄热,开郁通窍	清火化痰,和胃降浊	活血化瘀,通络开窍	补肾益精,滋阴潜阳	健脾益气,升阳通窍
方药	银翘散加减	龙胆泻肝汤加减	二陈汤加减	通窍活血汤加减	耳聋左慈丸加减	补中益气汤加减

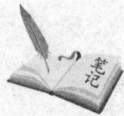

知识点 4

本病还可施行的其他中医治疗

(1) 中成药治疗:①防风通圣丸、川芎茶调散、小柴胡颗粒,适用于耳鸣外邪侵犯证。②龙胆泻肝丸、当归龙荟丸,适用于耳鸣肝火上扰证。③清气化痰丸、礞石滚痰丸,适用于耳鸣痰火壅结证。④补中益气丸、陈夏六君子丸、归脾丸适用于耳鸣脾胃虚弱证。⑤六味地黄丸、耳聋左慈丸,适用于耳鸣肾精亏损证。

(2) 外治法:如滴鼻法、咽鼓管自行吹张法等。滴鼻法:兼有鼻塞者可用宣通鼻窍药物滴鼻。咽鼓管自行吹张:伴耳闭者可用此法。

(3) 穴位疗法:①体针:采用局部穴位与远端穴位相结合的取穴原则,耳周穴位如听宫、听会、耳门、翳风等,每次选用2~3穴。远端穴位可辨证选用。②耳针:取内耳、肾、神门等穴,中等刺激。③穴位注射:选听宫、翳风、完骨、瘈脉等穴。

(4) 导引疗法:①鼓膜按摩法:以食指或中指置外耳道口,轻轻捺按,两侧各捺按15~30次,每天3次。或者用手指按压耳屏,一按一放,亦有相同作用。②鸣天鼓法:两手掌心紧贴两耳,两手食指、中指、无名指、小指横按在两侧枕部,两中指相接触,将两食指翘起叠在中指上面,用力滑下,重重地叩击脑后枕部,即可闻及洪亮清晰之声如击鼓。先左手24次,再右手24次,最后两手同时叩击48次。③营治城郭法:以两手分别自上而下按摩两侧耳轮,每次做15分钟左右。

问题三 本案例可施行的西医治疗有哪些?
(1) 认知疗法。
(2) 生物反馈疗法。

知识点 5

本病的西医治疗方法

(1) 病因治疗:治疗引起耳鸣的原发疾病。如对分泌性中耳炎可酌情选用咽鼓管吹张、或鼓室穿刺抽液;对鼓室肿瘤予以手术切除;对咽鼓管异常开放症解除其过度通畅等。

(2) 掩蔽治疗:掩蔽治疗可缓解耳鸣症状,对显著耳鸣的患者一般可获70%左右的效果,但对严重的感音神经性耳聋及高频听力损失的耳鸣效果差,一般不能治愈耳鸣。

(3) 药物治疗:主要针对感音神经性耳鸣。①改善耳蜗血供:前列腺素E、盐酸氟桂利嗪、尼莫地平等;②改善内耳代谢及营养神经制剂:都可喜、甲钴胺、三磷酸腺苷、辅酶A等;③局部麻醉剂:利多卡因、普鲁卡因等;④肌肉松弛剂;⑤抗焦虑药:多塞平、艾司唑仑等;⑥抗惊厥药:卡马西平。

(4) 其他治疗:①认知疗法:通过帮助患者全面认识耳鸣并最终接受耳鸣,学会与耳鸣"和平共处"而达到减轻耳鸣的目的,这种治疗对"精神紧张"之耳鸣更有效。②生物反馈疗法:通过诱导患者放松及观察听反馈耳鸣的变化进而转移注意力,达到减轻耳鸣的治疗目的,此疗法对神经过敏或有癔症倾向的患者疗效较好。

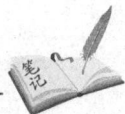

笔记

问题四 本案例的转归与预后如何? 怎样预防调护?

思路1 耳鸣的预后与病程、年龄、治疗是否及时得当等因素有关,病程短者,经过及时恰当的治疗,耳鸣减轻或消失,若病程长者,可能有顽固性耳鸣,临床疗效较差,应有耐心,坚持治疗。

思路2 本案例的预防与调护措施包括:①增强体质;②保持良好的心态,治疗有耐心;③防止过度疲劳,保证睡眠时间与质量;④防止噪音刺激,避免长期使用耳机;⑤尽量避免使用耳毒性药物;⑥忌饮浓茶、咖啡、酒精等刺激性饮料,戒除吸烟习惯。

【临证要点】

1. 耳鸣的病因较为复杂,症状往往在无明显诱发原因的情况下出现,在询问病史时应耐心仔细,帮助患者回忆,启发式询问等,有助于诊断与辨证。

2. 由于耳鸣是患者的主观感觉,缺乏客观的检测方法,给耳鸣的诊断与疗效评估带来很大的困难,应耐心给患者做好解释工作。

3. 保持良好的心态,注意休息,保证睡眠,避免过分的噪音环境,合理应用中药、针灸、按摩导引并配合心理疏导的方法,坚持治疗,对耳鸣的恢复很有必要。

【诊疗流程】

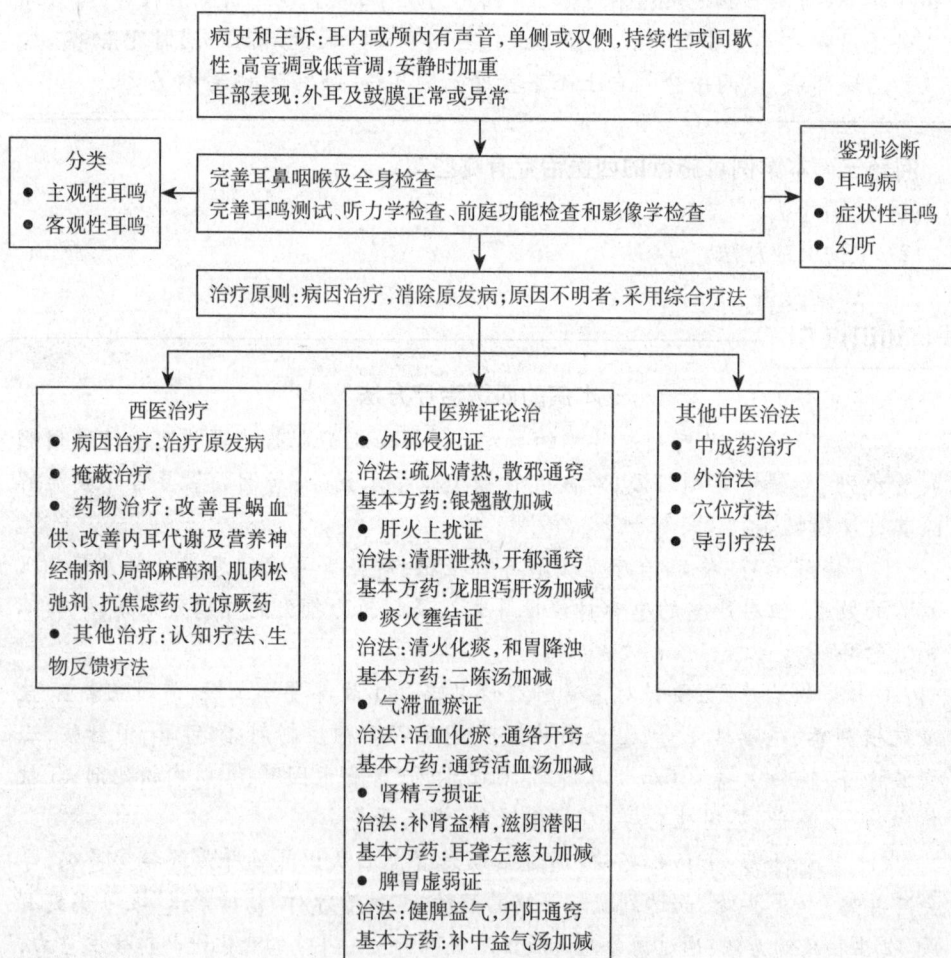

耳鸣古医籍

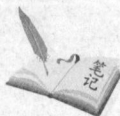

(吴拥军)

【复习思考题】

1. 何谓"耳鸣"？
2. 简述耳鸣的鉴别诊断。
3. 试述实证"耳鸣"的中医辨证分型、治法与基本方药。

第七节 耳 聋

培训目标

1. 掌握耳聋的诊断要点。
2. 掌握耳聋的辨证论治、转归与预后。
3. 熟悉耳聋的西医及中医治疗方法。
4. 了解耳聋的临床表现及治疗原则。

耳聋指不同程度的听力减退。西医学的突发性聋、噪声性聋、药物中毒性聋、老年性聋及其他各种感音神经性耳聋都可参考本病辨证施治。

感音神经性聋是耳科最大的难症之一。噪声性聋和药物中毒性聋都可找到明确的原因，但包括突发性聋的某些耳聋病则原因不明。突发性聋的发病率为(5~20)/10万人口，且有逐渐上升之趋势；多发生于单耳，两耳发病率无明显差别；以 40~60 岁成年人发病率为高；春秋季节易发病。由于该病恢复概率较其他感音神经性聋高许多，且可能存在自愈倾向，故属于一类特殊的感音神经性聋。

【典型案例】

患者郭某，女，65 岁，诉左耳听力突然明显下降 1 天。患者有高血压病史。1天前与邻里争吵时突然感觉左耳堵塞感，听力明显下降，耳鸣如雷，半天后出现左侧头痛。耳部检查见鼓膜完整，标志正常；鼻及鼻咽部检查未见异常；血常规正常；纯音测听示左耳呈中 - 重度感音神经性耳聋；中耳 CT 未见明显异常。伴有眩晕、口苦、咽干、便秘、尿黄。舌质红，苔黄腻，脉弦数。

问题一 本患者初步考虑诊断为何病？其诊断依据是什么？应该与哪些疾病进行鉴别？

思路 1 该左耳听力突然明显下降 1 天，结合纯音测听结果，诊断为左耳耳聋(突发性耳聋)，其诊断依据为：

(1) 有情绪激动史。

(2) 左耳听力突然明显下降，伴眩晕。

(3) 纯音测听示左耳呈中 - 重度感音神经性听力损失。

思路 2 临床诊断时应考虑与耳眩晕(梅尼埃病、良性阵发性位置性眩晕等)、功能性聋相鉴别。

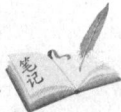

知识点 1

鉴别要点

(1) 与耳眩晕(梅尼埃病、良性阵发性位置性眩晕等)相鉴别：耳聋、耳眩晕均可出现眩晕或并有耳鸣、感音神经性耳聋。但是梅尼埃病有反复发作的病史，以阵发性眩晕为主要表现，其听力下降呈波动性；良性阵发性位置性眩晕则无明显听力改变；而耳聋则以听力下降为主，尤其是特发性耳聋听力下降更为明显，一般听力损失较重，无听力波动现象，眩晕不反复发作。

(2) 与功能性聋相鉴别：感音神经性耳聋和功能性聋都以耳聋为主要症状。但是功能性聋是精神性聋，不是器质性病变，多表现双侧全聋，多有其他神经精神症状。客观听力检查，如镫骨肌反射、耳蜗电图或听性脑干反应(ABR)常可做出明确诊断。

问题二　本案例的中医证型是什么？中医如何治疗？

思路 1　该患者情绪激动，郁怒之后，致肝失条达，气郁化火，肝胆火热循经上扰耳窍，故骤感左耳堵塞、听力下降、耳鸣如雷；肝火上炎，则头痛、眩晕；肝火内炽，灼伤津液，则口苦咽干、便秘溲黄；舌质红，苔黄腻，脉弦数均为肝火上扰之候。故本案例的证型是肝火上扰证。

治法：清肝泄热，开郁通窍。

方药：龙胆泻肝汤加减。龙胆、栀子、黄芩、柴胡、泽泻、木通、车前子、当归、生地黄、甘草。加石菖蒲以通窍。水煎服，每日 1 剂，分 2 次服。若肝气郁结之象较明显而火热之象尚轻者，可选用丹栀逍遥散加减。

思路 2　本患者还可在辨证的基础上选择施行其他的中医治疗方法，如中成药治疗、中医外治、穴位疗法、导引治疗等。

知识点 2

本病的病因病机

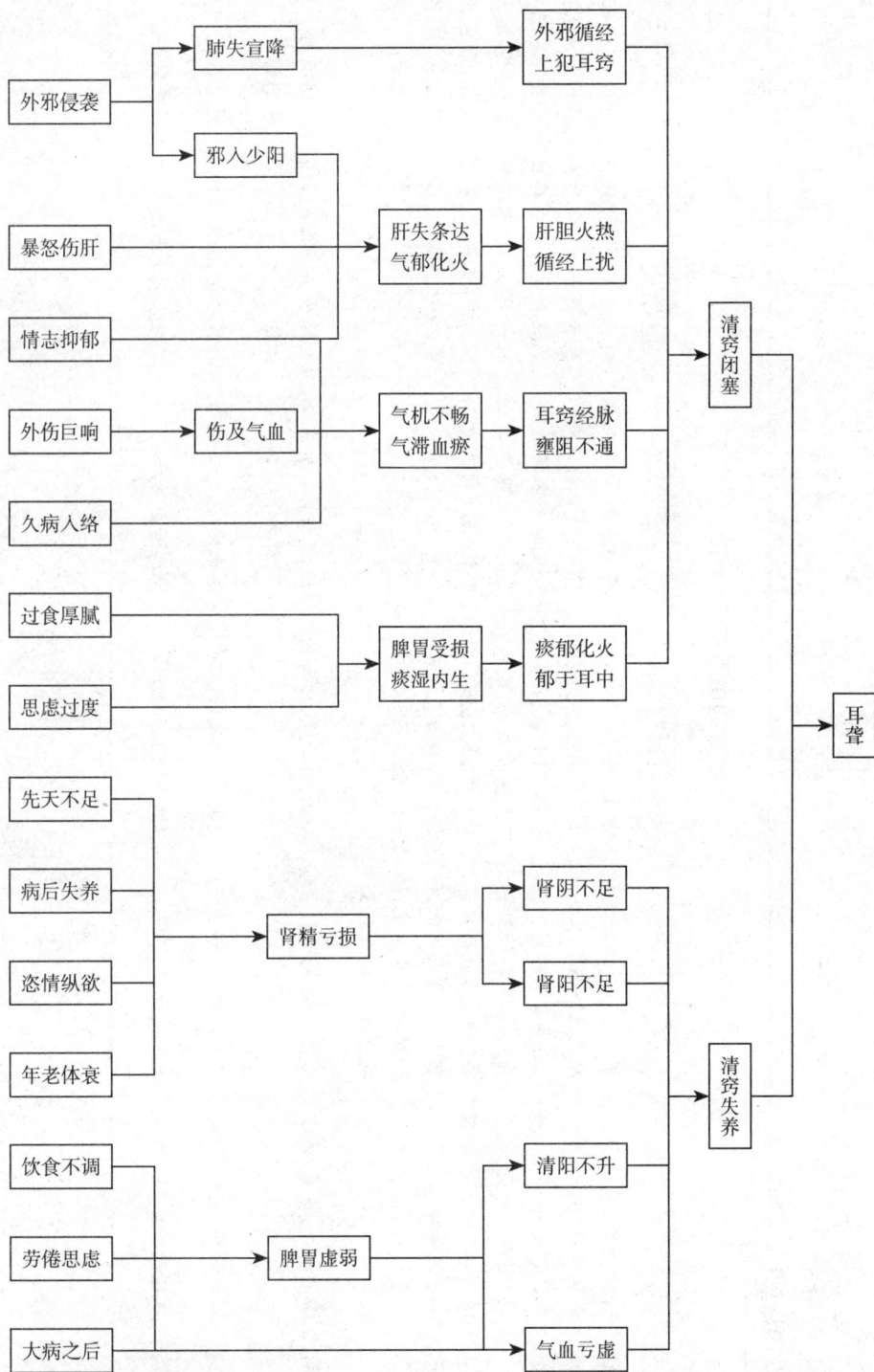

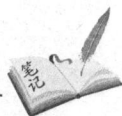

外邪侵袭 → 肺失宣降 → 外邪循经上犯耳窍

外邪侵袭 → 邪入少阳

暴怒伤肝 → 肝失条达气郁化火 → 肝胆火热循经上扰

情志抑郁 → 肝失条达气郁化火 → 肝胆火热循经上扰

外伤巨响 → 伤及气血 → 气机不畅气滞血瘀 → 耳窍经脉壅阻不通

久病入络 → 气机不畅气滞血瘀 → 耳窍经脉壅阻不通

外邪循经上犯耳窍 / 肝胆火热循经上扰 / 耳窍经脉壅阻不通 → 清窍闭塞

过食厚腻 → 脾胃受损痰湿内生 → 痰郁化火郁于耳中

思虑过度 → 脾胃受损痰湿内生 → 痰郁化火郁于耳中

痰郁化火郁于耳中 → 清窍闭塞 → 耳聋

先天不足 → 肾精亏损

病后失养 → 肾精亏损

恣情纵欲 → 肾精亏损 → 肾阴不足

年老体衰 → 肾精亏损 → 肾阳不足

肾阴不足 / 肾阳不足 → 清窍失养 → 耳聋

饮食不调 → 清阳不升

劳倦思虑 → 脾胃虚弱 → 清阳不升

大病之后 → 脾胃虚弱 → 气血亏虚

清阳不升 / 气血亏虚 → 清窍失养

笔记

本病的中医辨证治疗

辨证要点	外邪侵袭证	肝火上扰证	痰火郁结证	气滞血瘀证	肾精亏损证	气血亏虚证
辨证要点	听力骤降，纯音听阈测试表现符合本病特征；可伴耳闷胀、耳鸣，全身可伴有鼻塞、流涕、咳嗽、头痛、发热恶寒等症	听力下降，纯音听阈测试表现符合本病特征；耳鸣时轻时重，在情志抑郁或恼怒之后加重。可伴有口苦、咽干、面红或目赤、便秘溲黄，夜寐不宁，胸胁胀痛，头痛或眩晕	听力下降，纯音听阈测试表现符合本病特征；耳中胀闷，或伴耳鸣，可见头重头昏，或见头晕目眩，胸脘满闷，咳嗽痰多，口苦或淡而无味，二便不畅	听力下降，病程可长可短，纯音听阈测试表现符合本病特征；全身可无明显其他症状，或有爆震史	听力逐渐下降，病程可长可短，纯音听阈测试表现符合本病特征；头昏眼花，腰膝酸软，头晕失眠，虚烦失寐，夜尿频多，发脱齿摇	听力减退，每遇疲劳后加重，纯音听阈测试表现符合本病特征；倦怠乏力，声低气怯，面色无华，食欲不振，脘腹胀满，心悸失眠，大便溏薄
舌脉	舌质淡红，苔薄，脉浮	舌红苔黄，脉弦数	舌红，苔黄腻，脉滑数	舌质暗红，或有瘀点，脉细涩	舌红少苔，脉细弱或细数	舌质淡红，苔薄白，脉细弱
治法	疏风散邪，宣肺通窍	清肝泄热，开郁通窍	化痰清热，散结通窍	活血化瘀，行气通窍	补肾填精，滋阴潜阳	健脾益气，养血通窍
方药	银翘散加减	龙胆泻肝汤加减	清气化痰丸加减	通窍活血汤加减	耳聋左慈丸加减	归脾汤加减

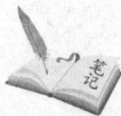

知识点 4

本病还可施行的其他中医治疗

(1) 中成药治疗：①防风通圣丸、川芎茶调散、小柴胡颗粒，适用于耳聋外邪侵袭证。②龙胆泻肝丸、当归龙荟丸，适用于耳聋肝火上扰证。③清气化痰丸、礞石滚痰丸，适用于耳聋痰火郁结证。④六味地黄丸、耳聋左慈丸，适用于耳聋肾阴亏损证。⑤桂附八味丸，适用于耳聋肾阳不足证。⑥补中益气丸、陈夏六君子丸、归脾丸，适用于耳聋气血亏虚证。

(2) 外治法：如熏耳法、塞耳法等。

(3) 穴位疗法：

① 体针：局部取穴与远端取穴相结合。局部可取听宫、听会、耳门、翳风等，每次 2~3 穴。风热外袭者，可加外关、风池、曲池、合谷等；肝火上扰者，可加中渚、太冲等；痰火壅结者，加大椎、丰隆、阳陵泉等；气滞血瘀者，加膈俞、血海等；肾精亏虚者，加关元、肾俞等；气血亏虚者加足三里、脾俞、气海、三阴交等，虚证施以补法，实证施以泻法，每日 1 次。

② 耳针：取内耳、神门、肝、肾、耳门、听宫、听会、翳风等耳穴，以王不留行籽贴压，调理脏腑功能。

③ 灸法：体质虚弱者，选用翳风穴温和灸，每次约 1 分钟，灸至局部有热感，每天 1 次，亦可配合足三里、百会进行艾灸。

④ 穴位注射：可选翳风、听宫、耳门、完骨等穴，以丹参注射液、当归注射液、黄芪注射液等行气活血，益气通窍，每次每穴可注射 1~2ml。

⑤ 穴位敷贴：用吴茱萸、乌头尖、大黄三味为末，温水调和，敷贴于涌泉穴，有引火下行的作用，适用于肝火、痰火、虚火上扰所致耳聋。

⑥ 穴位电磁场疗法：用马蹄形电磁铁贴在耳部的耳门、听宫、听会、翳风等穴上，采用间断磁场（每秒 20 次，平均强度 1 300G），每耳治疗时间 30 分钟，每日 1 次，10 次为 1 个疗程。此法是运用电磁原理在耳部造成磁场，通过经络穴位对磁场磁性的感应而疏通气血，调整脏腑功能，祛邪复聪。

(4) 导引法：有鼓膜按摩法、"鸣天鼓"、"营治城郭"法。

问题三　本案例可施行的西医治疗有哪些？

(1) 药物治疗：①血管扩张药；②糖皮质激素；③溶栓抗凝药；④维生素；⑤改善耳内代谢药物等。

(2) 高压氧治疗。

知识点 5

本病的西医治疗方法

(1) 药物治疗：不论是何种感音神经性耳聋，均应尽一切可能早期治疗，尤其是突发性耳聋，切不可拖延或放弃治疗。应早期予：①血管扩张药，如尼莫

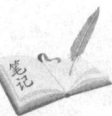

地平、盐酸氟桂利嗪、甲磺酸倍他司汀等；②糖皮质激素，如地塞米松等有抗炎和免疫抑制作用，对病毒及自身免疫因素而发病者有明显疗效，但在病因不明情况下，应予慎重；③溶栓抗凝药，如巴曲酶、蝮蛇抗栓酶、尿激酶、链激酶等；④维生素，如维生素 B_1、B_6、B_{12} 等有营养听神经，防止其变性的作用，维生素 A、维生素 E、维生素 C 可阻止毛细胞变性，促进细胞修复；⑤改善耳内代谢药物等。

(2) 高压氧疗法：10 日为 1 个疗程，可根据情况休息 3~5 日后进行第 2 疗程。

(3) 助听设备：①助听器(hearing aid)是一种帮助聋人听取声音的扩音装置，对提高或恢复聋人口语水平有着极为重要的作用。但助听器的选配是一项专业性较强的工作，需要在耳科医生或听力学家的指导下正确验配。②电子耳蜗或称人工耳蜗，包括植入体及言语处理器两部分，是当前帮助极重度聋人获得听力，获得或保持言语功能的良好工具，通过手术植入病变耳蜗而发挥作用。语前极重度聋者，应在言语中枢发育最佳阶段或之前植入，语后聋者应在失去听觉之后尽早植入。先天性聋儿经助听器训练不能获得应用听力者，应视为首选。由于部分患者耳蜗神经结构的缺如，不适宜植入人工耳蜗。为此，现又发展了直接作用于脑干耳蜗核的穿透式脑干埋植装置，初步结果令人振奋。

问题四　本案例的转归与预后如何？怎样预防调护？

思路 1　耳聋的预后与病程、年龄、治疗及时与否等因素相关。听力损失程度越轻，恢复的可能性越大；治疗越早预后越好；年龄越大预后越差；伴眩晕者预后较差；镫骨肌声反射消失者预后较差。暴聋(突发性耳聋)患者若能在发病 1 周内采取正确的治疗，约 1/3 患者听力可恢复正常，1/3 停留在言语接受阈 40~60dB 的程度，但仍有 1/3 患者有效听力完全丧失。病程长者，往往听力恢复较难，且可能伴有顽固性耳鸣；小儿可能因耳聋言语困难，最终导致聋哑。本病应用中西医结合的综合方法积极治疗，可维持或挽救有用听力。若治疗不当或可出现进一步听力下降，影响患者日常沟通交流。

思路 2　本案例的预防与调护措施包括：①积极防治引起耳聋的各种疾病；②避免噪声环境的刺激；③避免使用耳毒性药物；④注意饮食习惯的调理，保持心情舒畅，起居有常；⑤注意交通安全意识和劳动安全意识的教育；⑥注意预防感冒，避免受凉、暴晒；⑦注意劳逸结合，避免过度劳累；⑧胎儿期母亲应避免感染各种传染病；⑨积极治疗各类血管性疾病，如高血压、颈椎病、血管硬化等。

【临证要点】

1. 耳聋的起病时间应作为问诊的重点之一。

2. 耳聋的确诊应以客观的听力学检查为主要依据。

3. 对起病缓慢，听力进行性减退的患者，须做颅神经检查和小脑共济功能检查，以免漏诊听神经瘤，镫骨肌反射、ABR 测定等有助于本病的诊断，但确诊仍有赖于 CT

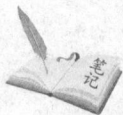

或 MRI 检查。

4. 对于不能配合主观测听的患者(如小儿),进行听性脑干反应(ABR)测试或多频稳态诱发电位(ASSR)测试等客观测听,有助于判定是否存在听力减退。

5. 中医治疗耳聋,不应拘泥于西医主张的是因内耳微循环障碍所致的思维,从而单纯应用活血化瘀的方法通治一切耳聋;同时也不应胶固于中医"肾开窍于耳"的理论,应用补肾的方法通治一切耳聋。应当坚持辨证施治的原则,采取个体化治疗模式,充分发挥中医治疗耳聋的优势。

6. 耳聋的发生,多为各种原因导致清窍闭塞所致,故在辨证的基础上,须注意通窍药的运用。

7. 气滞血瘀可出现在各种证型中,因此各种证型的耳聋在辨证施治的基础上,均可酌情加入活血化瘀之品,如丹参、川芎等。

8. 临床上并非所有的耳聋都能治愈。久治无效者,应建议配戴助听器。尤其是婴幼儿,听力减退可影响其接受信息,造成言语发育障碍,导致聋哑;还可能影响其智力发育。因此,应及早配戴合适的助听器并配合言语训练,可以做到聋而不哑,使其回归主流社会。

9. 应用溶栓抗凝药(如巴曲酶、蝮蛇抗栓酶、尿激酶、链激酶等)时须谨记只可选用一种药,且在应用时要监测凝血功能,肝、肾功能等指标,发现有异常,及时停药。

10. 须严格控制氨基苷类抗生素、袢利尿剂(如呋塞米、依他尼酸)等耳毒性药物的适应证,特别对有家族药物中毒史、肾功能不全、孕妇、婴幼儿和已有耳聋者,更应慎重。用药期间要严密监测听力变化,发现有中毒征兆者,尽快停药治疗。

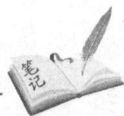

【诊疗流程】

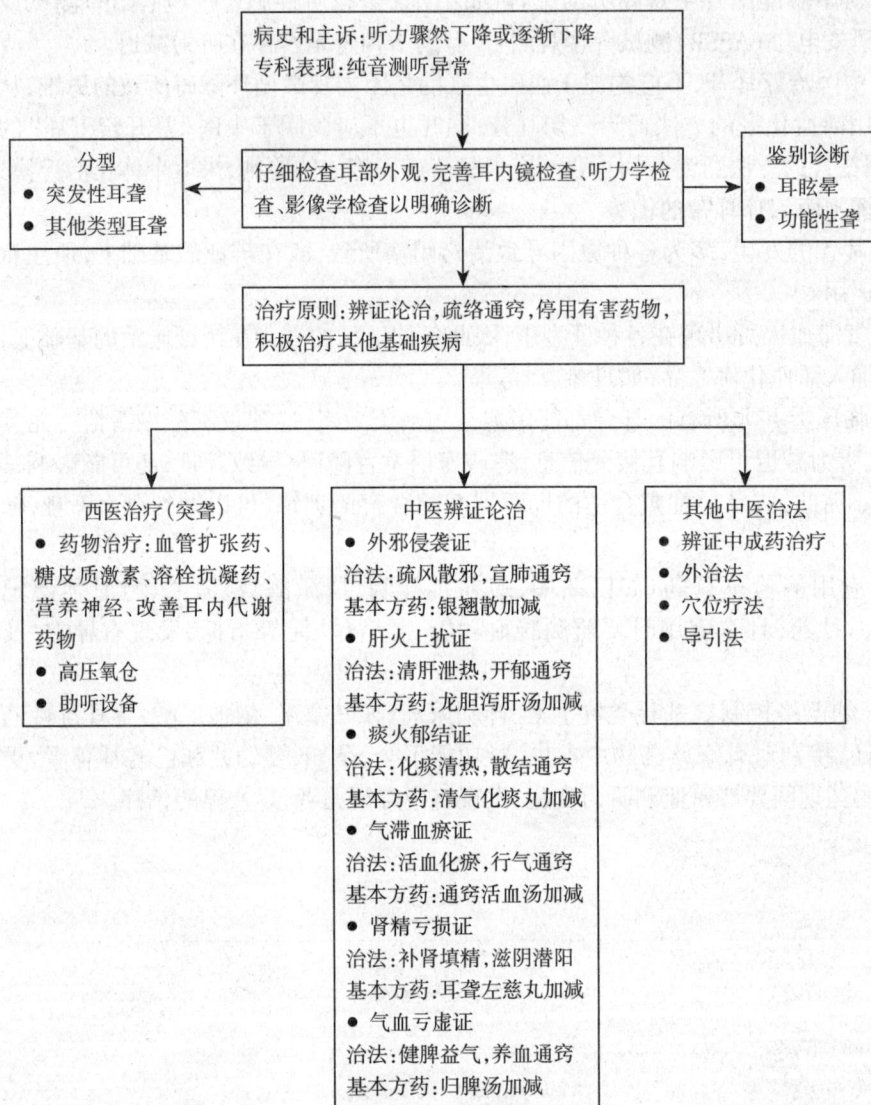

病史和主诉:听力骤然下降或逐渐下降
专科表现:纯音测听异常

仔细检查耳部外观,完善耳内镜检查、听力学检查、影像学检查以明确诊断

分型
● 突发性耳聋
● 其他类型耳聋

鉴别诊断
● 耳眩晕
● 功能性聋

治疗原则:辨证论治,疏络通窍,停用有害药物,积极治疗其他基础疾病

西医治疗(突聋)
● 药物治疗:血管扩张药、糖皮质激素、溶栓抗凝药、营养神经、改善耳内代谢药物
● 高压氧仓
● 助听设备

中医辨证论治
● 外邪侵袭证
治法:疏风散邪,宣肺通窍
基本方药:银翘散加减
● 肝火上扰证
治法:清肝泄热,开郁通窍
基本方药:龙胆泻肝汤加减
● 痰火郁结证
治法:化痰清热,散结通窍
基本方药:清气化痰丸加减
● 气滞血瘀证
治法:活血化瘀,行气通窍
基本方药:通窍活血汤加减
● 肾精亏损证
治法:补肾填精,滋阴潜阳
基本方药:耳聋左慈丸加减
● 气血亏虚证
治法:健脾益气,养血通窍
基本方药:归脾汤加减

其他中医治法
● 辨证中成药治疗
● 外治法
● 穴位疗法
● 导引法

(朱镇华)

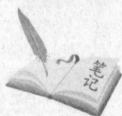

【复习思考题】

1. 耳聋的诊断要点是什么?

2. 耳聋如何辨证论治?

3. 耳聋须与哪些疾病进行鉴别? 要点是什么?

4. 耳聋的中医疗法有哪些?

第八节 耳 眩 晕

PPT 课件

培训目标

1. 掌握耳眩晕的诊断要点。
2. 掌握耳眩晕的辨证论治、转归和预后。
3. 掌握耳眩晕的饮食原则。
4. 熟悉耳眩晕西医治疗方法。

耳眩晕是指由内耳病变所导致的以头晕目眩、天旋地转、如坐舟船为主要特征的疾病。部分患者可同时伴有耳鸣、听力下降等症状。该病归属于中医"眩晕"范畴,古代文献中的眩运、眩冒、旋晕、头旋等也属于本病范畴。本病一般单耳发病,多发于青壮年,发病高峰为 40~60 岁。

耳眩晕类似于西医学的耳源性眩晕,如梅尼埃病、良性阵发性位置性眩晕、前庭神经炎、耳毒性药物前庭耳蜗损害、迷路炎等均可参考本病进行辨证施治,其中,梅尼埃病在临床上较为多见,因此,本节所述耳眩晕主要指梅尼埃病。西医学认为:梅尼埃病尽管病因不明,但可能由于内淋巴管阻塞、免疫反应、内耳缺血等原因导致膜迷路积水膨大,以膜蜗管和球囊更明显,使内外淋巴交混而导致离子平衡破坏,生化紊乱。

良性阵发性位置性眩晕
ER-10-8-1

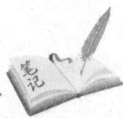

【典型案例】

患者李某,女,42 岁。旋转性眩晕反复发作 2 个月,加重 1 天。既往体健。患者于 2 个月前连续加班 1 周后突然出现眩晕,视物旋转,右耳鸣、胀闷不适感、听力下降,同时伴有恶心、未呕吐,出冷汗,眩晕持续约 10 分钟后缓解,眩晕消失后耳鸣、听力下降逐渐恢复。其后 2 个月内又反复发作眩晕 5 次,每次持续时间 3~10 分钟不等,发作间隔时间不等。今晨起床后,患者再次突发眩晕,程度较重,视物旋转,并伴有恶心、呕吐、怕光、怕声音、右耳鸣并听力下降,持续半个多小时后缓解,但仍有右耳堵塞感、听力下降。耳部检查鼓膜正常。纯音测听显示右耳 0.25~1KHz 气导、骨导一致性下降,0.25、0.5、1KHz 听力分别为 50、40、35dB,呈上升型听力曲线。右耳重振试验阳性。前庭功能检查显示右侧前庭功能降低。伴有神疲乏力,倦怠懒言,手足不温,时有腹胀,大便时有溏薄,不伴腹痛。舌质淡红,苔薄白,脉沉细。

问题一 本患者初步考虑诊断为何病? 其诊断依据是什么? 应该与哪些疾病进行鉴别?

思路 1 该患者反复发作旋转性眩晕 2 个月,每次持续时间不长,结合各项检查结果,诊断为耳眩晕(梅尼埃病),其诊断依据为:

(1) 有过度劳累史(连续加班)。

(2) 发作性旋转性眩晕反复发作 2 个月,发作持续时间短暂,意识清楚,发作时伴恶心、呕吐、右耳鸣、耳胀闷感,听力下降。

前庭功能
检查法

ER-10-8-2

前庭功能
检查法

ER-10-8-3

快相向左的
水平眼震视频

ER-10-8-4

眼震的观察
方法视频

ER-10-8-5

（3）纯音测听右耳 0.25～1kHz 气导、骨导一致性下降，呈上升型听力曲线，右耳重振试验阳性。

（4）前庭功能检查显示右侧前庭功能降低。

思路 2　临床诊断时应考虑与中枢性眩晕、良性阵发性位置性眩晕、前庭神经炎、特发性耳聋鉴别。

📋 知识点 1

鉴 别 要 点

（1）与中枢性眩晕相鉴别：中枢性眩晕与梅尼埃病都有眩晕，眼球震颤等表现。但在眩晕类型、程度、伴有症状等有所不同。中枢性眩晕的眩晕类型一般为旋转性或非旋转性；程度一般较轻，持续时间长，多为数天甚至数月；眩晕与变动体位或头位无关；多无耳部症状，可有意识障碍及中枢体征；自发性眼震显示为粗大、垂直或斜行、方向多变的眼震。梅尼埃病属于外周性眩晕，其眩晕类型多为突发性旋转性，多具有反复发作的特点；眩晕程度较剧烈，眩晕持续时间短，可为数分钟、数小时到数天；变动头位或体位时眩晕加重；伴有耳胀满感、耳鸣、耳聋、恶心呕吐、怕光、怕声音等症状，但无意识障碍，自发性眼震多为水平旋转或旋转性，与眩晕方向一致。

（2）与良性阵发性位置性眩晕相鉴别：梅尼埃病与良性阵发性位置性眩晕同为外周性眩晕，均表现为反复发作的旋转性眩晕，但后者的眩晕因特定头位而引发，如从坐位躺下、从躺卧位至坐位、在床上翻身时，突然出现短暂（60 秒之内）的旋转性眩晕，伴有眼震（持续时间多在 60 秒以内），伴有恶心、呕吐等，但不伴有耳鸣、听力下降及耳胀闷感等症状。Dix-Hallpike、滚转试验等变位试验出现眼震。

（3）与前庭神经炎相鉴别：前庭神经炎的发病与病毒感染有关，多发于春天及初夏，有流行趋势，中年患者多见。表现为突然发作的剧烈旋转性眩晕，恶心、呕吐，通常数天后症状进行性减轻，但患者单侧前庭功能减低甚至丧失，且不伴有耳鸣、听力下降等耳蜗症状。

（4）与特发性耳聋相鉴别：后者是原因不明的突发感音神经性聋，听力损伤在 3 天以内达到较重的程度。部分患者伴有眩晕、恶心、呕吐等，甚至以眩晕为首发症状就诊。但患者同时有听力下降明显，且眩晕、恶心、呕吐不反复，一般呈现逐渐减轻的趋势。

问题二　本案例的中医证型是什么？中医如何治疗？

思路 1　该患者连续加班，过度劳累，气血耗伤，气血不足，清窍失养，发为眩晕，右耳听力下降，右耳鸣、耳胀闷感等；神疲乏力，倦怠懒言，手足不温为气血不足之候；腹胀、便溏为脾虚之候；舌质淡红，苔薄白，脉沉细均为气血不足之候。故本案例的证型是气血亏虚证。

治法：补益气血，健脾安神。

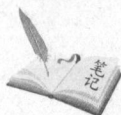

方药:归脾汤或八珍汤加减。人参(或党参)、黄芪、茯苓、白术、当归、龙眼肉、酸枣仁、木香、生姜、大枣、炙甘草。水煎服,每日1剂,分2次服。若脾虚清阳不升,可使用补中益气汤加减治疗;若眩晕明显,加泽泻汤以利湿健脾止眩。

思路2 本患者还可在辨证的基础上选择施行其他的中医治疗方法,如中成药治疗、穴位疗法等。

知识点2

本病的病因病机

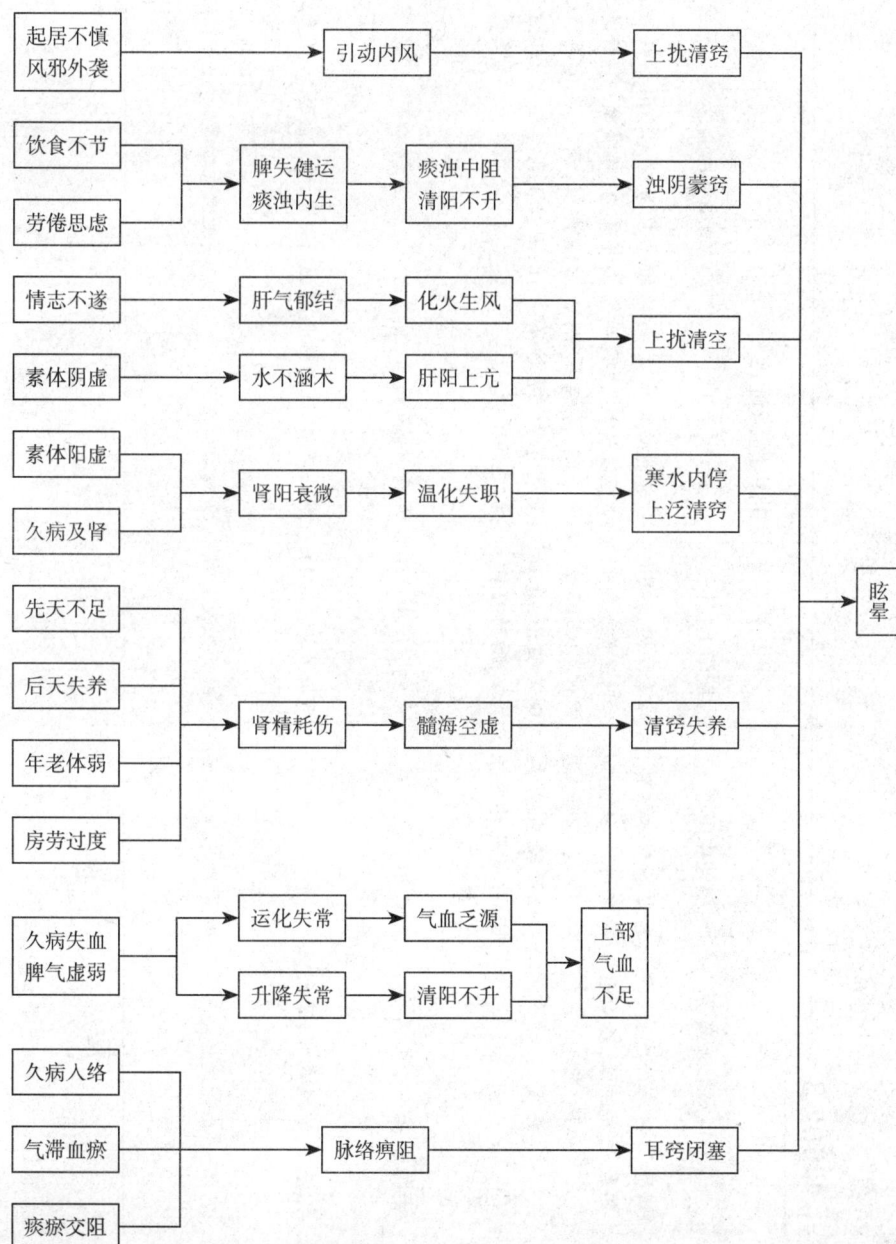

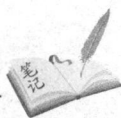

| 起居不慎风邪外袭 | → | 引动内风 | → | 上扰清窍 |

| 饮食不节 / 劳倦思虑 | → | 脾失健运痰浊内生 | → | 痰浊中阻清阳不升 | → | 浊阴蒙窍 |

| 情志不遂 | → | 肝气郁结 | → | 化火生风 |
| 素体阴虚 | → | 水不涵木 | → | 肝阳上亢 | → | 上扰清空 |

| 素体阳虚 / 久病及肾 | → | 肾阳衰微 | → | 温化失职 | → | 寒水内停上泛清窍 |

→ 眩晕

| 先天不足 / 后天失养 / 年老体弱 / 房劳过度 | → | 肾精耗伤 | → | 髓海空虚 | → | 清窍失养 |

| 久病失血脾气虚弱 | → | 运化失常 | → | 气血乏源 |
| | → | 升降失常 | → | 清阳不升 | → | 上部气血不足 |

| 久病入络 / 气滞血瘀 / 痰瘀交阻 | → | 脉络痹阻 | → | 耳窍闭塞 |

笔记

知识点3

本病的中医辨证治疗

	风邪外袭证	痰浊中阻证	肝阳上扰证	寒水上犯证	髓海不足证	气滞血瘀证	气血亏虚证
辨证要点	可有外感史,突发眩晕,恶心呕吐;可伴发热恶风	患者多形体肥胖,眩晕剧烈,头重如蒙,胸闷不舒,恶心呕吐较甚,痰涎较多,或见耳内胀满,耳鸣耳聋	眩晕每因情绪波动时发作或加重;常伴耳鸣耳聋,口苦咽干,急躁易怒,胸胁苦满	眩晕时心下悸动,恶心呕吐清涎,或见耳内胀满,面色苍白,精神萎靡,夜尿清频	眩晕反复发作,耳鸣耳聋,腰膝酸软,心烦失眠,遗精,五心烦热汗	病程日久,眩晕时作,耳鸣,头晕;伴有心悸健忘,失眠多梦	过度劳累后出现眩晕,晕反复发作,伴有神疲乏力,倦怠懒言
舌脉	舌红,苔薄黄,脉浮数	舌淡胖,苔白腻,脉滑	舌红,苔黄,脉弦数	舌淡胖,苔白滑,脉沉弱	舌红,苔少,脉细数	舌紫暗或有瘀点,脉细涩	舌淡红,苔薄白,脉沉细
治法	疏风救邪,清利头目		平肝息风,滋阴潜阳	温壮肾阳,散寒利水	滋阴补肾,填精益髓	活血祛瘀,行气通窍	补益气血,健脾安神
方药	桑菊饮加减	半夏白术天麻汤加减	天麻钩藤饮加减	真武汤加减	杞菊地黄丸加减	通窍活血汤加减	归脾汤或八珍汤加减

知识点 4

本病还可施行的其他中医治疗

(1) 中成药治疗:根据临床证型选用疏风散邪、健脾化痰、清泄肝胆、温肾制水、益气养血类中成药口服或静脉滴注。如银翘片、防风通圣丸、眩晕宁颗粒、半夏天麻丸、龙胆泻肝丸、金匮肾气丸、右归丸、补中益气丸、归脾丸等。

(2) 穴位疗法:①体针:以百会、风池、风府、内关等为主穴,以肝俞、肾俞、脾俞、合谷、外关、三阴交、足三里等为配穴,虚证者用补法;实证者,用泻法,每日 1 次。②耳穴贴压:可选肾、肝、脾、内耳、脑、神门、额、心、胃、枕、皮质下、交感等穴,用王不留行籽压贴,经常用手按压。③头皮针:双侧晕听区针刺。④穴位注射:选取合谷、太冲、翳明、内关、风池、四渎等穴,药物可选丹参注射液、当归注射液、天麻注射液、维生素 B_{12} 等,每日 1 次。⑤灸法:眩晕发作时,可直接灸百会穴 3~5 壮,或悬灸至局部发热知痛为止。

问题三　本案例可施行的西医治疗有哪些?

(1) 药物治疗:①血管扩张药;②糖皮质激素;③溶栓抗凝药;④维生素;⑤改善耳内代谢药物等。

(2) 高压氧治疗。

知识点 5

本病的西医治疗方法

(1) 一般治疗:发作期应卧床休息,饮食宜低盐,避免含咖啡因的饮料、烟酒等。调整患者情绪,缓解其心理负担。

(2) 药物治疗:①前庭神经抑制剂:仅在发作期使用,如地西泮、苯海拉明、地芬尼多等。②抗胆碱能药:如山莨菪碱、东莨菪碱等。③血管扩张剂及钙离子拮抗剂:如桂利嗪、氟桂利嗪、倍他司汀、尼莫地平等。④利尿脱水剂:一般仅在发作期使用。如氯噻酮、70%二硝酸异山梨醇等。⑤镇静剂:可用地西泮、艾司唑仑、苯巴比妥等。⑥中耳给药:鼓室注射庆大霉素、地塞米松。

(3) 手术治疗:对于频繁发作、程度剧烈、长期保守治疗无效、且耳鸣耳聋严重的眩晕患者,可考虑手术治疗。

(4) 前庭康复治疗:对于已经经化学或手术切除迷路的梅尼埃病患者,可以进行前庭康复训练,以促进患者平衡功能的恢复。

问题四　本案例的转归与预后如何? 怎样预防调护?

思路 1　大部分患者经过治疗,眩晕可得到缓解,但容易复发,多次发作后,可遗留顽固性的耳鸣及不可逆性耳聋。一般预后良好。

思路 2　本案例的预防与调护措施包括:①避免疲劳及精神紧张,注意劳逸结合;②宜低盐饮食,清淡饮食,禁烟、酒、咖啡及浓茶;③向患者说明本病发作貌似严重,但不会危及生命,解除患者的疑虑和恐惧心理;④发作期间,应卧床休息,卧室保持安

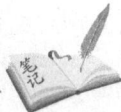

静,减少噪音,光线宜暗,空气流通。⑤发作期间、发作频繁者注意避免从事驾驶、高空作业等危险工作,防治因突发眩晕导致意外发生。

【临证要点】

1. 对眩晕患者首先应该鉴别是中枢性眩晕还是外周性眩晕,以免误诊,延误病情。

2. 典型的梅尼埃病有发作性旋转性眩晕、耳鸣、波动性听力下降和耳闷塞感"四联症",但是临床上尚有非典型性梅尼埃病的情况,须注意诊断。

3. 梅尼埃病的诊断,必须要有反复发作的病史,对第一次发作的患者,即使症状典型也不能下此诊断。

4. 必须告诫梅尼埃病患者改善生活习惯,如低盐饮食、劳逸结合等。

5. 突然发作的眩晕同时伴有听力下降的,除了考虑梅尼埃病之外还要想到特发性突聋、突发性聋等。其发病一开始即以明显的听力下降为主,一般听力损失较重,无听力波动现象,眩晕不反复发作。

6. 对眩晕患者尚需了解其最近的用药情况,排除因使用氨基糖苷类、庆大霉素等耳毒性药物对内耳损害所导致的眩晕、耳鸣、感音神经性耳聋。

7. 对年老眩晕患者要考虑椎基底动脉供血不足可能。其眩晕呈一过性,程度不定,可有耳鸣、耳聋,或伴视觉障碍,颈项及头部胀痛,运动障碍,或有前庭功能变化。颈椎等局部影像学检查和脑血流图检查有助诊断。

8. 中医辨证论治对缓解症状、改善患者体质有较好疗效,可以起到标本兼治的作用。

9. 严格的饮食调控可以有效促进本病的治疗,并减少复发。

【诊疗流程】

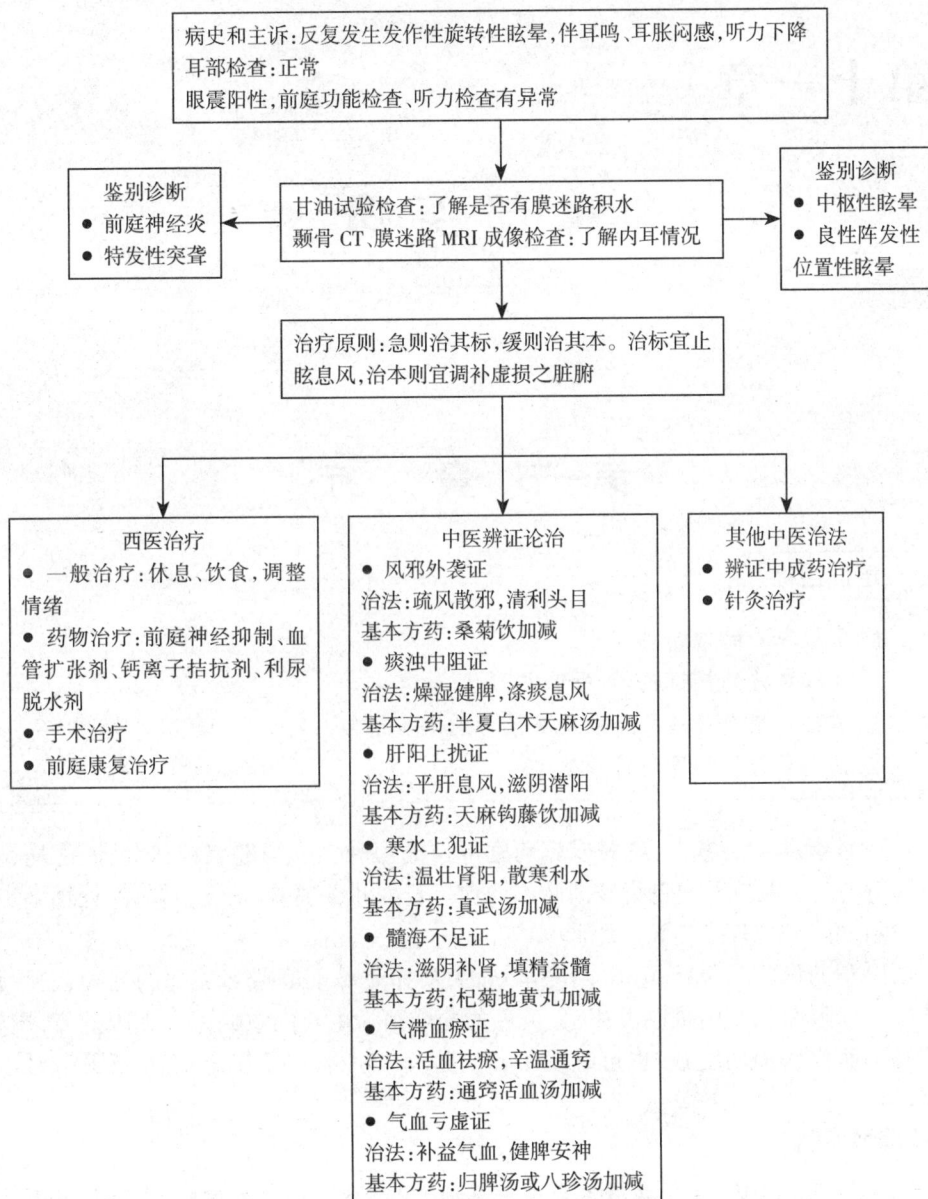

耳眩晕
古医籍

扫一扫
测一测

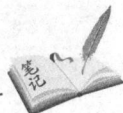

（刘　静）

？ 【复习思考题】

1. 耳眩晕的诊断要点是什么？

2. 耳眩晕须与哪些疾病进行鉴别？要点是什么？

3. 西医如何治疗梅尼埃病？

4. 诊断耳眩晕应掌握哪些要点？

5. 梅尼埃病的饮食调整原则是什么？

第十一章

鼻部疾病

第一节 鼻 疔

PPT 课件

11章01节PPT

培训目标

1. 掌握鼻疔的诊断要点。
2. 掌握鼻疔的辨证论治、转归与预后。
3. 掌握疔疮走黄的临床表现及治疗原则。
4. 熟悉鼻疔的西医治疗方法。

鼻疔是指发生在鼻尖、鼻翼或鼻前庭部位的疔肿。以局部粟粒状红肿、疼痛、有脓点为特征。一般数日内自行破溃脓出而愈。若因邪毒壅盛、正气虚弱，或处理不当，邪毒内陷，可转为"疔疮走黄"重证。

西医学的鼻疖属鼻疔范畴，西医学认为，鼻疖是鼻前庭或鼻尖部的毛囊、皮脂腺或汗腺的局限性急性化脓性炎症，金黄色葡萄球菌为主要的致病菌。多因挖鼻、拔鼻毛使鼻前庭皮肤损伤所致，也可继发于鼻前庭炎。机体免疫力低时（如糖尿病）易患本病。

鼻疔图

图11-1-1

【典型案例】

李某，男，37岁。主诉拔鼻毛后左侧鼻部肿痛2天。患者有挖鼻、拔鼻毛习惯，2天前拔鼻毛后出现左侧鼻部疼痛，逐渐加重。检查见左侧鼻前庭底部粟粒样红肿突起，周围坚硬，触痛明显。无明显恶寒发热、头痛及其他不适。舌质红，苔黄，脉浮数。

问题一　本患者初步考虑诊断为何病？其诊断依据是什么？应该与哪些疾病进行鉴别？

思路1　本患者的诊断为鼻疔（鼻疖），其诊断依据为：

(1) 拔鼻毛后鼻部肿痛。

(2) 局部检查见鼻前庭底部粟粒样红肿，触痛明显。

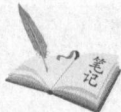

思路2 临床诊断时应考虑与鼻疳(鼻前庭炎及鼻前庭湿疹)相鉴别。

📋 **知识点1**

鉴 别 要 点

与鼻疳(鼻前庭炎及鼻前庭湿疹)相鉴别:鼻疳和鼻疔的发病部位都在鼻尖、鼻前庭附近,都有疼痛症状。但是,鼻疔局部呈粟粒状肿起、充血,疼痛较甚。而鼻疳局部皮肤充血、漫肿、糜烂、渗液、结痂、灼痒或皲裂,疼痛较轻。

问题二 本案例的中医证型是什么? 中医如何治疗?

思路1 该患者因拔鼻毛损伤肌肤,邪毒趁机外袭,火毒上攻鼻窍,蒸灼肌肤,气血凝滞,聚集不散而成疔疮,故见局部红肿疼痛;舌红,苔黄,脉浮数均为外感风热之候。故本案例的证型是外感风热证。

治法:清热解毒,消肿止痛。

方药:五味消毒饮加减。金银花、野菊花、青天葵、蒲公英、紫花地丁。水煎服,每日1剂,分2次服。若疼痛较甚,可加当归尾、赤芍、牡丹皮以助活血止痛;若脓成不溃,可加穿山甲、皂角刺以助消肿溃脓;若恶寒发热,可加连翘、荆芥、防风以疏风解表;若病情严重,可配合用黄连解毒汤加减。

思路2 本患者还可在辨证的基础上选择施行其他的中医治疗方法,如中成药治疗、中医外治、放血疗法等。

📋 **知识点2**

本病的病因病机

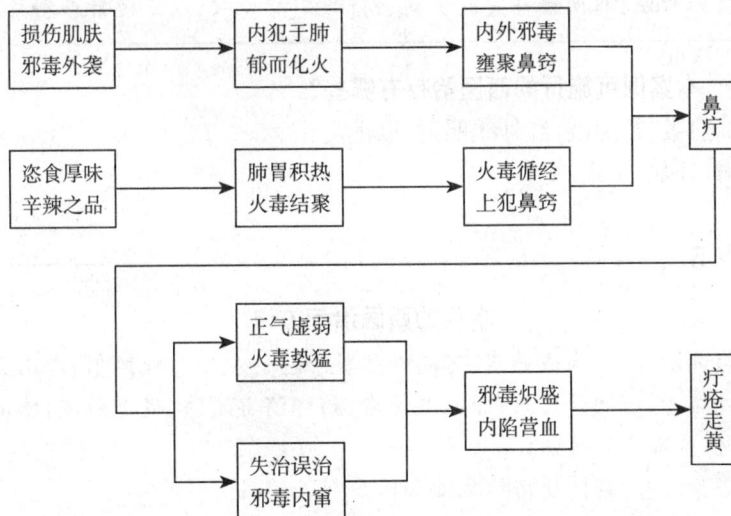

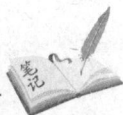

知识点3

本病的中医辨证治疗

	外感风热证	火毒内陷证
辨证要点	外鼻部局限性潮红、隆起,状如粟粒,根脚坚硬,焮热疼痛,渐次疮顶见黄白色脓点,或伴发热、头痛、全身不适等	鼻部红肿灼痛,疮头紫黯,顶陷无脓,根脚散漫,鼻肿如瓶,目胞合缝,头痛如劈。可伴有高热、烦躁、呕恶、神昏谵语、痉厥、口渴、便秘等
舌脉	舌质红,苔白或黄,脉数	舌质红绛,苔黄厚,脉洪数
治法	清热解毒,消肿止痛	泄热解毒,清营凉血
方药	五味消毒饮加减	黄连解毒汤合犀角地黄汤加减(现犀角用水牛角代)

知识点4

本病还可施行的其他中医治疗

(1)中成药治疗:①芩连片、穿心莲片适用于鼻疔外感风热证。②安宫牛黄丸、至宝丹、紫雪丹适用于鼻疔火毒炽盛证。

(2)外治法:如涂敷法、切开排脓(脓成者)等。①涂敷法:脓未成者,可用内服中药渣再煎,纱布蘸汤热敷患处;或用紫金锭、四黄散等水调涂敷患处;亦可用野菊花、仙人掌、鱼腥草、芙蓉花叶、苦地胆等捣烂外敷。②排脓:脓成顶软者,局部消毒后,用尖刀片挑破脓头,小镊子镊出脓头或吸引器吸出脓头。切开时不可切及周围浸润组织,且忌挤压。

(3)放血疗法:取同侧耳尖或少商、商阳、中冲等穴,以三棱针点刺放血。

问题三　本案例可施行的西医治疗有哪些?
(1)局部热敷、超短波、红外线照射,以消炎止痛。
(2)酌情口服抗生素。

知识点5

本病的西医治疗方法

(1)局部治疗:疖未成熟者,可局部热敷、超短波、红外线照射,以消炎止痛为主;疖已成熟者,可切开排脓;疖已破溃者,局部消毒清洁,促进引流,使用抗生素软膏保护伤口不使其结痂。

(2)全身治疗:酌情使用抗生素和镇痛剂。

问题四　本案例的转归与预后如何? 怎样预防调护?
思路1　本病若治疗及时恰当,多可痊愈;若治疗不当,可致疔疮走黄重证,甚至

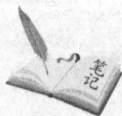

危及生命。

　　思路2 本案例的预防与调护措施包括:①戒除挖鼻及拔鼻毛等不良习惯;②保持鼻部清洁,积极治疗各种鼻病,以防染毒;③忌食辛辣炙煿、肥甘厚腻之品;④禁忌早期切开引流及挤压、挑刺、灸法治疗,以免脓毒扩散,引起疔疮走黄;⑤消渴病患者,应积极治疗,控制血糖。

　　【临证要点】

　　1. 鼻疔内陷营血证一旦出现,变化迅速,病情极为凶险,应慎重对待。必须密切注意观察病情,切不可疏忽。最好能够住院治疗,给予足量有效抗生素治疗。

　　2. 当海绵窦炎症向周围扩散,可形成硬脑膜脓肿、脑膜炎及脑脓肿等,同时有可能影响视力,应请眼科、神经科医生会诊,以协助诊断处理。

　　3. 若患者有糖尿病,应请内分泌科协助治疗,控制血糖,否则会影响鼻疔的痊愈。

　　4. 鼻疔切开排脓时须注意切开的深度,在局部消毒后,只须以锋利尖刀挑破脓头即可,避免切口过深,导致细菌随血流进入颅内海绵窦。切开后,以小镊子钳出脓栓,也可用小吸引器吸出脓液。

　　【诊疗流程】

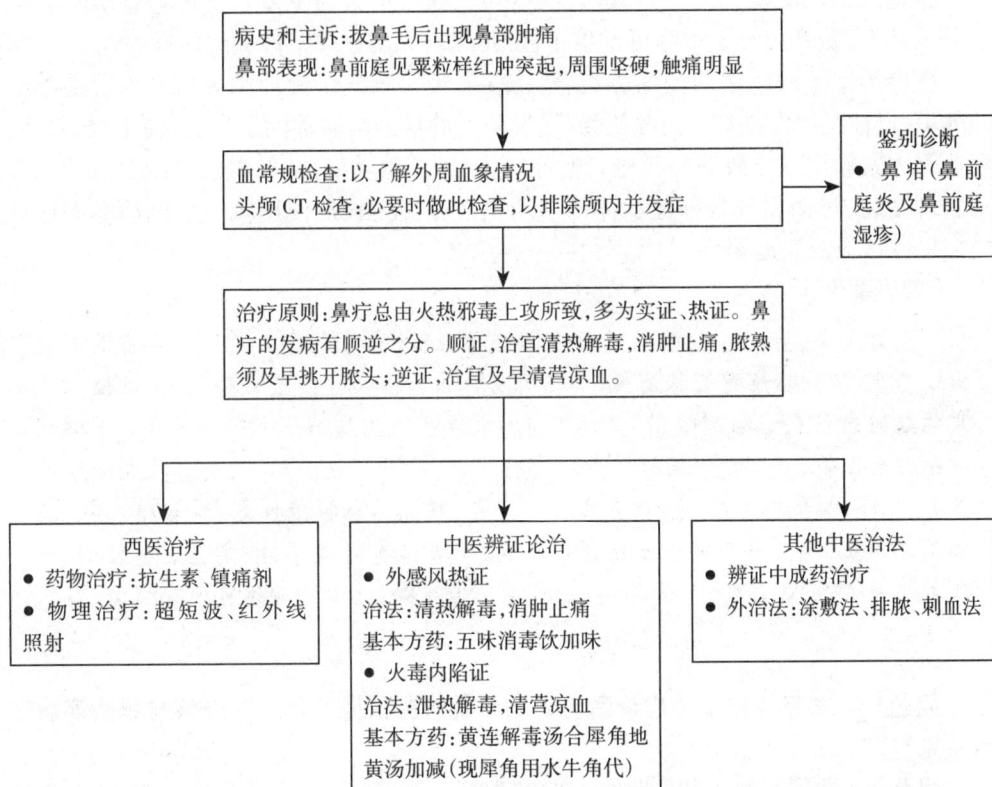

　　西医治疗
　　● 药物治疗:抗生素、镇痛剂
　　● 物理治疗:超短波、红外线照射

　　中医辨证论治
　　● 外感风热证
　　治法:清热解毒,消肿止痛
　　基本方药:五味消毒饮加味
　　● 火毒内陷证
　　治法:泄热解毒,清营凉血
　　基本方药:黄连解毒汤合犀角地黄汤加减(现犀角用水牛角代)

　　其他中医治法
　　● 辨证中成药治疗
　　● 外治法:涂敷法、排脓、刺血法

鼻疔古医籍

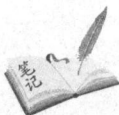

(韩　梅)

【复习思考题】

1. 鼻疔走黄的临床局部表现是什么？
2. 鼻疔须与哪些疾病进行鉴别？要点是什么？

第二节　鼻　窒

培训目标

1. 掌握鼻窒的诊断要点。
2. 掌握鼻窒的辨证论治、转归与预后。
3. 熟悉鼻窒的西医治疗方法。
4. 了解慢性鼻炎的临床表现及治疗原则。

鼻窒是指以反复、交替、间歇或持续鼻塞、鼻甲肿大为主要特征的慢性鼻病。鼻窒最早见于《黄帝内经》，本病可发生于任何年龄，无明显季节性和地区性。

鼻窒类似于西医学的慢性鼻炎、药物性鼻炎等疾病。慢性鼻炎可分为慢性单纯性鼻炎、慢性肥厚性鼻炎。西医认为：慢性鼻炎的病因与多种因素有关，在全身、局部、职业等因素作用下导致鼻黏膜血管慢性扩张，黏液腺功能活跃，淋巴细胞浸润等一系列病理变化，进而出现各种症状体征。药物性鼻炎在长期使用减充血剂后鼻腔出现类似慢性鼻炎的病理变化。

【典型案例】

患者王某，男，33 岁，鼻塞反复发作 2 年余，加重 1 个月。患者 2 年前感冒后出现鼻塞，治疗后感冒症状消失，但仍时有鼻塞，夜间明显，呈交替性、体位性。鼻塞明显时自行药店购药服用（具体不详），未连续使用缓解通气的滴鼻剂。1 个月前感冒后出现鼻塞加重，呈持续性。自行用药，疗效不佳。刻下，患者症见持续性鼻塞，少量黏涕，嗅觉减退，时有头昏。检查：双侧鼻黏膜慢性充血，呈黯红色，双侧下鼻甲肥大，下鼻甲前端呈桑椹样改变，下鼻道有白黏涕，中鼻道及嗅裂干净。伴晨起咳嗽，少许白痰，不伴胸闷、头疼等。舌质黯红，右侧舌体可见有瘀斑，苔薄黄，脉弦。

问题一　本患者初步考虑诊断为何病？其诊断依据是什么？应该与哪些疾病进行鉴别？

思路 1　本患者鼻塞反复发作 2 年余，加重 1 个月，结合局部检查，诊断为鼻窒（慢性鼻炎），其诊断依据为：

（1）有感冒反复发作病史。

（2）鼻塞呈持续性，伴有嗅觉减退、头昏。

（3）局部检查见鼻黏膜黯红色，下鼻甲肥大，下鼻甲前端呈桑椹样改变，下鼻道有

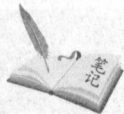

白黏涕,中鼻道干净。

思路 2 临床诊断时,应考虑与鼻鼽(变应性鼻炎)、鼻渊、鼻息肉、伤风鼻塞相鉴别。

知识点 1

鉴别要点

(1) 与鼻鼽(变应性鼻炎)相鉴别:鼻窒、鼻鼽都有鼻塞、流涕等症状。但鼻窒的鼻塞呈间歇性、交替性、或持续性,持续时间较长,鼻涕多为黏涕或黏脓涕,鼻黏膜多呈慢性充血状。而鼻鼽有反复发作史,以鼻痒、喷嚏、大量清水样鼻涕为主症,伴有鼻塞,鼻塞持续时间一般较短,部分症状较重者也可表现为持续性鼻塞,但鼻鼽患者鼻黏膜往往呈苍白水肿状。

(2) 与鼻渊相鉴别:鼻窒、鼻渊都有鼻塞、流黏涕或黏脓涕的症状。但鼻窒以鼻塞为主症,鼻涕多集中于鼻底、下鼻道,或鼻涕呈拉丝状,下鼻甲肿大;鼻渊以鼻塞、浊涕量多为主症,鼻涕来源于中鼻道或嗅裂,多为黏脓涕或脓涕,中鼻甲肿大,可伴有明显的嗅觉减退、头昏、头痛等症状。鼻窦影像学检查可帮助诊断。

(3) 与鼻息肉相鉴别:鼻窒、鼻息肉均有鼻塞、流涕等症状。但后者鼻腔检查时可见中鼻道、嗅裂等处有表面光滑、灰白色或淡红色半透明的息肉样新生物,同时在中鼻道、嗅裂等处可见有黏脓涕等。

(4) 与伤风鼻塞相鉴别:鼻窒、伤风鼻塞都有鼻塞、流涕的症状。但后者即俗称的感冒,病程短,一般 1 周左右,鼻涕一般根据病程有清水样鼻涕、黏脓涕、黏涕的发展规律,同时有恶风、怕冷、发热、周身酸痛等全身症状。

问题二 本案例的中医证型是什么? 中医如何治疗?

思路 1 该患者久病,属于邪毒久留,气滞血瘀,阻塞鼻窍脉络,气血津液运行不畅,滞而成瘀,痰湿停聚鼻窍,鼻内肌膜肿胀不消,故见持续性鼻塞,黏涕,嗅觉减退,鼻黏膜黯红肥厚,下鼻甲肿大,表面呈桑椹状;咳嗽、白痰为内有痰湿之候;舌质黯红或有瘀点,脉弦涩均为气滞血瘀之候。故本案例的证型是气滞血瘀证。

治法:行气活血,化瘀通窍。

方药:通窍活血汤加减。桃仁、红花、赤芍、川芎、老葱、大枣、辛夷。水煎服,每日1 剂,分 2 次服。若鼻塞甚,可加石菖蒲、丝瓜络、路路通等;若有咳嗽、白痰,可加浙贝母、车前草;或加生黄芪加强补气行气以助活血之功。

思路 2 本患者还可在辨证的基础上选择施行其他的中医治疗方法,如中成药治疗、中医外治、穴位疗法、按摩疗法等。

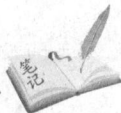

笔记

知识点 2

本病的病因病机

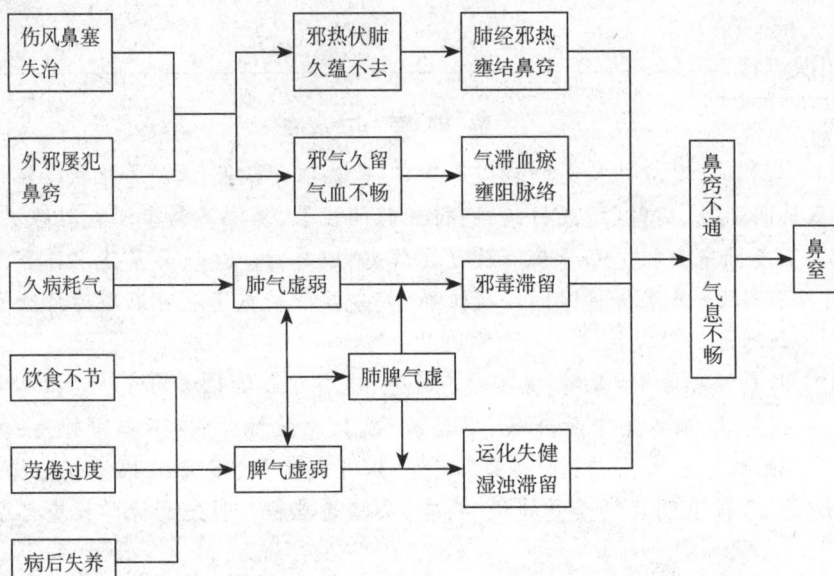

```
伤风鼻塞          邪热伏肺          肺经邪热
失治      →       久蕴不去    →     壅结鼻窍

外邪屡犯          邪气久留          气滞血瘀
鼻窍      →       气血不畅    →     壅阻脉络
                                              →    鼻窍          鼻
                                                   不通    →     窒
久病耗气    →     肺气虚弱    →     邪毒滞留         气息
                                              →    不畅
                  肺脾气虚

饮食不节    →

劳倦过度    →     脾气虚弱    →     运化失健
                                   湿浊滞留

病后失养
```

知识点 3

本病的中医辨证治疗

	肺经郁热证	肺脾气虚证	气滞血瘀证
辨证要点	鼻塞间歇性或交替性,鼻涕色黄量少,鼻黏膜色红,下鼻甲肿胀,表面光滑有弹性,伴有口干、咳嗽、黄痰	交替性鼻塞,鼻涕白黏,遇寒冷时症状加重,鼻黏膜淡红肿胀,可伴有自汗、恶风、咳嗽痰稀、少气懒言、倦怠乏力、纳呆便溏	持续性鼻塞,黏涕,嗅觉减退,鼻黏膜黯红肥厚,下鼻甲肿大,下鼻甲前端呈桑椹状,触之硬实,缺少弹性,对血管收缩剂反应不敏感
舌脉	舌红,苔薄黄,脉数	舌淡,舌边有齿痕,苔白,脉弱	舌质黯红或有瘀点,脉弦涩
治法	清热散邪,宣肺通窍	补肺健脾,散邪通窍	行气活血,化瘀通窍
方药	黄芩汤或辛夷清肺饮加减	偏肺气虚温者肺止流丹加减;偏脾气虚者补中益气汤加减;脾虚湿重用参苓白术散	通窍活血汤加减

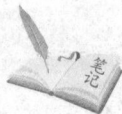

笔记

知识点 4

本病还可施行的其他中医治疗

（1）中成药治疗：根据临床证型选择行气通窍的中成药口服，如辛苓颗粒、玉屏风散（或颗粒）、桂枝茯苓丸、血府逐瘀口服液等。

（2）外治法：如滴鼻、吹鼻、超声雾化吸入、蒸汽吸入、下鼻甲注射等。①滴鼻：可用芳香通窍的中药滴鼻剂滴鼻。②雾化吸入：可用中药煎煮液雾化经鼻吸入。③下鼻甲注射：鼻甲肥大者，可选用当归、川芎、黄芪、复方丹参等注射液做下鼻甲注射，每次每侧注射 1~2ml，5~7 日 1 次，5 次为 1 个疗程。

（3）穴位疗法：①体针：主穴：迎香、鼻通、印堂、上星。配穴：百会、风池、太阳、合谷、足三里。每次取主穴 1~2 个，配穴 2~3 个，针刺，实证用泻法，虚证用补法，每日 1 次。②耳穴贴压：取鼻、内鼻、肺、脾、内分泌、皮质下等耳穴，用王不留行籽压贴，经常用手按压。③灸法：取迎香、人中、印堂、百会、肺俞、脾俞、足三里等穴，温灸。适用于肺脾气虚证、气滞血瘀证。④穴位注射法：可选取合谷、足三里等穴，药物可选丹参注射液或红花注射液等。⑤穴位贴敷：肺脾气虚者可用附子、甘遂、麻黄等研粉，取少许撒在胶布上，贴敷于肺俞、脾俞、大椎等穴位。

（4）按摩疗法：可用食指于鼻梁两侧来回摩擦，或按揉迎香穴、鼻通穴。

（5）其他疗法：可酌情选用超短波理疗、射频、激光等治疗。

问题三　本案例可施行的西医治疗有哪些？

（1）局部用糖皮质激素鼻喷剂和减充血剂。

（2）若药物治疗无效可以考虑手术治疗，以改善鼻腔通气。

知识点 5

本病的西医治疗方法

本病的西医治疗首先要消除病因，如避免接触粉尘，积极治疗全身病变，矫正鼻腔畸形如鼻中隔偏曲，避免过度劳累等。

（1）局部治疗：①糖皮质激素鼻喷剂：作为一线治疗药物。②减充血剂：应用此类药物不宜超过 10 天。儿童用药浓度应该降低。应杜绝使用滴鼻净。

（2）全身治疗：若患者炎症明显并伴有较多分泌物，可口服大环内酯类抗生素，按照常规剂量的一半，连续服用 1~3 个月。

（3）手术治疗：经药物治疗无效可以考虑手术以缩小下鼻甲，增加鼻腔通气。可选用保留下鼻甲黏膜的下鼻甲骨质切除或下鼻甲整体骨折外移，或下鼻甲黏膜下的低温等离子消融术等。

问题四　本案例的转归与预后如何？怎样预防调护？

思路 1　鼻窒若能及时合理治疗，可获得痊愈，预后良好；若失治、擤鼻不当，可并发鼻渊、喉痹、耳胀耳闭等病。

思路 2　本案例的预防与调护措施包括：①锻炼身体，增强体质，减少感冒的发

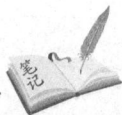

生,积极防治伤风鼻塞,是预防本病发生的关键;②保持鼻腔清洁湿润,避免粉尘吸入;③要采用正确的擤鼻涕方法,防止擤鼻用力过度,预防并发症的发生;④避免长期使用鼻腔减充血剂。

【临证要点】

1. 对鼻窒患者要进行详细问诊,尤其是关注其治疗史,了解患者采取的缓解鼻塞的措施与药物,以及使用时长等,以初步区分慢性鼻炎与药物性鼻炎。

2. 仔细检查,了解鼻黏膜的状态,帮助诊断及辨证。

3. 对于药物性鼻炎导致的鼻塞,务必嘱患者停用鼻腔减充血剂。

4. 中医辨证治疗可以有效治疗本病,帮助患者避免手术。

【诊疗流程】

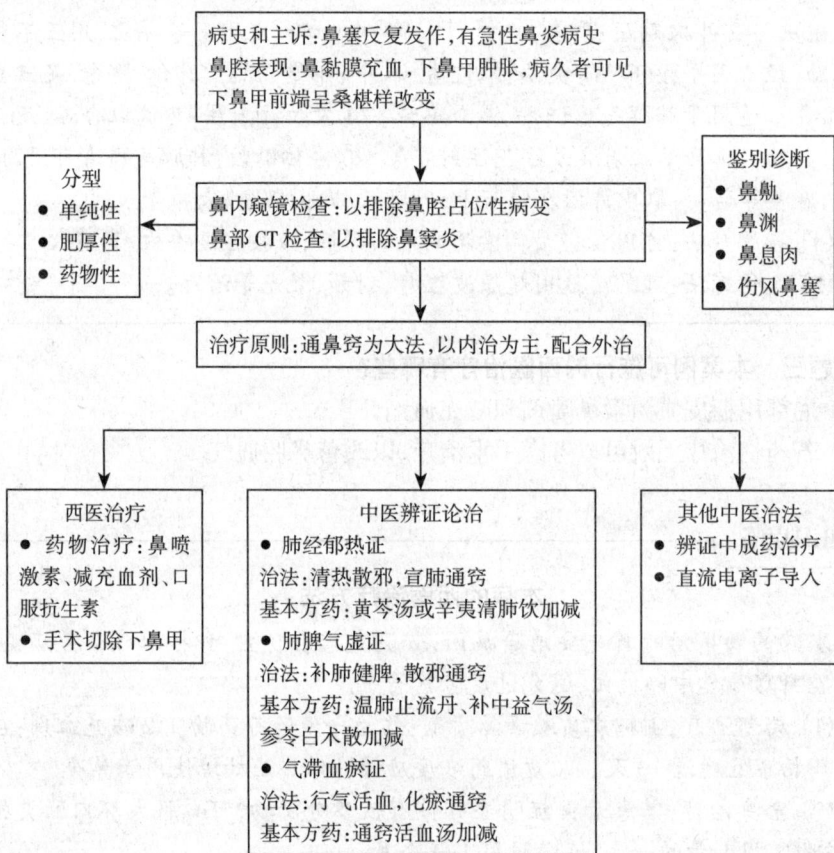

病史和主诉:鼻塞反复发作,有急性鼻炎病史
鼻腔表现:鼻黏膜充血,下鼻甲肿胀,病久者可见下鼻甲前端呈桑椹样改变

分型
● 单纯性
● 肥厚性
● 药物性

鼻内窥镜检查:以排除鼻腔占位性病变
鼻部 CT 检查:以排除鼻窦炎

鉴别诊断
● 鼻鼽
● 鼻渊
● 鼻息肉
● 伤风鼻塞

治疗原则:通鼻窍为大法,以内治为主,配合外治

西医治疗
● 药物治疗:鼻喷激素、减充血剂、口服抗生素
● 手术切除下鼻甲

中医辨证论治
● 肺经郁热证
治法:清热散邪,宣肺通窍
基本方药:黄芩汤或辛夷清肺饮加减
● 肺脾气虚证
治法:补肺健脾,散邪通窍
基本方药:温肺止流丹、补中益气汤、参苓白术散加减
● 气滞血瘀证
治法:行气活血,化瘀通窍
基本方药:通窍活血汤加减

其他中医治法
● 辨证中成药治疗
● 直流电离子导入

（刘　静）

鼻窒古医籍

扫一扫
测一测

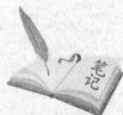

笔记

【复习思考题】

1. 鼻窒的诊断要点是什么?

2. 鼻窒须与哪些疾病进行鉴别? 要点是什么?

3. 鼻窒治疗失当,可能出现哪些并发症?

4. 鼻窒的预防与调护要点是什么?

第三节 鼻 鼽

PPT 课件

11章03节PPT1

培训目标

1. 掌握鼻鼽的诊断要点。
2. 掌握鼻鼽的辨证论治、转归与预后。
3. 熟悉鼻鼽的西医治疗方法。

鼻鼽是指以突然和反复发作鼻痒、打喷嚏、流清涕、鼻塞等为主要特征的鼻病。本病可常年发作,亦可呈季节性发作。好发于青壮年,有低龄化倾向,发病率有逐年增高趋势。西医学的变态反应性鼻炎、血管运动性鼻炎、嗜酸性粒细胞增多性非变应性鼻炎等疾病亦可以参考"鼻鼽"进行辨证论治。

【典型案例】

路某,男,19岁。主诉:鼻痒、喷嚏、流清涕反复发作10多天。2周前患者在校复习应考,连续熬夜3天,随即每日晨起鼻痒难忍、喷嚏频频、清涕不止,伴咽痒、眼痒。至上午9时许自然缓解。鼻腔检查见黏膜色淡,双下鼻甲水肿,鼻腔内大量清水样分泌物。变应原皮肤点刺试验显示:户尘螨(++++);狗毛皮屑(+++)。患者素来怕冷、动则汗出、神疲。舌质淡,苔白,脉弱。

问题一 本患者初步考虑诊断为何病? 其诊断依据是什么? 应该与哪些疾病进行鉴别?

思路1 该患者鼻痒、喷嚏、流清涕反复发作10多天,结合鼻腔检查和变应原皮肤点刺试验,诊断为鼻鼽(变应性鼻炎),其诊断依据为:

(1) 鼻痒、喷嚏、流清涕反复发作。

(2) 发作快,消退亦快。

(3) 鼻腔黏膜色淡,双下鼻甲水肿,鼻腔内大量清水样分泌物。

(4) 变应原皮肤点刺试验显示:户尘螨(++++);狗毛皮屑(+++)。

思路2 临床诊断时应考虑与伤风鼻塞、鼻渊相鉴别。

知识点1

鉴别要点

(1) 与伤风鼻塞相鉴别:鼻鼽和伤风鼻塞都有鼻痒、喷嚏、流清涕、鼻塞症状。但鼻鼽病发作快,消退亦快,症状大多持续几分钟到十几分钟,或数小时;鼻腔检查鼻黏膜呈苍白、灰白、淡紫色,即使色红也多为黯红色;全身症状不明显。而伤风鼻塞症状持续,初起为风寒证,表现为鼻痒、喷嚏、流清涕、鼻塞,之后化热,喷嚏渐消,鼻涕亦由清涕转为黄脓涕,病程一般持续1周左右;鼻腔检查鼻黏膜充血明显;且可伴有发热、恶寒、头痛、全身不适等表证。

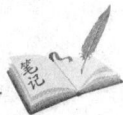

（2）与鼻渊相鉴别：鼻鼽和鼻渊的鼻涕量都多，但是鼻鼽的鼻涕清稀，鼻渊则多为浊涕。鼻腔检查鼻鼽鼻黏膜呈苍白、灰白或淡紫色，鼻涕多位于总鼻道；而鼻渊鼻黏膜多呈红色，鼻涕多位于中鼻道，或嗅沟。此外，鼻鼽尚有发作快，消退亦快的发病特点；过敏原检查可呈阳性。鼻部的影像学检查有助于鉴别。

问题二　本案例的中医证型是什么？中医如何治疗？

思路1　该患者素体肺气不足，卫表不固，腠理疏松，故怕冷、动则汗出；又值熬夜劳累，受风则咽痒、眼痒，耗气则肺气益虚，御邪不力，邪正相争，故鼻痒、喷嚏反复发作；气不摄津，津液外溢，则清涕不止；水湿停聚鼻窍，则鼻黏膜色淡，双下鼻甲水肿，鼻腔内大量清水样分泌物；上午9时许，阳气渐旺，诸症自然缓解。神疲，舌质淡，苔白，脉弱均为肺气虚寒之候。故本案例的证型是肺气虚寒证。

治法：温肺散寒，益气固表。

方药：温肺止流丹加减。诃子、甘草、桔梗、荆芥、细辛、人参。水煎服，每日1剂，分3次服。若鼻痒甚，可酌加僵蚕、蝉蜕；若有畏风怕冷，清涕如水，可酌加桂枝、干姜、大枣等。

思路2　本患者还可在辨证的基础上选择施行其他的中医治疗方法，如外治法、穴位疗法、按摩疗法、鼻丘割治法等。

知识点2

本病的病因病机

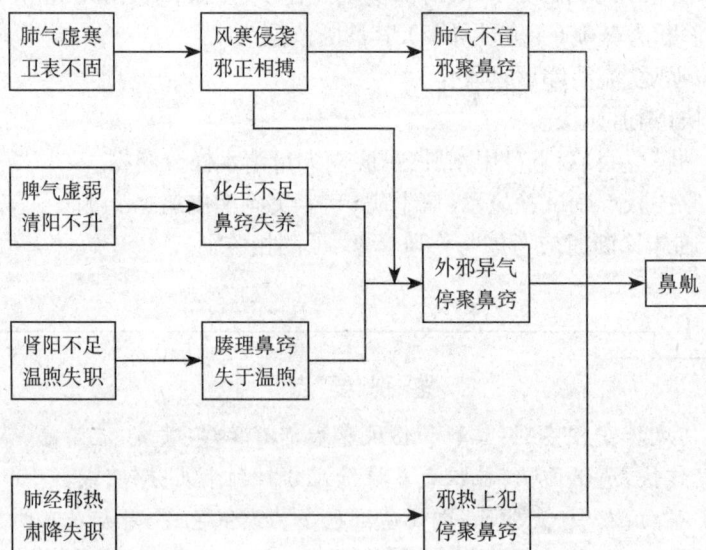

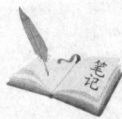

知识点 3

本病的中医辨证治疗

	肺气虚寒证	脾气虚弱证	肾阳不足证	肺经伏热证
辨证要点	鼻痒遇寒加重,喷嚏频频,清涕如水,鼻塞,嗅觉减退,畏风怕冷,自汗,气短懒言,语声低怯,面色苍白。检查见下鼻甲肿大光滑,鼻黏膜淡白或灰白,鼻道可见水样分泌物	鼻痒,喷嚏突发,清涕连连,鼻塞,面色萎黄无华,消瘦,食少纳呆,腹胀便溏,四肢倦怠乏力,少气懒言。检查见下鼻甲肿大光滑,黏膜淡白,或灰白,可有水样分泌物	清涕长流,鼻痒,喷嚏频频,鼻塞,面色苍白,形寒肢冷,腰膝酸软,神疲倦怠,小便清长,或见遗精早泄。检查见鼻黏膜苍白、肿胀,鼻道有大量水样分泌物	鼻痒,喷嚏频作,流清涕,鼻塞,常在闷热天气发作。全身或见咳嗽,咽痒,口干烦热。检查见鼻黏膜色红或黯红,鼻甲肿胀
舌脉	舌质淡,舌苔薄白,脉虚弱	舌淡胖,边有齿痕,苔薄白,脉弱	舌质淡,苔白,脉沉细	舌质红,苔白或黄,脉数
治法	温肺散寒益气固表	益气健脾升阳通窍	温补肾阳化气行水	清宣肺气通利鼻窍
方药	温肺止流丹加减	补中益气汤加减	真武汤加减	辛夷清肺饮加减

知识点 4

本病还可施行的其他中医治疗

(1) 外治法:如滴鼻法、嗅法、吹鼻法、塞鼻法等。

(2) 穴位疗法:①体针:选迎香、印堂、风池、风府、合谷等为主穴,以上星、足三里、禾髎、肺俞、脾俞、肾俞、三阴交等为配穴。每次主穴、配穴各选1~2穴,针用补法,留针20分钟。②耳穴贴压:选神门、内分泌、内鼻、肺、脾、肾等穴,以王不留行籽贴压以上穴位,两耳交替。③穴位注射:可选迎香、合谷、风池等穴,药物可选当归注射液、丹参注射液、或维生素 B_1、维丁胶性钙、胎盘组织液等,每次1穴(双侧),每穴0.5~1ml。④穴位敷贴:可用斑蝥虫打粉,取少许撒于胶布,敷贴于内关或印堂穴,12~24小时后取去(亦可视皮肤反应程度而定)。若有水疱可待其自然吸收,或可用注射器抽吸水疱。⑤穴位埋线:可用风池、合谷、迎香穴等,用9号腰穿针将可吸收羊肠线埋入相应穴位,隔15天进行1次,共计2次。

(3) 按摩疗法:通过按摩以疏通经络,使气血流通,达到宣通鼻窍,祛邪外出的作用。方法:双手大鱼际互相摩擦至发热,自鼻根至迎香穴反复摩擦至局部觉热为度;或以两手中指在鼻梁两侧来回摩擦,每次3分钟,早晚各1次。

(4) 鼻丘割治法:鼻腔局部喷1%地卡因,进行表面麻醉,在鼻内镜监视下,用合适的锐利器械分别刺入双侧鼻丘黏膜下2~3mm,进行"#"形划痕、割治,每条割痕6~8mm,一般一次治疗即可,必要时在间隔一定时间后可重复进行。

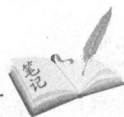

问题三　本案例可施行的西医治疗有哪些?

(1) 避免接触致敏原。

(2) 鼻用、口服抗组胺药或肥大细胞稳定剂。

(3) 鼻用激素、减充血剂。

知识点 5

本病的西医治疗方法

(1) 避免疗法:避免接触致敏原是治疗策略的必要组成部分,应尽量避免接触或食用已明确的变应原。如花粉症患者可减少外出或迁移他地;对动物皮屑、羽毛过敏者,应避免接触宠物、禽鸟;对真菌、屋尘过敏者,应保持室内通风、干爽;对虾蟹过敏者,应避免进食此类食物。

(2) 药物治疗:药物治疗在变应性鼻炎治疗中占有重要地位。①抗组胺药:为组胺受体 H_1 拮抗剂。传统抗组胺药,如氯苯吡胺、赛庚啶、异丙嗪等,有嗜睡副作用;新型抗组胺药,如阿司咪唑、特非那定、氯雷他定等,其副作用小,对鼻痒,喷嚏,鼻分泌物多等症状有效。但不能过量用药,不能与酮康唑、伊曲康唑和红霉素合用。鼻内局部用抗组胺药,如立复汀(左卡巴斯汀)鼻喷剂。②肥大细胞稳定剂:色苷酸二钠、酮替芬之类,口服。③激素疗法:泼尼松 10mg,或地塞米松 0.5mg,每天 3 次,口服,不超过 1 周。④减充血剂:鼻内局部用麻黄素、肾上腺素等改善鼻腔通气。

(3) 免疫治疗:亦称特异性脱敏疗法。可使机体产生大量特异性 IgG 封闭抗体,以阻抑变应原与 IgE 抗体的结合。用皮肤试验阳性的相应变应原浸液,以极低浓度开始少量皮下注射,逐渐增加浓度和剂量,经数月治疗后改为维持剂量。其安全性、变应原的安全性等问题仍需完善。

(4) 手术治疗:鼻内选择性神经切断术。翼管神经,或筛前神经切断,可使鼻内副交感神经兴奋性降低,产生一定治疗作用。

问题四　本案例的转归与预后如何? 怎样预防调护?

思路 1　积极防治鼻鼽可控制症状。本病容易反复,部分患者可并发鼻窦炎、鼻息肉、过敏性咽炎、哮喘、分泌性中耳炎等疾病。

思路 2　本案例的预防与调护措施包括:①避免接触粉尘、动物皮毛、花粉等已知或可疑变应原;②避免进食生冷、油炸食品;③加强体育锻炼,增强体质;④常做鼻部按摩;⑤注意保暖、避免过度疲劳。

【临证要点】

1. 穴位埋线动作要轻柔,减少局部损伤,同时要观察患者是否对羊肠线过敏。

2. 穴位敷贴时,撒布斑蝥粉时要细致,避免药粉播撒范围过大造成较大皮损影响外形,同时要告知患者,根据局部的感觉和皮肤反应程度确定敷贴时间。

3. 应与经常"感冒"甄别,避免把鼻鼽当伤风鼻塞诊治。

4. "治未病"在鼻鼽的防治中起着重要的作用,应当加以宣教。

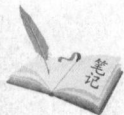

5. 鼻鼽肺经伏热证虽表象有热,但只是暂时现象,其病本仍为气虚、阳虚。所以用药不可过于苦寒,或可在清热方中适量加入一些黄芪、党参之类以固护阳气。一旦热势有退,应转入补气温阳以治其本。

6. 鼻喷激素是西医常用的治疗手段,但当患者出现鼻内干燥、出血时应停用。

【诊疗流程】

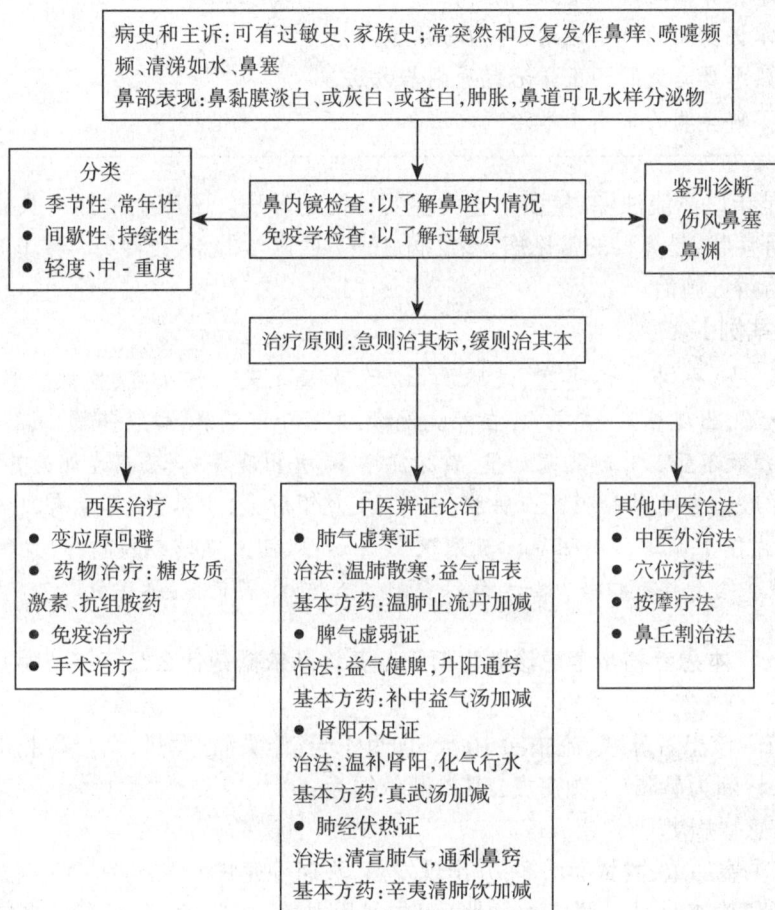

（谢　慧）

【复习思考题】

1. 鼻鼽的诊断要点是什么?
2. 鼻鼽须与哪些疾病进行鉴别? 要点是什么?
3. 鼻鼽日常调护的注意点是什么?

鼻鼽古医籍

扫一扫
测一测

日日清

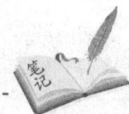

笔记

PPT课件

第四节　鼻　渊

培训目标

1. 掌握鼻渊的诊断要点。
2. 掌握鼻渊的辨证论治、转归与预后。
3. 熟悉鼻窦炎的西医学治疗原则与方法。
4. 了解鼻渊的常用手术治疗方法。

鼻渊是指以鼻流浊涕、量多不止为主要特征的鼻病。临床上常伴有头痛、鼻塞、嗅觉减退等症状，是鼻科的常见病、多发病之一。西医学的急、慢性鼻-鼻窦炎等可参考本病进行辨证施治。

【典型案例】

陈某，女，46岁。诉鼻塞、流脓涕10天，加重1天。伴头痛、发热。患者10天前因感冒，出现鼻塞，流涕，曾在外院就诊，先后予以滴鼻、口服药物（具体不详）等治疗，疗效不显。昨起鼻塞加重、黄脓涕增多，并出现发热、头痛左侧为甚，遂来就诊。鼻腔检查见鼻黏膜充血肿胀，双中、下鼻甲肿大，中鼻道、鼻底有较多脓性分泌物，左侧上颌窦压痛明显。鼻窦X线片示：双侧上颌窦黏膜增厚，左侧上颌窦有积液。全身伴有口苦，咽干，急躁易怒。舌质红，苔黄腻，脉弦数。

问题一　本患者初步考虑诊断为何病？其诊断依据是什么？应该与哪些疾病进行鉴别？

思路1　该患者鼻塞、流脓涕10天，加重1天，伴头痛、发热，结合鼻腔检查和鼻窦X线片，诊断为鼻渊（上颌窦炎），其诊断依据为：

(1) 有感冒病史。

(2) 有鼻塞加重、黄脓涕增多，并出现发热、头痛等症状。

(3) 专科检查见鼻黏膜充血肿胀，双中鼻甲肿大，中鼻道、鼻底有较多脓性分泌物；左侧上颌窦压痛明显。

(4) 鼻窦X线片示：双侧上颌窦黏膜增厚，左侧上颌窦有积液。

思路2　临床诊断时应考虑与鼻窒、鼻鼽相鉴别。

知识点1

鉴别要点

(1) 与鼻窒相鉴别：鼻渊及鼻窒都有鼻塞症状。但是鼻窒以鼻塞为主要特征，其鼻塞逐渐加重，可表现为交替性、间歇性或持续性；鼻黏膜肿胀以下鼻甲肿胀为主，鼻涕黏稠、色黄量少；影像学检查鼻窦无阳性体征。而鼻渊则是以浊涕多为主要特征，其鼻塞不如鼻窒明显，常于擤鼻涕后鼻通气改善；鼻黏膜红肿，以中鼻甲

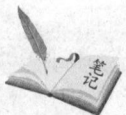

肿胀为主,脓涕量多,常可见中鼻道和嗅沟积脓涕;影像学检查鼻窦有阳性体征。

　　(2) 与鼻鼽相鉴别:鼻鼽和鼻渊的鼻涕量都多,但是鼻鼽的鼻涕清稀,鼻渊则多为浊涕。鼻鼽鼻黏膜呈苍白、灰白或淡紫色,鼻涕多位于总鼻道;而鼻渊鼻黏膜多呈红色,鼻涕多位于中鼻道或嗅沟。此外,鼻鼽尚有发作快、消退亦快的发病特点;过敏原检查可呈阳性。鼻部的影像学检查有助于鉴别。

　　问题二　本案例的中医证型是什么? 中医如何治疗?

　　思路1　该患者情志抑郁,肝郁气滞,日久化火,肝胆经络相连,肝火传及胆腑,故口苦,咽干,急躁易怒;黄脓涕,鼻黏膜充血肿胀,舌质红,苔黄腻,脉弦数均为胆腑郁热之候。故本案例的证型是胆腑郁热证。

　　治法:清泄胆热,利湿通窍。

　　方药:龙胆泻肝汤加减。龙胆、栀子、黄芩、泽泻、木通、车前子、当归、柴胡、生地黄、甘草。水煎服,每日1剂,分2次服。若胆火炽盛,可用当归龙荟丸或藿胆丸加减。若鼻塞甚,可酌加苍耳子、辛夷、薄荷等;若头痛甚,可酌加菊花、蔓荆子。

　　思路2　本患者还可在辨证的基础上选择施行其他的中医治疗方法,如外治法、穴位疗法等。

　　📔 **知识点2**

本病的病因病机

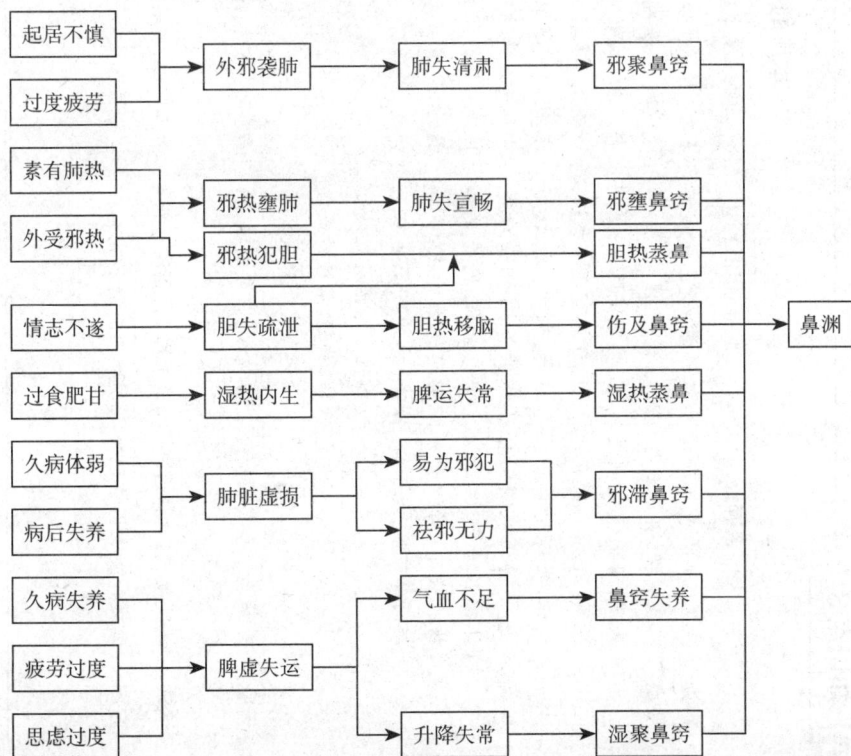

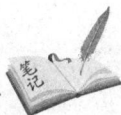

　　🖊笔记

知识点3

本病的中医辨证论治

	外邪袭肺证	胆腑郁热证	肺经蕴热证	脾胃湿热证	肺气虚寒证	脾气虚弱证
辨证要点	鼻塞,鼻涕多而白黏或黄稠,嗅觉减退,可兼头痛,汗出,恶寒或发热,鼻黏膜无血肿胀,尤以中鼻甲为甚,中鼻道或嗅沟可见黏性或脓性分泌物。头额面部叩痛或压痛	鼻涕量多,色黄或黄绿,或有腥臭味,鼻塞,嗅觉减退,头痛剧烈,可兼有烦躁易怒,口苦,咽干,目眩,寐少梦多,小便黄,检查见全身症状,鼻黏膜无血肿胀,中鼻甲肿胀或鼻底可见黏性或脓性分泌物,头额、眉棱骨或颌面部叩痛或压痛	鼻塞,鼻涕量多黄稠,可兼嗅觉减退,头痛,痰多,有汗出,咳嗽,检查见鼻黏膜无血肿胀,尤以中鼻甲为甚,中鼻道或嗅沟可见黏性或脓性分泌物。头额,眉棱骨或颌面部叩痛,或压痛	鼻塞重而持续,鼻涕黄浊而量多,嗅觉减退,或头昏闷,头胀,胸脘痞闷,倦怠乏力,纳呆食少,小便黄赤,检查见鼻黏膜红肿,尤以肿胀更甚,中鼻道,鼻黏膜淡嗅沟或鼻底见黏性或脓性分泌物,头额、颌面、额头叩痛或压痛	鼻塞或重或轻,鼻涕黏白,稍遇风冷则鼻塞加重,鼻涕增增,或喷嚏时作,头胀,头痛乏力,语声低微,面色苍白,自汗,畏风寒,咳嗽乏力,检查见鼻黏膜淡红肿胀,中鼻甲肿胀,或息肉样变,中鼻道可见有黏性分泌物	鼻涕白黏或黄稠,量多,嗅觉减退,鼻塞较重,食少纳呆,便溏,脘腹胀满,肢困乏力,或面色萎黄,头昏,重,或头闷胀,检查见鼻甲黏膜淡红,中鼻道,嗅沟或鼻底见肥大鼻息,肉样变,中鼻道有黏性或脓性分泌物潴留
舌脉	舌质红,苔薄白,脉浮	舌质红,苔黄或黄腻,脉弦数	舌质红,苔黄,脉数	舌质红,苔黄腻,脉滑数	舌质淡,苔薄白,脉缓弱	舌淡胖,苔薄白,脉细弱
治法	疏风散邪,宣肺通窍	清泄胆热,利湿通窍	清宣肺脏,泄热通窍	清热利湿,化浊通窍	温补肺脏,益气通窍	健脾利湿,益气通窍
方药	风热外表者用银翘散加减,风寒侵表者则以荆防败毒散加减	龙胆泻肝汤加减	泻白散加减	甘露消毒丹加减	温肺止流丹加减	参苓白术散加减

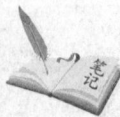

知识点 4

本病还可施行的其他中医治疗

(1) 外治法:如滴鼻法、熏鼻法、蒸汽吸入、局部超短波或红外线照射等。①滴鼻法:用芳香通窍的中药滴鼻剂滴鼻,以疏通鼻窍,利于引流。②熏鼻法:用芳香通窍、行气活血的药物,如苍耳子散、川芎茶调散等,放砂锅中,加水 2 000ml,煎至 1 000ml,倒入合适的容器中,先令患者用鼻吸入热气,从口中吐出,反复多次,待药液温度降至不烫手时,用纱布浸药液热敷印堂、阳白等穴位,每日早晚各 1 次,7 日为 1 个疗程。

(2) 穴位疗法:①体针:主穴:迎香、攒竹、上星、禾髎、印堂、阳白等;配穴:合谷、列缺、足三里、三阴交等;每次选主穴和配穴各 1~2 穴,每日针刺 1 次。②灸法:主穴选囟会、前顶、迎香、四白、上星等;配穴选足三里、三阴交、肺俞、脾俞、肾俞、命门等。每次选取主穴及配穴各 1~2 穴,悬灸至局部有焮热感、皮肤潮红为度。此法一般用于虚寒证。③穴位按摩:取迎香、合谷,自我按摩。每次 5~10 分钟,每日 1~2 次,或用两手大鱼际,沿两侧迎香穴上下按摩至发热,每日数次。

问题三　本案例可施行的西医治疗有哪些?

(1) 鼻内应用糖皮质激素和减充血剂。

(2) 全身给予抗生素和黏液促排剂。

(3) 体位引流。

(4) 局部物理治疗。

知识点 5

本病的西医治疗方法

鼻渊的临床表现与西医学的鼻窦炎相似,根据病程鼻窦炎可分为急性鼻窦炎和慢性鼻窦炎,病程在 3 周以内的为急性鼻窦炎。两者的治疗原则存在较大的差异:急性鼻-鼻窦炎应控制感染,改善鼻腔的通气引流,根治病因,防止转为慢性;慢性鼻-鼻窦炎宜通畅鼻窦引流,去除病因。

(1) 药物治疗:①糖皮质激素:急性鼻窦炎鼻内应用糖皮质激素具有消炎、减轻水肿的作用。②抗生素:有急性发作迹象或有化脓性并发症者,应全身给予抗生素治疗,疗程不超过 2 周。③减充血剂:常用血管收缩剂与抗生素滴鼻剂滴鼻,以保持鼻腔引流通畅。也可用 1% 丁卡因加 1% 麻黄素混合液棉片,置于中鼻道前段最高处,每日 1~2 次,对引流和减轻头痛效果较好。在局部用药中,可加用皮质类固醇激素。④黏液促排剂:如标准桃金娘油,可稀化黏液并改善纤毛活性。

(2) 体位引流:目的是促进鼻窦内脓液的引流。

(3) 物理疗法:局部红外线照射、超短波透热和热敷等物理疗法,对改善局部血液循环,促进炎症消退及减轻症状均有帮助。

(4) 上颌窦穿刺冲洗:在全身症状消退和局部炎症基本控制后,可行上颌窦

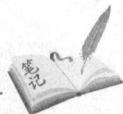

穿刺冲洗。此方法既有助于诊断,也可用于治疗。可每周冲洗1次,直至无脓液洗出为止。并可于冲洗后向窦内注入庆大霉素8万U,地塞米松5mg,或双黄连粉针剂等,若连续多次穿刺冲洗无效;或冲出恶臭、多量溶水性脓,可考虑手术治疗。

　　(5)鼻窦置换疗法:适用于各鼻窦炎及急性炎症基本得到控制,而仍有多量脓涕及鼻阻塞者,以利鼻窦引流。

　　(6)如为牙源性上颌窦炎应同时治疗牙病。

　　(7)手术治疗:慢性鼻窦炎保守治疗无效,可酌情行如下处理:①鼻腔病变的手术处理:即以窦口鼻道复合体为中心的鼻窦外围手术,如中鼻甲、下鼻甲部分切除术,鼻中隔偏曲矫正术,鼻息肉摘除术,以及咬除膨大的钩突与筛泡等。手术目的是解除窦口鼻道复合体区域的阻塞,改善鼻窦通气引流,促进鼻窦炎症的消退。②鼻窦手术:应在正规的保守治疗无效后方可采用。包括经典的鼻窦根治术和功能性鼻内镜手术两大类,鼻窦根治术主要用于牙源性上颌窦炎及霉菌性上颌窦炎或者有鼻窦肿瘤者,功能性鼻内镜手术就是通过鼻窦内镜直接开放鼻窦的开口,从而使鼻窦与外界相通,从而达到根治鼻窦炎的目的,现多趋向于开展鼻内镜手术。

问题四　本案例的转归与预后如何?怎样预防调护?

　　思路1　鼻渊若能及时合理治疗,一般预后良好;鼻渊病程迁延,则邪毒滞留,耗伤正气而演变为虚证。

　　思路2　本案例的预防与调护措施包括:①积极防治伤风鼻塞及喉痹、乳蛾、齿病等邻近组织器官病变,以防邪毒蔓延,相互影响;②锻炼身体,增强体质;③注意劳逸结合,不要过度劳累而使身体抗病能力下降;④少食辛辣厚味,戒烟限酒,以防热毒或湿热内生;⑤注意保持鼻腔通畅,以利鼻窦内分泌物排出;⑥要采用正确的擤鼻涕方法,以免邪毒窜入耳窍致病;⑦禁食辛辣刺激、引发邪毒的食物,戒除烟酒。

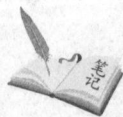

【临证要点】

　　1. 注意鉴别不同鼻窦炎的头痛特征。

　　2. 合理使用减充血剂,防止长期使用后引起药物性鼻炎。

　　3. 上颌窦穿刺在上颌窦炎的诊治中很重要,但此项操作须在患者无发热,全身症状基本消失的情况下施行。

【诊疗流程】

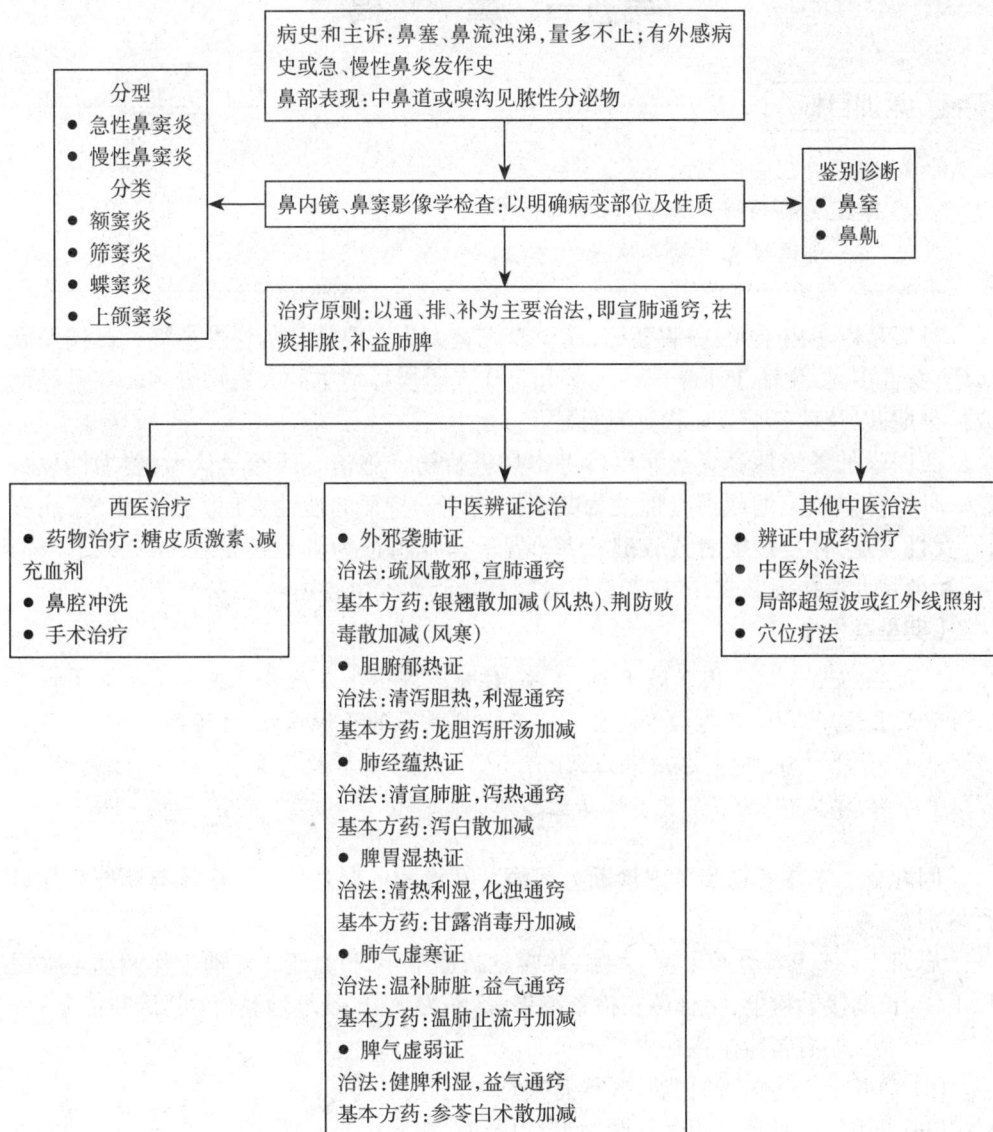

病史和主诉:鼻塞、鼻流浊涕,量多不止;有外感病史或急、慢性鼻炎发作史
鼻部表现:中鼻道或嗅沟见脓性分泌物

分型
- 急性鼻窦炎
- 慢性鼻窦炎

分类
- 额窦炎
- 筛窦炎
- 蝶窦炎
- 上颌窦炎

鉴别诊断
- 鼻室
- 鼻鼽

鼻内镜、鼻窦影像学检查:以明确病变部位及性质

治疗原则:以通、排、补为主要治法,即宣肺通窍,祛痰排脓,补益肺脾

西医治疗
- 药物治疗:糖皮质激素、减充血剂
- 鼻腔冲洗
- 手术治疗

中医辨证论治
- 外邪袭肺证
治法:疏风散邪,宣肺通窍
基本方药:银翘散加减(风热)、荆防败毒散加减(风寒)
- 胆腑郁热证
治法:清泻胆热,利湿通窍
基本方药:龙胆泻肝汤加减
- 肺经蕴热证
治法:清宣肺脏,泻热通窍
基本方药:泻白散加减
- 脾胃湿热证
治法:清热利湿,化浊通窍
基本方药:甘露消毒丹加减
- 肺气虚寒证
治法:温补肺脏,益气通窍
基本方药:温肺止流丹加减
- 脾气虚弱证
治法:健脾利湿,益气通窍
基本方药:参苓白术散加减

其他中医治法
- 辨证中成药治疗
- 中医外治法
- 局部超短波或红外线照射
- 穴位疗法

(谢 慧)

鼻渊古医籍

扫一扫
测一测

【复习思考题】

1. 鼻渊的诊断要点是什么?

2. 鼻渊如何辨证论治?

3. 鼻渊的西医治疗原则与方法。

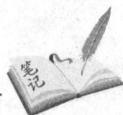

PPT 课件

11章05节PPT

第五节　鼻　槁

培训目标

1. 掌握鼻槁的诊断要点。
2. 掌握鼻槁的辨证论治、转归与预后。
3. 熟悉萎缩性鼻炎的西医治疗方法。

　　鼻槁是以鼻内干燥、黏膜萎缩,甚至鼻腔宽大为主要特征的慢性鼻病。鼻槁发展缓慢,女性多见,生活于干旱寒冷地区和工作在干燥环境中的人发病较多。在月经期或怀孕期,以及秋冬季节症状更为明显。

　　西医学的萎缩性鼻炎等病可参考本病进行辨证施治。西医学认为,萎缩性鼻炎是一种以鼻黏膜萎缩或退行性变为其组织病理学特征的慢性炎症。发展缓慢,病程长,女性多见,体质瘦弱者或较健壮者多见。本病特征为鼻黏膜萎缩,嗅觉减退或消失,和鼻腔大量结痂形成,严重者鼻甲骨膜和骨质亦发生萎缩。

　　【典型案例】

　　刘某,女,34 岁。因鼻腔干燥、多痂,伴嗅觉减退半年就诊。患者 1 年前工作调动至水泥厂工作,长期接触粉尘。半年前感觉鼻腔干燥疼痛,并逐渐加重,有多量痂皮,鼻涕秽浊,时有涕中带血,伴有嗅觉减退。鼻腔检查见鼻黏膜色红糜烂,鼻甲萎缩,涕痂秽浊,鼻气恶臭。舌红少苔,脉细数。

　　问题一　本患者初步考虑诊断为何病? 其诊断依据是什么? 应该与哪些疾病进行鉴别?

　　思路 1　该患者鼻腔干燥、多痂,伴嗅觉减退半年,患者于 1 年前工作调动至水泥厂工作,长期接触粉尘,结合鼻腔检查结果,诊断为鼻槁(萎缩性鼻炎),其诊断依据为:

　　(1) 有长期有害粉尘接触史。

　　(2) 鼻腔干燥疼痛、涕秽浊,并伴有嗅觉减退。

　　(3) 鼻腔检查见鼻黏膜色红糜烂,鼻甲萎缩,涕痂秽浊,鼻气恶臭。

　　思路 2　临床诊断时应考虑与鼻窒、鼻渊相鉴别。

　　知识点 1

鉴 别 要 点

　　(1) 与鼻窒相鉴别:鼻槁和鼻窒都有鼻塞。但是鼻槁是以鼻内干燥、黏膜萎缩,鼻腔宽大为主要特征,其鼻塞是由于鼻腔内痂皮堵塞,或因鼻黏膜萎缩,感觉迟钝,感觉不到空气的进入而产生"鼻塞"错觉。局部检查可见鼻内干燥、黏膜萎缩,下鼻甲缩小,有多量痂皮。而鼻窒的主要临床表现是鼻塞,可表现为间歇性、交替性鼻塞,反复发作,经久不愈,一般无鼻内干燥感。局部检查可见下鼻甲肿

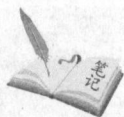

大或肥大,鼻腔内有液性分泌物积聚。

(2) 与鼻渊相鉴别:鼻槁和鼻渊都有浊涕。但是鼻渊浊涕量多不止,其鼻涕的腥臭味只有患者自知,旁人闻不到,无鼻内干燥感,常伴有鼻塞,检查鼻腔多见中鼻甲肿大或息肉样变,中鼻道或嗅裂有分泌物引流或息肉,一般无痂皮覆盖。鼻槁早期鼻内干燥感,一般没有鼻涕,后期严重时才有脓涕,且有特殊的腥臭味,旁人可闻及而患者自己闻不出,检查鼻腔见有较多黄绿色痂皮覆盖。

问题二　本案例的中医证型是什么? 中医如何治疗?

思路 1　该患者久病伤阴,肺阴不足,津液不能上输于鼻,鼻失滋养,久则肺虚及肾,肺肾阴虚,虚火上炎,灼伤鼻窍黏膜,故见鼻腔干燥、多痂,嗅觉减退,鼻黏膜色红糜烂,鼻甲萎缩,涕痂秽浊,鼻气恶臭。舌红少苔、脉细数均为肺肾阴虚之象。故本案例的证型是肺肾阴虚证。

治法:滋养肺肾,生津润燥。

方药:百合固金汤加减。生地黄、熟地黄、百合、麦冬、玄参、白芍、当归、贝母、桔梗、甘草。水煎服,每日 1 剂,分 2 次服。若有鼻衄加白茅根、墨旱莲、藕节凉血止血;若有腰膝酸软,加牛膝、杜仲补肾强腰。

思路 2　本患者还可在辨证的基础上选择施行其他的中医治疗方法,如中成药治疗、中医外治、穴位疗法等。

知识点 2

本病的病因病机

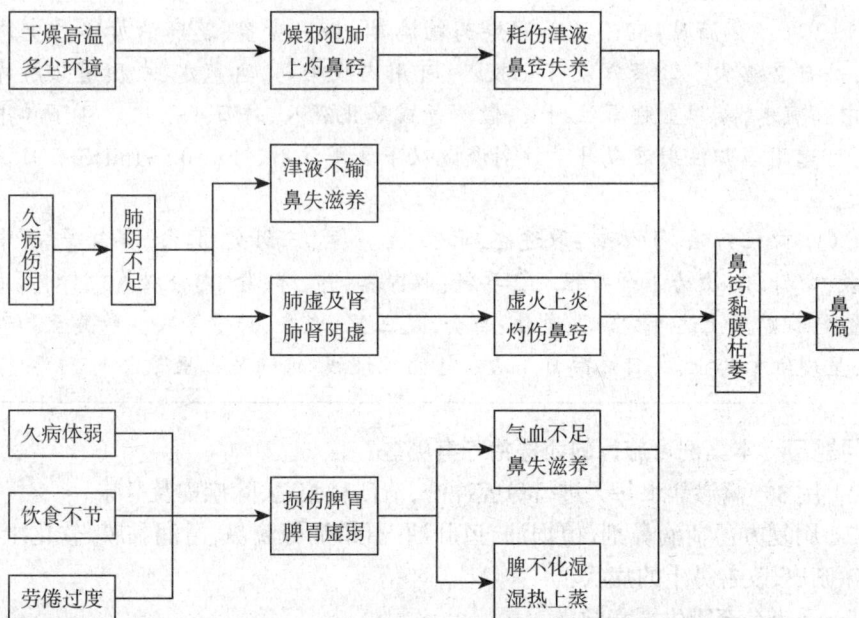

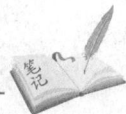

知识点 3

本病的中医辨证治疗

	燥邪犯肺证	肺肾阴虚证	脾气虚弱证
辨证要点	鼻内干燥,灼热疼痛,涕痂带血;鼻黏膜干燥,或有痂块;咽痒干咳	鼻干较甚,鼻衄,嗅觉减退;鼻黏膜色红干燥,鼻甲萎缩,或有脓涕痂皮积留,鼻气恶臭;咽干,干咳少痰,或痰带血丝,腰膝酸软,手足心热	鼻内干燥,鼻涕黄绿腥臭,头痛头昏,嗅觉减退;鼻黏膜色淡,干萎较甚,鼻腔宽大,涕痂积留;常伴纳差腹胀,倦怠乏力,面色萎黄
舌脉	舌尖红,苔薄黄少津,脉细数	舌红少苔,脉细数	舌淡红,苔白,脉缓弱
治法	清燥润肺,宣肺散邪	滋养肺肾,生津润燥	健脾益气,祛湿化浊
方药	清燥救肺汤加减	百合固金汤加减;肺阴虚明显者,可用养阴清肺汤	补中益气汤加减

知识点 4

本病还可施行的其他中医治疗

(1) 中成药治疗:①左归丸、知柏地黄丸,适用于鼻槁肺肾阴虚证。②补中益气丸、参苓白术丸,适用于鼻槁脾气虚弱证。

(2) 外治法:如鼻腔冲洗、滴鼻法、蒸汽或超声雾化吸入、下鼻甲注射等。①鼻腔冲洗:用生理盐水或中药煎水冲洗鼻腔,以清除鼻内痂块,减少鼻腔臭气,每日 1~2 次。②滴鼻:宜用滋养润燥药物滴鼻,如用蜂蜜、芝麻油加冰片少许滴鼻,每日 2~3 次。③蒸气及雾化吸入:可用内服中药,再煎水,或用清热解毒排脓中药煎水,或用鱼腥草注射液,做蒸气或雾化吸入,每日 1~2 次。④下鼻甲注射:可选用当归注射液或丹参注射液做双下鼻甲注射,每侧 0.5~1ml,3~5 日注射 1 次。

(3) 穴位疗法:①体针:取迎香、禾髎、足三里、三阴交、肺俞、脾俞等穴,中弱刺激,留针,10 次为 1 个疗程。②耳针:取内鼻、肺、脾、肾、内分泌等穴针刺,用王不留行籽贴压上述耳穴。③灸法:百会、足三里、迎香、肺俞等穴。悬灸至局部发热,呈现红晕为止,每日或隔日 1 次。④穴位埋线:可选足三里等穴。

问题三　本案例可施行的西医治疗有哪些?

(1) 用 3% 高渗盐水每天进行鼻腔冲洗,清洁鼻腔,去除痂皮及臭味。

(2) 用复方薄荷滴鼻剂、植物油、鱼肝油、石蜡油等滴鼻,滑润黏膜,软化干痂,便于清除痂皮,改善鼻干的症状。

(3) 适当补充维生素和微量元素。

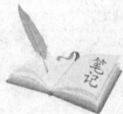

知识点 5

本病的西医治疗方法

总的来说,萎缩性鼻炎目前尚无特效治疗。

(1) 局部治疗:①用 3% 高渗盐水每天进行鼻腔冲洗,清洁鼻腔,去除痂皮及臭味,可以刺激鼻黏膜增生。②复方薄荷滴鼻剂、植物油、鱼肝油、石蜡油等滴鼻,滑润黏膜,软化干痂,便于清除痂皮,改善鼻干的症状。③ 1%~3% 链霉素液滴鼻,抑制细菌生长,减少黏膜糜烂,帮助黏膜生长。④复方雌二醇滴鼻剂,25% 葡萄糖甘油滴鼻,有抑制鼻分泌物分解作用。⑤ 50% 葡萄糖滴鼻,可促进黏膜腺体分泌。

(2) 全身治疗:改善营养,改进生活条件。①维生素疗法:维生素 A、维生素 B_2、维生素 C、维生素 E 对此病有一定疗效。②微量元素疗法:适当补充铁、锌等微量元素。③桃金娘油 0.3g,每天 2 次。能稀释黏液,促进腺体分泌,刺激黏膜纤毛运动,并有一定的抗菌作用。

(3) 手术治疗:病变较重,保守治疗效果不好者可行手术治疗。目的是缩小鼻腔,减少鼻腔通气量,减少鼻黏膜水分蒸发,减轻鼻腔干燥和结痂。主要方法有:①鼻腔黏 - 骨膜下埋藏术;②前鼻孔闭合术;③鼻腔外侧壁内移加固定术。

问题四 本案例的转归与预后如何? 怎样预防调护?

思路 1 鼻槁若能及时合理治疗,可减轻症状。鼻槁病程长,缠绵难愈。年幼患病,长期不愈者,可致外鼻呈鞍鼻畸形。

思路 2 本案例的预防与调护措施包括:①保持鼻腔清洁湿润,及时清除积留涕痂;②禁用血管收缩剂滴鼻;③加强营养,多食蔬菜、水果、动物肝脏及豆类食品,忌辛辣炙煿燥热之物,戒烟酒;④积极防治各种鼻病和全身慢性疾病;⑤加强卫生管理,注意劳动保护,改善生活与工作环境,减少粉尘吸入,在高温、粉尘多的环境,要采取降温、除尘通风、空气湿润等措施。

【临证要点】

1. 鼻槁患者鼻腔黏膜萎缩、鼻内干燥明显,局部的湿润可以改善其干燥感,因此局部应滴用润滑剂改善症状,禁用加重干燥感的减充血剂。

2. 萎缩性鼻炎的恶臭气味多见于病情严重者,恶臭系因变形杆菌使鼻腔内脓性分泌物和痂皮内的蛋白质分解产生吲哚所致,故又称臭鼻症。其病灶多在脓痂下面,因此鼻内滴药前要冲洗鼻腔,清除脓痂,暴露其下方的病灶后滴药,以提高疗效。

3. 采用正确的擤鼻、滴鼻以及洗鼻方法。

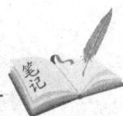

【诊疗流程】

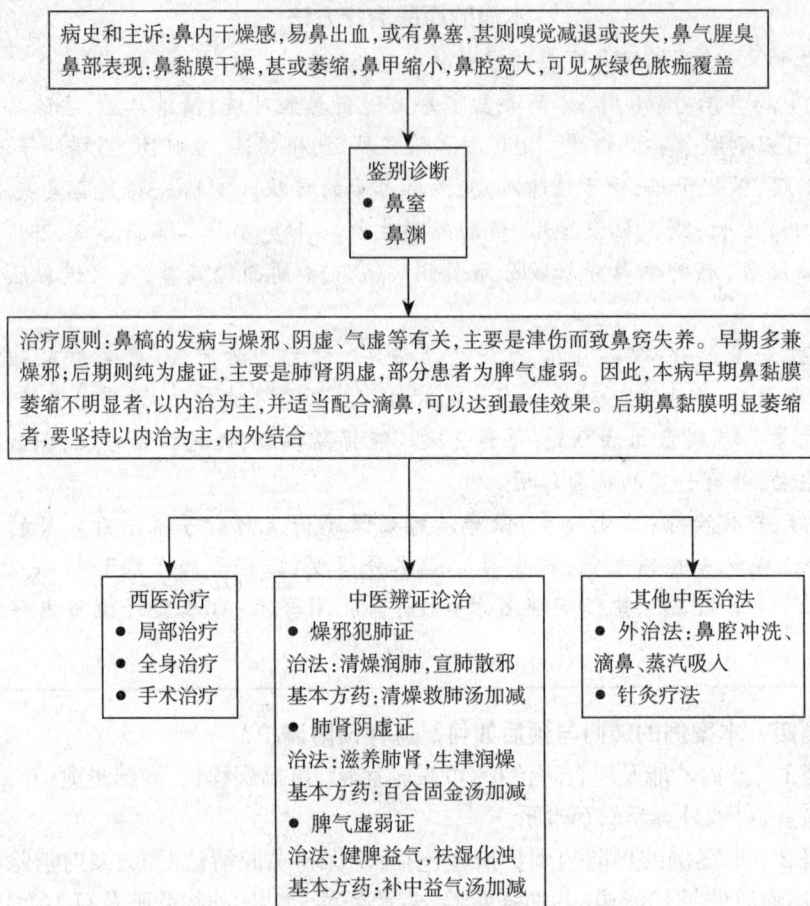

病史和主诉:鼻内干燥感,易鼻出血,或有鼻塞,甚则嗅觉减退或丧失,鼻气腥臭
鼻部表现:鼻黏膜干燥,甚或萎缩,鼻甲缩小,鼻腔宽大,可见灰绿色脓痂覆盖

鉴别诊断
● 鼻窒
● 鼻渊

治疗原则:鼻槁的发病与燥邪、阴虚、气虚等有关,主要是津伤而致鼻窍失养。早期多兼燥邪;后期则纯为虚证,主要是肺肾阴虚,部分患者为脾气虚弱。因此,本病早期鼻黏膜萎缩不明显者,以内治为主,并适当配合滴鼻,可以达到最佳效果。后期鼻黏膜明显萎缩者,要坚持以内治为主,内外结合

西医治疗
● 局部治疗
● 全身治疗
● 手术治疗

中医辨证论治
● 燥邪犯肺证
治法:清燥润肺,宣肺散邪
基本方药:清燥救肺汤加减
● 肺肾阴虚证
治法:滋养肺肾,生津润燥
基本方药:百合固金汤加减
● 脾气虚弱证
治法:健脾益气,祛湿化浊
基本方药:补中益气汤加减

其他中医治法
● 外治法:鼻腔冲洗、滴鼻、蒸汽吸入
● 针灸疗法

(韩　梅)

鼻槁古医籍

扫一扫
测一测

【复习思考题】

鼻槁须与哪些疾病进行鉴别? 要点是什么?

第六节　鼻　衄

PPT 课件

培训目标

1. 掌握鼻衄的诊断及鉴别诊断要点。

2. 掌握鼻衄的治疗原则、外治法。

3. 熟悉鼻出血的西医治疗方法。

4. 掌握鼻衄的预防、调护及预后。

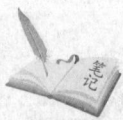
笔记

鼻衄即鼻出血,既是耳鼻喉科的常见病和急症,又可以是鼻部或全身疾病的症状,发病无性别、年龄的差异。病情可轻可重,轻者仅涕中带血,可自行停止;重者出血不止,危及生命,须急救治疗。西医学的鼻出血可参考本病进行辨证论治。

鼻中隔立特氏区糜烂出血图
LR-11-6-1

【典型案例】

李某,男,39岁。诉右鼻反复出血半月。患者曾有血小板减少性紫癜史,现已治愈。半月前因劳累过度,出现右鼻出血,出血量约100ml,经前鼻孔填塞后出血停止,但2天后抽取鼻腔堵塞物时右鼻仍出血,出血量约1ml,经按压鼻翼后出血停止,之后不时有血性分泌物出现。前鼻镜检查见鼻黏膜淡红,鼻中隔右前下方黏膜糜烂,少许渗血,右鼻底部可见少许淡红色血液。血常规及凝血功能检查未见明显异常,鼻窦CT检查未见肿瘤及鼻窦炎症影像表现。伴头晕、汗出、乏力、心悸、失眠多梦,时面色无华,少气懒言。舌质淡,苔薄白,脉缓弱。

鼻中隔立特氏区潮红出血图
LR-11-6-2

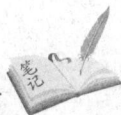

问题一 本患者初步考虑诊断为何病?其诊断依据是什么?应该与哪些疾病进行鉴别?

思路1 该患者右鼻出血反复半月,查见鼻中隔右前下方黏膜糜烂出血,初步诊断为鼻衄(鼻出血),其诊断依据为:

(1) 右鼻反复出血半月。

(2) 前鼻镜检查见鼻中隔右前下方黏膜糜烂,少许渗血,右鼻底见少许淡红色分泌物。

思路2 临床诊断时应考虑与咯血、呕血相鉴别。

知识点1

鉴 别 要 点

(1) 与咯血相鉴别:咯血是咽喉、气管、支气管及肺部出血后,血液经口腔咯出,多伴有咳嗽,血液随咳嗽而出,痰血相兼。常见于肺结核、支气管扩张、肺癌、肺脓肿及心脏病导致的肺淤血等。可根据患者既往病史、体征及辅助检查鉴别。鼻腔检查无出血点。

(2) 与呕血相鉴别:呕血是上消化道出血的主要表现之一,当大量呕血时,血液可经口鼻涌出,血中可夹有食物残渣。有胃、十二指肠溃疡,食管静脉曲张等上消化道疾病史,常伴有消化道疾病的其他症状及体征,但鼻腔检查无出血点。

问题二 本案例的中医证型是什么?中医如何治疗?

思路1 该患者劳累过度,劳则耗气,脾虚气弱,气不摄血,故鼻腔不时有血性分泌物;脾虚气血生化乏源,则血色淡红,缠绵难愈;脾虚血少,则鼻黏膜色淡;头晕、心悸、面色无华、汗出、乏力、失眠多梦、少气懒言;舌质淡,苔薄白,脉缓弱。俱为脾虚气弱之象。故本案例的证型是脾不统血证。

治法:健脾益气,摄血止衄。

方药:归脾汤加减。白术、当归、茯苓、黄芪、远志、龙眼肉、炒酸枣仁、人参、木香、炙甘草。水煎服，每日1剂，分2次服。加阿胶以补血养血，加白及、仙鹤草以收敛止血，水煎，每日1剂，分2次服。若纳差，加神曲、麦芽。

　　思路2　本患者还可在辨证的基础上选择施行其他的中医治疗方法，如中成药治疗、中医外治、穴位疗法等。

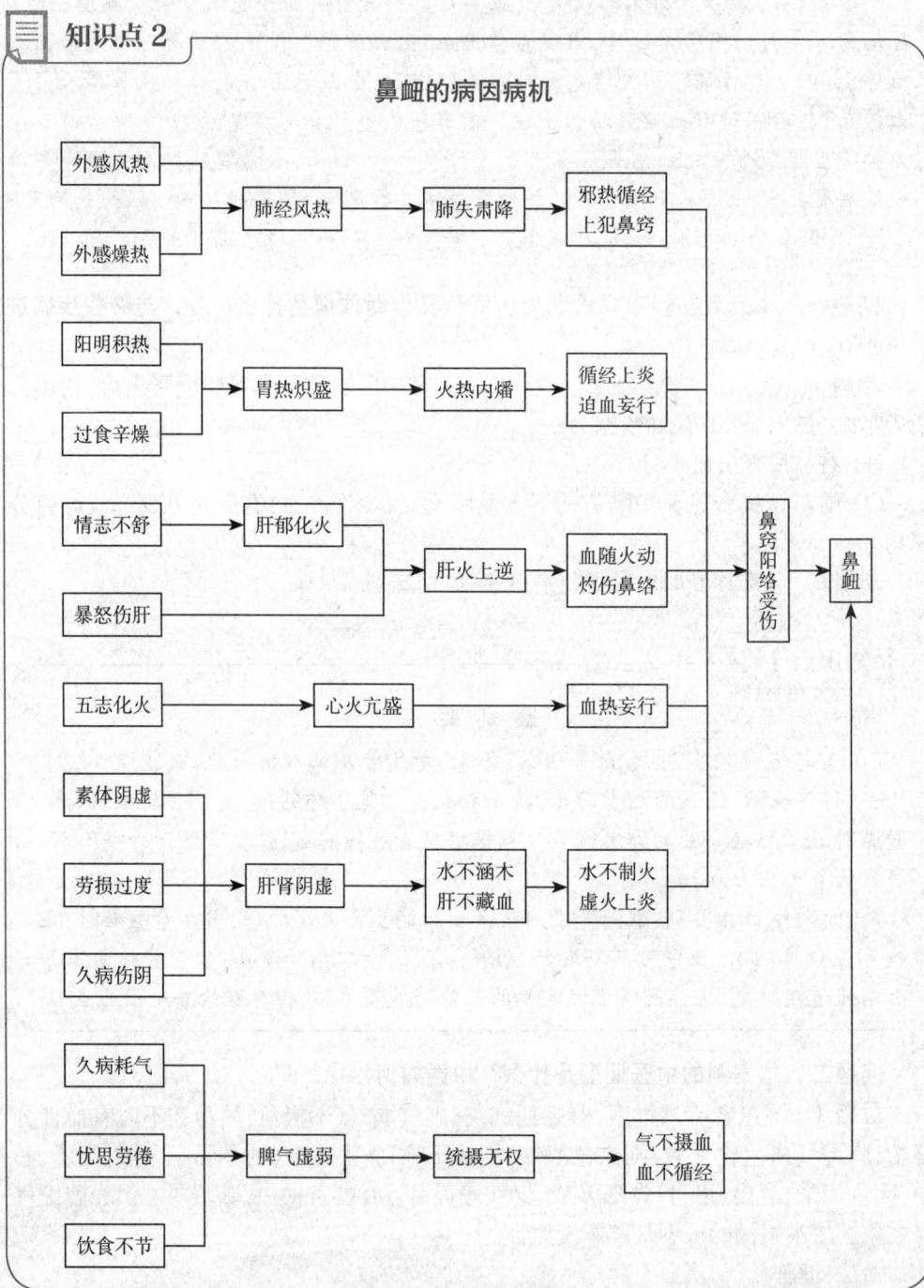

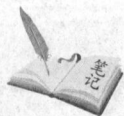

知识点 2

鼻衄的病因病机

外感风热 ┐
　　　　├→ 肺经风热 → 肺失肃降 → 邪热循经上犯鼻窍 ┐
外感燥热 ┘

阳明积热 ┐
　　　　├→ 胃热炽盛 → 火热内燔 → 循经上炎迫血妄行 ┐
过食辛燥 ┘

情志不舒 → 肝郁化火 ┐
　　　　　　　　　　├→ 肝火上逆 → 血随火动灼伤鼻络 ┐
暴怒伤肝 ──────────┘

五志化火 → 心火亢盛 → 血热妄行 ┐

素体阴虚 ┐
　　　　│
劳损过度 ├→ 肝肾阴虚 → 水不涵木肝不藏血 → 水不制火虚火上炎 ┐
　　　　│
久病伤阴 ┘

久病耗气 ┐
　　　　│
忧思劳倦 ├→ 脾气虚弱 → 统摄无权 → 气不摄血血不循经 ┐
　　　　│
饮食不节 ┘

→ 鼻窍阳络受伤 → 鼻衄

三 知识点 3

本病的中医辨证治疗

	肺经风热证	胃热炽盛证	肝火上逆证	心火亢盛证	肝肾阴虚证	脾不统血证
辨证要点	鼻衄,点滴而下,色鲜红,量不甚多,鼻腔干燥,灼热感。多伴有鼻塞涕黄,咳嗽痰少,口干身热,溲黄便结	鼻中出血,量多,色鲜红或深红,鼻黏膜色深红而干。多伴有口渴引饮,口臭,或齿龈红肿,糜烂出血,大便秘结,小便短赤	鼻衄暴发,量多,血色深红,鼻黏膜色深红。常伴有头痛头晕,口苦咽干,胸胁苦满,面红目赤,烦躁易怒	鼻血外涌,血色鲜红,鼻黏膜红赤,伴有面赤,心烦失眠,身热口渴,口舌生疮,大便秘结,小便黄赤;甚则神昏谵语	鼻衄色红,血量不多,时作时止。鼻黏膜色淡红而干,伴口干少津,头晕眼花,五心烦热,健忘失眠,腰膝酸软,或颧红盗汗	鼻衄常发,渗渗而出,量多或量少,鼻黏膜色淡,身症见面色无华,少气懒言,神疲倦怠,食少便溏
舌脉	舌质红,苔薄白而干,脉数或浮数	舌质红,苔黄厚而干,脉洪数或滑数	舌质红,苔黄,脉弦数	舌尖红,苔黄,脉数;甚则舌质红绛,少苔,脉细数	舌红少苔,脉细数	舌淡苔白,脉缓弱
治法	疏风清热,凉血止血	清胃泻火,凉血止血	清肝泻火,凉血止血	清心泻火,凉血止血	滋补肝肾,养血止血	健脾益气,摄血止血
方药	黄芩汤加减	凉膈散加减	龙胆泻肝汤加减	泻心汤加减	知柏地黄汤加减	归脾汤加减

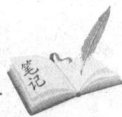

知识点 4

本病还可施行的其他中医治疗

(1) 中成药治疗:止血中成药裸花紫珠片;实证还可用龙胆泻肝丸;虚证可用归脾丸、补中益气丸、知柏地黄丸等;。

(2) 外治法:如冷敷法、压迫法、导引法、吹鼻法等。①冷敷法:取坐位,以冷水浸湿的毛巾或冰袋敷于患者的前额或后颈部,以达到冷敷止血的目的。②压迫法:用手指紧捏双侧鼻翼10~15分钟,或用手指掐压患者入前发际正中线1~2寸处以达到止血目的。③导引法:令患者双足浸于温水中,或以大蒜捣烂,或用吴茱萸粉调成糊状敷于同侧足底涌泉穴上,以引火下行而止血。④吹鼻法:选用云南白药、蒲黄、血余炭、马勃粉、三七粉等具有收涩止血作用药粉吹入鼻腔,黏附于出血处,而达到止血的目的。亦可将上述药物放在棉片上,贴于出血处或填塞鼻腔。

(3) 穴位疗法:①体针:肺经热盛者,取少商、迎香、尺泽、合谷、天府等穴;胃热炽盛者,取内庭、天枢、大椎等穴;心火亢盛者,取阴郄、少冲、少泽、迎香等穴;肝火上逆者,取巨髎、太冲、风池、阳陵泉、阴郄等穴;肝肾阴虚者,取太溪、太冲、三阴交、素髎、通天等穴;脾不统血者,取脾俞、肺俞、足三里、迎香等穴。实证用泻法,并可点刺少冲、少泽、少商等穴出血;虚证用补法。②耳针:取内鼻、肺、胃、肾上腺、额、肝、肾等穴,每次2~3穴,捻转1~2分钟,每日1次。

问题三　本案例可施行的西医治疗有哪些?

(1) 局部烧灼止血。

(2) 口服维生素,以改善凝血机制。

(3) 鼻中隔糜烂处涂抹金霉素软膏。

知识点 5

鼻衄出血量
的估计

LB-11-6-3

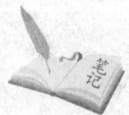

本病的西医治疗方法

西医处理原则是首先是止血,并估计出血量,查找出血原因及出血部位。

(1) 止血治疗:根据患者的具体情况选用:①简易止血法;②烧灼止血法;③填塞止血法;④手术止血法;⑤其他疗法,如血管栓塞法等。

(2) 药物治疗:①镇静剂:严重鼻衄者,常出现烦躁不安,可选用镇静剂以安定情绪,减缓出血。可选用地西泮、艾司唑仑等口服或肌注。②止血药:给予足量的维生素C、维生素K、维生素P,以及适量的止血药如血凝酶、酚磺乙胺等,以改善凝血机制。③抗休克:出血量大者静脉补液以扩充血容量,必要时可输血,防止休克。④对因治疗:根据不同病因采取相应的对因治疗措施,如抗高血压、改善凝血机制等。必要时请相关学科会诊,协同治疗。

问题四　本案例的转归与预后如何? 怎样预防与调护?

思路1　鼻衄若能及时止血,查找出血原因而针对性治疗,预后良好。反复出血或出血量多又急者,可致失血性休克,危及生命。

　　思路2　本案例的预防与调护措施包括：①首先应安抚患者情绪，使之镇静，必要时可予镇静剂；②采用坐位或半卧位，疑有休克者，可取仰卧低头位；③对于出血量多者，须注意观察患者的面色、神志、脉象和血压；④嘱患者勿将血液咽下，以免刺激胃部引起呕吐；⑤有活动性出血者应先止血，止血后再做必要的检查，寻找出血原因，必要时请其他科会诊；⑥鼻腔操作时动作应轻柔，避免造成新的出血点；⑦实证鼻衄者，应指导其平时多服清热凉血之品，忌食辛辣刺激的食物，以免资助火热，加重病情；虚证鼻衄者，平素应常服滋阴养血之品，忌食生冷的食物；⑧积极治疗可以引起鼻衄的各种疾病，防止鼻衄复发；⑨戒除经常用力擤鼻或挖鼻的习惯；⑩积极锻炼身体，预防感邪，并保持心情舒畅及大便通畅。

【临证要点】

1. 鼻出血的治疗关键是一定要及时有效止血。
2. 鼻出血止血后务必查找出血原因及估计出血量，以利于后续治疗。
3. 鼻内镜下止血是最直接有效的止血方法。
4. 中医辨证论治无论对急性及慢性鼻出血均有效，关键是辨证准确。

【诊疗流程】

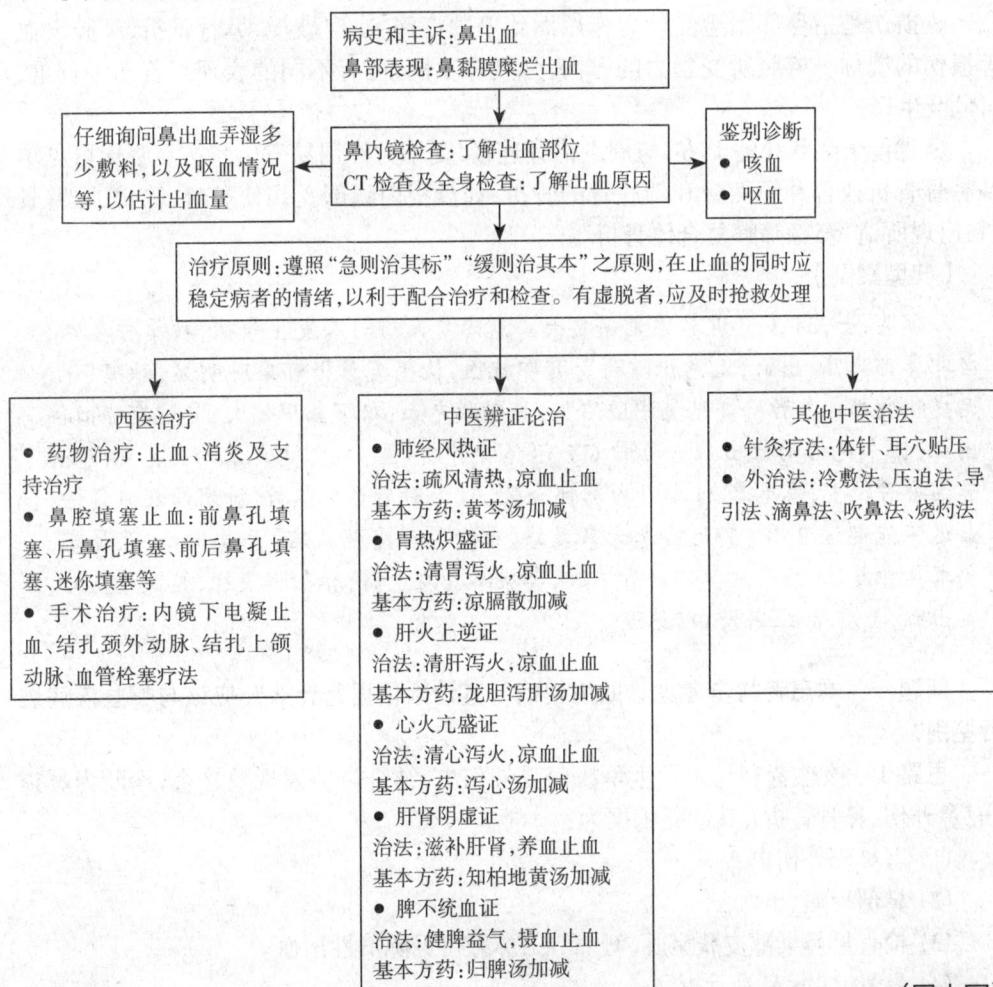

鼻出血
古医籍

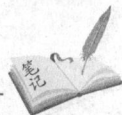

（周小军）

【复习思考题】

1. 鼻衄的治疗关键是什么？
2. 鼻衄须与哪些疾病进行鉴别？要点是什么？
3. 鼻衄的西医学药物治疗方法有哪些？

第七节 鼻 损 伤

培训目标

1. 掌握鼻损伤的诊断要点。
2. 掌握鼻损伤的辨证论治、转归与预后。
3. 熟悉鼻损伤的西医治疗方法。

鼻损伤是指鼻部因遭受外力作用而致瘀肿疼痛、皮肉破损、鼻骨骨折、鼻腔出血等损伤的统称。依照所受暴力的方向、强度等不同,可有不同的表现。若伤势较重,可危及生命。

鼻骨位于梨状孔的上方,与周围诸骨连接,受暴力作用易发生骨折。临床可见单纯鼻骨骨折或合并颌面骨和颅底骨的骨折,如鼻根内眦部受伤使鼻骨、筛骨、眶壁骨折,出现所谓"鼻额筛眶复合体骨折"。

【典型案例】

郁某,女,34岁。诉鼻梁歪斜7天。患者7天前与人发生争执,被拳击鼻部,当即鼻部疼痛、出血,无意识障碍。随即就医,检查见鼻根部瘀肿明显,触痛(+),无皮肤破损。鼻腔检查见鼻中隔右偏,鼻黏膜充血,双下鼻甲偏大,鼻腔有陈旧性出血,但未见活动性出血。鼻骨CT示鼻骨骨折(图11-1,见文末彩图)。因患者鼻梁瘀肿较重,嘱患者24小时内鼻部冷敷,24小时后鼻部热敷,肿消后及时复诊,最迟不能超过2周。7天后患者来复诊,自述鼻部疼痛减轻,无鼻出血,无鼻塞,要求鼻骨复位。检查见鼻部瘀青不肿,鼻梁略向左歪斜,鼻黏膜淡红,鼻通气良好,无出血,舌质黯红,苔薄白,脉涩。

问题一 本患者初步考虑诊断为何病？其诊断依据是什么？应该与哪些疾病进行鉴别？

思路1 该患者有与人发生争执而受外伤史,结合鼻部表现及检查,诊断为鼻损伤(鼻外伤、鼻骨骨折),其诊断依据为:

(1) 有鼻部外伤史。

(2) 鼻部疼痛、出血。

(3) 检查见鼻梁部皮肤瘀肿,触痛(+),鼻腔可见陈旧性出血。

(4) 鼻骨CT示鼻骨骨折。

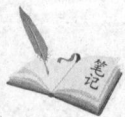

思路 2 临床诊断时应考虑与非外力作用导致的鼻出血、非鼻骨骨折导致的鼻中隔偏曲相鉴别。

📋 知识点 1

鉴别要点

（1）与非外力作用导致的鼻出血相鉴别：鼻出血为临床常见症状之一，病因可分为局部和全身两种。局部除外伤外，还可见于肿瘤及炎症。各种良性和恶性肿瘤均可出现鼻出血，如鼻咽血管纤维瘤、鼻中隔毛细血管瘤、鼻腔及鼻窦的恶性肿瘤等；炎症可见于各种鼻炎及鼻腔特殊感染，如结核、白喉、梅毒等，而非由外力作用导致。

（2）与非鼻骨骨折导致的鼻中隔偏曲相鉴别：鼻中隔偏曲是指鼻中隔偏向一侧或两侧。主要原因是组成鼻中隔的诸骨发育不均衡，形成不同的张力曲线，导致诸骨间连接异常。儿童时期腺样体肥大、硬腭高拱可限制鼻中隔发育引起鼻中隔偏曲，而非外力作用导致鼻骨骨折而出现鼻中隔偏曲。

问题二　本案例的中医证型是什么？中医如何治疗？

思路 1　本案例的证型是鼻骨骨折证。

辨证分析：该患者因外力撞击鼻梁，鼻梁骨轻薄且脆，故易折断，形成鼻梁偏曲。撞击鼻部后，血脉破损，血溢皮肉之间，故瘀肿疼痛。舌质黯红，苔薄白，脉涩为脉络破损，瘀滞不痛之象。故本案例的证型是鼻骨骨折证。

治法：行气活血，和营散瘀。

方药：正骨紫金丹加减。红花、当归、牡丹皮、大黄、血竭、儿茶、木香、丁香、茯苓、莲子、白芍、甘草。水煎服，每日 1 剂，分 2 次服。

思路 2　本患者还可在辨证的基础上选择施行其他的中医治疗方法，如中成药治疗、外敷法等。

📋 知识点 2

本病的病因病机

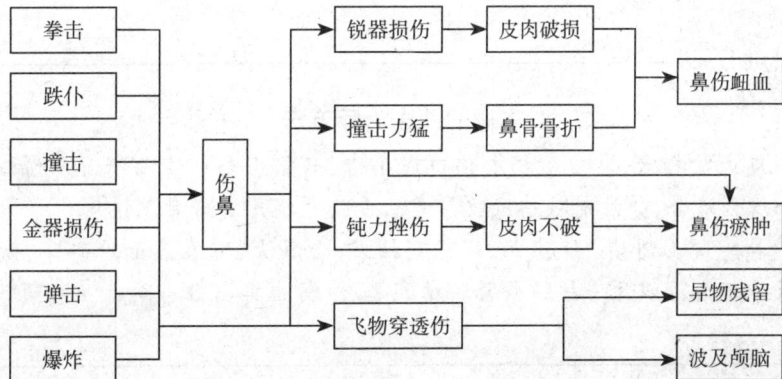

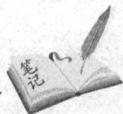

```
拳击  ┐
跌仆  │                      锐器损伤 ──→ 皮肉破损 ──┐
撞击  ├──→ 伤鼻 ──→                                ├──→ 鼻伤衄血
金器损伤 │           撞击力猛 ──→ 鼻骨骨折 ──┘
弹击  │           钝力挫伤 ──→ 皮肉不破 ──→ 鼻伤瘀肿
爆炸  ┘                                   异物残留
                      飞物穿透伤 ──→      波及颅脑
```

笔记

知识点 3

本病的中医辨证治疗

	鼻伤瘀肿证	皮肉破损证	鼻骨骨折证	鼻伤衄血证
辨证要点	鼻部疼痛,触痛,鼻塞,鼻部肿胀,皮下青紫,可波及眼睑,或见鼻中隔膨隆	轻者表皮擦伤,重者皮肉破损,部分脱落缺损,局部出血疼痛	鼻部疼痛,触痛,鼻塞,鼻部肿胀,皮下青紫,可见鼻梁歪曲或塌陷	鼻衄,其量或多或少,出血量多者,持续难止,甚至面色苍白,脉微欲绝;亦可见伤后数日仍反复出血者
舌脉	舌质紫黯,苔薄白,脉弦涩	舌质紫黯,苔薄白,脉弦涩	舌质紫黯,苔薄白,脉弦涩	舌质淡黯,脉细弱
治法	活血通络行气止痛	活血祛瘀消肿止痛	初期活血化瘀,行气止痛;中期行气活血,和营散瘀;后期补气养血,强骨散瘀	敛血止血,和血养血或益气敛阳固脱
方药	桃红四物汤加减	桃红四物汤加减	早期活血止痛汤加减;中期正骨紫金丹加减;后期人参紫金丹加减	十灰散加减或配合生脉散、独参汤、参附龙牡汤

知识点 4

本病还可施行的其他中医治疗

(1) 中成药治疗:①跌打丸,适用于鼻损伤鼻伤瘀肿证。②七厘散,适用于鼻损伤皮肉破损证。

(2) 外敷法:鼻伤瘀肿者,24 小时内,冷敷止血,减少瘀血形成;24 小时后,热敷散瘀,消肿止痛。可用内服药再煎汤热敷,亦可用如意金黄散调敷。

问题三　本案例可施行的西医治疗有哪些?

思路　鼻骨骨折复位。

知识点 5

本病的西医治疗方法

(1) 皮肉破损者,表皮破损或伤口浅小者,只需用局部清洁消毒。伤口深大者,应予清创缝合,并注射破伤风抗毒素。皮肤缺损严重者考虑植皮。

(2) 鼻中隔血肿者,血肿小,可穿刺抽吸;血肿大,宜在表面麻醉下,做切开引流,吸尽瘀血后以凡士林纱条紧密填塞鼻腔,防止再出血。同时注意预防感染化脓。

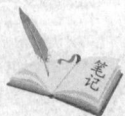

（3）鼻骨骨折者,骨折无移位者参考鼻伤瘀肿的治疗方法;有骨折移位者宜及早复位（图11-2）,一般在3小时以内复位,此时组织尚未肿胀;瘀肿严重者,待肿胀消退后整复,不宜超过14天,否则骨痂形成太多,畸形愈合,不易整复。

（4）鼻中隔脱位者,予以复位,用复位钳伸入两侧鼻腔夹住鼻中隔,将其扶正复位后,双侧鼻腔填塞凡士林纱条。若难以复位者,日后可行鼻中隔黏膜下矫正术或黏膜下切除术,以矫正其偏曲。

图11-2　鼻骨骨折复位法

鼻骨复位法视频

（5）鼻伤衄血者,以止血为主,方法参考"鼻衄"章节。

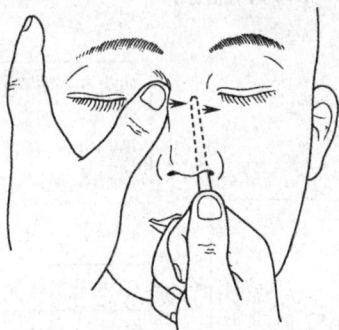

问题四　本案例的转归与预后如何? 怎样预防调护?

思路1　鼻损伤轻者如能及时治疗一般预后良好;若伤势较重,或失治、误治,可遗留畸形,影响面容或呼吸功能。鼻与眼眶、牙槽突、颅底等比邻,所以鼻损伤可能累及邻近器官,引起眼眶壁骨折、牙槽突损伤、脑震荡、颅底骨折、硬脑膜撕裂伤等,遗留其他功能障碍,甚至危及生命。

思路2　本案例的预防与调护措施包括:①加强安全教育,防止意外发生;②禁忌用力揉擦瘀肿,以免加重损伤或引起出血;③有皮肉破损者宜保持清洁,防止染毒;④有鼻骨骨折者忌触碰按压,以免骨折端移位,造成畸形难愈。

【临证要点】

1. 鼻损伤是鼻科急症,临证时应根据损伤程度及病情变化,采用不同的外治和内治方法。

2. 影像学检查有助于鼻骨骨折的诊断,留下诊断依据。

3. 鼻骨骨折无移位者按鼻伤瘀肿处理。有移位的,骨折要在外伤3小时内尽早复位,此时组织尚未肿胀。最迟不能超过14天,以免发生畸形愈合。

4. 鼻骨复位时,注意鼻骨复位器伸入鼻腔后,不宜超过两眼内眦连线,以免损伤筛骨水平板,引起颅底骨折,出现脑脊液鼻漏。

5. 鼻骨骨折复位后要避免骨折部位的受压、移位。

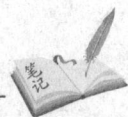

【诊疗流程】

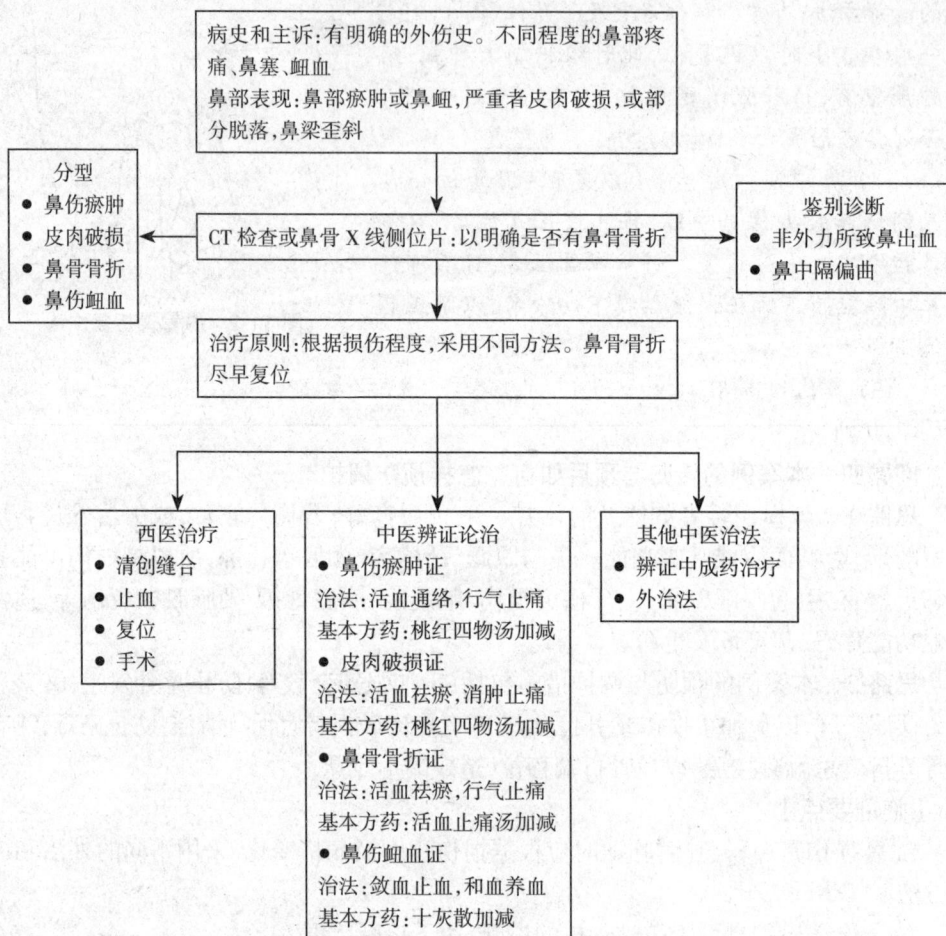

病史和主诉:有明确的外伤史。不同程度的鼻部疼痛、鼻塞、衄血
鼻部表现:鼻部瘀肿或鼻衄,严重者皮肉破损,或部分脱落,鼻梁歪斜

分型
- 鼻伤瘀肿
- 皮肉破损
- 鼻骨骨折
- 鼻伤衄血

CT 检查或鼻骨 X 线侧位片:以明确是否有鼻骨骨折

鉴别诊断
- 非外力所致鼻出血
- 鼻中隔偏曲

治疗原则:根据损伤程度,采用不同方法。鼻骨骨折尽早复位

西医治疗
- 清创缝合
- 止血
- 复位
- 手术

中医辨证论治
- 鼻伤瘀肿证
治法:活血通络,行气止痛
基本方药:桃红四物汤加减
- 皮肉破损证
治法:活血祛瘀,消肿止痛
基本方药:桃红四物汤加减
- 鼻骨骨折证
治法:活血祛瘀,行气止痛
基本方药:活血止痛汤加减
- 鼻伤衄血证
治法:敛血止血,和血养血
基本方药:十灰散加减

其他中医治法
- 辨证中成药治疗
- 外治法

(刘巧平)

鼻损伤
古医籍

扫一扫
测一测

？【复习思考题】

1. 鼻损伤的诊断要点是什么?
2. 鼻损伤如何辨证论治?
3. 鼻骨骨折处理的注意事项是什么?

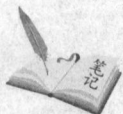

第十二章

咽喉部疾病

第一节 喉 痹

PPT 课件
12章01节PPT

培训目标

1. 掌握喉痹的诊断要点。
2. 掌握喉痹的辨证论治。
3. 熟悉喉痹的西医治疗方法。
4. 了解喉痹的转归与预后。

喉痹是指以咽痛或咽部不适,咽部肌膜红肿,喉底或有颗粒状突起为主要特征的咽部疾病,临床可分为实证与虚证。

喉痹类似于西医学的急性咽炎、慢性咽炎。西医学认为急、慢性咽炎是咽部黏膜、黏膜下组织及淋巴组织的急、慢性炎症,常为上呼吸道急、慢性炎症的一部分。急性咽炎多发生于秋冬及冬春之交,慢性咽炎多见于成年人,病程长,症状顽固,不易治愈。

【典型案例】

> 张某,女,19岁。咽痛1日。诉最近复习考试,颇感劳累,昨夜出现咽部毛糙感,喜清嗓,今晨感觉咽痛,吞咽时明显,咽部有灼热感。咽部检查见咽黏膜充血肿胀,咽后壁淋巴滤泡增生充血,呈颗粒状突起,有脓性渗出物附着。血常规检查示白细胞总数及中性粒细胞均升高。患者伴发热,怕风,头痛,全身酸痛,乏力。舌质红,舌苔薄黄,脉浮数。

问题一 本患者初步考虑诊断为何病?其诊断依据是什么?应该与哪些疾病进行鉴别?

思路1 该患者咽痛1日,病史短,结合咽部表现,诊断为急喉痹(急性咽炎),其诊断依据为:

(1)咽痛1日。

(2)咽部检查见咽黏膜充血肿胀,淋巴滤泡增生充血,呈颗粒状突起,有脓性渗出

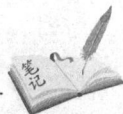

笔记

303

物附着。

(3) 血常规检查示白细胞总数及中性粒细胞升高。

思路 2 临床诊断应考虑与乳蛾、喉痈相鉴别。

知识点 1

鉴 别 要 点

(1) 与乳蛾相鉴别:急性扁桃体炎和急性咽炎发病部位都在咽部,都有咽喉红肿疼痛。急性扁桃体炎病变部位以扁桃体为主,表现为扁桃体的充血肿胀,有脓性渗出,白细胞总数及中性粒细胞升高明显。而急性咽炎的病证相对较轻,病变部位以咽后壁为主,扁桃体无明显改变。

(2) 与喉痈相鉴别:喉痈咽喉部脓肿病情严重,咽喉疼痛明显,可影响吞咽、言语,甚至影响呼吸,发热高,全身症状严重。而急性咽炎则病情较轻。

问题二 本案例的中医证型是什么?中医如何治疗?

思路 1 该患者风热之邪上犯,火热上攻咽喉,故咽痛灼热,吞咽时明显,黏膜充血肿胀;风热在表,正邪相争,故发热畏风;邪气客于卫表,随经络游走,耗伤正气,则头痛,全身酸痛,乏力;舌质红,舌苔薄黄,脉浮数均为风热在表之象。故本案例的证型是风热外侵证。

治法:疏风清热,利咽消肿。

方药:疏风清热汤加减。荆芥、防风、金银花、连翘、黄芩、赤芍、玄参、浙贝母、天花粉、桑白皮、牛蒡子、桔梗、甘草。水煎服,每日 1 剂,分 2 次服。若出现咳嗽痰多时,可加苏叶、杏仁、前胡,以清热止咳化痰。

思路 2 本患者还可在辨证的基础上选择施行其他的中医治疗方法,如中成药治疗、中医外治法、穴位疗法等。

知识点2

本病的病因病机

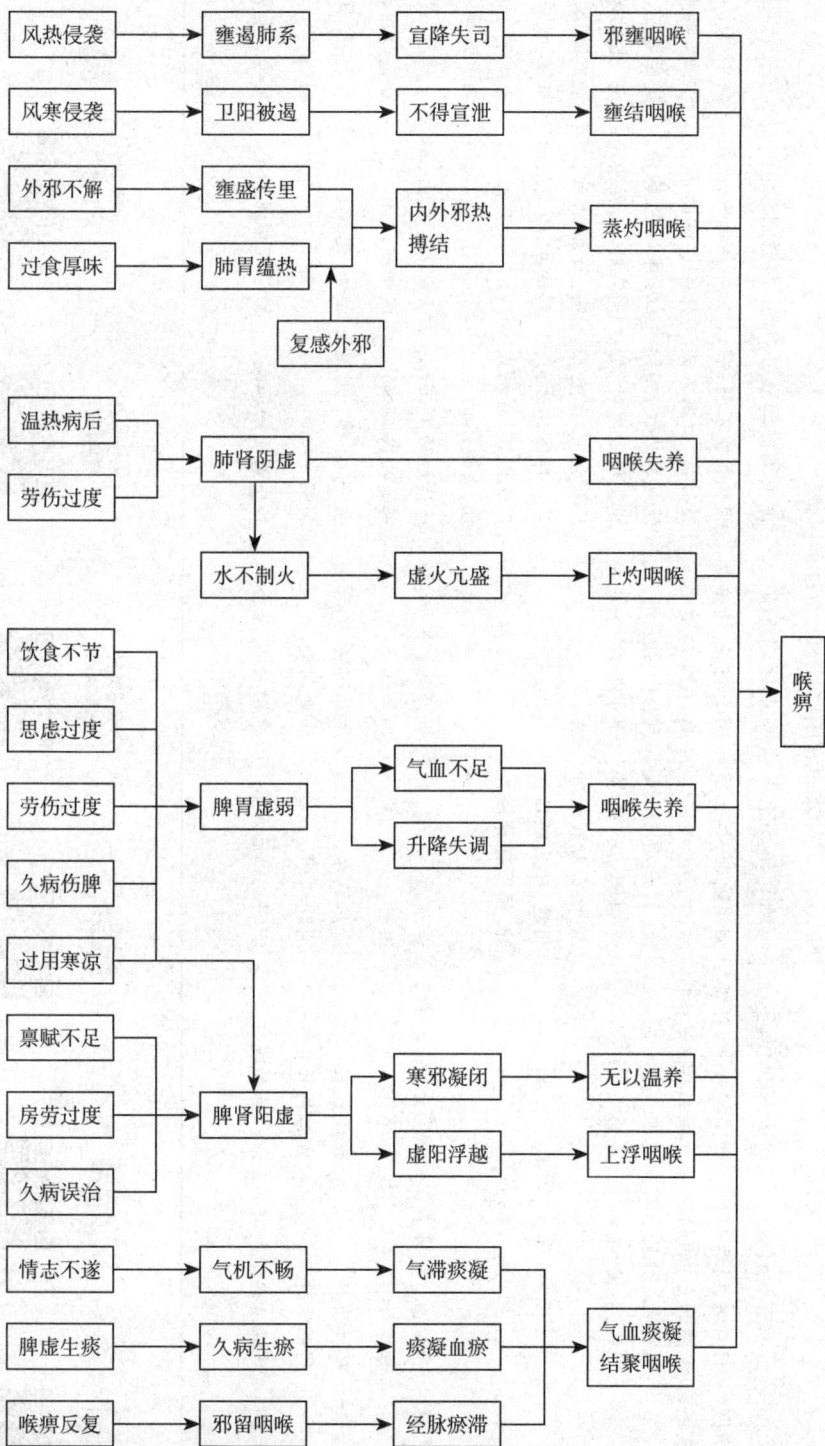

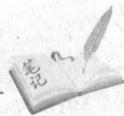

风热侵袭 → 壅遏肺系 → 宣降失司 → 邪壅咽喉

风寒侵袭 → 卫阳被遏 → 不得宣泄 → 壅结咽喉

外邪不解 → 壅盛传里 ↘
                      内外邪热搏结 → 蒸灼咽喉
过食厚味 → 肺胃蕴热 ↗
          ↑
复感外邪

温热病后 ↘
          肺肾阴虚 → 咽喉失养
劳伤过度 ↗
          ↓
          水不制火 → 虚火亢盛 → 上灼咽喉

饮食不节 ↘

思虑过度 ↘
                              气血不足 ↘
劳伤过度 → 脾胃虚弱 →   咽喉失养
                              升降失调 ↗
久病伤脾 ↗

过用寒凉 ↘

禀赋不足 ↘
                              寒邪凝闭 → 无以温养
房劳过度 → 脾肾阳虚 →
                              虚阳浮越 → 上浮咽喉
久病误治 ↗

情志不遂 → 气机不畅 → 气滞痰凝 ↘
                                气血痰凝结聚咽喉
脾虚生痰 → 久病生瘀 → 痰凝血瘀 ↗

喉痹反复 → 邪留咽喉 → 经脉瘀滞

→ 喉痹

知识点 3

本病的中医辨证论治

	风热外侵证	风寒外侵证	肺胃热盛证	肺肾阴虚证	脾胃虚弱证	脾肾阳虚证	痰凝血瘀证
辨证要点	咽痛明显,吞咽时疼痛加重,咽黏膜色鲜红,肿胀,伴发热,恶风,头痛	咽痛较轻,咽黏膜色淡红,肿胀;伴恶寒发热,头痛身痛	咽痛剧,吞咽困难,发热,口渴喜饮,口气臭秽,大便秘结,小便黄赤,咽部黏膜红肿明显,喉底颗粒红肿,颌下有臖核	咽干明显,或灼热疼痛,或咽部哽哽不利,干咳少痰,或痰中带血,手足心热	咽喉哽哽不利,咽燥微痛,口渴不欲饮或喜热饮,咽黏膜淡红或微肿,咽后壁淋巴滤泡较多,伴倦怠乏力,少气懒言,胃纳欠佳,大便不调	咽部异物感,痰逆稀白,咽黏膜淡红;伴面色苍白,形寒肢冷,腰膝冷痛,腹胀纳呆,下利清谷,舌质淡嫩	病程长,反复发作,咽部异物感,咽黏着感,或咽微痛,痰黏难咯,咽干不欲饮,咽黏膜暗红或瘀斑瘀点,喉底颗粒增多或融合成片,咽侧索肥厚
舌脉	舌偏红,苔薄黄,脉浮数	舌质淡红,苔薄白,脉浮紧	舌质红,苔黄,脉洪数	舌质红,苔少,脉细数	舌淡红边有齿印,苔薄白,脉细弱	舌体胖,苔白,脉沉细弱	舌暗红,或瘀斑瘀点,苔白,脉弦滑
治法	疏风清热利咽消肿	疏风散寒宣肺利咽	清热解毒消肿利咽	滋养阴液降火利咽	益气健脾,升清利咽	补脾益肾,温阳利咽	祛痰化瘀,散结利咽
方药	疏风清热汤加减	六味汤加减	清咽利膈汤加减	养阴清肺汤合六味地黄丸	补中益气汤加减	附子理中汤加减	贝母瓜蒌散加减

喉痹风热侵袭证图 ER-12-1-1
喉痹风寒侵袭证图 ER-12-1-2
喉痹肺胃热盛证图 ER-12-1-3
喉痹肺肾阴虚证图 ER-12-1-4
喉痹脾胃虚弱证图 ER-12-1-5
喉痹脾肾阳虚证图 ER-12-1-6
喉痹痰凝血瘀证图 ER-12-1-7

📝 **知识点 4**

本病还可施行的其他中医治疗

（1）中成药治疗：口服喉症丸，适用于喉痹风热外袭证；玄麦甘桔胶囊适用于肺肾阴虚证；补中益气丸、香砂养胃丸适用于脾胃虚弱证；金匮肾气片、右归丸适用于脾肾阳虚证。

（2）外治法：如含漱法、吹喉法、含服法、蒸气或雾化吸入法等。①含漱法：可用内服中药煎水含漱。②吹喉法：可用冰硼散等吹喷于咽喉患部，以清热止痛利咽。③含服法：可含服咽立爽口含滴丸、清咽滴丸等，以清热生津利咽。④蒸气或雾化吸入法：可用内服之中药煎水，趁热吸入药物蒸气；或用中药液置入雾化器中进行雾化吸入。

（3）穴位疗法：①体针：可选用合谷、内庭、曲池、足三里、肺俞、太溪、照海等为主穴，以尺泽、内关、复溜、列缺等为配穴。每次主穴、配穴可各选 2~3 穴，根据病情可用补法或泻法，每日 1 次。②灸法：主要用于体质虚寒者，可选合谷、足三里、肺俞等穴，悬灸或隔姜灸，每次 2~3 穴，每穴 20 分钟。③耳针：可选咽喉、肺、心、肾上腺、神门等埋针，亦可用王不留行籽贴压以上耳穴，两耳交替。④穴位注射：可选人迎、扶突、水突等穴，每次 1 穴（双侧），药物可用丹参注射液、川芎注射液，或维生素 B_1 注射液等，每穴 0.5~1ml。⑤刺血法：咽喉痛较甚、发热者，可配合耳尖、少商、商阳穴点刺放血，以助泄热。

问题三　本案例可施行的西医治疗有哪些？

（1）局部治疗：可用复方硼酸溶液或呋喃西林溶液等各种漱口液漱口。或碘喉片、杜灭芬片等含服。也可用抗生素加皮质激素进行超声雾化吸入治疗。

（2）全身治疗：可予以抗生素治疗，多选用青霉素类、头孢菌素类药物。

📝 **知识点 5**

本病的西医治疗方法

（1）局部治疗：可用复方硼酸溶液或呋喃西林溶液等各种漱口液漱口。或碘喉片、杜灭芬片等含服。也可用抗生素加糖皮质激素进行超声雾化吸入治疗。

（2）全身治疗：对急性咽炎，可内服解热镇痛药物以对症治疗。若为细菌感染者，可予以抗生素治疗，多选用青霉素类、头孢菌素类药物。若为病毒感染者，可予抗病毒药物治疗。

（3）其他治疗：对于慢性咽炎，见咽后壁淋巴滤泡、咽侧索增生比较明显的，可选用冷冻、激光、微波等治疗。

问题四　本案例的转归与预后如何？怎样预防调护？

思路 1　本案例经及时恰当的治疗，多可痊愈。若治疗不当，则转为虚证喉痹，每多迁延，病情容易反复。

思路 2　本案例的预防与调护措施包括：①避免过食辛辣醇酒及肥甘厚味；②要

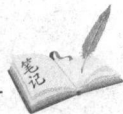

📖 笔记

注意保暖,防止感冒。要改善生活环境,保持室内通风良好,减少各种空气污染;③要注意劳逸结合,加强体育锻炼,提高身体免疫力;④积极治疗鼻窒、鼻渊、龋齿、胃食管反流症等邻近器官疾病。

【临证要点】

1. 咽部疼痛不只见于喉痹,临诊须仔细做咽喉部检查,以免误诊、漏诊。

2. 喉痹可引起全身其他部位的并发症,如心肌炎、肾炎、关节炎等。

3. 喉痹很容易复发,一定要注意调摄。

【诊疗流程】

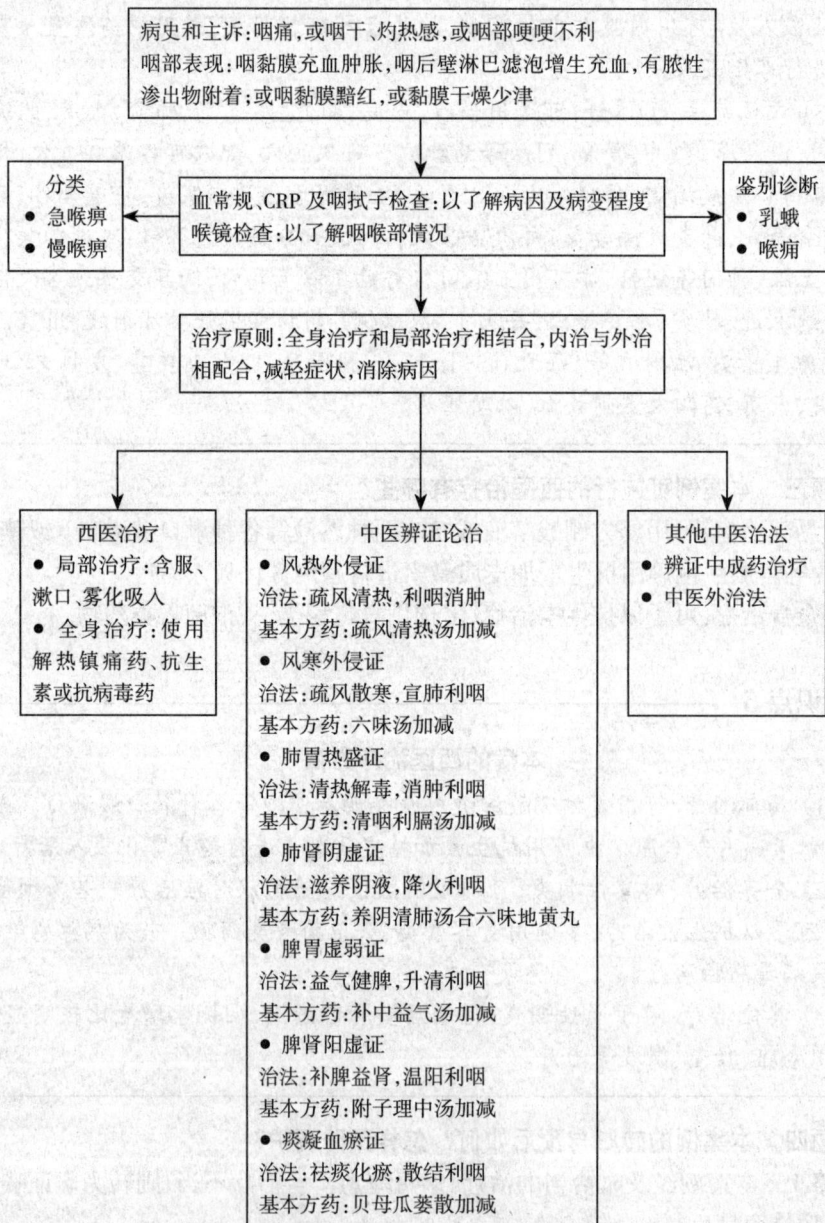

病史和主诉:咽痛,或咽干、灼热感,或咽部哽哽不利
咽部表现:咽黏膜充血肿胀,咽后壁淋巴滤泡增生充血,有脓性渗出物附着;或咽黏膜黯红,或黏膜干燥少津

分类
● 急喉痹
● 慢喉痹

血常规、CRP 及咽拭子检查:以了解病因及病变程度
喉镜检查:以了解咽喉部情况

鉴别诊断
● 乳蛾
● 喉痈

治疗原则:全身治疗和局部治疗相结合,内治与外治相配合,减轻症状,消除病因

西医治疗
● 局部治疗:含服、漱口、雾化吸入
● 全身治疗:使用解热镇痛药、抗生素或抗病毒药

中医辨证论治
● 风热外侵证
治法:疏风清热,利咽消肿
基本方药:疏风清热汤加减
● 风寒外侵证
治法:疏风散寒,宣肺利咽
基本方药:六味汤加减
● 肺胃热盛证
治法:清热解毒,消肿利咽
基本方药:清咽利膈汤加减
● 肺肾阴虚证
治法:滋养阴液,降火利咽
基本方药:养阴清肺汤合六味地黄丸
● 脾胃虚弱证
治法:益气健脾,升清利咽
基本方药:补中益气汤加减
● 脾肾阳虚证
治法:补脾益肾,温阳利咽
基本方药:附子理中汤加减
● 痰凝血瘀证
治法:祛痰化瘀,散结利咽
基本方药:贝母瓜蒌散加减

其他中医治法
● 辨证中成药治疗
● 中医外治法

喉痹古医籍

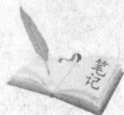

(魏炯洲)

【复习思考题】

1. 急喉痹与急乳蛾应如何鉴别？
2. 喉痹脾肾阳虚型的辨证要点有哪些？
3. 喉痹的外治法有哪些？

第二节 乳　蛾

培训目标

1. 掌握乳蛾的诊断要点。
2. 掌握乳蛾的辨证论治、转归与预后。
3. 熟悉乳蛾的西医治疗方法。
4. 了解乳蛾病的并发症。

乳蛾是指以咽痛或异物感、不适，喉核红肿，表面可有黄白色脓点或有白星点为主要特征的咽部常见疾病。乳蛾因喉核肿胀，凸出于喉关两侧，形似蚕蛾而得名。本病好发于春秋两季，有传染性，以儿童及青年为多见。本病起病急者，多因风热而起，故又名风热乳蛾，西医学的急性扁桃体炎可参考本病辨证施治；本病反复发作者，主要是虚火引起，因此又名虚火乳蛾，西医学的慢性扁桃体炎可参考本病辨证施治。

【典型案例】

张某，女，34岁，咽痛、发热反复发作8年。患者每于疲劳或受凉后即容易咽痛、发热，发作时咽痛明显，进食困难，体温高达38.5℃以上，每次需住院治疗5~7天才缓解症状。平均每年发作6~7次，刻下未作。患者平素经常有咽干不适感和咽异物感，咳嗽痰白，因希望中药调理身体而来就诊。检查见双侧喉核Ⅲ度肿大，表面可见条状瘢痕，挤压扁桃体无脓溢出，腭弓有粘连，扁桃体及周围组织呈黯红色。实验室检查：血常规检查结果显示白细胞总数 $5.9×10^9$/L，淋巴细胞41.8%，中性粒细胞50.3%，红细胞总数 $4.14×10^{12}$/L，血小板 $286×10^9$/L，尿常规、肝功能、肾功能、心电图、胸片检查无异常。伴头昏沉重，胸脘痞闷，纳差便软；舌质淡，苔白腻，脉缓弱。

问题一　本患者初步考虑诊断为何病？其诊断依据是什么？应该与哪些疾病进行鉴别？

思路1　该患者有咽痛、发热反复发作史，结合喉核的表现，诊断为乳蛾（慢性扁桃体炎），其诊断依据为：

（1）有咽痛、发热反复发作史，平均每年发作6~7次。
（2）平素经常有咽干不适感和咽异物感。

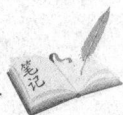

（3）咽部检查见双侧喉核Ⅲ度肿大，表面可见条状瘢痕，挤压扁桃体无脓溢出，腭弓有粘连，扁桃体及周围组织呈黯红色。

思路2　临床诊断时应考虑与咽白喉、喉痹、扁桃体肿瘤、梅核气相鉴别。

知识点1

鉴　别　要　点

（1）与咽白喉相鉴别：乳蛾实证与咽白喉都有咽痛、扁桃体表面有白色物附着。但是实证乳蛾咽痛剧烈，喉核表面的腐脓不超出喉核范围、且易拭去；虽有高热，但精神状况尚可，病情较轻；咽拭子涂片可见乙型溶血性链球菌、非溶血性链球菌、葡萄球菌、肺炎双球菌、流感杆菌及腺病毒或鼻病毒等。而白喉咽痛较轻微；灰白色假膜，假膜可超越腭弓，覆盖软腭、悬雍垂或咽后壁。假膜与组织紧密粘连，不易剥离，如强行剥离可出血。假膜甚至延伸至气管、支气管，如自行脱落，阻塞气道，可致窒息死亡。颈部及颌下淋巴结肿大，严重者颈周围组织水肿，形成所谓"牛颈"；发热不高，但全身状况较差，精神萎靡，病情较重；咽拭子涂片可见白喉杆菌。

（2）与喉痹相鉴别：乳蛾与喉痹的发病都在咽部，急性发作时都有咽喉红肿疼痛。但是喉痹的病变在咽部，一般不波及喉核；而乳蛾病变主要在喉核，但可波及咽部。

（3）与扁桃体肿瘤相鉴别：乳蛾与扁桃体肿瘤都有扁桃体肿大。但乳蛾大多双侧扁桃体同时肿大，表面的腐物相对比较干净，局部疼痛明显；而扁桃体肿瘤大多表现为一侧喉核迅速增大，或喉核肿大并有溃疡，溃疡面比较污秽，甚至呈菜花状，常伴有周围淋巴结肿大，早期无明显全身情况。扁桃体组织病理检查有助于诊断。

（4）与梅核气相鉴别：慢乳蛾与梅核气都有咽异物感，但乳蛾以儿童及青年为多见，局部检查喉核红肿，表面可有黄白色脓点或有白星点；而梅核气多发于中年妇女，局部检查无任何异常。

问题二　本案例的中医证型是什么？中医如何治疗？

思路1　该患者脾虚清阳不升，喉核失养，故咽干不适感；气机不利，故咽异物感；脾虚痰浊中生，故咳嗽痰白；脾虚湿困，故头昏沉重，胸脘痞闷，纳差便软，检查见喉核淡红或淡黯，肿大；舌质淡，苔白腻，脉缓弱均为脾胃虚弱之候。故本案例的证型是脾胃虚弱证。

治法：健脾和胃，益气利咽。

方药：六君子汤加减。人参、白术、茯苓、半夏、陈皮、炙甘草、赤芍、牡丹皮、桔梗。水煎服，每日1剂，分2次服。若出现咯痰增多者，加厚朴、胆南星。

思路2　本患者还可在辨证的基础上选择施行其他中医治疗方法，如中成药治疗、中医外治法、穴位疗法等。

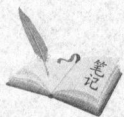

知识点 2

本病的病因病机

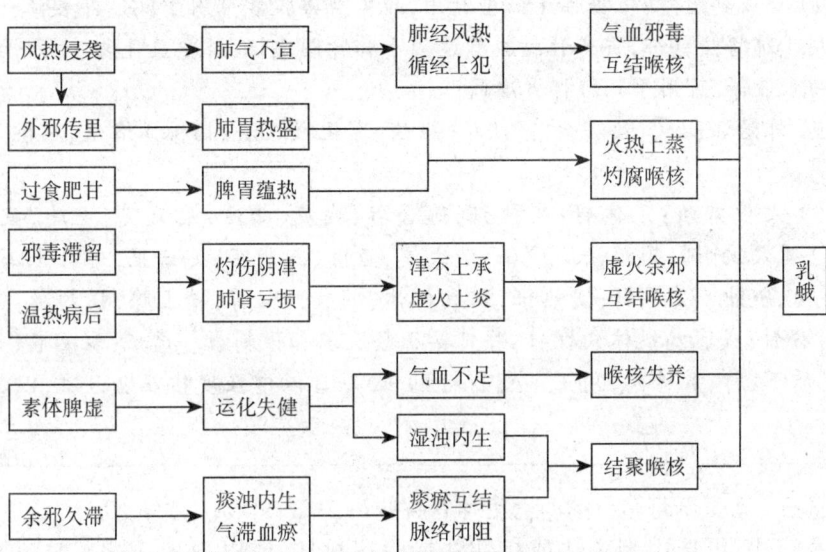

风热侵袭 → 肺气不宣 → 肺经风热循经上犯 → 气血邪毒互结喉核

外邪传里 → 肺胃热盛

过食肥甘 → 脾胃蕴热 → 火热上蒸灼腐喉核

邪毒滞留 / 温热病后 → 灼伤阴津肺肾亏损 → 津不上承虚火上炎 → 虚火余邪互结喉核 → 乳蛾

素体脾虚 → 运化失健 → 气血不足 → 喉核失养
运化失健 → 湿浊内生 → 结聚喉核

余邪久滞 → 痰浊内生气滞血瘀 → 痰瘀互结脉络闭阻 → 结聚喉核

知识点 3

乳蛾各证型表现

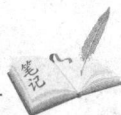

ER-12-2-1

本病的中医辨证治疗

	风热外袭证	肺胃热盛证	肺肾阴虚证	脾胃虚弱证	痰瘀互结证
辨证要点	咽干灼热,疼痛渐进,吞咽时尤甚;喉核红肿,咽部充血,喉核表面有少量黄白色腐物;全身伴头痛,发热,微恶风,咳嗽	咽痛剧烈,连及耳根,吞咽困难,痰涎较多;喉核红肿,有黄白色脓点,严重者喉核表面腐脓成片,咽峡红肿,颌下淋巴结肿痛;全身伴高热,口渴引饮,咳痰黄稠,口臭,腹胀便秘,溲黄	咽干嫩热,微痒微痛,哽哽不利;喉核肥大或干瘪,表面凹凸,挤压喉核有黄白色腐物自隐窝口内溢出;全身可见午后颧红,手足心热,失眠多梦,耳鸣眼花,腰膝酸软,大便干	咽干痒不适,异物梗阻感;喉核淡红,肥大或干瘪;全身伴神疲乏力,口淡不渴,纳差便溏	咽部干涩,或刺痛、胀痛,痰黏难咯;喉关黯红,喉核肥大质韧,表面不平;全身症状不明显
舌脉	舌质红,苔薄黄,脉浮数	舌质红,苔黄厚,脉洪大而数	舌质干红,少苔,脉细数	舌淡,苔白,脉细弱	舌质黯有瘀点,苔白腻,脉细涩
治法	疏风清热利咽消肿	泄热解毒利咽消肿	滋养肺肾清利咽喉	健脾和胃益气利咽	活血化瘀祛痰利咽
方药	疏风清热汤加减	清咽利膈汤加减	百合固金汤加减	六君子汤加减	会厌逐瘀汤加减

知识点 4

本病还可施行的其他中医治疗

（1）中成药治疗：根据临床证型选用，疏风解毒胶囊可用于风热外袭证；六神丸可用于肺胃热盛证；玄麦甘桔胶囊适用于肺肾阴虚证；补中益气丸、六君子丸、参苓白术散等，可用于乳蛾脾胃虚弱证。

（2）外治法：如含漱法、吹药法、含服法、雾化吸入法、扁桃体烙法、扁桃体啄治法等。

（3）穴位疗法：①体针：实热证，选合谷、内庭、曲池，配天突、少泽、鱼际，每次 2~4 穴，针刺，用泻法。虚证，选太溪、鱼际、三阴交、足三里，平补平泻，留针 20~30 分钟。②耳针：实热证，取扁桃体、咽喉、肺、胃、肾上腺，强刺激，留针 10~20 分钟；或取扁桃体穴埋针，每日按压数次以加强刺激。虚证，取咽喉、肾上腺、皮质下、脾、肾等穴，用王不留行籽贴压，每日中强度按压 2~3 次，以加强刺激。

问题三　本案例可施行的西医治疗有哪些？

手术疗法：可选用剥离法或挤切法摘除扁桃体，或以激光、微波、射频等离子治疗。

知识点 5

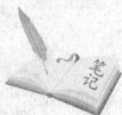

本病的西医治疗方法

乳蛾急性发病者以溶血性链球菌感染为主，正规抗生素治疗为主要原则；乳蛾反复发作，特别是已有并发症者，应在急性炎症消退后择期施行扁桃体切除术。

（1）药物治疗：乳蛾急性发病者首选青霉素，用药 2~3 日病情无好转者，应改用其他广谱抗生素，或结合糖皮质激素应用。可酌情加用抗病毒药物。

（2）手术疗法：可选用剥离法或挤切法摘除扁桃体，或以激光、微波、射频等离子治疗。

问题四　本案例的转归与预后如何？怎样预防调护？

思路 1　本案例经及时适当的治疗均能治愈，若治疗不彻底可转为虚证乳蛾（慢性扁桃体炎）。虚证乳蛾反复发作，缠绵难愈，可成为病灶，能引起局部及全身多种并发症。局部并发症有耳胀、喉痹、喉关痈等，全身并发症有低热、水肿、痹证、心悸等。

思路 2　本案例的预防与调护措施包括：①重视体育锻炼，增强抗病能力，可以预防或减少乳蛾发作。②季节变化时注意起居有时，预防外感。③饮食有节，少食辛辣炙煿，以免脾胃蕴热；按时作息，不妄作劳，以免虚火内生。④注意口腔卫生，及时治疗鼻渊、喉痹等邻近组织疾病。⑤乳蛾急发者应彻底治愈，以免迁延日久，缠绵难愈。

【临证要点】

1. 慢性扁桃体炎由于反复急性发作，常被视为全身感染的"病灶"。对于反复发作的扁桃体炎,可先行保守治疗;如发作次数频繁,每年 5~6 次以上的则应考虑手术摘除扁桃体。病灶型扁桃体炎一经确诊,在充分控制炎症及改善全身状况的基础上,应及早手术治疗。

2. 乳蛾反复发作,可诱发喉痈、痹证、水肿、心悸、怔忡等疾病,临诊须加以重视。

3. 手术是根治本病的有效方法,但是应严格掌握手术适应证,尤其对儿童更应严格掌握。因为扁桃体位于呼吸道和消化道的门户,在儿童期是活跃的外周免疫器官,它具有主要的体液免疫作用,还有一定的细胞免疫功能。

4. 喉核的大小不能作为乳蛾的辨病依据,患者的局部及全身症状,以及乳蛾是否有充血、脓点等应当作为乳蛾的辨病依据。3 岁以下儿童,其喉核可增大,若无不适症状,应视为正常。

【诊疗流程】

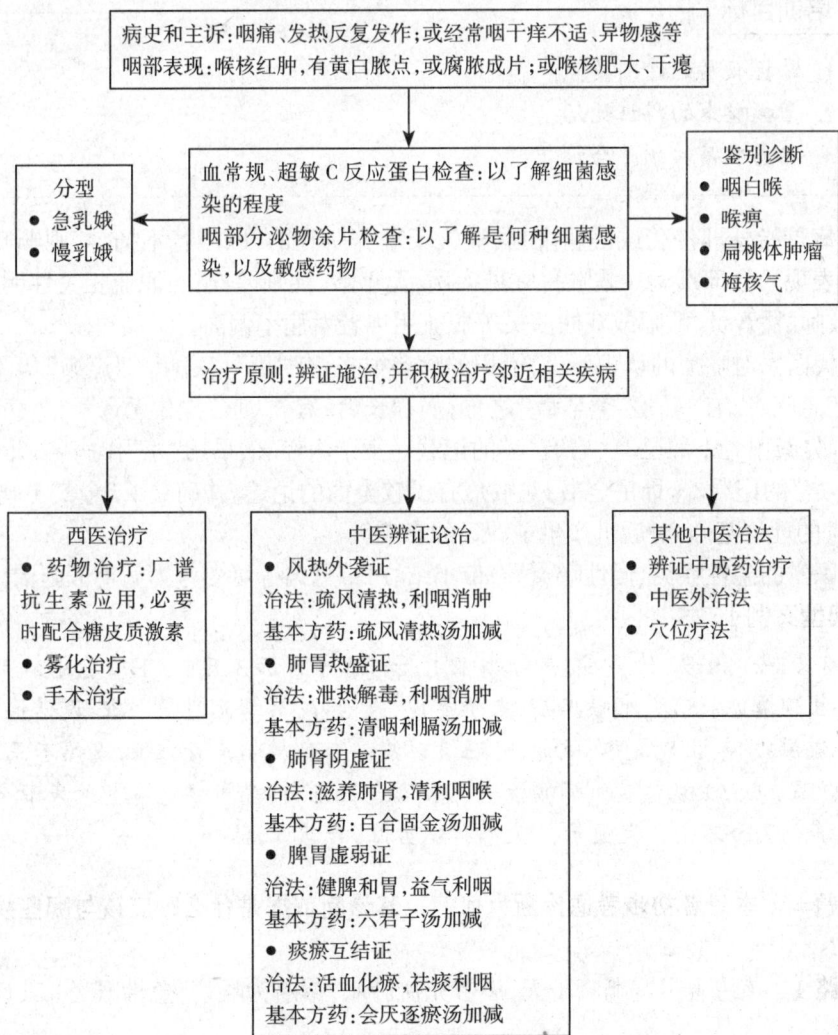

病史和主诉:咽痛、发热反复发作;或经常咽干痒不适、异物感等
咽部表现:喉核红肿,有黄白脓点,或腐脓成片;或喉核肥大、干瘪

血常规、超敏 C 反应蛋白检查:以了解细菌感染的程度
咽部分泌物涂片检查:以了解是何种细菌感染,以及敏感药物

分型
● 急乳娥
● 慢乳娥

鉴别诊断
● 咽白喉
● 喉痹
● 扁桃体肿瘤
● 梅核气

治疗原则:辨证施治,并积极治疗邻近相关疾病

西医治疗
● 药物治疗:广谱抗生素应用,必要时配合糖皮质激素
● 雾化治疗
● 手术治疗

中医辨证论治
● 风热外袭证
治法:疏风清热,利咽消肿
基本方药:疏风清热汤加减
● 肺胃热盛证
治法:泄热解毒,利咽消肿
基本方药:清咽利膈汤加减
● 肺肾阴虚证
治法:滋养肺肾,清利咽喉
基本方药:百合固金汤加减
● 脾胃虚弱证
治法:健脾和胃,益气利咽
基本方药:六君子汤加减
● 痰瘀互结证
治法:活血化瘀,祛痰利咽
基本方药:会厌逐瘀汤加减

其他中医治法
● 辨证中成药治疗
● 中医外治法
● 穴位疗法

(柴　峰)

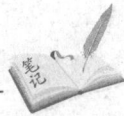

乳蛾古医籍

扫一扫
测一测

PPT 课件

【复习思考题】

1. 乳蛾的诊断要点是什么？
2. 乳蛾如何辨证论治？
3. 乳蛾须与哪些疾病进行鉴别？要点是什么？
4. 为什么不能轻易切除扁桃体？
5. 乳蛾的西医治疗原则是什么？

第三节　喉　瘖

培训目标

1. 掌握喉瘖的诊断要点。
2. 掌握喉瘖的辨证论治。
3. 熟悉喉瘖的预防与调护。

喉瘖是指外邪侵袭或脏腑虚损，喉失于濡养所致的，以声音不扬，甚则嘶哑失音为主要表现的喉部疾病。是喉科常见疾病，无年龄、性别差异，与职业相关性明显，销售员、教师、播音员、歌唱或戏曲演员等职业用声者发病率偏高。

历代医家对喉瘖的认识不一，沿用的病名很多，有"瘖""瘖哑""声嘶"等不同名称；起病急骤者，有"暴瘖""卒瘖"之称；病程长者，有"久瘖""久无音""久病失音"等名称。先秦甲骨卜辞已有"音有疾"的记载，《黄帝内经》最早用"瘖"作病名，并有"暴瘖""卒瘖"的记载。《景岳全书》对喉瘖有了较全面的论述，并确立了"金实不鸣""金破不鸣"的理论基础，对后世产生了深远的影响。

西医学的急性喉炎、慢性喉炎、声带小结、声带息肉等可参考本病辨证施治。

【典型案例】

赵某，女，38 岁，售货员，声音嘶哑 1 天。患者自诉 3 天前，下班途中淋雨后感冒，出现鼻塞、流涕，咽喉疼痛，未予重视，未治疗，第二天照常上班，说话偏多，鼻塞、流涕减轻，出现发热，咳嗽，咯吐黄黏痰。今日晨起声音嘶哑，发热不恶寒，身热口渴喜饮，咳嗽痰黄。咽喉检查见黏膜急性充血；纤维喉镜检查见声带充血肿胀，声门闭合不全。大便干，2 天未行。舌红、舌苔黄，脉数。

问题一　本患者初步考虑诊断为何病？其诊断依据是什么？应该与哪些疾病进行鉴别？

思路 1　该患者声音嘶哑 1 天，声带充血肿胀，诊断为喉瘖（急性喉炎），其诊断依据为：

(1) 有感冒病史。

(2) 声音嘶哑，伴咽喉疼痛、发热、咳嗽、痰黄。

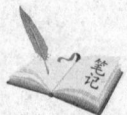

（3）专科检查见咽喉黏膜及声带充血肿胀，声门闭合不全。

思路2 临床诊断时应考虑与肝郁失音、喉瘤、喉菌相鉴别。

声带小结图

知识点1

鉴 别 要 点

（1）与肝郁失音相鉴别：喉瘖与肝郁失音均可表现为突然声音不扬，甚至嘶哑失音；喉瘖常有感冒或过度用声史，咽喉部检查可见声带充血肿胀，声门闭合不全，且伴有全身兼症；肝郁失音往往有情志抑郁病史，在其咳嗽或欢笑时声音正常，咽喉部检查无异常体征，心理暗示治疗效果好。

声带息肉图

（2）与喉瘤、喉菌相鉴别：喉瘖与喉瘤、喉菌（图12-1，见文末彩图）均可见声音不扬，甚则嘶哑失音，检查见喉部新生物。喉瘖的声带小结发生于双侧声带游离缘前中1/3处，呈对称性隆起。声带息肉可发生于单侧或双侧声带上，质软，表面光滑。喉瘤和喉菌的发病不局限于声带，可为喉的各部，其形态多不规则。病理检查有助于确诊。

喉乳头状瘤图

问题二 本案例的中医证型是什么？中医如何治疗？

思路1 该患者感受风寒后，未及时治疗，入里化热，邪热壅盛，灼津为痰，痰热壅肺，肺失宣肃，上蒸于喉，咽喉疼痛；喉黏膜及声带肿胀，声门闭合不全，肺热壅盛则见身热口渴，咳嗽痰黄，便秘，舌红、苔黄，脉数等。故本案例的证型是肺热壅盛证。

喉癌图

治法：清肺泄热，利喉开音。

方药：清咽利膈汤加减。连翘、栀子、黄芩、薄荷、牛蒡子、防风、荆芥、玄明粉、金银花、玄参、大黄、桔梗、黄连、甘草、千层纸、胖大海。水煎服，每日1剂，分2次服。若身热口渴甚，可加葛根、石膏。

思路2 本患者还可在辨证的基础上选择施行其他中医治疗方法，如中成药治疗、中医外治法、针灸疗法等。

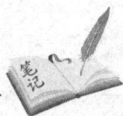

知识点 2

本病的病因病机

　　喉瘖的发病外因邪气侵袭,内由肺、脾、肾脏腑功能失调,临床有虚实之分。实证喉瘖多因风寒、风热或痰热犯肺,使肺气不宣而病喉瘖,即所谓"金实不鸣"。虚证喉瘖多由肺、脾、肾虚损或气滞血瘀痰凝而致,喉窍失养而致,即所谓"金破不鸣"。

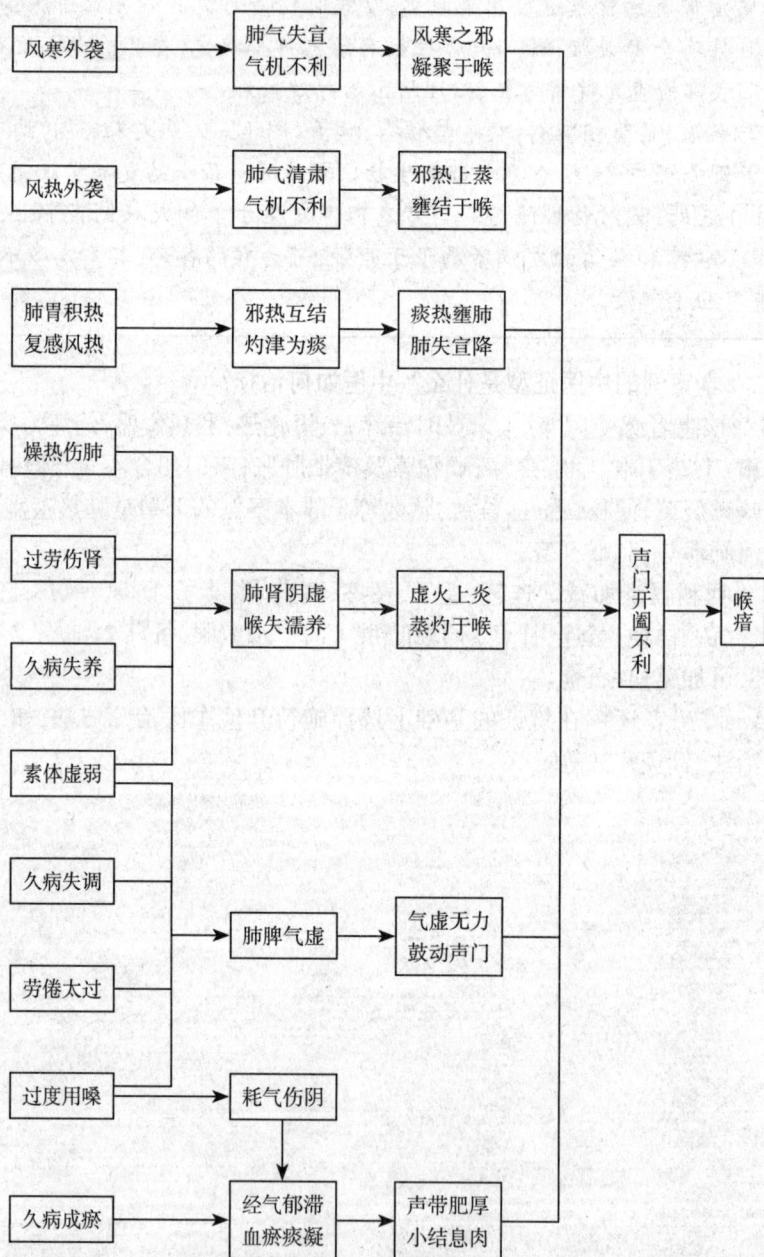

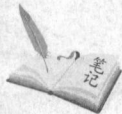

```
风寒外袭 ──→ 肺气失宣    ──→ 风寒之邪
              气机不利         凝聚于喉 ──┐
                                         │
风热外袭 ──→ 肺气清肃    ──→ 邪热上蒸    │
              气机不利         壅结于喉 ──┤
                                         │
肺胃积热 ──→ 邪热互结    ──→ 痰热壅肺    │
复感风热      灼津为痰         肺失宣降 ──┤
                                         │
燥热伤肺 ┐                               │
         │                               │
过劳伤肾 ┤                               │
         ├──→ 肺肾阴虚 ──→ 虚火上炎 ──┐  │     声门    ──→ 喉瘖
久病失养 ┤     喉失濡养       蒸灼于喉  ├──┼──→ 开阖
         │                             │  │     不利
素体虚弱 ┘                             │  │
                                       │  │
久病失调 ┐                             │  │
         ├──→ 肺脾气虚 ──→ 气虚无力 ──┤  │
劳倦太过 ┘                 鼓动声门    │  │
                                       │  │
过度用嗓 ──→ 耗气伤阴 ──┐              │  │
                         │              │  │
                         ↓              │  │
                     经气郁滞 ──→ 声带肥厚
久病成瘀 ──→ 血瘀痰凝       小结息肉
```

知识点 3

本病的中医辨证治疗

实证:金实不鸣

	风热外侵证	风寒外袭证	肺热壅盛证
辨证要点	起病急骤,声音嘶哑,喉痒咳嗽,或喉内灼热疼痛;声带红肿,声门闭合不全;可有发热,恶寒,头痛等	猝然声音不扬,甚则嘶哑,咽痒咳嗽,或兼咽喉微痛,吞咽不利;声带淡红,闭合不全;恶寒发热,头痛无汗,口不渴	声音嘶哑,咽喉疼痛;喉黏膜及声带肿胀,声门闭合不全;身热口渴,咳嗽痰黄,便秘
舌脉	舌红、苔白或黄,脉浮数	舌苔薄白,脉浮	舌红、舌苔黄,脉数
治法	疏风清热,利喉开音	辛温散寒,宣肺开音	清热宣肺,利喉开音
方药	疏风清热汤加减	六味汤加减	清咽利膈汤加减

虚证:金破不鸣

	肺肾阴虚证	肺脾气虚证	血瘀痰凝证
辨证要点	声音低沉费力,讲话不能持久,甚则嘶哑,日久不愈;喉部微痛不适,干痒少痰;声带微红,边缘增厚;颧红唇赤,头晕耳鸣,虚烦少寐,腰酸膝软,手足心热	声嘶日久,劳则加重,讲话费力,不能持久;声带闭合不良;少气懒言,倦怠乏力,纳呆便溏	声嘶日久,讲话费力,喉内异物感,常"吭喀"以清嗓;声带色黯,可有黏痰附着,或有小结、息肉;胸闷不舒
舌脉	舌红少苔,脉细数	唇舌淡红,舌体胖、苔白,脉虚弱	舌黯红、脉细涩
治法	滋养肺肾,降火开音	补益肺脾,益气开音	行气活血,化痰开音
方药	百合固金汤加减	补中益气汤加减	会厌逐瘀汤加减

知识点 4

本病还可施行的其他中医治疗

(1) 中成药治疗:黄氏响声丸、金嗓散结丸等。

(2) 外治法:如含服法、蒸气吸入法、离子导入疗法等。①含服法:选用具有清利咽喉的中药制剂含服,有助于消肿止痛开音。②蒸气吸入法:根据不同证型选用不同的中药水煎,取过滤药液进行蒸汽吸入。如风寒袭肺者,可用紫苏叶、香薷、蝉蜕等;风热犯肺或肺热壅盛者,可用柴胡、葛根、黄芩、生甘草、桔梗、薄荷等;肺肾阴虚者,可用乌梅、绿茶、甘草、薄荷等。③离子导入法:用红花、橘络、乌梅、绿茶、甘草、薄荷水煎取汁,进行喉局部直流电离子导入治疗,有利喉消肿开音的作用。

(3) 针灸疗法:①体针:可采用局部与远端取穴相结合的方法。局部取穴:人

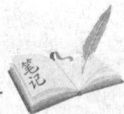

迎、水突、廉泉、天鼎、扶突，每次取 2~3 穴。远端取穴：病初起者，可取合谷、少商、商阳、尺泽，每次取 1~2 穴，用泻法；病久者，若肺脾气虚可取足三里，若肺肾阴虚可取三阴交，用平补平泻法或补法。②耳针、耳穴贴压：取咽喉、声带、肺、大肠、神门、内分泌、皮质下、平喘等穴，脾虚者加取脾、胃，肾虚者加取肾，每次 3~4 穴，针刺 20 分钟。病初起，每日 1 次，久病隔日 1 次，也可用王不留行籽或磁珠贴压，每次选 3~4 穴。

问题三　本案例可施行的西医学治疗有哪些？

给予抗生素和糖皮质激素抗炎治疗，及时消除声带水肿。

知识点5

本病的西医治疗方法

喉瘖涵盖了西医学的急性喉炎、慢性喉炎、声带小结和声带息肉等不同疾病。西医对上述疾病患者都要求禁声，以减少声带的摩擦运动。此外，又分别有各自的治疗原则。

(1) 急性喉炎：给予抗生素和糖皮质激素抗炎治疗，及时消除声带水肿。

(2) 慢性喉炎：予以病因治疗，消除致病因素，避免不良刺激，如积极治疗鼻炎、鼻窦炎、咽炎、气管炎等邻近器官的炎症。

(3) 声带小结：早期，声带小结纤维化尚不明显，应适当注意休息声带，矫正发声方法，行局部理疗，必要时配合抗生素治疗，有可能使之缩小或消退；中、晚期，声带小结纤维化比较明显，或其体积过大者，则需手术治疗。

(4) 声带息肉：则以手术摘除为主，术后辅以激素、抗生素及超声雾化吸入治疗，可以减少复发。

问题四　本案例的转归与预后如何？怎样预防调护？

思路 1　喉瘖起病急骤，经及时适当治疗，一般可恢复；喉瘖治疗不当、劳倦过度，或发声方式不当者容易反复发作。小儿喉瘖急发，若治疗不当，可并发急喉风危及生命。

思路 2　本案例的预防与调护措施包括：①锻炼身体，防治感冒及鼻腔、鼻窦、鼻咽、口腔疾病；②戒烟酒，少吃寒凉、辛辣炙煿之品；③避免粉尘及有害化学气体的刺激；④注意声带休息，避免不当或过度用嗓。

【临证要点】

1. 慢喉瘖患者大多有不良发音习惯，不能正确用嗓，临床应注意予以发声指导。

2. 中老年人声音嘶哑，必须做喉镜检查，必要时做喉 CT 或 MRI 检查，以排除占位性病变。若见新生物，酌情取活检做病理检查明确诊断。并注意颈部淋巴组织有无肿大。

3. 声带小结或息肉若经系统的中医治疗 3 个月以上不愈，可考虑手术摘除。

4. 喉镜检查过程中，局部麻醉须适度，并且注意心理暗示，语言引导，消除患者紧

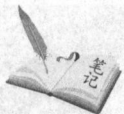

张焦虑情绪。

5. 手术或取病理操作,动作须轻柔准确。

【诊疗流程】

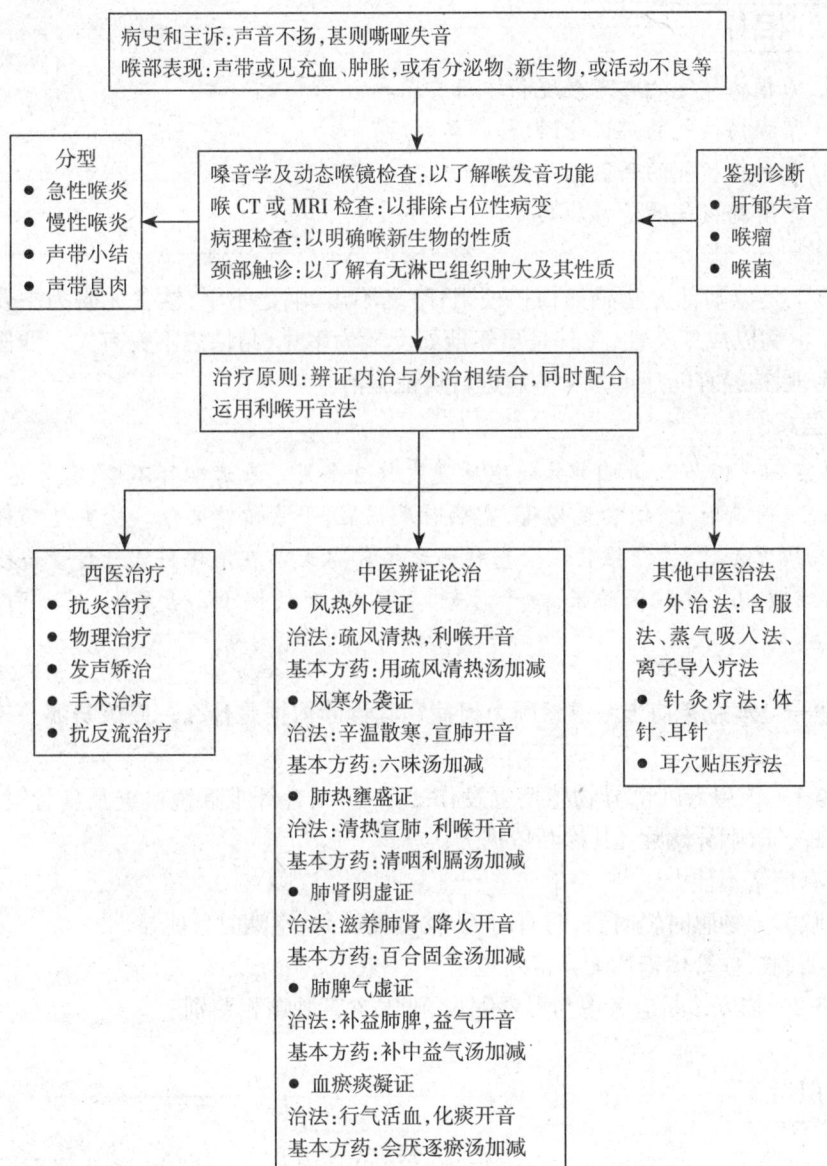

```
┌──────────────────────────────────────────────────────────┐
│ 病史和主诉:声音不扬,甚则嘶哑失音                          │
│ 喉部表现:声带或见充血、肿胀,或有分泌物、新生物,或活动不良等│
└──────────────────────────────────────────────────────────┘
```

分型
- 急性喉炎
- 慢性喉炎
- 声带小结
- 声带息肉

嗓音学及动态喉镜检查:以了解喉发音功能
喉 CT 或 MRI 检查:以排除占位性病变
病理检查:以明确喉新生物的性质
颈部触诊:以了解有无淋巴组织肿大及其性质

鉴别诊断
- 肝郁失音
- 喉瘤
- 喉菌

治疗原则:辨证内治与外治相结合,同时配合运用利喉开音法

西医治疗
- 抗炎治疗
- 物理治疗
- 发声矫治
- 手术治疗
- 抗反流治疗

中医辨证论治
- 风热外侵证
治法:疏风清热,利喉开音
基本方药:用疏风清热汤加减
- 风寒外袭证
治法:辛温散寒,宣肺开音
基本方药:六味汤加减
- 肺热壅盛证
治法:清热宣肺,利喉开音
基本方药:清咽利膈汤加减
- 肺肾阴虚证
治法:滋养肺肾,降火开音
基本方药:百合固金汤加减
- 肺脾气虚证
治法:补益肺脾,益气开音
基本方药:补中益气汤加减
- 血瘀痰凝证
治法:行气活血,化痰开音
基本方药:会厌逐瘀汤加减

其他中医治法
- 外治法:含服法、蒸气吸入法、离子导入疗法
- 针灸疗法:体针、耳针
- 耳穴贴压疗法

(郭树繁)

喉瘖古医籍

扫一扫
测一测

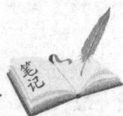

【复习思考题】

1. 喉瘖的诊断要点是什么?

2. 喉瘖须与哪些疾病相鉴别?

3. 喉瘖应该怎样预防与调护?

PPT 课件

第四节　梅　核　气

培训目标

1. 掌握梅核气的临床表现和诊断要点。
2. 掌握梅核气的辨证论治、转归与预后。
3. 熟悉梅核气的西医治疗方法。
4. 了解梅核气的治疗原则。

梅核气是以咽部异物感如梅核梗阻,咯之不出,咽之不下,饮食无碍为主要特征的疾病。本病以成年女性,尤其是更年期妇女较为多见,与情志不畅有关。西医学的咽异感症、咽神经官能症可参考本病进行辨证施治。

【典型案例】

夏某,女,39岁。诉咽部异物感反复发作2个月。患者咽部不适,有异物感,时轻时重,时有时无,饮食无妨碍,空咽时反明显,平素情绪欠佳。检查见咽部无红肿,扁桃体无肿大,纤维喉镜检查喉部无异常,3天前在消化科曾行食管镜检查未有异常发现。伴胸闷胁胀,口干时苦,喜叹息,大便偶干。舌质红,苔薄白,脉细弦。

问题一　本患者初步考虑诊断为何病? 其诊断依据是什么? 应该与哪些疾病进行鉴别?

思路1　该患者咽部异物感反复发作2个月,结合纤维喉镜检查及食管镜检查,诊断为梅核气(咽异感症),其诊断依据为:

(1) 有情绪不佳史。

(2) 咽部异物感时轻时重,时有时无,饮食无妨碍,空咽时反明显。

(3) 咽、喉、食管检查均无异常发现。

思路2　临床诊断应考虑与慢性咽炎、咽喉食管肿瘤相鉴别。

知识点1

鉴别要点

(1) 与慢性咽炎相鉴别:梅核气和慢性咽炎都有咽异物感。但是慢性咽炎常喜做咳咯动作,咽黏膜慢性充血,滤泡增生;而梅核气咽异物感常同时有堵塞感,常喜做吞咽动作,咽部检查无异常发现。

(2) 与咽喉食管肿瘤相鉴别:梅核气和咽喉食管肿瘤都有咽异物感。但是咽喉食管肿瘤有吞咽困难,且随肿瘤增大而逐渐明显,咽喉部检查或影像学检查可见肿物;而梅核气无吞咽困难,咽部检查无异常发现。

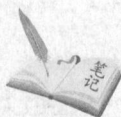

问题二　本案例的中医证型是什么？中医如何治疗？

思路 1　该患者平素情绪欠佳,肝气郁结于咽喉,故咽部不适,有异物感时轻时重;无形气结,故吞之不下,吐之不出,而不碍饮食,空咽时反明显;肝郁气滞气郁化火,则见胸闷胁胀,口干时苦,大便偶干;舌质红,苔薄白,脉弦为肝郁之象。故本案例的证型是肝郁气滞证。

治法:疏肝理气,散结解郁。

方药:逍遥散加减。柴胡、当归、茯苓、白芍、白术、香附、苏梗、牡丹皮、栀子、甘草。水煎服,每日 1 剂,分 2 次服。若出现失眠,可加合欢花、酸枣仁、五味子、首乌藤等;若情志抑郁明显,可配合越鞠丸。

思路 2　本患者还可在辨证的基础上选择施行其他中医治疗方法,如中成药治疗、中医外治法、穴位疗法等。

知识点 2

本病的病因病机

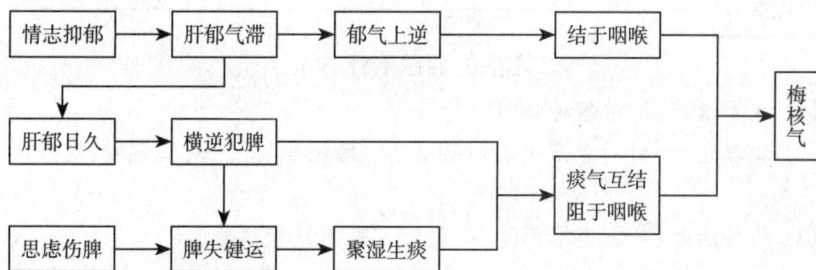

知识点 3

本病的中医辨证治疗

	肝郁气滞证	痰气互结证
辨证要点	咽喉异物感,如梅核塞于咽喉部,吞之不下,吐之不出,不碍饮食,或抑郁寡欢,胸胁胀满,心烦,喜太息	咽中异物感,痰多不爽;脘腹胀满,肢倦,纳呆嗳气
舌脉	舌质淡红,苔薄白,脉弦	舌淡胖,苔白腻,脉弦滑
治法	疏肝理气,散结解郁	行气导滞,祛痰散结
方药	逍遥散加减	半夏厚朴汤加减

知识点 4

本病还可施行的其他中医治疗

(1) 中成药治疗:逍遥丸、越鞠丸、柴胡疏肝丸等。

(2) 外治法:如吹药法、含服法、咽部注射法等。①吹药:冰硼散少许喷于咽

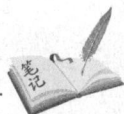

部,每日 2~3 次。②咽部注射:先于咽后壁喷少量表面麻醉剂,取丹参注射液或维生素 B$_{12}$ 等,分 4~5 点注射于咽后壁黏膜下。

(3) 穴位疗法:①体针:全身取肝经穴位如行间、太冲,局部取天突、廉泉、人迎、章门、膻中、气海。②灸法:取膻中、中脘、脾俞、气海、肾俞穴等灸治。③穴位注射:天突、廉泉、人迎、肝俞、阳陵泉、内关,每次选 1~2 穴注射,可用柴胡注射液。④埋线法:选天突、廉泉、气海等穴位埋线治疗。⑤耳针:取咽喉、肺、肝胆、心、脾、内分泌、神门为主,可用耳针针刺,亦可用王不留行籽贴压。⑥按摩疗法:取天突、廉泉、人迎、行间、太冲等穴,施以按、压、揉、推等手法。

(4) 其他治疗:针对患者的精神因素,在认真详细检查后,耐心解释,进行适当的心理疏导,解除其心理负担,增强其对治疗的信心。

问题三　本案例可施行的西医治疗有哪些?

针对病因进行心理治疗,必要时可口服地西泮。

知识点 5

本病的西医治疗方法

(1) 病因治疗:针对各种病因进行治疗。

(2) 心理治疗:针对患者的精神因素如"恐癌症"等。耐心解释,消除其心理负担。

(3) 药物治疗:可服用溶菌酶,必要时可服用镇静剂地西泮。

问题四　本案例的转归与预后如何? 怎样预防调护?

思路 1　梅核气属功能性病变,若能合理治疗,解除思想负担,一般预后良好。若性情忧虑抑郁者,则较难治愈。

思路 2　本案例的预防与调护措施包括:①了解患者的思想情绪,细心开导,排除患者思想顾虑,增强其治病信心。②避免精神刺激,保持心情舒畅。③忌食煎炒炙煿、辛辣食物,戒除烟酒,饮食清淡。

【临证要点】

1. 掌握患者的心理特点,耐心问诊、了解患者的痛苦、给予必要的相关检查,给患者必要的解释和心理疏导,获得患者的信任,往往可以提高疗效。

2. 就诊时须注意语言艺术和行为规范。不慎的语言刺激和草率的检查、处理容易给患者带来不必要的思想负担,影响疗效。

3. 患者因难以忍受咽异物感,常常企图通过咳嗽、咯痰和吞咽等动作来解除症状,结果由于咽部频繁的运动和吞入大量的空气,使咽异物感更为严重,同时出现腹胀、嗳气等症。应给予相应的解释,告诫患者转移注意力,并戒除这些动作。

4. 梅核气的诊断必须在进行相关器官的检查,排除器质性疾病后才能做出。应仔细检查鼻咽、口咽和喉咽,观察有无黏膜充血、肿胀、萎缩、淋巴组织增生、瘢痕或肿瘤等。注意咽黏膜皱褶之间的微小黏膜糜烂、鼻咽顶部的咽囊开口、咽隐窝内的粘连、

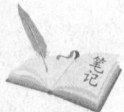

黏膜下型鼻咽癌、扁桃体实质内病变等。

5. 由于咽与胃、食管有共同的反射中枢和通道,所以胃、食管病变亦易引起咽异物感,梅核气的诊断也必须在排除胃、食管病变后做出。

6. 某些高血压病患者服用降压药,可使咽部小血管扩张,产生咽异物感,梅核气的诊断也必须排除这种可能。

7. 甲状腺和颈椎病变也可以引起咽异物感,须加以排除。

【诊疗流程】

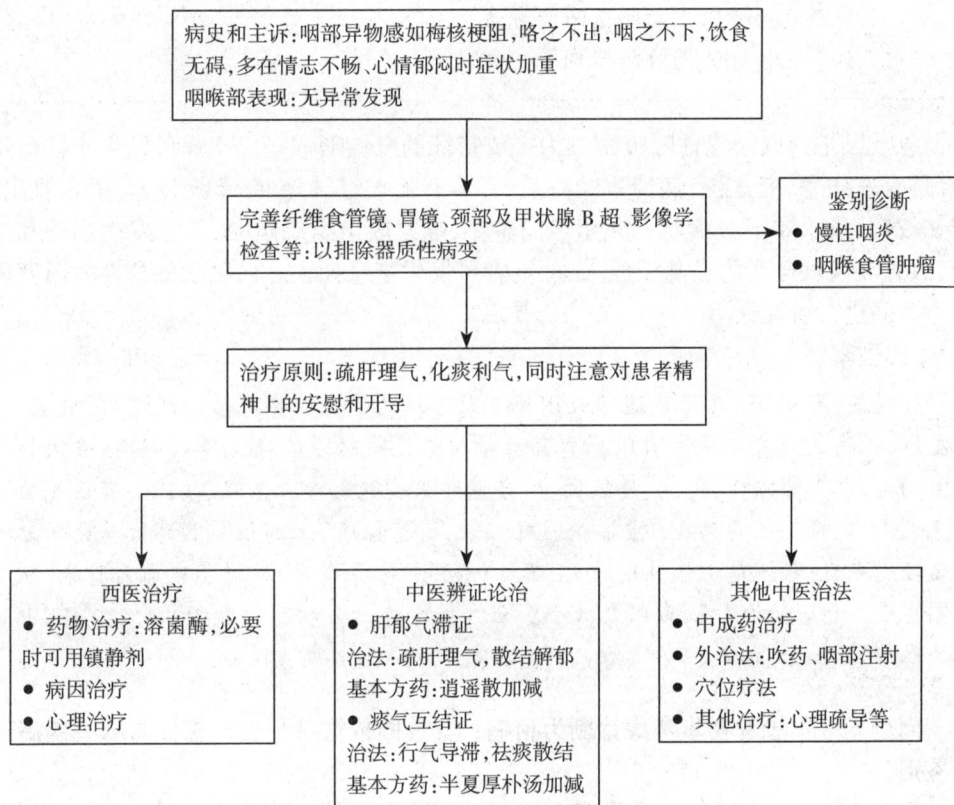

病史和主诉:咽部异物感如梅核梗阻,咯之不出,咽之不下,饮食无碍,多在情志不畅、心情郁闷时症状加重
咽喉部表现:无异常发现

完善纤维食管镜、胃镜、颈部及甲状腺B超、影像学检查等:以排除器质性病变

鉴别诊断
● 慢性咽炎
● 咽喉食管肿瘤

治疗原则:疏肝理气,化痰利气,同时注意对患者精神上的安慰和开导

西医治疗
● 药物治疗:溶菌酶,必要时可用镇静剂
● 病因治疗
● 心理治疗

中医辨证论治
● 肝郁气滞证
治法:疏肝理气,散结解郁
基本方药:逍遥散加减
● 痰气互结证
治法:行气导滞,祛痰散结
基本方药:半夏厚朴汤加减

其他中医治法
● 中成药治疗
● 外治法:吹药、咽部注射
● 穴位疗法
● 其他治疗:心理疏导等

(吴拥军)

梅核气
古医籍

扫一扫
测一测

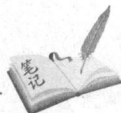

? 【复习思考题】

1. 何谓"梅核气"?其病因病机如何?
2. 简述"梅核气"与"喉痹病"的鉴别诊断。
3. 试述"梅核气"的中医辨证分型、治法与基本方药。

PPT 课件

12章05节PPT

第五节　急喉风

培训目标

1. 掌握急喉风的诊断要点。
2. 掌握急喉风的辨证论治、转归与预后。
3. 掌握吸气性呼吸困难的分度及表现。
4. 掌握急性喉阻塞的西医治疗方法。
5. 熟悉三种呼吸困难的鉴别。

　　急喉风是指以吸气性呼吸困难为主要特征的急性咽喉病。本病可发生于任何年龄,具有发病急、变化快、病情重的特点,常伴有咽喉红肿疼痛、痰涎壅盛、语言难出、声如拽锯、汤水难下等症状。儿童声门狭小,喉黏膜下组织疏松,易于发生水肿和痉挛,故急喉风发病率明显高于成人,严重者可发生窒息死亡。西医学的急性喉阻塞可参考本病进行辨证施治。

【典型案例】

　　刘某,男,6 岁,其母代述呼吸困难 2 天。患儿 2 天前受风后出现咽痛、咳嗽、发热、头痛及周身不适。自服感冒药后症状略见减轻。昨夜洗澡后咽痛、咳嗽加重,并出现声音嘶哑、气急、呼吸困难,今晨即来我院急诊。体温 38.1℃,有吸气性呼吸困难,吸气性喉鸣及"咆""咆"样咳嗽声,有轻度"三凹征";咽部检查见咽黏膜轻度充血,双侧扁桃体Ⅱ度肿大,不红;喉镜检查见会厌、披裂无充血无肿胀,双侧声带充血、水肿明显,声门裂狭小。血常规检查示白细胞总数 $10.04 \times 10^9/L$,中性粒细胞 $8.68 \times 10^9/L$。舌质红,苔黄,脉数。

　　问题一　本患者初步考虑诊断为何病？其诊断依据是什么？应该与哪些疾病进行鉴别？

　　思路 1　该患者吸气性呼吸困难,并声嘶、咽痛,查见声带充血水肿,并见三凹征,诊断为急喉风(急性喉阻塞),其诊断依据为:

(1) 有急性咽喉病史。

(2) 吸气性呼吸困难、吸气期喉鸣及声音嘶哑、咳嗽。

(3) 有"三凹征"。

(4) 喉镜检查见双侧声带充血、水肿明显,声门裂狭小。

　　思路 2　临床诊断时应考虑与呼气性呼吸困难、混合性呼吸困难相鉴别。

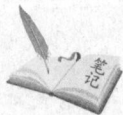

笔记

知识点 1

三种呼吸困难的鉴别要点

临床表现	吸气性呼吸困难	呼气性呼吸困难	混合性呼吸困难
呼吸方式	吸气深而慢,吸气有困难,呼气短而快,呼吸频率基本不变或减慢	吸气深而快,呼气延长,呼气有困难	吸气与呼气均费力、困难
病因	咽、喉、气管上端狭窄或阻塞性疾病,如脓肿、肿瘤、喉炎、白喉、气管异物等	支气管狭窄或阻塞性疾病,如支气管哮喘	气管中、下段阻塞性病变,或上、下呼吸道同时有狭窄或阻塞性病变。如喉气管支气管炎、肺炎、气管肿瘤
三(四)凹征	吸气时明显	无	不明显。若以吸气性呼吸困难为主则有之
呼吸时伴发声音	吸气时有喉鸣	呼气时有哮鸣声	一般不伴发明显声音
体征	咽喉部有阻塞性病变,肺部有充气不足的体征	肺部有充气过多的体征	可闻及呼气期哮鸣声

问题二　本案例的中医证型是什么? 中医如何治疗?

思路 1　该患者受风化热,风热上攻咽喉,以致咽痛、咳嗽;稚阴稚阳之体易于传变,调养不当,热毒壅结于咽喉,以致咽喉红肿胀痛;热毒内困气道,致声带充血、水肿,出现"哐""哐"样咳嗽、吸气性呼吸困难、喉鸣及"三凹征";发热、头痛、周身不适,舌质红,苔黄,脉数等为邪侵卫分,营卫不和,热毒内蕴表现。故本案例的证型是风热外袭,热毒内困证。

治法:疏风泄热,解毒消肿。

方药:清咽利膈汤加减。连翘、栀子、黄芩、薄荷、牛蒡子、防风、荆芥、玄明粉、金银花、玄参、大黄、黄连、桔梗、甘草。水煎服,每日 1 剂,分 2 次服。

思路 2　本患者还可在辨证的基础上选择施行其他的中医治疗方法,如中成药治疗、中医外治法、穴位疗法等。

知识点 2

本病的病因病机

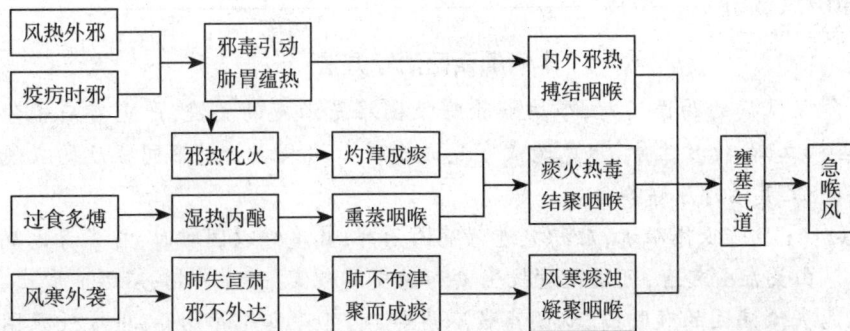

知识点 3

本病的中医辨证治疗

	风热外袭,热毒内困	热毒熏蒸,痰热壅结	风寒痰浊,凝聚咽喉
辨证要点	吸气困难,咽痛声嘶,喉中痰鸣。全身兼见恶寒发热,头痛等	吸气困难,咽痛声嘶,喉中痰鸣,或语言难出。全身兼见憎寒壮热,汗出如雨,大便秘结,小便短赤	猝然吸气困难,咽喉堵塞,声音不扬,痰多咽喉微痛。全身兼见恶寒、发热、头痛等
舌脉	舌质红,苔黄,脉数	舌质红绛,苔黄腻,脉数或沉微欲绝	舌苔白,脉浮
治法	疏风泄热,解毒消肿	泄热解毒,祛痰开窍	祛风散寒,化痰消肿
方药	清咽利膈汤加减	清瘟败毒饮加减	六味汤加减

知识点 4

本病还可施行的其他中医治疗

（1）中成药治疗：鲜竹沥口服液、珍黄丸等。

（2）外治法：如通关法、探吐法、放血法、雾化吸入法、吹药法、含漱法、中药离子导入法、擎拿运气法等。

（3）穴位疗法：①体针：取合谷、少商、商阳、尺泽、少泽、曲池、扶突等穴,每次2~3穴,用泻法,不留针。或取少商、商阳点刺出血以泄热。②耳针：选用神门、咽喉、平喘等穴,针刺,留针 15~30 分钟,每日 1~2 次。

问题三 本案例可施行的西医治疗有哪些?

（1）可用足量抗生素和糖皮质激素,并做好行气管切开的准备。若经抗炎治疗病情无好转,全身情况较差,宜早行气管切开。

（2）氧气吸入：以改善缺氧症状。

（3）维持水电解质平衡：喉阻塞时,常有电解质与酸碱平衡紊乱,应及时补液纠正酸碱平衡紊乱,并增强静脉营养。

知识点 5

本病的西医治疗方法

急喉风病的西医治疗,尽快解除呼吸困难是治疗的关键,严重者应争分夺秒,当机立断,挽救生命,以免造成窒息或出现心力衰竭。对不同程度的吸气性呼吸困难,其治疗原则各异。

（1）Ⅰ度呼吸困难者,应积极进行病因治疗；Ⅱ度呼吸困难时,首先考虑病因治疗。由炎症引起者,可用足量抗生素和糖皮质激素,若为异物,应迅速取出,一时不能去除病因的喉肿瘤、双侧声带麻痹等,也可考虑气管切开；Ⅲ度呼吸困难

急喉风
外治法

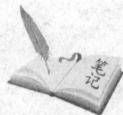

[R-12-5-1]

笔记

者,在积极进行病因治疗的同时,必须做好行气管切开的准备。在严密观察病情变化的前提下,病因能在较短时间内去除者,可以暂不行气管切开。若经抗炎治疗病情无好转,全身情况较差,宜早行气管切开。如为肿瘤等占位性病变,应立即行气管切开;Ⅳ度呼吸困难者,应迅速行环甲膜切开,或先做气管插管,从而争取时间,再行气管切开。

(2) 呼吸困难的抢救:①器材的准备:备好气管切开包,做好气管切开的准备。Ⅲ度以上呼吸困难者,相关抢救器材应备于床边。②抗生素及激素的应用:一旦出现急性喉阻塞,无论何种病因,均宜使用大剂量抗生素控制感染,并配合激素治疗,以迅速改善喉炎性黏膜肿胀。③氧气吸入:喉阻塞时,常规给予氧气吸入,以改善缺氧症状。④气管切开:Ⅲ度呼吸困难者,若经抗炎治疗病情无好转,宜早行气管切开;Ⅳ度呼吸困难者,宜紧急气管切开。

(3) 维持水电解质平衡:喉阻塞时,常有电解质与酸碱平衡紊乱,应及时补液纠正酸碱平衡紊乱,并增强静脉营养。禁食者应补足能量。

问题四　本案例的转归与预后如何? 怎样预防与调护?

思路 1　本病病情危急,变化迅速,严重者瞬息间可引起窒息死亡,故古人有"走马看喉风"之说。若治疗及时,掌握好气管切开的时机,多可控制症状,转危为安。

思路 2　本案例的预防与调护措施包括:①及时治疗各种咽喉疾患,避免咽喉异物,以免变生本病。②密切观察病情变化,做好随时抢救准备。③为了避免加重呼吸困难症状,应尽量少活动,多安静休息,并应采取半卧位。④戒除烟酒,忌食辛辣及肥甘厚腻之物,以免刺激咽喉,助长火势及滋生痰湿,加重病情。⑤进食或服药应缓缓下咽,以免引起呛咳,如咽喉疼痛应进流质或半流质饮食。⑥加强气管切开术后护理,保持室内空气湿润,确保气道通畅。

【临证要点】

1. 急喉风诊断关键点是吸气性呼吸困难的确认和分度,这是关系到进一步治疗的前提。

2. "三凹征"是气管切开的时机,尤其是已经过常规治疗后三凹征未缓解者须立即行气管切开术。

3. 气管切开的位置是2~4气管环。不能损伤第1气管环,否则容易引起气管狭窄;也不能切第5气管环以下,否则容易损伤奇静脉引起出血。

4. 气管插管、环甲膜穿刺及紧急气管切开术,是抢救Ⅳ度呼吸困难的救命技术。

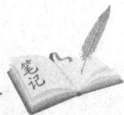

【诊疗流程】

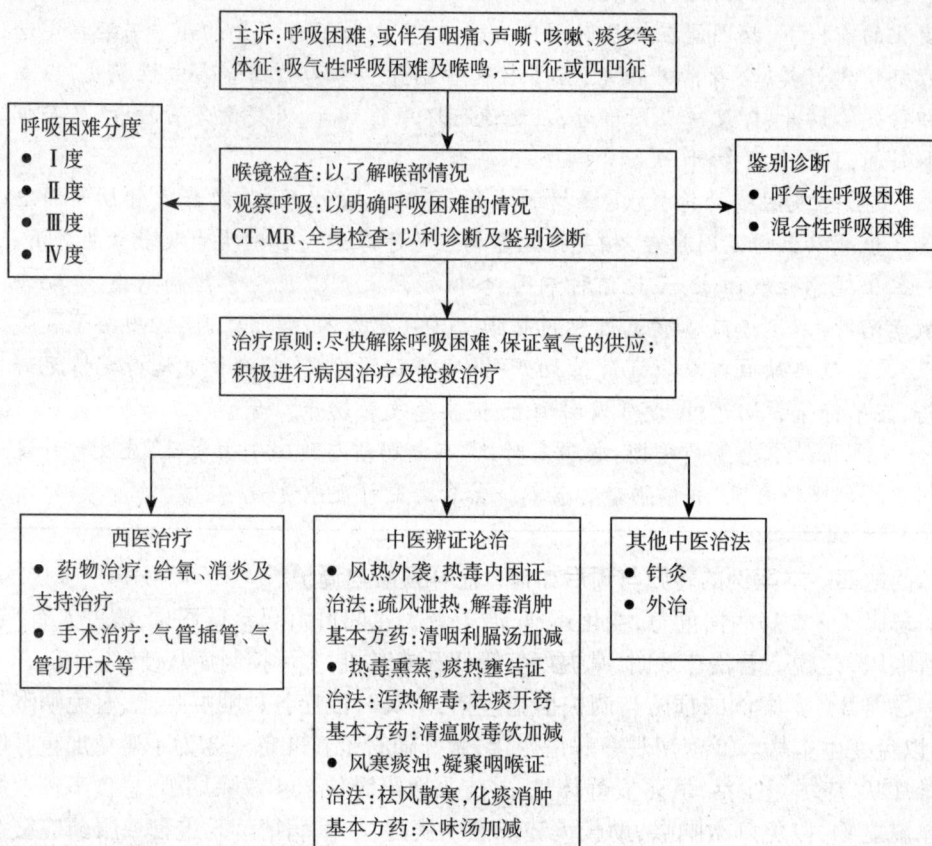

主诉:呼吸困难,或伴有咽痛、声嘶、咳嗽、痰多等
体征:吸气性呼吸困难及喉鸣,三凹征或四凹征

呼吸困难分度
- Ⅰ度
- Ⅱ度
- Ⅲ度
- Ⅳ度

喉镜检查:以了解喉部情况
观察呼吸:以明确呼吸困难的情况
CT、MR、全身检查:以利诊断及鉴别诊断

鉴别诊断
- 呼气性呼吸困难
- 混合性呼吸困难

治疗原则:尽快解除呼吸困难,保证氧气的供应;
积极进行病因治疗及抢救治疗

西医治疗
- 药物治疗:给氧、消炎及支持治疗
- 手术治疗:气管插管、气管切开术等

中医辨证论治
- 风热外袭,热毒内困证
治法:疏风泄热,解毒消肿
基本方药:清咽利膈汤加减
- 热毒熏蒸,痰热壅结证
治法:泻热解毒,祛痰开窍
基本方药:清瘟败毒饮加减
- 风寒痰浊,凝聚咽喉证
治法:祛风散寒,化痰消肿
基本方药:六味汤加减

其他中医治法
- 针灸
- 外治

(周小军)

急喉风
古医籍

扫一扫
测一测

PPT 课件

【复习思考题】

1. 吸气性呼吸困难的分度和表现是什么?
2. 什么情况下应该进行紧急气管切开?
3. 吸气性呼吸困难的抢救方法有哪些?

第六节　喉　痛

培训目标

1. 掌握喉关痈的诊断要点。
2. 熟悉会厌痈、里喉痈的诊断要点。
3. 掌握喉痈的辨证论治及喉关痈的外治法。
4. 熟悉各个喉痈的西医学治疗方法。
5. 了解各个喉痈的转归与预后。

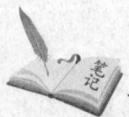
笔记

喉痈是指发生于咽喉部及其邻近区域的痈肿。发病急骤,以咽喉肿痛、吞咽困难,甚则呼吸不畅,危及生命为特征。根据喉痈发病部位的不同命名各异。生于喉关的称喉关痈;生于会厌的称会厌痈;生于喉底的称里喉痈;生于颌下的称颌下痈。临床以"喉关痈"和"会厌痈"为多见,好发于青壮年。"里喉痈"多见于3岁以下的婴幼儿。

喉痈类似于西医学的扁桃体周围脓肿、会厌脓肿(急性会厌炎)、咽后脓肿、咽旁脓肿等疾病。

【典型案例】

王某,男,32岁。自诉咽痛逐渐加重5天,伴发热、吞咽困难。患者5天前着凉后咽痛、发热,当天服用板蓝根冲剂,未见好转。疼痛逐渐加重,发热不退,对镜看咽部发现扁桃体红肿,有脓点,于是自服头孢拉定,服药4天,咽痛仍不减,感觉右侧更甚,吞咽时疼痛加剧,并放射至右耳,以致不敢咽口水,口涎外溢,言语含糊。今晨右侧咽部呈现跳动性疼痛。检查见体温39.1℃,咽部充血明显,张口受限,仅容1横指,右扁桃体充血肿胀,被推向内下方,表面可见脓点,扁桃体上方局部红肿光亮突起,触之质软。于红肿高突处穿刺,抽出30ml恶臭脓液。右下颌角淋巴结肿大压痛,血常规示:白细胞$12×10^9$/L,中性粒细胞$8.1×10^9$/L。大便已3天未行,小便黄。舌质红,苔黄厚,脉洪数。

问题一 本患者初步考虑诊断为何病? 其诊断依据是什么? 应该与哪些疾病进行鉴别?

思路1 该患者咽痛逐渐加重5天,伴发热、吞咽困难,结合咽喉部表现,诊断为喉关痈(扁桃体周围脓肿),其诊断依据为:

(1) 有咽痛、发热及扁桃体红肿、有脓点史。

(2) 右侧咽部有跳动性疼痛,伴发热、吞咽困难。

(3) 局部检查见张口受限,右扁桃体充血肿胀,被推向内下方,表面有脓性渗出,扁桃体上方局部红肿光亮突起,触之质软。

(4) 血常规示白细胞总数$12×10^9$/L,中性粒细胞$8.1×10^9$/L。

(5) 局部穿刺抽出脓液。

思路2 临床诊断时应考虑与乳蛾、会厌痈、智齿冠周炎、里喉痈及咽后部位结核形成的寒性脓肿相鉴别。

知识点1

鉴别要点

(1) 与乳蛾相鉴别:喉关痈和乳蛾都有咽部红肿疼痛、扁桃体肿大,有脓性渗出;全身有发热、头痛、纳差、乏力等症状;血常规检查有白细胞升高。喉关痈是乳蛾没有得到控制所产生的变证,其病情更为严重。主要表现在:①咽部的红肿疼痛比乳蛾严重;②扁桃体被推移位,其周围组织可见局部红肿隆起;③严重者可见张口受限;④局部红肿成脓后可有脓液抽出。

(2) 与会厌痈相鉴别:喉关痈和会厌痈都有咽痛,吞咽困难,言语不清;全身

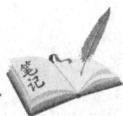

有高热、畏寒、纳差、头痛、乏力等症状；血常规检查有白细胞升高。但会厌痛可有呼吸困难，口咽部多无明显改变，会厌红肿如球状；若脓已形成，则局部隆起，或可见黄白色脓点。

（3）与智齿冠周炎相鉴别：喉关痈和智齿冠周炎都有咽痛，甚则张口受限，咀嚼、进食及吞咽时疼痛加重；全身有高热、头痛、纳差、乏力等症状；血常规检查有白细胞升高。但其病变部位不同，智齿冠周炎是牙冠周围组织的感染，而喉关痈则是扁桃体周围组织的感染。

（4）与里喉痈及咽后部位结核形成的寒性脓肿相鉴别：里喉痈和咽部寒性脓肿的共同点：①咽痛，吞咽困难；②有发热、乏力等全身症状；③咽后壁一侧隆起，内有脓液；④淋巴结肿大。不同点是：①里喉痈是热脓肿，其咽痛剧烈，咽黏膜充血明显；发热多为高热，表现为急性病容；淋巴结压痛明显；而结核形成的脓肿是冷脓肿，其咽痛相对轻微，咽黏膜色泽较淡；发热多为低热，全身状况较差；淋巴结压痛不明显。②里喉痈局部穿刺抽出的多为黄色、稠厚、腥臭的脓液，而冷脓肿局部穿刺抽出的多为灰白、清稀、不臭的脓液。③脓液细菌培养，里喉痈多为金黄色葡萄球菌、乙型溶血性链球菌、甲型草绿色链球菌及厌氧性链球菌等，而冷脓肿则为结核杆菌。

问题二　本案例的中医证型是什么？中医如何治疗？

思路1　该患者火热邪毒困结，气血壅结，患处肉腐化脓，故红肿高突、疼痛剧烈；气血与脓液随血脉搏动而跳动，故有跳痛；痈肿突起，喉关阻塞，则吞咽困难而口涎外溢、言语不清；热毒波及牙关则张口困难，甚或牙关紧闭；痈肿顶部红里透白、触之柔软，为脓已成，故穿刺可抽出脓液；大便秘结、小便黄、舌质红、苔黄厚、脉洪数均为胃腑热盛之象。故本案例的证型是热毒困结，化腐成脓证。

治法：泄热解毒，消肿排脓。

方药：仙方活命饮加减。金银花、当归尾、赤芍、乳香、没药、防风、白芷、浙贝母、天花粉、穿山甲、皂角刺、大黄、甘草。水煎服，每日1剂，分2次服。若红肿痛甚，热毒重者，加蒲公英、连翘、紫花地丁，以增清热解毒之力；若出现高热伤津时，去白芷、陈皮，重用天花粉，加玄参。

思路2　本患者还可在辨证的基础上选择施行其他中医治疗方法，如中成药治疗、中医外治法、针刺疗法等。

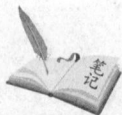

知识点 2

本病的病因病机

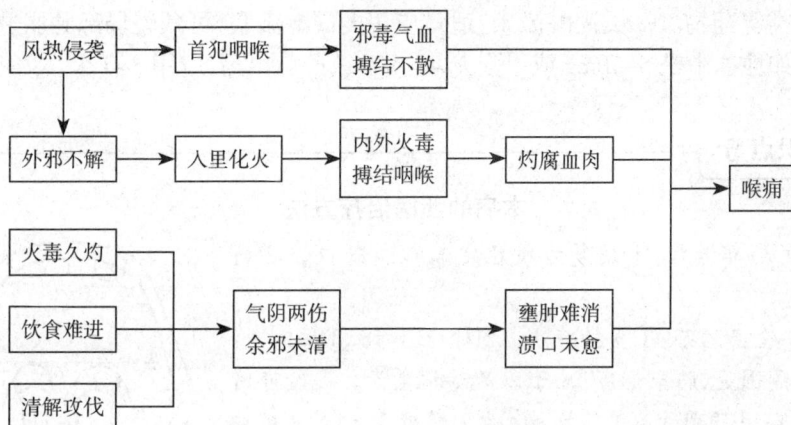

```
风热侵袭 → 首犯咽喉 → 邪毒气血
                      搏结不散 ┐
   ↓                          │
外邪不解 → 入里化火 → 内外火毒 → 灼腐血肉 ┐
                      搏结咽喉            │→ 喉痈
                                         │
火毒久灼 ┐
         │
饮食难进 ┼→ 气阴两伤 → 壅肿难消
         │   余邪未清    溃口未愈
清解攻伐 ┘
```

知识点 3

本病的中医辨证治疗

	风热侵犯(酿脓期)	肺胃蕴热(成脓期)	正虚邪滞(溃脓期)
辨证 要点	疾病初起,咽痛,吞咽时尤甚,吞咽困难;检查见患处黏膜色红漫肿,或颌下肿胀,触之稍硬;伴有发热,畏寒,头痛,周身不适,小便黄	咽痛剧烈,吞咽困难,口涎外溢,张口受限,言语含糊,检查见喉核红肿,表面脓点,喉核上方红肿光亮,穿刺可抽出脓液,颌下瘰核肿痛。伴高热,头痛,口臭口干,大便干,小便黄	疾病后期,咽痛已减轻;检查见局部红肿消退,黏膜色红欠润,或溃口未愈;伴有咽干口渴,懒动少言,倦怠乏力
舌脉	舌质红,苔薄黄,脉浮数	舌质红,苔黄厚,脉洪数有力	舌红或淡红,苔薄黄而干,脉细数
治法	清热解毒,消肿止痛	泄热解毒,消肿排脓	益气养阴,清解余毒
方药	五味消毒饮加减	仙方活命饮加减	托里消毒散加减

知识点 4

本病还可施行的其他中医治疗

(1) 中成药治疗:牛黄解毒丸、一清胶囊、黄连上清丸口服。

(2) 外治法:如吹药法、含服法、含漱法、雾化吸入法、排脓法等。

(3) 针刺疗法:①体针:针刺合谷、内庭、太冲等穴以消肿止痛。针刺患侧颊车、地仓穴,以使牙关开张。②刺血法:用三棱针刺少商、商阳或耳尖,放血数滴,以泄热解毒。

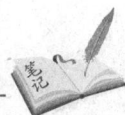

问题三　本案例可施行的西医学治疗有哪些?

(1) 局部治疗:①用复方氯己定漱口液漱口。②局部穿刺及切开排脓。

(2) 全身治疗:①支持疗法。②抗感染:应予以足量抗生素。一般可用青霉素类、头孢菌素类等药物。③类固醇激素:适量应用类固醇激素,可减轻局部肿胀及全身中毒症状。如地塞米松 5~10mg 或甲强龙 40~80mg,静脉给药,应用 3~7 天。

喉痈的穿刺
排脓术视频
ER-12-6-1

喉痈切开
排脓术
ER-12-6-2

知识点5

本病的西医治疗方法

(1) 局部治疗:①用复方氯己定漱口液漱口。②局部穿刺。

(2) 全身治疗:①支持疗法。②对症治疗。③抗感染:扁桃体周围炎,脓未形成,应予以足量抗生素。一般可用青霉素类、头孢菌素类等药物。④类固醇激素:适量应用类固醇激素,可减轻局部肿胀及全身中毒症状。如地塞米松 5~10mg 或甲强龙 40~80mg,静脉给药,应用 3~7 天。

(3) 手术治疗:成脓时,应予切开排脓。包括:①扁桃体周围脓肿切开术 (图 12-2);②咽后壁脓肿切开术 (图 12-3)。

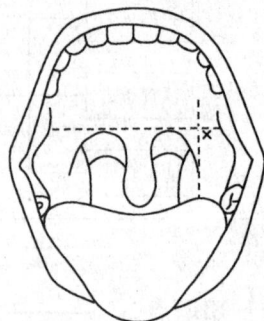

图 12-2　扁桃体周围脓肿切开术

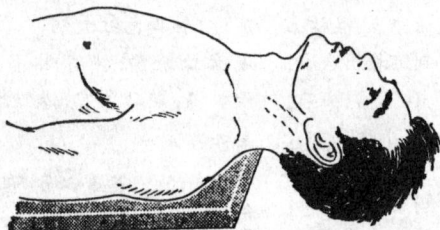

(1) 咽后壁脓肿切开时的正确体位

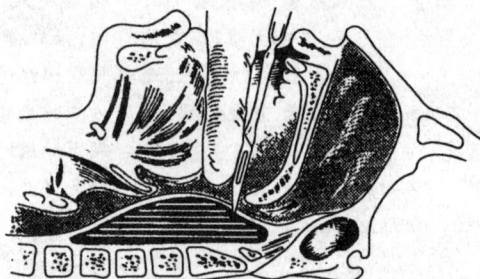

(2) 咽后壁脓肿切开法
(食指如图引导切刀并可避免刺入过深)

图 12-3　咽后壁脓肿切开术

问题四　本案例的转归与预后如何? 怎样预防调护?

思路1　绝大多数喉痈经及时、恰当的治疗,排出脓液后,疮口愈合而痊愈,预后良好。如果因体质虚弱,或未及时有效的治疗,脓毒蔓延,或肌膜肿胀,堵塞气道,伴发急喉风;或热入营血,热盛动风,变生他病;或侵蚀破坏脉络,导致大出血、失血性休克、窒息等危症重症。

思路2　本案例的预防与调护措施包括:①加强锻炼,增强体质,注意饮食起居与口腔卫生,预防感冒。②积极治疗咽喉部疾病,防止局部炎症扩散。③患病时要多饮水,注意休息。吞咽困难者,宜进半流质或全流质饮食,以养护胃气。④忌食辛辣炙煿、

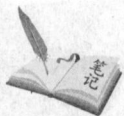

醇酒厚味,以防内热蕴结上灼。⑤发病后要积极治疗,严密观察病情变化。及时切开排脓,排尽脓液。有呼吸困难者,应做好气管切开的准备。

【临证要点】

1. 喉关痈早期脓未成,以内治为主;喉关痈中期脓已成,必须以外治排脓为主,同时配合内治治疗。

2. 里喉痈多见于婴幼儿,一旦怀疑本病,所有诊疗活动都必须小心谨慎,尤其不能随意或强行搬动患儿,咽部检查时,压舌板宜轻轻用力,切不可用力强压,否则可能造成脓肿破裂,引起窒息。如于检查中脓肿突然破裂,应急速将病儿双足提起,头部倒置,以免脓液流入喉腔或下呼吸道。

3. 会厌痈,因其病变位于会厌,虽然患者疼痛较甚,但口咽部检查多无明显异常。所以,感觉病人的主诉与其咽部检查结果不相符合时,必须做喉镜检查,以免误诊。

【诊疗流程】

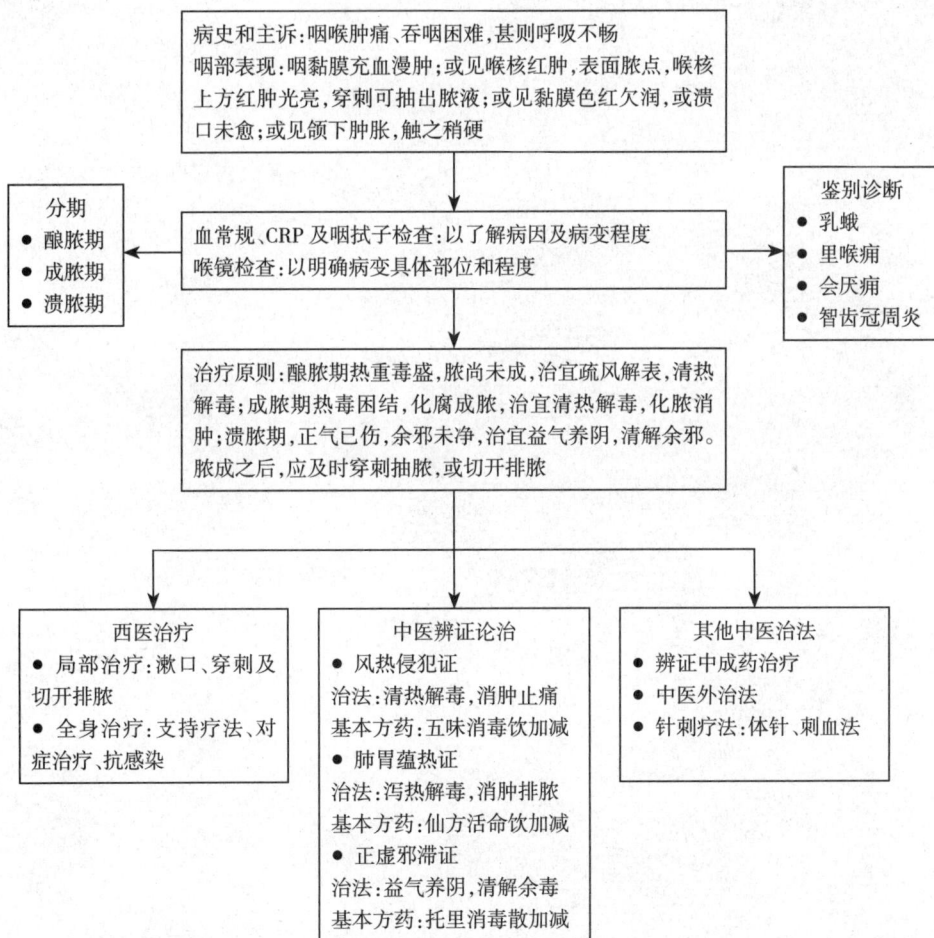

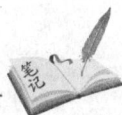

(魏炯洲)

【复习思考题】

1. 喉关痈与乳蛾应如何鉴别？
2. 喉痈肺胃热盛型的辨证要点有哪些？
3. 试述喉痈的转归预后。

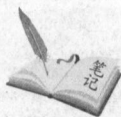

笔记

第十三章

口 腔 疾 病

PPT 课件

13章01节PPT

第一节 口 疮

口腔黏膜
常见疾病

ER-13-1-1

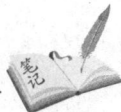

> ### 培训目标
>
> 1. 掌握口疮的诊断要点、分型、鉴别诊断。
> 2. 掌握口疮的辨证论治。
> 3. 熟悉口疮的西医治疗方法。
> 4. 了解口疮病因病机。

口疮是指因脏腑失调、邪毒内蕴循经上扰导致唇、舌、颊、软腭等部位溃烂、疼痛,并反复发作的口腔疾病。是口腔黏膜病中的常见病和多发疾病之一。调查发现,10%~25% 的人群患有该病,在特定人群中,患病率可高达 50%,男女老少均可发病,女性患病率一般高于男性,好发于 10~30 岁。

口疮相当于西医学之复发性阿弗他溃疡,目前病因及致病机制仍不明,无确切的实验室指标可作为诊断依据(图 13-1~ 图 13-3,见文末彩图)。

【典型案例】

王某,男,34 岁。诉口腔溃烂,反复不愈 1 年。患者 1 年来唇、颊、舌部位反复破溃,间隔 10 天左右发作 1 次,劳累过度或饮食不慎则发作更明显。伴口干,大便秘结,小便黄赤。口腔检查:上下唇及两颊部有多处类圆形溃疡,直径 5~8mm 不等,基底有黄色渗出物覆盖,溃疡周围红肿明显。舌质红,舌苔黄厚,脉滑数。

问题一　本患者初步考虑诊断为何病? 其诊断依据是什么? 应与哪些疾病进行鉴别?

思路 1　该患者反复发作口腔溃疡 1 年余,结合临床,本案例可诊断为口疮,其诊断依据如下。

(1) 口腔溃疡反复发作,有自愈趋向。

（2）溃疡呈圆形或类圆形,表面覆有黄色伪膜,周围黏膜充血。

思路 2　临床诊断时应考虑与狐惑病、热疮、口疳相鉴别。

📑 **知识点 1**

鉴别要点

（1）与狐惑病鉴别:狐惑病类似于西医白塞病,表现为反复发作的口腔溃疡、眼部病损、生殖器黏膜溃疡、皮肤病损等,其特点是同时或相继、全部或部分体征出现,皮肤针刺反应阳性。后期还可伴有关节、心血管、消化道、神经系统等全身症状或损害。

（2）与热疮鉴别:热疮类似于西医口腔单纯疱疹,原发性单纯疱疹性口炎好发于婴幼儿,口腔病损继发于发热等全身症状后,表现成簇小水疱,迅速破裂后融合成片的浅表溃疡,牙龈、硬腭、舌、颊、唇等黏膜急性炎症。而口疮发于牙龈、硬腭部黏膜者较少见,不造成龈炎。

（3）与口疳鉴别:口疳包括了西医创伤性溃疡、癌性溃疡、结核性溃疡等,临床应与重型复发性阿弗他溃疡鉴别。创伤性溃疡多由机械性创伤刺激所致,溃疡外形与损伤因素契合,如及时去除刺激,黏膜可恢复正常;癌性溃疡多见于老年人,好发于舌腹舌缘、口底、软腭复合体,溃疡边缘不齐,周围有浸润,质硬,底部菜花状,用甲苯胺蓝溃疡染色为阳性,病理检查可明确诊断;结核性溃疡比较少见,溃疡深在,边缘呈鼠噬状,表面覆污秽脓性分泌物,底部有红色肉芽组织。

问题二　本案例中医证型是什么? 中医如何治疗?

思路 1　该患者唇、颊部位溃疡,伴口干,大便秘结,小便黄赤;舌质红,舌苔黄厚,脉滑数均为胃肠积热之候。故本案例的中医证型是胃肠积热证。

治法:清热泻火,凉血解毒。

方药:清胃散合凉膈散加减。当归、大黄、黄连、黄芩、连翘、生地黄、牡丹皮、升麻、芒硝、栀子、薄荷、甘草,水煎服,每日 1 剂,分 2 次服。

思路 2　本患者还可施行的其他中医治疗:

（1）中成药治疗:根据口疮患者临床证型可选用清胃黄连丸或黄连上清片口服。

（2）外治法:①散剂外敷:锡类散、冰硼散、珠黄散、西瓜霜等。②药液含漱:选金银花、白芷、淡竹叶、薄荷等量,或黄柏、菊花、决明子、桑叶等量,煎煮过滤,含漱口腔。③中药超声雾化:选用金银花、白及、薄荷、冰片等量煎水,雾化吸入,每日 1 次,每次 15~20 分钟。5 日为 1 个疗程。

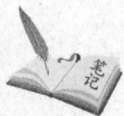

知识点 2

本病的病因病机

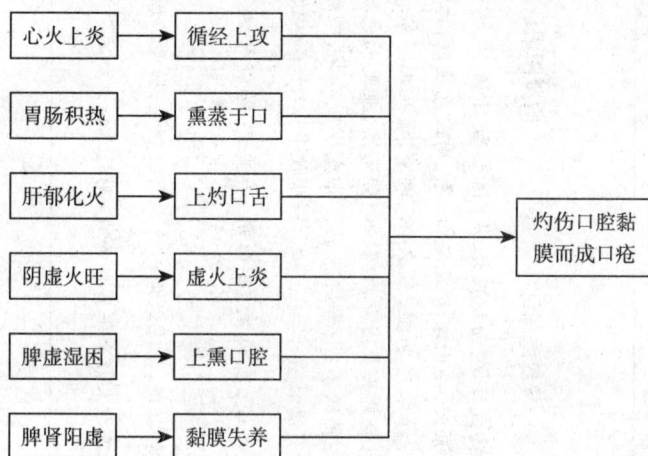

心火上炎 → 循经上攻

胃肠积热 → 熏蒸于口

肝郁化火 → 上灼口舌 → 灼伤口腔黏膜而成口疮

阴虚火旺 → 虚火上炎

脾虚湿困 → 上熏口腔

脾肾阳虚 → 黏膜失养

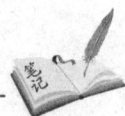

知识点 3

本病的中医辨证治疗

	心火上炎证	胃肠积热证	肝郁化火证	阴虚火旺证	脾虚湿困证	脾胃阳虚证
辨证要点	溃疡多见于舌尖及舌前部，数目较多，面积较小，红肿疼痛明显；可伴见口干口渴，心中烦热，小便黄赤	溃疡多见于唇、颊口底部位多，数目较多，部位、形状不规则，基底色深黄，兼见口干，大便秘结，小便黄赤	溃疡同前，溃疡常随情绪改变而发作或加重，或与月经周期有关，兼见胸胁胀闷，心烦易怒，口苦咽干，失眠不寐	溃疡数目不定，分散，边缘清楚，溃疡面色灰黄色，有轻度灼痛；可伴见头晕目眩，五心烦热，口干咽燥，唇赤颧红	溃疡数目少，面积较大，基底深凹，红而灰白，溃疡面灰白色，红晕不明显，经久不愈；兼见头身困重，口黏不渴，食欲不振，胃脘胀满，时有便溏	溃疡数目稀少，溃疡色淡红，疼痛时轻时重，溃疡久不愈合，遇疲劳易发，兼见面色㿠白，腰膝或少腹冷痛，四肢不温，小便多，口干喜热饮
舌脉	舌尖红，苔薄黄，脉略数	舌质红，苔苔黄厚，脉滑数	舌尖红或略红，舌苔薄黄，脉弦数	舌红少苔，脉细数	舌质淡，有齿痕，苔白滑腻，脉沉缓	舌质淡，苔白滑，脉沉弱或沉迟
治法	清心导赤，解毒疗疮	清热泻火，凉血解毒	疏肝理气，泻火解毒	滋补心肾，降火敛疮	健脾祛湿，托毒敛疮	温补脾胃，引火归原
方药	泻心导赤散加减	清胃散合凉膈散加减	丹栀逍遥散加减	知柏地黄汤加减	参苓白术散合平胃散加减	附桂八味丸加减

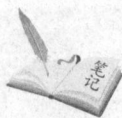

问题三 本案例可施行的西医治疗有哪些?

(1) 局部治疗:①消炎类药物:含漱液如氯己定;②促进溃疡愈合类药物:重组人表皮生长因子凝胶、康复新含漱液等。

(2) 全身治疗:①免疫调节剂:转移因子、胸腺素、聚肌胞、丙种球蛋白等。②免疫抑制剂:沙利度胺、环磷酰胺、硫唑嘌呤等。③其他:维生素类药物、微量元素锌、己烯雌酚等。

知识点 4

本病的西医治疗方法

(1) 局部治疗:①消炎类药物:含漱液如 0.1% 依沙吖啶溶液(利凡诺)、0.02% 呋喃西林含漱液、0.12% 盐酸双氯苯双胍液(氯己定);软膏有 0.1% 曲安西龙软膏、曲安奈德软膏。②止痛类药物溶液:包括利多卡因凝胶、喷剂,苯佐卡因凝胶,苄达明喷雾剂等。③促进愈合类药物:重组人表皮生长因子凝胶、重组牛碱性成纤维细胞生长因子凝胶。④局部封闭:地塞米松注射液、醋酸泼尼松龙混悬液或曲安奈德加等量 2% 利多卡因或 2% 普鲁卡因液做溃疡黏膜下封闭注射。

(2) 全身治疗:①糖皮质激素:泼尼松、地塞米松、泼尼松龙等。②免疫调节剂:转移因子、胸腺素、聚肌胞、丙种球蛋白等。③免疫抑制剂:沙利度胺、环磷酰胺、硫唑嘌呤等。④其他:维生素类药物、微量元素锌、己烯雌酚等。

问题四 本案例的转归与预后如何? 怎样预防调护?

思路 1 本案例经积极地中西医结合治疗一般预后良好,很少有严重的并发症。但因迁延反复、缠绵难愈的特点,给患者带来痛苦和不便。有的可迁延反复数十年而不愈,亦可有反复发作一段时间后而自行缓解,不再反复,亦可过一时期又再反复。

思路 2 本案例的预防与调护措施包括:①营养均衡,饮食清淡,利于消化吸收,少食烧烤、腌制、辛辣食物。②保持乐观精神,避免焦虑情绪。③养成每日定时排便习惯。若有便秘,可多食含纤维丰富的食物,适当活动。④注意生活起居规律,保证充足睡眠时间,提高睡眠质量。⑤注意劳逸结合,避免过度劳累。⑥锻炼身体,增强体质,避免外邪侵扰。⑦去除口腔局部不良刺激因素,避免造成对口腔黏膜损伤。⑧保持口腔卫生。

【临证要点】

1. 口腔溃疡临床很常见,初诊时应详细询问病情病史和检查病损特征,必要时应进一步检查,做出明确诊断。

2. 口疮临床表现复杂,个体差异较大,需要正确判断病性和患者全身情况,制订针对性强和有效的治疗方法。病情缓解期,宜用中医药调整相关脏腑阴阳、气血功能,减少复发。

3. 口腔溃疡病居于表,由内而发,在全身用药的同时,局部用药必不可少。如病损范围广,红肿热痛明显者,适用含漱液及散剂;病损范围局限、溃疡深大者,含漱液配合局部注射;唇部病损适合用湿敷剂、膜剂、膏剂。

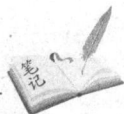

4. 对于溃疡深大,经久不愈,疼痛明显的重型口疮,可做黏膜下局部封闭治疗。操作时调整好病员的体位,进针点位于溃疡边缘正常组织处,注射针斜刺入黏膜下,沿溃疡基底平行方向,将药物注射于病损基底部。

5. 对于有些经久不愈的深大溃疡,要及时进行病理检查,以防止癌变。

【诊疗流程】

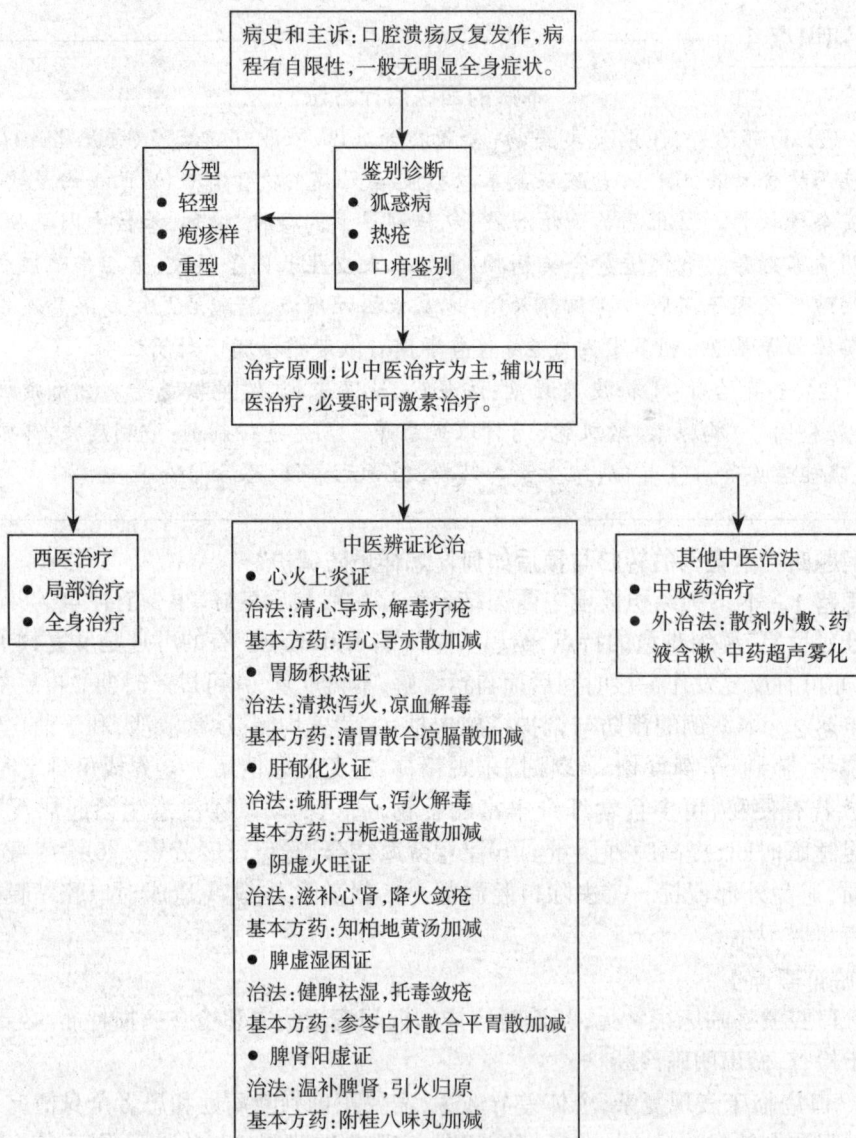

（谭　劲）

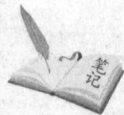

口疮古医籍

扫一扫
测一测

PPT 课件
13章02节PPT

【复习思考题】

1. 口疮的病因病机是什么？
2. 口疮的诊断要点是什么？
3. 口疮如何辨证论治？
4. 口疮须与哪些疾病进行鉴别？要点是什么？
5. 口疮的西医治疗原则是什么？

第二节 唇 风

培训目标

1. 掌握唇风的临床表现、诊断要点。
2. 掌握唇风的辨证论治、外治法。
3. 熟悉唇风的西医学治疗原则。
4. 了解唇风与各类唇炎的鉴别诊断。

唇风是指因脏腑失调、风热燥湿等邪上攻唇部，以唇部红肿、糜烂、结痂、皲裂、起白色鳞屑为主要症状的一种慢性疾病。寒冷干燥季节好发，男女均可发病，在青少年中较多见，老年人发病少。

唇风相当于西医学的慢性非特异性唇炎。广义唇炎是指发生于唇部的炎症性疾病的总称，除本病外还包括腺性唇炎、良性淋巴增生性唇炎、肉芽肿性唇炎、梅-罗综合征、光化性唇炎和变态反应性唇炎等，临床可参考本病进行辨证施治（图13-4，见文末彩图）。

【典型案例】

李某，女，30岁。嘴唇干裂脱皮2年。患者2年来口唇经常干燥、皲裂、起皮屑，反复不愈，秋冬季节加重。伴口干，纳差，大便干燥。局部检查：下唇部灰白色鳞屑，皲裂，唇周皮肤黯红。舌质淡红，舌苔薄黄，脉细。

问题一 本患者初步考虑诊断为何病？其诊断依据是什么？应与哪些疾病进行鉴别？

思路1 该患者嘴唇干裂脱皮2年，口唇经常干燥、皲裂、起皮屑，反复不愈，秋冬季节加重，本病例可诊断为唇风，其诊断依据如下：

（1）口唇干燥、皲裂、脱皮2年，秋冬季节加重。

（2）病情反复，迁延不愈。

思路2 临床诊断时应考虑与慢性日光性唇炎、腺性唇炎、良性淋巴增生性唇炎、燕口疮、鬼脸疮、口癣、猫眼疮相鉴别。

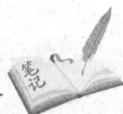

知识点 1

鉴别要点

(1) 与慢性日光性唇炎、腺性唇炎、良性淋巴增生性唇炎相鉴别：慢性日光性唇炎好发于日照强烈的夏季，与暴晒程度有关，脱屑呈秕糠状，痒感不明显。腺性唇炎唇部肿大，翻开唇黏膜可见黏液性或脓性分泌物，病理诊断有助于诊断。良性淋巴增生性唇炎好发于下唇正中部，患者可以出现难以忍受的痛痒，活检可以明确诊断。

(2) 与燕口疮相鉴别：燕口疮病损部位在口角区，以口角区皮肤黏膜潮红、湿白、糜烂、皲裂为主要症状。

(3) 与鬼脸疮相鉴别：鬼脸疮类似于西医盘状红斑狼疮，本病好发于下唇部位，唇红部呈局限性圆形、椭圆形红斑、糜烂病损，中心凹下呈盘状，周围有白色短的条纹呈放射状排列，病变区可向唇红边缘延伸到皮肤，使唇红与皮肤界限消失，面颊部皮肤的典型病损为蝶形红斑。

(4) 与口癣相鉴别：口癣发生在唇部病损多为环状或网状白色条纹，可延伸到口角区，常伴有两颊、舌黏膜对称性网纹状、树枝状、斑片状白色角化斑纹，并可发生红斑、充血、糜烂、水疱等病损。

(5) 与猫眼疮相鉴别：猫眼疮相当于西医多形性红斑，本病多呈急性发作，唇部糜烂渗出，可因出血形成厚血痂，口腔黏膜广泛充血，大面积糜烂，皮肤常伴有虹膜样红斑。

问题二　本案例中医证型是什么？中医如何治疗？

思路 1　该患者唇部干燥、皲裂、起皮屑，反复不愈，秋冬季节加重。伴口干，纳差，大便干燥。舌质淡红，舌苔薄白黄，脉细均为脾虚血燥之候，故本案例的中医证型是脾虚血燥证。

治法：健脾益气，养血润燥。

方药：四君子汤合四物消风饮加减。人参、白术、茯苓、当归、生地黄、川芎、赤芍、防风、柴胡、黄芩、薄荷、荆芥、甘草，水煎服，每日 1 剂，分 2 次服。若唇部干裂或白屑曾多者，可加沙参、阿胶；口干口黏加重加白扁豆、佩兰。

思路 2　本患者还可施行的其他中医治疗：

(1) 中成药治疗：根据患者临床证候可选用归脾丸、四物丸口服。

(2) 外治法：①外敷法：可选用鲜马齿苋、大青叶、鲜芙蓉叶、鲜三七叶搓汁湿敷患处。②熏洗法：茵陈、黄柏、土茯苓、苦参、苍术、白鲜皮、甘草等加适量水煮沸后，使雾气熏蒸唇部。

(3) 穴位疗法：①体针：地仓透颊车，留针 30 分钟。②耳针：口、唇、神门、肾上腺，每次选 3~4 穴，留针 30 分钟。

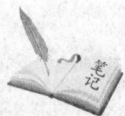

知识点 2

本病的病因病机

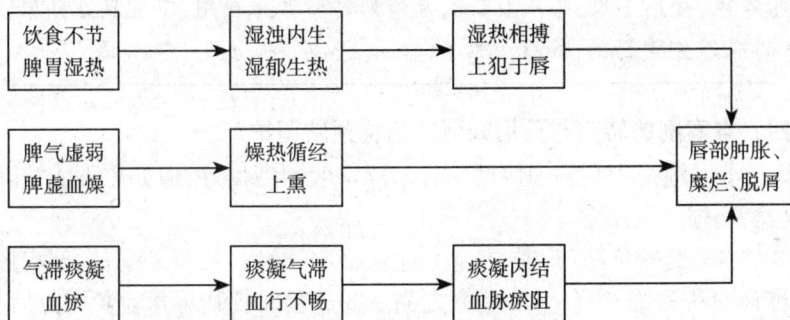

```
饮食不节          湿浊内生          湿热相搏
脾胃湿热    →     湿郁生热    →     上犯于唇
                                              ↘
脾气虚弱          燥热循经                    唇部肿胀、
脾虚血燥    →     上熏       →               糜烂、脱屑
                                              ↗
气滞痰凝          痰凝气滞          痰凝内结
血瘀       →     血行不畅    →     血脉瘀阻
```

知识点 3

本病的中医辨证治疗

	脾胃湿热证	脾虚血燥证	气滞痰凝血瘀证
辨证要点	口唇肿胀糜烂,渗出较多,或表面黄红色痂皮;伴口干不欲饮,大便秘结,小便赤热	唇部干燥、皲裂、起皮屑,反复不愈,秋冬季节加重。伴口干,纳差,大便干燥	病程长,唇肿肥厚,唇色黯红,扪之有颗粒样结节;或唇部裂沟,渗液结痂
舌脉	舌质红,苔黄腻,脉滑数	舌质淡红,舌苔薄白黄,脉细	舌质黯紫或有瘀斑,脉涩
治法	清胃泻火,健脾除湿	健脾益气,养血润燥	理气化痰,祛瘀散结
方药	清脾除湿饮加减	四君子汤合四物消风饮加减	二陈汤合桃红四物汤加减

问题三 本案例可施行的西医治疗有哪些?

(1)局部处理:忌食辛辣食物,减少风吹、寒冷刺激,保持唇部湿润等。可选用抗生素软膏或激素软膏,如金霉素眼膏、氟轻松软膏、曲安奈德乳膏等局部涂布,每日涂布 6~8 小时,进食前应用温水将残留的软膏洗净,然后涂布医用甘油。

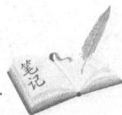

(2)口服维生素药物:如维生素 A,每次 2.5 万 U,每日 1 次口服。

知识点 4

本病的西医治疗方法

(1)局部处理:改变咬唇、舔唇等不良习惯,戒除烟酒,忌食辛辣食物,减少风吹、寒冷刺激,保持唇部湿润等。

1)慢性脱屑性唇炎:可选用抗生素软膏或激素软膏,如金霉素眼膏、氟轻松软膏、曲安奈德乳膏等局部涂布,每日涂布 6~8 小时,进食前应用温水将残留的软膏洗净,然后涂布医用甘油。

2）慢性糜烂性唇炎：以唇部湿敷为主，可选用 0.1% 依沙吖啶溶液、3% 硼酸溶液、5% 生理盐水等；或唇部湿敷联合微波治疗；或局部注射曲安奈德液、泼尼松龙混悬液等，每周 1 次，每次 0.5ml，病情好转即停止应用，不宜反复频繁注射。

（2）口服维生素药物：如维生素 A，每次 2.5 万 U，每日 1 次口服。

问题四 本案例的转归与预后如何？怎样预防调护？

思路 1 本案例经积极的中西医结合治疗一般预后良好，但如果不能祛除刺激因素，极易复发，病损迁延不愈。

思路 2 本案例的预防与调护措施包括：①纠正舔唇、咬唇，或揭唇部皮屑等不良习惯。②进食清淡食物，少食辛辣刺激之品。③进食时食物尽量避免与红唇接触，餐后用清水洗唇部，然后涂擦无色营养唇膏。④避免烈日暴晒，风大季节以低浓度甘油或润唇膏涂于口唇。

【临证要点】

1. 唇风主要病损有唇干、脱屑、皲裂、糜烂、渗出等，然而病因病机复杂，在治疗上不同的病因治疗原则及方法也不同，因此，临床上应询问病史，寻找致病原因，仔细检查，制订治疗方案。

2. 本病病变位置表浅，外用药可直接作用于创面，药物渗入黏膜，达到滋润、收湿敛疮、止血生肌的作用。但需要注意唇部用药的特殊性，宜选择水溶液、混悬液湿敷，或用膏剂、霜剂涂抹，不宜用酊剂、散剂、粉剂。

3. 处理唇部痂皮方法，用浸透药液的纱布湿敷软化，修剪掀起痂皮。避免撕揭屑皮，以致唇部破溃、出血、反复结痂。

4. 唇部糜烂严重，采用局部注射，宜用 5 号注射针将药液注射于黏膜下糜烂基底部，每次药液不宜过多，以免加重局部肿胀症状，注射完毕用棉签轻压片刻。

5. 教会唇风患者口唇护理非常重要，包括饮食调护、避免唇部过度牵拉、户外防护措施等。

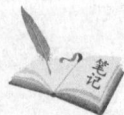

【诊疗流程】

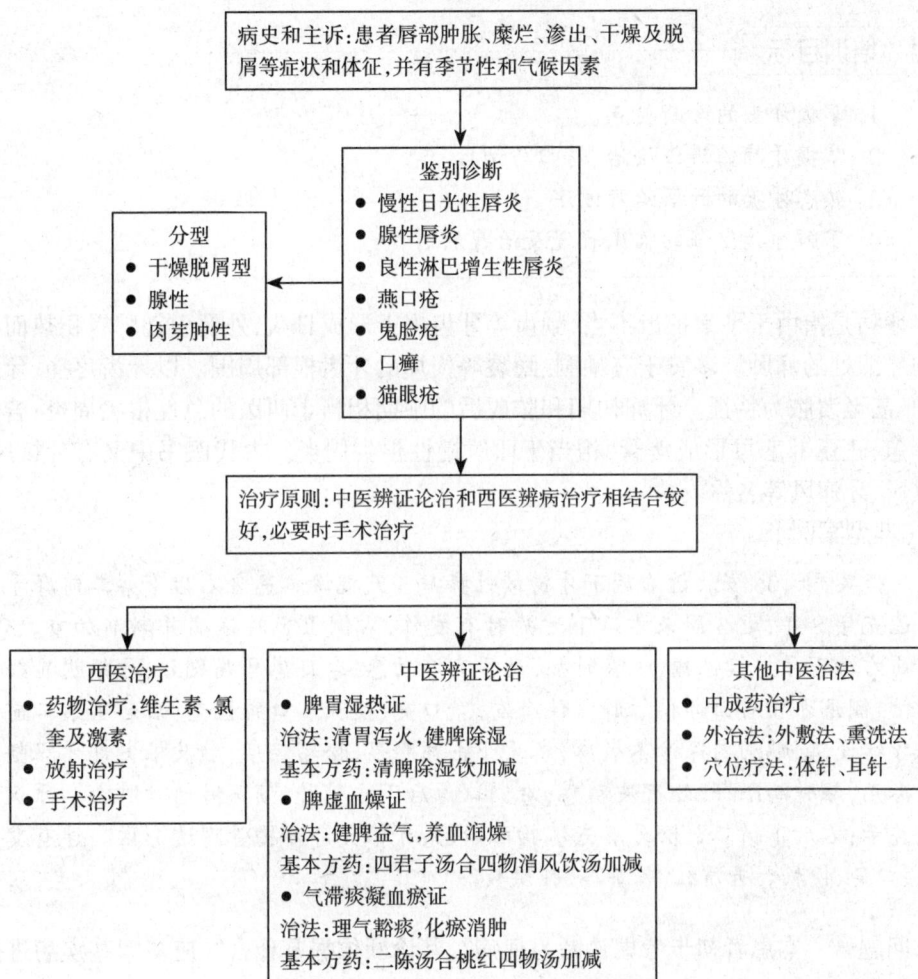

病史和主诉:患者唇部肿胀、糜烂、渗出、干燥及脱屑等症状和体征,并有季节性和气候因素

鉴别诊断
- 慢性日光性唇炎
- 腺性唇炎
- 良性淋巴增生性唇炎
- 燕口疮
- 鬼脸疮
- 口癣
- 猫眼疮

分型
- 干燥脱屑型
- 腺性
- 肉芽肿性

治疗原则:中医辨证论治和西医辨病治疗相结合较好,必要时手术治疗

西医治疗
- 药物治疗:维生素、氯奎及激素
- 放射治疗
- 手术治疗

中医辨证论治
- 脾胃湿热证
治法:清胃泻火,健脾除湿
基本方药:清脾除湿饮加减
- 脾虚血燥证
治法:健脾益气,养血润燥
基本方药:四君子汤合四物消风饮汤加减
- 气滞痰凝血瘀证
治法:理气豁痰,化瘀消肿
基本方药:二陈汤合桃红四物汤加减

其他中医治法
- 中成药治疗
- 外治法:外敷法、熏洗法
- 穴位疗法:体针、耳针

(谭 劲)

唇风古医籍

扫一扫
测一测

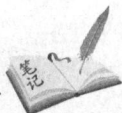

【复习思考题】

1. 唇风的诊断要点是什么?
2. 唇风的病因病机是什么?
3. 唇风如何辨证论治?
4. 唇风须与哪些疾病进行鉴别? 要点是什么?
5. 唇风的西医治疗原则是什么?
6. 唇风的西医治疗方法有哪些?

笔记

PPT 课件

牙髓病和
根尖周病

第三节 牙 痛

1. 掌握牙痛的诊断要点。
2. 掌握牙痛的辨证论治、转归与预后。
3. 熟悉牙痛的西医治疗方法。
4. 了解牙痛变证的临床表现及治疗原则。

牙痛是指由于平素护齿不当,龋齿等牙齿损害形成日久,外邪引动脾胃积热而发生的牙龈处的痛肿。多发于有龋洞、隐裂等损坏的牙齿根部周围。以牙齿疼痛、牙龈红肿,甚至溃脓为特征。牙痛初期和脓成后的中期相当于西医的急性根尖周炎;若久病不愈,正虚邪恋可形成瘘管,相当于西医慢性根尖周炎。古代医书中又有牙蜃风、牙棋风、牙痈风等名称。

【典型案例】

张某,女,36 岁。诉右后下牙持续性疼痛 5 天就诊。患者右后下第二前磨牙龋已充填 8 年,近 3 周来右后下牙痛时有发作,右侧咀嚼时疼痛并渐渐加重。5 天前右后下牙持续性痛,咀嚼时痛,患牙有浮动感,今日感牙痛剧烈,牙龈明显红肿,右侧患牙相对面部稍红肿。伴有发热、口臭、便秘。口腔检查:右后下第二前磨牙继发龋,龋洞内探诊不敏感,患牙叩击痛明显,松动轻度;触及根尖部牙龈坚硬疼痛,龈肿局限,肿处有波动感;右侧口角后下方稍肿,颌下淋巴结肿大。牙 X 线片示:右后下第二前磨牙有充填物阻射影,牙根尖部牙槽骨有透影区。伴有发热、口臭、便秘。舌质红,苔黄厚,脉洪数。

问题一 本患者初步考虑诊断为何病? 其诊断依据是什么? 应与哪些疾病进行鉴别?

思路 1 该患者右后下牙持续性痛,咀嚼时痛,患牙有浮动感,牙龈明显红肿,右侧患牙相对面部稍红肿,可诊断为牙痈,其诊断依据为:

(1) 牙齿剧烈疼痛,不能咀嚼。

(2) 有龋病充填史,长期反复牙痛病史。

(3) 有牙龈红肿坚硬局限于根尖部、牙齿轻微松动有浮动感。

(4) 口腔检查可见:患牙继发龋,龋洞内探诊不痛,叩击痛(+++),触及根尖部牙龈疼痛,牙龈红肿局限,有波动感,患牙松动 I 度。

(5) X 线可见右后下第二前磨牙有充填物阻射影,牙根尖部牙槽骨有透影区。

思路 2 临床诊断时应考虑与尽牙痈、牙宣进行鉴别。

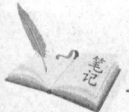

知识点 1

鉴 别 要 点

	牙痈	尽牙痈	牙宣
相同点	1. 均为发生于牙龈处的痈肿 2. 均有牙龈红肿、疼痛,可有溢脓,甚者腮颊俱肿		
年龄	各个年龄均可发生	多见于青年人	各个年龄均可发生
牙齿情况	多有龋齿或牙体变色	真牙异位或阻生	牙根宣露
部位	各个牙根周围均可发生脓肿	脓肿在智齿周围发生	脓肿近龈缘范围较局限
牙痛	持续性跳痛,较重	发于智齿周围可波及周围	较轻
叩击痛	患牙触痛明显,叩痛(+~++++)	无(-~+)	较不明显
牙周袋	无	有(冠周盲袋)	有
牙齿松动	一般不明显	无	较常松动
张口受限	一般无	有	一般无
牙髓活力测试 (冷热刺激)	无	有	有
X线	患牙根尖部牙槽骨有透影区,但初期可无明显异常	第三磨牙阻生	牙槽骨嵴有破坏或有骨下袋形成
中医辨证	初期(风热初犯)中期(胃火炽盛)后期(正虚邪恋)	初期(风热初犯)中期(胃火炽盛)后期(正虚邪恋)	胃火上蒸、肾阴亏虚、气血不足
西药治疗	替硝唑、红霉素等	替硝唑、红霉素等	替硝唑、红霉素等
专科治疗	根管治疗	局部冲洗	牙周系统治疗

问题二 本案例中医证型是什么?中医如何治疗?

思路 1 该患者牙痛,为持续性痛,并逐渐加重,咀嚼时痛甚,有叩击痛,牙齿有浮动感;龋齿根尖周围的牙龈红肿,牙龈红肿高处有波动感;甚者红肿连及腮颊。可伴有发热,口臭、便秘;舌质红,苔黄厚,脉洪数均为热结阳明之候。故本案例的中医证型是热结阳明证。

治法:清胃泻火,消肿止痛。

方药:清胃汤加减。生石膏、黄芩、黄连、生地黄、牡丹皮、升麻、甘草。水煎服,每日1剂,分2次服。若肿甚加防风、白芷、蝉蜕、皂角刺;若热重加连翘;若肿连腮颊者,加金银花、板蓝根、紫花地丁、菊花等。

思路 2 本患者还可施行的其他中医治疗:

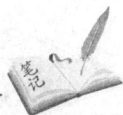

（1）中成药治疗：根据临床证候可选用黄连上清丸、牛黄解毒丸、双黄连口服液、清热解毒口服液等。

（2）外治法：①局部用药法：一般可选用六神丸、冰硼散、牙痛散等。②外敷法：可选用如意金黄散、芙蓉膏等。③切开法：红肿 3~5 天后，肿处有波动感，脓即成；可以切开，置引流条引流。④患牙治疗：口腔专科处理。

（3）穴位疗法：选合谷、颊车、下关等，用泻法，留针 10~20 分钟。注意避开红肿处。可以疏通经络、泄热消肿、止痛。注意避开红肿处。

（4）物理疗法：可用激光照射处理根管内，也可以用微波局部理疗。

知识点 2

本病的病因病机

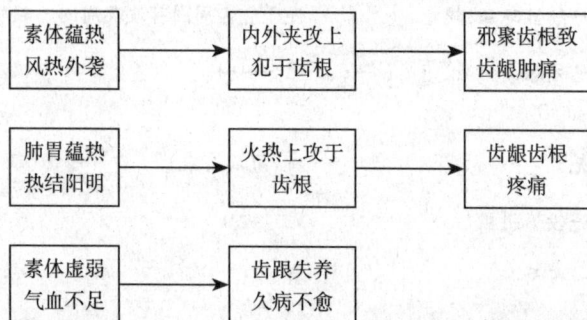

素体蕴热 风热外袭	→	内外夹攻上 犯于齿根	→	邪聚齿根致 齿龈肿痛
肺胃蕴热 热结阳明	→	火热上攻于 齿根	→	齿龈齿根 疼痛
素体虚弱 气血不足	→	齿跟失养 久病不愈		

知识点 3

本病的中医辨证治疗

	风热外袭证	热结阳明证	气血不足证
辨证要点	牙龈红肿、坚硬、嫩热疼痛；牙痛为持续性，咀嚼时痛甚，遇冷则痛减。伴有发热、头痛	牙齿剧烈疼痛，齿龈红肿，肿连腮颊；兼见口渴欲饮冷，口气热臭，大便燥结	牙龈有瘘口，时有脓血渗出，龈肉色淡，兼见口唇不荣，神疲乏力，面色萎黄
舌脉	舌质淡红，苔薄黄，脉数	舌质红，苔黄厚，脉洪数	舌淡苔薄，脉细弱
治法	清热解毒，疏风止痛	清胃泻火，消肿止痛	益气养血，健齿利龈
方药	五味消毒饮加减	清胃汤加减	十全大补汤加减

问题三　本案例可施行的西医治疗有哪些？

（1）局部治疗：①专科处理：首先开髓开放引流，揭除髓顶，去除被感染的冠髓，拔除根髓，使根管通畅，便于根尖部炎症渗出物得到充分引流。肿痛消除后，行根管治疗术并充填患牙。②切开引流：肿处有波动感，已形成脓肿，需切开引流。

（2）全身抗炎治疗：一般可用替硝唑、头孢菌素类或大环内酯类等药物口服。

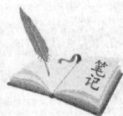

记忆

知识点 4

本病的西医治疗方法

(1) 局部治疗：①专科处理：首先开髓开放引流,揭除髓顶,去除被感染的冠髓,拔除根髓,使根管通畅,便于根尖部炎症渗出物得到充分引流。肿痛消除后,行根管治疗术并充填患牙。②切开引流：当红肿 3~5 天后,肿处有波动感,牙龈形成脓肿时,要将脓肿切开,置橡皮引流条。

(2) 全身抗炎治疗：病情较重,血中白细胞计数升高时,可以选用抗生素。一般可用替硝唑、头孢菌素类或大环内酯类等药物。

(3) 拔牙法：反复发作,牙冠破坏过大,根尖阴影明显经治疗无效,无法修复的患牙及不能保留的患牙在红肿消除后应当及时拔除。

(4) 手术法：根据患牙的情况酌情手术。如根尖搔刮术、根尖切除术等。

问题四　本案例的转归与预后如何? 怎样预防调护?

思路 1　本病患者经及时合理治疗,急性炎症一般很快就能消退,后经完善的专科治疗,根尖周病变可逐渐愈合,一般预后良好。

如果治疗不及时,或忽视治疗,可能经常反复发作,可能成为病灶,影响全身健康。更有甚者,若治疗不当,病情加重,向周围及深部蔓延,引起颜面部较广泛的痈肿,发生变证,引发颌面间隙感染(面痈),甚至颌骨骨髓炎(骨槽风)。

思路 2　本案例的预防与调护措施包括：①注意口腔卫生,养成饭后漱口的卫生习惯。②进食易于消化的食物,忌食煎炒燥热之品,以免伤脾胃。③定期进行全面的口腔检查,及时防治龋齿。④注意观察体温的变化及红肿的情况,以防变证的发生。

【临证要点】

1. 根尖周炎多是由龋病日久没有及时充填发展而来。在龋病牙体损坏较深时,也表现为牙痛,如果病情发展较缓慢,感染从牙本质小管进入牙髓腔,造成慢性根尖周炎,临床症状几乎没有区别。所以,一定要注重专科检查,必要时进行 X 线牙片的拍摄以做好鉴别诊断。对于深龋,可以先试充填,若牙痛症状加重,可再及时行根管治疗术。

2. 根尖周炎的专科处理原则为：对于有龋或有隐裂导致牙髓坏死,引起根尖周炎的患牙,必须在完善的根管治疗后,进行充填或全冠修复。

3. 从龋病到牙髓炎,再到急性根尖周炎的病程发展可能非常快,患者牙痛从酸痛、冷热痛、剧痛夜不能眠,到胀痛、跳痛或钝痛需要根据临床检查予以鉴别。

4. 首先去除腐坏牙体组织,揭开牙髓腔顶,去除被感染的冠髓,拔除根髓,进行根管预备,使根管通畅,并反复冲洗根管,清洁根管,使根尖部炎症渗出物得到充分引流。待肿痛消除后,消毒根管,行根管治疗术并充填患牙。

5. 若患者牙痛剧烈,牙龈红肿、坚硬、触及有波动感,已形成骨膜下和黏膜下脓肿,必须切开黏膜或骨膜,使脓液由切口引流。切开排脓须注意切开时机、切口方向。不宜切开过早,以免引起出血多,疼痛剧烈。切开时,方向应与较大的神经血管走行方向一致,避免切断神经和血管。切口深度必须达骨膜下。切口长度应和脓腔范围

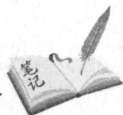

相适应,以便充分引流。切口放置橡皮引流条,每天更换1次,至脓液明显减少时撤出。

6. 上颌第一磨牙的根尖位于上颌窦的下方,当上颌窦炎发生时部分患者可能表现为上颌第一磨牙疼痛,并伴有叩击痛,但是牙体检查并没有发现龋病、隐裂、牙体变色、牙龈红肿等,而按压上颌窦部位有压痛。经过上颌窦炎的对症治疗后明显好转。此时应特别注意不能贸然进行开髓、失活等治疗,造成误治,并贻误病情。

【诊疗流程】

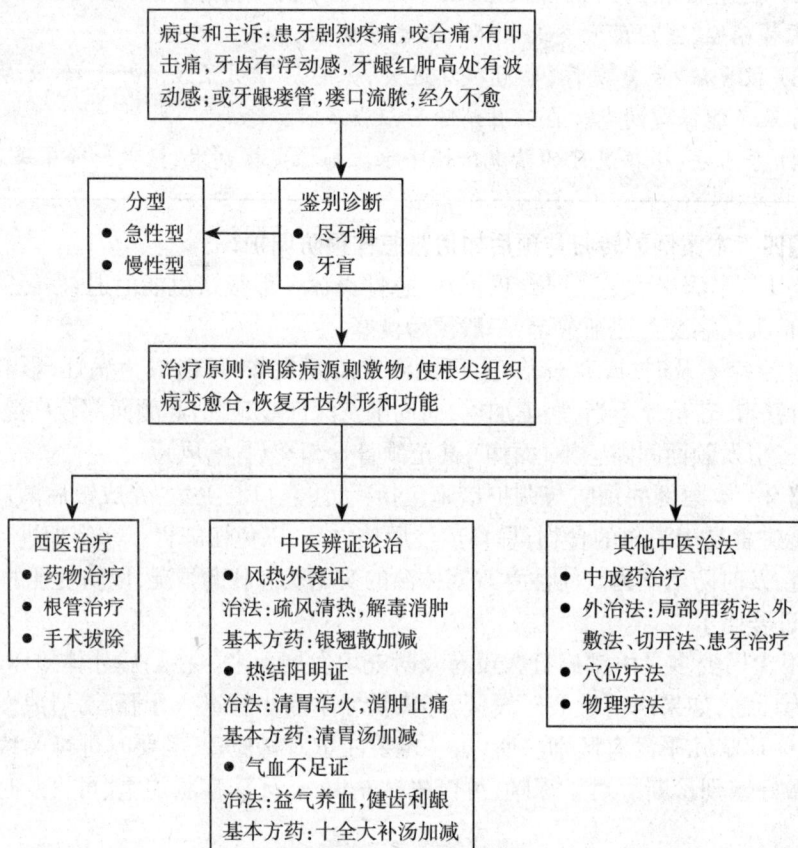

（谭　劲）

牙痛古医籍

扫一扫
测一测

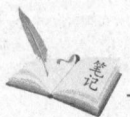

【复习思考题】

1. 牙痛的诊断要点是什么?

2. 牙痛的病因病机是什么?

3. 牙痛如何辨证论治?

4. 牙痛须与哪些疾病进行鉴别? 要点是什么?

5. 牙痛的西医治疗原则是什么?

6. 牙痛的西医治疗方法有哪些?

第四节 牙 宣

> 📺 培训目标
>
> 1. 掌握牙宣的诊断要点。
> 2. 掌握牙宣的辨证论治、转归与预后。
> 3. 熟悉牙宣的西医治疗方法。

牙龈状况
ER-13-4-1

牙宣是指牙龈红肿疼痛,或龈肉萎缩,牙根宣露,牙齿松动,经常渗血溢脓为特征的疾病。其病变包括牙龈、牙槽骨等在内的牙齿周围支持组织。其中大部分为慢性病。早期症状不明显,仅感牙龈发痒,牙齿浮起感,咀嚼无力等,易被忽视;继而牙龈红肿出血,龈下有坚硬的牙结石,牙周袋形成,牙龈萎缩,亦可有脓液从牙周袋溢出,牙根暴露,牙齿松动。若治疗不及时,日久可致牙齿自行脱落。严重者可波及全口牙齿。是一种最常见的口腔疾病,其发病率极高。

牙周探诊
ER-13-4-2

西医学牙周病中牙周炎与本病相类似。古书中常以其症状命名,所以牙宣的别名有很多,如齿断宣露、齿牙根摇、齿动摇、齿挺、齿根出露、齿根欲脱、齿间出血、食床、牙缝出血、牙龃、齿龈肿痛等。

【典型案例】

牙周病
ER-13-4-3

王某,女,59 岁。诉左下后牙松动疼痛 3 天。患者近半年来左后下牙龈萎缩渐重,牙痛时有发作,自服用牛黄清胃丸后可缓解。3 天前感牙齿松动,左侧咀嚼食物时疼痛。伴有口臭、多饮善饥、大便秘结,小便黄。口腔检查:口腔卫生较差,全口牙均有不同程度结石;左下第一磨牙松动,牙颈部牙根外露,牙龈红肿探诊出血,牙周袋较深,约 5mm,按压牙龈有脓性分泌物溢出,可见根分歧及龈下结石。牙X线片示:左下第一磨牙牙槽骨吸收,近中有角形吸收,根分歧下阴影。舌质红,苔黄厚,脉滑数。

问题一 本患者初步考虑诊断为何病? 其诊断依据是什么? 应与哪些疾病进行鉴别?

思路1 该患者左下后牙松动疼痛3天,牙龈萎缩,牙根外露,牙龈红肿探诊出血,牙周袋较深约有 5mm,按压牙龈有脓性分泌物溢出,本病例可诊断为牙宣,其诊断依据如下。

(1) 有长期反复牙痛病史。

(2) 有牙龈红肿出血溢脓、牙齿松动、疼痛等症状。

(3) 口腔检查可见:牙龈萎缩、牙根外露,牙周袋深约 5mm,牙周袋溢脓。

(4) X线可见左下第一磨牙牙槽骨吸收,近中有角形吸收,根分歧下阴影。

思路2 临床诊断时应考虑与牙痛相鉴别。

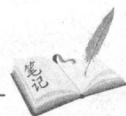

知识点 1

鉴别要点

与牙痛进行鉴别:牙痛多表现为牙龈的局限性痛肿,一般患牙有龋齿而无牙周袋,为死髓牙,脓肿的部位在近根尖部,牙齿松动较轻、叩痛明显;牙宣牙齿松动明显、叩痛较轻。X 线摄片显示:牙痛根尖区有骨质破坏;而牙宣牙槽骨有垂直或水平吸收,或有骨下袋形成。

问题二 本案例中医证型是什么?中医如何治疗?

思路 1 该患者牙齿松动疼痛,牙龈萎缩,牙根外露,牙龈红肿探诊出血,牙周袋溢脓,牙槽骨吸收。伴口臭、多饮善饥、大便秘结、小便黄。舌质红,苔黄厚,脉滑数均为脾胃湿热之候,故本案例的证型是脾胃湿热证。

治法:清胃泻火,消肿止痛。

方药:清胃汤加减。生石膏、黄芩、黄连、生地黄、牡丹皮、升麻、甘草,水煎服,每日 1 剂,分 2 次服。本案例出脓较多可加蒲公英、桔梗以清热解毒,消肿排脓;若牙龈出血明显加墨旱莲以清热凉血止血。

思路 2 本患者还可施行的其他中医治疗:

(1) 中成药治疗:根据临床证候可选用黄连上清丸、牛黄解毒丸等。

(2) 外治法:①吹药、搽药法:以散剂吹撒于患处牙龈上。所用药物一般以清热解毒,消肿止痛,去腐生肌为主。如冰硼散、西瓜霜、赴筵散、荔枝盐、小蓟散、李杲牢牙散等吹撒于牙龈肿处。②贴敷法:可用仙人掌冰片贴敷,以清热消肿止痛。③含漱法:漱口可以荡涤口腔内的细菌和食物残渣,冲出脓血,改善口腔环境。一般可用淡盐水或黄芩(适量)煎水含咽。出血多的用墨旱莲 60~120g 煎水,含咽。④洁治法:待炎症消退后可全口洁治。

(3) 针刺疗法:主要选手足阳明经穴为主,局部取穴与循经取穴相配合。选合谷、内庭、颊车、下关等穴,配二间、曲池、足三里等,用泻法,以清热泻火,消肿止痛。

(4) 物理疗法:激光治疗可用于牙周袋消毒消肿。

知识点 2

本病的病因病机

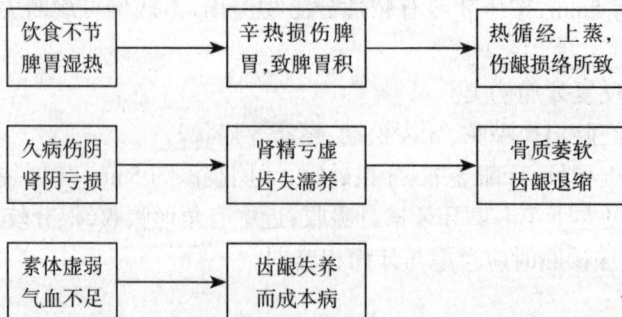

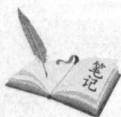

饮食不节 脾胃湿热	→	辛热损伤脾胃,致脾胃积	→	热循经上蒸,伤龈损络所致
久病伤阴 肾阴亏损	→	肾精亏虚 齿失濡养	→	骨质萎软 齿龈退缩
素体虚弱 气血不足	→	齿龈失养 而成本病		

知识点 3

本病的中医辨证治疗		
	脾胃湿热证	肾阴亏损证	气血不足证
辨证要点	牙龈红肿,牙周袋溢脓,牙龈出血;伴口臭,多饮善饥,大便秘结,小便黄	牙齿松动,咀嚼无力,牙龈萎缩,牙根外露,易渗血,牙周盲袋深。伴腰膝酸软,头晕耳鸣,手足心热	牙龈萎缩色淡,牙根宣露,牙齿松动,咀嚼无力,牙龈易出血;可兼见面色㿠白,头晕眼花,失眠多梦,气短懒言,畏寒倦怠
舌脉	舌质红,苔黄厚,脉滑数	舌质微红,少苔,脉细数	舌质淡,苔白,脉沉细
治法	清胃泻火,消肿止痛	滋阴补肾,益髓坚齿	调补气血,养龈健齿
方药	清胃汤加减	六味地黄汤加减	八珍汤加减

问题三　本案例可施行的西医治疗有哪些?

(1) 局部治疗法:①除去致病因素:保持良好的口腔卫生,清除牙菌斑、软垢、牙石等。②洁治法:即去除牙石、菌斑。③牙周袋内上药法:牙周袋内上药是一种快速、有效的治疗方法。药物多选碘甘油等。

(2) 全身治疗:为了增强局部治疗的疗效,可以选用抗生素。一般可用替硝唑、头孢菌素类或大环内酯类等药物。

知识点 4

本病的西医治疗方法

(1) 局部治疗法:①除去致病因素:保持良好的口腔卫生,清除牙菌斑、软垢、牙石等;消除创伤𬌗(例如:通过调𬌗消除早接触、牙尖干扰、过高修复体,纠正正畸力过大、咬紧牙、夜磨牙等);注意清除和治疗有食物嵌塞的牙间隙;改掉不良习惯(如咬牙、口呼吸、单侧咀嚼、吸烟等);去除不良修复的假牙等。如果不及时清除病因,其他治疗只能暂时消除炎症,后期很容易复发。②洁治法:即去除牙石、菌斑,是治疗牙周炎的基本治疗手段。牙石中医称之为食床,初期沉淀物较松,渐渐增厚变硬。牙石一旦形成必须及时洁治。洁治法分龈上洁治术和龈下洁治术两种。龈上洁治术是指使用龈上洁治器械除去牙石和菌斑,并磨光牙面,防止菌斑和牙石再次沉积。洁治器械分为超声洁牙机和手用洁治器。用超声洁牙机洁治牙齿,高效、省时、省力,去除大块牙石的效果好。对厚而硬的牙石可用大功率,薄而少的牙石可用中小功率。虽然超声洁治术能有效地去除牙石,但术后要喷沙、抛光,清除超声洁治术后遗留的细小的菌斑牙石。尚无条件进行超声洁治的,可用手用洁治器来完成。龈下洁治术是在牙周袋内操作的。使用匙形或锄形刮治器进行洁治。③牙周袋内上药法:牙周袋内上药是一种快速、有效的治疗方法。药物多选碘甘油等。

(2) 全身治疗:病情较重时,为了增强局部治疗的疗效,可以选用抗生素。一

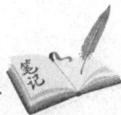

般可用替硝唑、头孢菌素类或大环内酯类等药物。

（3）拔牙法：对于牙齿松动Ⅲ度以上，牙龈萎缩明显，牙根外露达根长的2/3以上，及不能保留的患牙，应当及时拔除。以免形成病灶累及邻牙或全口牙齿，并影响日后的义齿修复。

（4）切开引流：当牙龈形成脓肿时，要将脓肿切开，置橡皮引流条。切开时要避免损伤龈乳头、龈缘。

（5）手术法：根据患牙的情况酌情手术。如牙周刮治术、牙龈翻瓣术、松动牙结扎术、引导组织再生术、膜龈手术等。

知识点5

分阶段治疗

第一阶段：基础治疗。消除或控制临床炎症及咬合性致病因素。①教育患者自我控制菌斑的方法，如正确的刷牙方法和习惯，使用牙线和牙签清除邻面菌斑和食物嵌塞，使用菌斑显示剂检查菌斑控制情况，使用漱口剂保持口腔卫生。②拔除预后极差和不利于将来修复失牙的病牙。③行龈上洁治、龈下洁治和根面平整术以清除菌斑、牙石等。④根据需要配合应用抗菌药物，以控制感染性炎症。⑤调整咬合。⑥治疗龋齿，矫正不良修复体和食物嵌塞等。⑦处理牙周-牙髓联合病变。

第二阶段：牙周手术治疗及松动牙固定。在基础治疗后2~4周进行。当袋深>5mm时，为了在直视的条件下，彻底平整根面和清除牙周袋内的感染物质；纠正牙龈及膜龈的畸形和治疗牙槽骨的缺损而进行牙周手术。手术种类依此为牙龈切除术、袋内壁刮治术、切除新附着术、翻瓣刮治术、膜龈手术、骨修整术、骨移植术，以及松动牙固定术。

第三阶段：强身固齿及永久性修复治疗。在牙周手术后应根据辨证服用六味地黄丸、知柏地黄丸、金匮肾气丸、补中益气丸、参苓白术散、归脾丸等，以增强宿主的防御能力，巩固牙周炎治疗的效果。手术后2~3个月，可开始永久性修复治疗，包括修复失牙、永久性夹板、食物嵌塞矫治等。

第四阶段：维持疗效和定期复查。每半年复查一次，检查患者的菌斑控制情况及牙周情况，进行口腔卫生宣教，发现问题及时制订治疗计划再度进行治疗。

问题四　本案例的转归与预后如何？怎样预防调护？

思路1　能及时合理治疗，一般预后良好。如果治疗不及时，或忽视治疗，可能经过一个漫长的病程，个别牙患病，逐渐波及邻牙，甚至全口牙齿受累，严重的牙齿可能自行脱落或不得不拔除等。

思路2　本案例的预防与调护措施包括：①注意口腔卫生养成饭后漱口的卫生习惯，防止牙石、菌斑的形成。必要时用牙签，牙缝刷清洁牙间隙以免食物残渣堆积。

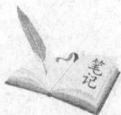

②定期洁治:及时对新形成的软垢、牙石、菌斑进行洁治,避免牙龈的物理刺激。③改掉诱发牙宣的不良习惯:如单侧咀嚼习惯、偏食习惯、夜磨牙、紧咬牙、咬嘴唇、咬笔、咬指甲、张口呼吸、吸烟习惯等。④注意饮食:少食辛辣、煎炸荤厚之品,以防炙煿之火上炎。饮食以清淡爽口、营养丰富为原则。多食用含高蛋白、维生素 A、维生素 C、维生素 D 的食物,如动物肝脏、鱼肝油、肉类、蛋类、牛奶、新鲜蔬菜、水果等,以提高牙周组织的抗病能力。⑤起居:注意锻炼身体,劳逸结合,增强抵抗外邪的能力。使居室舒适,睡眠充足,避免房劳过度。⑥及时修复缺失的牙齿,使牙列完整,义齿分担了自然牙的咀嚼力,有利于患牙的治疗和维护。

【临证要点】

1. 牙周炎早期的发生发展缓慢,容易被忽视。定期的牙周检查和牙周洁治是预防和治疗牙周炎的最简单有效的方法。

2. 牙周炎的局部外治是治疗的关键。唐代《外台秘要》言:"先以钳刀略去之,然后依方用药"的记载。指出了治疗牙宣必须首先祛除牙结石。如果仅仅用口服中药治疗而不祛除致病的局部因素,往往事倍功半,或者贻误病情。

3. 维护牙周炎患者的治疗效果,必须依靠患者的依从性。患者需要遵照医嘱,针对自己牙齿的排列和病损的情况,正确并持续地刷牙、漱口。

4. 由于牙周炎的病因复杂,受局部和全身因素影响明显,所以治疗时应当全面考虑,选择综合性治疗,针对患者全身情况进行调理。并应当严格控制菌斑,反复进行口腔卫生评估。要做好规范基础治疗,结合组织再生技术达到新附着目的,药物治疗是辅助手段。

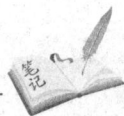

【诊疗流程】

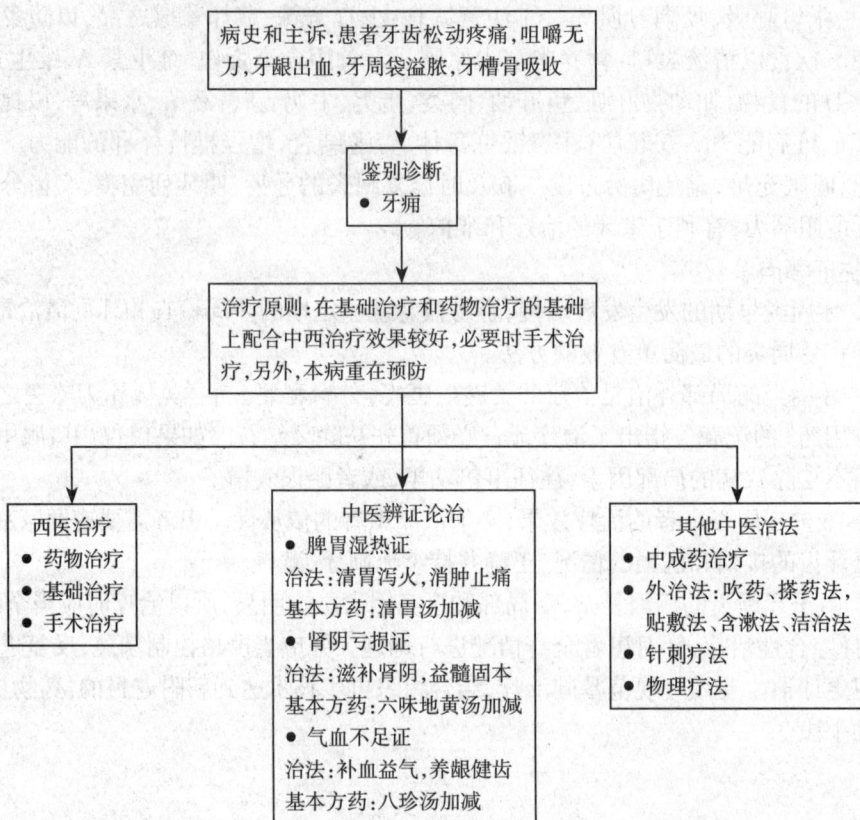

病史和主诉:患者牙齿松动疼痛,咀嚼无力,牙龈出血,牙周袋溢脓,牙槽骨吸收

鉴别诊断
● 牙痛

治疗原则:在基础治疗和药物治疗的基础上配合中西治疗效果较好,必要时手术治疗,另外,本病重在预防

西医治疗
● 药物治疗
● 基础治疗
● 手术治疗

中医辨证论治
● 脾胃湿热证
治法:清胃泻火,消肿止痛
基本方药:清胃汤加减
● 肾阴亏损证
治法:滋补肾阴,益髓固本
基本方药:六味地黄汤加减
● 气血不足证
治法:补血益气,养龈健齿
基本方药:八珍汤加减

其他中医治法
● 中成药治疗
● 外治法:吹药、搽药法,贴敷法、含漱法、洁治法
● 针刺疗法
● 物理疗法

(谭 劲)

【复习思考题】

1. 牙宣的诊断要点是什么?
2. 牙宣的病因病机是什么?
3. 牙宣如何辨证论治?
4. 牙宣的西医治疗原则是什么?
5. 牙宣的西医治疗方法有哪些?

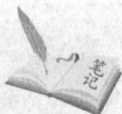

技能与操作

第十四章

五官科常用检查方法

第一节　眼科常用检查方法

培训目标

1. 掌握眼科的常用检查方法。
2. 熟悉常用眼科检查法的临床意义。
3. 了解常用眼科器械的使用方法。

一、视力检查

眼睛最重要的功能是视觉,视力是评价视功能的重要指标,检查视力是了解视功能最首要也最简单、快捷的方法。

视力即视锐度,是指人眼对所视物体的最小分辨力,主要反映黄斑区的视功能。可分为远、近视力,后者通常指阅读视力。临床上≥1.0 的视力为正常视力。世界卫生组织(WHO)的标准规定,最佳矫正视力 <0.05 时为盲;最佳矫正视力 <0.3 但≥0.05 时为低视力。

(一) 视力表的设计原理

视力检查是测定视网膜黄斑中心凹处相邻两点的光学分辨能力,因此分辨物体的两个点必定形成视角。所谓视角是指物体两端的延线,经过结点投射在视网膜上形成的夹角。目前临床所用视力表均是根据视角原理设计而成。正常眼的分辨力是 1′视角,相当于视网膜上 4.96μm 的距离,而中心凹处锥细胞直径 1~1.5μm,因此要分辨两个点,必须在视网膜上有两个以上视锥细胞的兴奋,而在这两个视锥细胞间要有空间,至少要为一个不兴奋的视锥细胞所隔开。不论是远视力表,还是近视力表,它们 1.0视力的试标都是按照 1′角的标准设计的。视力则是视角的倒数。

1. 视力的表示方式视力计算公式为 V=d/D,V 为视力,d 为实际看见某试标的距离,D 为正常眼应当能看见该试标的距离。我国一般采用小数表示法,如国际标准视力表上 1.0 及 0.1 行试标分别为 5m 及 50m 处检测 1′角的试标。如果在 5m 处才能看

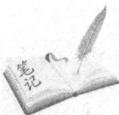

清 50m 处的试标,代入上述公式,其视力 =5m/50m=0.1。

2. 试标的形态有多种,最常见的试标为 Snellen"E"字形、英文字母或阿拉伯数字,还有 Landolt 带缺口的环形试标、儿童使用的简单图形试标等。

（二）视力检查法

1. 远视力检查

（1）注意事项:检查前应向被检者说明正确观察视力表的方法。查视力须两眼分别进行,可用手掌或遮盖板遮盖另眼,但不要压迫眼球。视力表须有充足的光线照明,远视力检查的距离为 5m,近视力检查的距离为 30cm。检查者用杆指着视力表的试标,嘱受试者说出或用手势表示该试标的缺口方向,逐行检查。

（2）检查与记录方法

① 远视力检查:让被检者先看清最大一行试标,如能辨认,则自上而下,由大至小,逐级将较小试标指给被检者看,直至查出能清楚辨认的最小一行试标。国际标准视力表上各行试标的一侧,均注明有在 5m 距离看清楚该行时所代表的视力。如果在 5m 处最大的试标(0.1 行)不能识别,则嘱患者逐步向视力表走近,直到识别试标为止。此时再根据 V=d/D 的公式计算,如在 3m 处才看清 50m(0.1 行)的试标,其实际视力应为 V=3m/50m=0.06。

② 小孔视力检查:正常视力标准为 1.0,如受试者视力低于 1.0 时,则需用针孔镜来鉴别视力下降是未矫正的屈光不正(包括不规则散光)还是其他非光学因素引起的。针孔的内径不应小于 0.75~1mm,并不大于 1.5mm。检查针孔视力的步骤与检查远视力相同。

③ 指数检查:如走到视力表 1m 处仍不能识别最大的试标时,则检查指数。检查距离从 1m 开始,逐渐移近,直到能正确辨认为止,并记录该距离,如"指数 /30cm"。如指数在 5cm 处仍不能识别,则检查手动。记录其能看清手动的最远距离,如在 10cm 处可以看到,即记录为"HM/10cm"。

④ 光感检查:如果眼前手动不能识别,则检查光感。检查是在暗室内进行,遮盖一眼,不得透光。检者持手电在被检者的 5m 的眼前方,时亮时灭,让其辨认是否有光。如 5m 处不能辨认时,将光移近,记录能够辨认光感的最远距离或"无光感"。对有光感者还要检查光源定位,嘱患者向前方注视不动,检查者在受试眼 1m 处,上、下、左、右、左上、左下、右上、右下变换光源位置,用"+""–"表示光源定位的"阳性""阴性"。对于有光感者,还要同时查色觉是否正常,方法是在正前方位置用检眼镜的不同颜色光源分别投射到患者眼内,让患者判断颜色的差异,记录为色觉正常或异常。光定位可以帮助判断周边视网膜功能,而色觉检查可以间接了解黄斑的功能。

2. 近视力检查检查、记录方法和注意事项同远视力的检查。检查时光源照在表上,但应避免反光,让被检者手持近视力表放在眼前,随便前后移动,直到找出自己能看到的最小号字。若能看清 1.0 时,则让其渐渐移近,直到字迹开始模糊。在尚未模糊以前能看清之处,为近点,近点与角膜之距离即为近点距离,记录时以厘米为单位,如 1.0/10cm;若看不清 1.0,只记录其看到的最小字号,不再测量距离。

3. 儿童视力检查婴幼儿时期如视力发育障碍,则有形成弱视而致终生无法提高的危险,所以婴幼儿的视力检查,对早期发现疾病有重要的意义。对于小于 3 岁不能

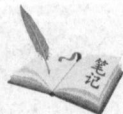

合作的患儿检查视力需耐心诱导,观察新生儿是否有追随光及瞳孔对光反应;1月龄婴儿有主动浏览周围目标的能力;3个月时可双眼辐辏注视手指。交替遮盖法可发现患眼,当遮盖患眼时患儿无反应,而遮盖健眼时患儿试图躲避。

二、眼压检查

眼压又称眼内压,是指眼球内容物对眼球内壁的压力。正常眼压通常是在10~21mmHg之间,双眼差异不大于5mmHg,每天波动范围在8mmHg之内。眼压的高低决定于房水生成和排出的动态平衡,由三个参数影响——房水的生成速率、房水排出的阻力和静脉压。高眼压是青光眼的主要指标,睫状体剥离和视网膜脱离则可导致低眼压。

眼压测量分为指测法和眼压计测量法,眼压计又分为压陷式、压平式和非接触式三类。

(一) 指测法

指测眼压简单、易行,但需要临床实践经验才能够较为准确地判断。检查时嘱患者双眼向下注视,检查者以双手食指尖放在上睑皮肤上,两指尖交换轻压眼球,感觉眼球波动的软硬程度。检查者可根据眼球与前额、鼻尖以及嘴唇的软硬程度比较而粗略评估眼压。指测眼压采用的记录方式为:Tn表示眼压正常;T_{+1}~T_{+3}表示眼压逐渐增高;T_{-1}~T_{-3}表示眼压逐渐降低。对于眼球、角膜或巩膜破裂者,禁用此法。

(二) 眼压计测量法

1. 压陷式眼压计(Schiotz眼压计)　其刻度的多少取决于眼压计压针压迫角膜向下凹陷的程度,所以测出的数值受到球壁硬度的影响。在球壁硬度显著异常者(如高度近视眼)会得到偏低的数据,用两个砝码测量后查表校正可消除球壁硬度造成的误差(图14-1,见文末彩图)。

2. 压平式眼压计(Goldmann压平眼压计)　是目前国际通用的标准眼压计。压平式眼压计附装在裂隙灯显微镜上,用显微镜观察,坐位测量。在测量时仅使角膜压平而不下陷,所以不受球壁硬度的影响。但近来研究发现,中央角膜的厚度会影响其测量的眼压数值。Perkin眼压计为手持式压平眼压计,检查时不需裂隙灯显微镜,受试者取坐位、卧位均可(图14-1,见文末彩图)。

3. 非接触眼压计　原理是利用可控的空气脉冲,其压力具有线性增加的特性,使角膜压平到一定的面积,通过监测系统感受角膜表面反射的光线,记录角膜压平到某种程度的时间,将其换算眼压值。其优点是避免了眼压计接触角膜所致的交叉感染,可用于角膜表面麻醉剂过敏者及配合较差的儿童。缺点是所测数值不够精准,眼压低于8mmHg或高于40mmHg时误差较大(图14-1,见文末彩图)。

三、裂隙灯显微镜检查

裂隙灯显微镜于1911年发明以来,是眼科必不可少的重要仪器。

1. 裂隙灯显微镜的基本结构主要由照明的光源投射系统和双目显微镜两部分组成。照明系统装有滤光片,如无赤光、钴蓝等。双目显微镜由目镜和物镜组成,常用倍数为10~25倍。主要用于检查眼前节及晶状体、玻璃体前部;附加前置镜、接触镜、

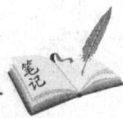

前房角镜、三面镜,可用于检查前房角、玻璃体和眼底;配备前房深度计、压平眼压计、照相机、激光机等,其用途更为广泛。

2. 常用检查方法 裂隙灯显微镜的操作方法很多,常用的是直接焦点照明法,即将灯光焦点与显微镜焦点联合对在一起,将光线投射在结膜、巩膜或虹膜上,可见一境界清楚的照亮区,以便细微地观察该区的病变。为了发现和检查某些特殊的体征,有时还可采用弥散照明法、后部照明法、角膜缘散射照明法等(图 14-2,见文末彩图)。

四、直接检眼镜检查

直接检眼镜(图 14-3,见文末彩图)所见眼底为正像,放大约 16 倍。主要用于检查玻璃体、视网膜、脉络膜及视神经疾病。

1. 彻照法 用于观察眼的屈光间质有无混浊。将镜片转盘拨到 +8~+10D,距被检眼 10~20cm,正常时瞳孔区呈橘红色反光;如屈光间质有混浊,红色反光中出现黑影,此时嘱患者转动眼球,如黑影移动方向与眼动方向一致,表明其混浊位于晶状体前方,反之,则位于晶状体后方,如不动则在晶状体。

2. 眼底检查 将转盘拨到"0"处,距受检眼 2cm 处,因检查者及受检者屈光状态不同,需拨动转盘看清眼底为止。嘱患者向正前方注视,检眼镜光源经瞳孔偏鼻侧约 15° 可检查视盘,再沿血管走向观察视网膜周边部,最后嘱患者注视检眼镜灯光,以检查黄斑部(图 14-4,见文末彩图)。

3. 眼底检查记录视盘大小、形状(有否先天发育异常)、颜色(有否视神经萎缩)、边界(有否视盘水肿、炎症)和病理凹陷(青光眼);视网膜血管的管径大小、是否均匀一致、颜色、动静脉比例、形态、有无搏动及交叉压迫征;黄斑部及中心凹光反射情况;视网膜有无出血、渗出、色素增生或脱失,描述其大小、形状、数量等。

五、视野检查

视野是指眼向前方固视时所见的空间范围,相对于视力的中心视锐度而言,它反映了周边视力。距注视点 30° 以内的范围称为中心视野,30° 以外的范围为周边视野。世界卫生组织规定视野小于 10° 者,即使视力正常也属于盲。视野检查是用于评估视路疾病和青光眼的重要检查方法,检查结果用于判断视路疾病的部位和青光眼的严重程度。

(一)常用的视野检查

1. 对照法 此法以检查者的正常视野与受试者的视野做比较,以确定受试者的视野是否正常。检查者与患者面对面而坐,距离约 1m。检查右眼时,受检者遮左眼,右眼注视检查者左眼。而检查者遮右眼,左眼注视受检者右眼。检查者将手指置于自己与患者的中间等距离处,分别从上、下、左、右各方位向中央移动,嘱受检者发现手指出现时即告之,检查者以自己的正常视野比较患者视野的大致情况(图 14-5,见文末彩图)。此法的优点是操作简便,不需仪器。缺点是不够精确,且无法记录供以后对比。

2. 平面视野计 是简单的中心 30° 动态视野计。其黑色屏布边长为 1m 或 2m,中心为注视点,屏两侧水平径线 15°~20°,用黑线各缝一竖圆示生理盲点。检查时用

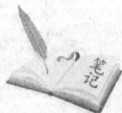

不同大小的试标绘出各自的等视线。

3. Goldmann 视野计　为半球形视屏投光式视野计,试标的大小、亮度能精确控制,背景照度均匀且能校正(图 14-6,见文末彩图)。此视野计为以后各式视野计的发展提供了刺激光的标准指标。

4. 自动视野计　电脑控制的静态定量视野计,从检查受检者对光的敏感度来对视野缺损的深度做定量分析,精确地进行视网膜光阈值的定量测定(图 14-7,见文末彩图)。既可查周边视野,又可查中心视野,且有针对青光眼、黄斑疾病、神经系统疾病的特殊检查程序,能自动监控受试者固视的情况,能对多次随诊的视野进行统计学分析。这类视野计准确性、敏感性和重复性好,现为临床广泛应用。

(二) 正常视野

正常人动态视野的平均值为:上方 56°,下方 74°,鼻侧 65°,颞侧 91°。生理盲点的中心在注视点颞侧 15.5°,在水平中线下 1.5°,其垂直径为 7.5°,横径 5.5°。生理盲点的大小及位置因人而稍有差异。在生理盲点的上下缘均可见到有狭窄的弱视区,为视神经乳头附近大血管的投影。

(三) 病理性视野

在视野范围内,除生理盲点外,出现其他任何暗点均为病理性暗点。

1. 向心性视野缩小　常见于视网膜色素变性、青光眼晚期、球后视神经炎(周围型)、周边部视网膜脉络膜炎等。还有癔症性视野缩小,色视野颠倒、螺旋状视野收缩等现象。

2. 偏盲　以垂直径线注视点为界,视野的一半缺损称为偏盲。它对视路疾病定位诊断极为重要。

(1) 同侧偏盲:多为视交叉以后的病变所致。有部分性、完全性和象限性同侧偏盲。部分性同侧偏盲最多见,缺损边缘呈倾斜性,双眼可对称也可不对称。上象限性同侧偏盲,见于颞叶或距状裂下唇的病变;下象限性同侧偏盲则为视放射上方纤维束或距状裂上唇病变所引起。同侧偏盲的中心注视点完全二等分者,称为黄斑分裂,见于视交叉后视束的病变。偏盲时注视点不受影响者称为黄斑回避,见于脑皮质疾患。

(2) 颞侧偏盲:为视交叉病变所引起,程度可不等,从轻度颞上方视野缺损到双颞侧全盲。

(3) 扇形视野缺损:①扇形尖端位于生理盲点,为中心动脉分支栓塞或缺血性视盘病变;②扇形尖端位于中心注视点为视路疾患;③象限盲:为视放射的前部损伤。④鼻侧阶梯:为青光眼的早期视野缺损。

(4) 暗点:①中心暗点:位于中心注视点,常见于黄斑部病变、球后视神经炎、中毒性或家族性视神经萎缩;②弓形暗点:多为视神经纤维束的损伤,常见于青光眼、有髓神经纤维、视盘先天性缺损、视盘玻璃疣、缺血性视神经病变等;③环形暗点:见于视网膜色素变性、青光眼;④生理盲点扩大:见于视盘水肿、视盘缺损、有髓神经纤维、高度近视眼。

六、验光法

对屈光状态进行检查称为验光,包括主觉验光法和他觉验光法。验光是一个动

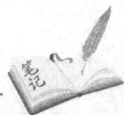

态的、多程序的临床诊断过程,其目的是要为患者找到既能看清物体又使眼睛舒适的矫正镜片,同时也为诊断其他疾病提供依据。

完整的验光过程包括3个阶段——初始阶段,精确阶段和终结阶段。第1阶段为初始阶段即客观验光,检影验光是该阶段的关键步骤。第2阶段为精确阶段,对客观验光的结果进行分析和处理。精确阶段使用的仪器是综合验光仪,第2阶段特别强调患者主观反映结果,又称主觉验光。第3阶段为终结阶段,包括双眼平衡和镜架试戴。

(一) 主觉验光法

主觉验光法指被检查者在自然调节情况下,依据其视力情况来选择最适宜的镜片,即靠被检查者知觉能力确定其屈光状态的性质和异常程度的一种主观检查法。包括视力检查(远视力和近视力检查)、镜片矫正法(近视镜片法、远视镜片法、散光镜片法和老视镜片矫正法)、小孔镜检查法、裂隙片法、插片法、云雾验光法、散光表法、交叉柱镜验光法及红绿试验法。

主觉验光的步骤包括初步的 MPMVA(maximum plus to maximum visual acuity,最高的正屈光度获得最佳视力),交叉柱镜精确散光轴和散光度数,然后再一次单眼的MPMVA,最后双眼平衡,试戴镜架。如果客观验光时发现患者存在散光,需要用交叉柱镜确定散光轴和散光度数。交叉柱镜确定散光轴和散光度数之后进行再次的单眼MPMVA,操作步骤同单眼的初次 MPMVA。最后进行双眼平衡的检查。

(二) 他觉验光法

他觉验光法又称客观验光法。是由检查者借助各种仪器客观地测定被检眼的屈光状态。目前临床上最常用的是检影验光法和电脑验光法两种。

1. 检影验光法　是通过检影镜检查测定屈光度数,其原理是利用视网膜检影镜将光投射到被检眼内,在转动镜面的同时来观测由眼底反光所照亮的瞳孔内的光影移动情况,而判定被检眼的屈光性质及其程度。特别适合幼儿或扩瞳情况下的验光。

2. 电脑验光法　由光学、电子、机械三方面结合,其原理与视网膜检影验光法基本相同,主要采用红外线光源及自动雾视装置达到放松眼球调节的目的,采用光电技术及自动控制技术检查屈光度,并可自动显示及打印出屈光度数。此法操作简便,速度快,是验光技术的一大进步。但由于近视度数偏高或远视度数偏低、散光者误差较大,因此只能为主觉验光提供参考,不能直接作为配镜处方。

七、其他眼科检查

(一) 眼底血管造影

眼底血管造影术是眼底病检查诊断的重要手段之一,可在活体眼上动态观察眼底血管结构及血流动力学改变,以查看在一般检眼镜下所不能发现的微循环病变。它可分为荧光素眼底血管造影及吲哚菁绿血管造影两种。前者是以荧光素钠为造影剂,主要用于视网膜及视神经前部病变的检查,是常用的眼底血管造影方法(图14-8,见文末彩图);后者以吲哚菁绿为造影剂,用于脉络膜及色素上皮层疾病、视网膜下新生血管等检查。造影检查对于患严重心、肝、肾疾病者、对药物过敏者、孕妇

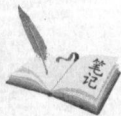

应禁用。

（二）眼部 B 型超声及超声生物显微镜（UBM）

B 型超声通过扇形或线性扫描，将组织的界面转为不同亮度的回声光点，由无数回声光点组成二维声学切面图像，显示声束扫描平面内人体组织横断面图像，直接反映病变的大小、范围、部位、性质及与周围组织的关系（图 14-9，见文末彩图）。眼部 B 超主要用于检查眼内肿瘤、眼内异物、视网膜脱离、后巩膜病变等，也可用于眼眶病变、眼肌肥厚改变等。

UBM 是采用超高频率转能器，分辨率可达 20~60μm，能显示眼前节 4~5mm 深度组织结构的二维图像，主要用于眼前段检查（图 14-10，见文末彩图），可清晰显示虹膜、睫状体、晶状体赤道部和悬韧带、前房、后房、周边玻璃体等结构，并可测量各种参数，因此临床中对青光眼、角膜病、巩膜病、虹膜睫状体病变、外伤性房角后退、眼前段肿瘤等病变的诊断具有重要价值。

（三）光学相干断层成像技术（OCT）

OCT 是一种高分辨率、非接触、非创伤性的活体生物组织结构成像术，观察眼前节和眼后节的显微形态结构，可实时观察活体类似于组织切片的清晰成像（图 14-11、图 14-12，见文末彩图），具有普通检眼镜、荧光素眼底血管造影（FFA）等眼底检查方法所起不到的独特作用，从而提高了对眼底疾病的诊疗水平。临床主要用于对青光眼和视网膜疾病的诊断及动态追踪观察。

（郑燕林）

【复习思考题】

1. 视力检查方法有几种？什么是低视力？
2. 眼压检查方法有几种？正常人眼压范围是多少？
3. 眼底检查主要观察哪些内容？
4. 视野检查方法有哪几种？病理性视野有哪些？
5. 验光法分为几种？其检查原理是什么？

第二节　耳鼻咽喉科常用检查方法

培训目标

1. 掌握耳鼻咽喉科的常用检查法。
2. 熟悉常用专科检查法的临床意义。
3. 了解常用专科器械的使用方法。

一、外鼻检查

外鼻位于面部中央，直观可见，主要通过视诊观察外鼻有无形态、皮肤色泽的改

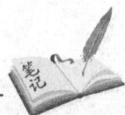

变,有无充血、肿胀、隆起,通过触诊探知有无压痛、皮肤增厚、变硬以及鼻背有无塌陷、鼻梁有无歪斜等。

二、鼻腔检查

鼻腔检查包括鼻前庭和固有鼻腔的检查,后者需结合运用前鼻镜和后鼻镜两种检查方法。

1. 鼻前庭检查法 戴额镜对光后,嘱被检查者头稍后仰,检查者用拇指推起鼻尖并左右轻移动,直接观察鼻前庭皮肤有无充血、肿胀、局限性隆起、溃疡、渗液、结痂、皲裂、新生物等。

2. 前鼻镜检查法 戴额镜对光后,手持前鼻镜,沿鼻腔底平行置入鼻前庭,轻缓张开鼻镜,按照由下向上、由内向外、由前向后的顺序进行鼻腔检查(图 14-13、图 14-14)。如鼻黏膜肿胀,可用 1% 麻黄碱生理盐水喷入鼻腔,收缩鼻腔黏膜后再行检查。注意观察鼻甲黏膜颜色,有无充血、肿胀、肥厚样或息肉样改变,有无干燥或萎缩,有无溃疡或粘连;各鼻道有无分泌物以及分泌物的量、色和性状;鼻中隔有无偏曲(图 14-15,见文末彩图)、黏膜糜烂或肥厚、血管扩张、出血点,有无穿孔;鼻腔有无异物、息肉(图 14-16,见文末彩图)和肿瘤等。

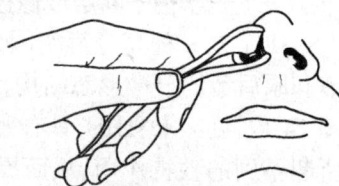

图 14-13 前鼻镜检查

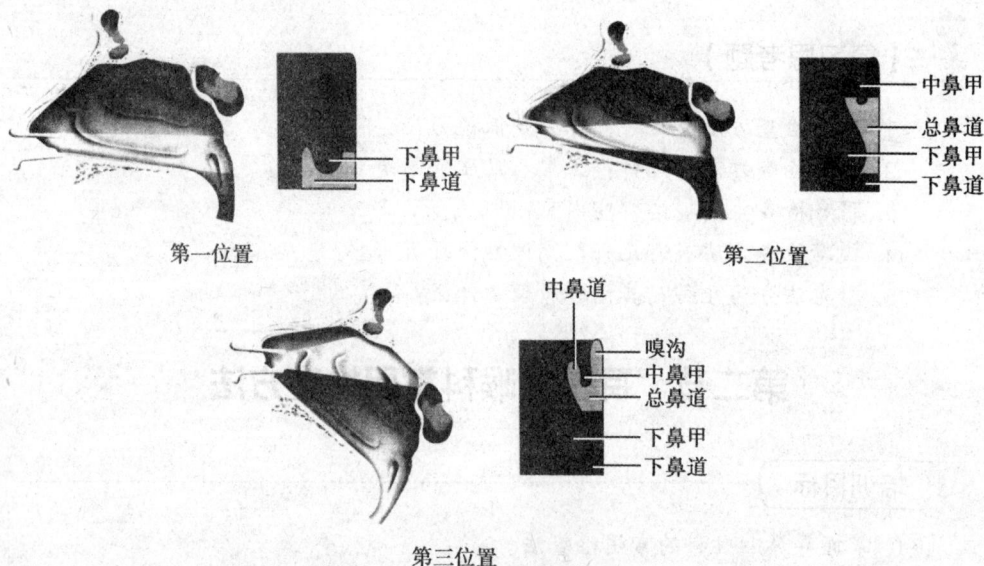

第一位置

中鼻甲
总鼻道
下鼻甲
下鼻道

第二位置

下鼻甲
下鼻道

中鼻道
嗅沟
中鼻甲
总鼻道
下鼻甲
下鼻道

第三位置

图 14-14 前鼻镜检查的三种位置

正常鼻腔黏膜表面光滑、湿润、呈淡红色,鼻甲黏膜有弹性,各鼻道与鼻底无分泌物。

3. 后鼻镜检查法 后鼻镜检查可以弥补前鼻镜检查的不足,主要用于检查后鼻孔及上鼻甲、各鼻道后端及鼻咽部(图 14-17、图 14-18)。被检查者头稍前倾微微张口,

前鼻镜
检查图
ER-14-2-1

前鼻镜检查
三种位置图
ER-14-2-2

鼻息肉图
ER-14-2-3

后鼻镜
检查图
ER-14-2-4

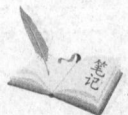

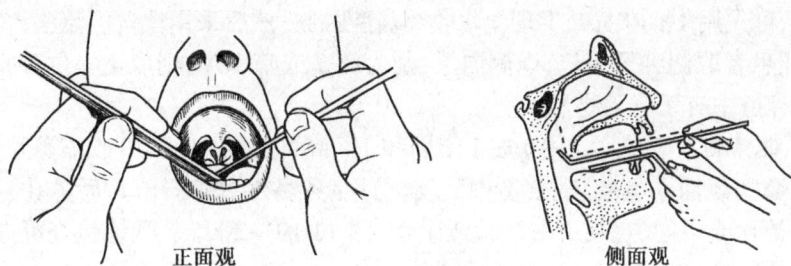

图 14-17 后鼻镜检查

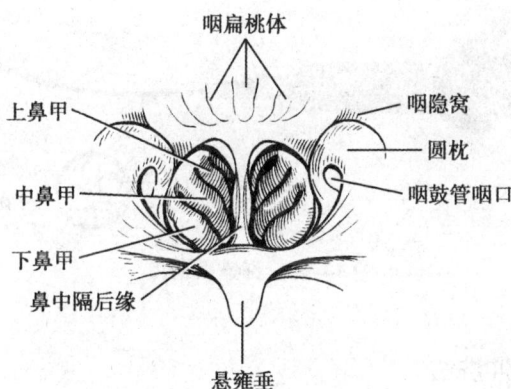

正面观　　　　　　　　　　　侧面观

图 14-18 后鼻镜检查所见的镜像

咽扁桃体

上鼻甲　　　　　　　　　　　咽隐窝

　　　　　　　　　　　　　　圆枕

中鼻甲　　　　　　　　　　　咽鼓管咽口

下鼻甲

鼻中隔后缘

悬雍垂

经鼻呼吸或轻轻地经口呼吸,检查者一手持压舌板,压下舌体,另一手持稍加温的后鼻镜置于软腭与咽后壁之间,调整镜面,当镜面移向前位,可见软腭背面及后鼻孔各部;镜面向左右两侧移动,可见咽鼓管咽口、圆枕以及咽隐窝等;镜面移向水平位,可见鼻咽顶部和腺样体。对咽反射敏感者,可先用 1% 丁卡因表面喷雾麻醉后再行检查。注意观察黏膜有无充血、肿胀、粗糙、隆起、出血、溃疡,是否有分泌物或痂皮,有无肿物等。

三、鼻窦检查

鼻窦位置深而隐蔽,单一检查方法往往难以全面反映病情,需结合常规前、后鼻镜检查法,必要时予以诊断性穿刺,影像学检查如鼻窦 X 线照片、CT、MRI 具有优势。

(一) 体表视诊和触诊

观察鼻窦对应体表部位如前额、面颊、内眦及眉根部位皮肤有无红肿、压痛,局部有无隆起,眼球有无移位及运动障碍。根据压痛位置,有助于判定为何种鼻窦的病变。

(二) 鼻镜检查

1. 前鼻镜、后鼻镜检查　方法见"鼻腔检查法"。观察鼻道中有无分泌物以及其量、色、性质和引流部位,检查各鼻道有无息肉或新生物。如中鼻道有分泌物,提示为前组鼻窦炎症,上鼻道有分泌物提示为后组鼻窦炎症。如疑似鼻窦炎而中、上鼻道未

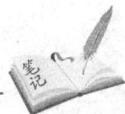

见分泌物,可先用 1% 麻黄碱生理盐水收缩鼻腔黏膜,然后采用体位引流法;若疑为上颌窦炎,让患者取侧卧低头位,患侧向上;疑为额窦或筛窦炎,则取正坐位,约 10 分钟后再观察鼻道中有无分泌物。

2. 纤维鼻咽镜检查　先用 1% 丁卡因和 1% 麻黄碱棉片麻醉并收缩鼻腔黏膜,然后将纤维鼻咽镜插入鼻腔,观察鼻中隔、各鼻甲、各鼻道、鼻窦开口、后鼻孔、鼻咽部,并可进行拍片或录像、直视下取活检或手术(图 14-19)。纤维鼻咽镜检查可进入鼻腔的深部及各鼻窦,其检查直观、方便、可靠。

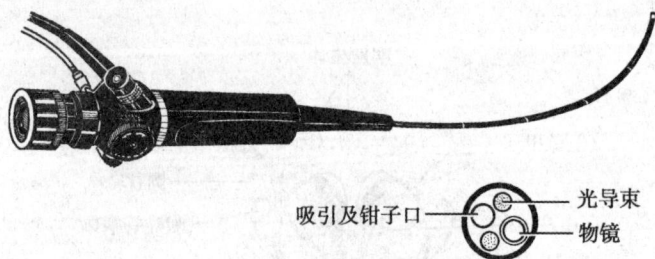

吸引及钳子口　光导束　物镜

图 14-19　纤维鼻咽镜

(三) 上颌窦穿刺冲洗法

用于上颌窦疾病的诊断和治疗。注意冲出物的量和性状,必要时可将冲出物做细菌培养、药敏试验或细胞学检查。

上颌窦穿刺冲洗术的步骤及要点

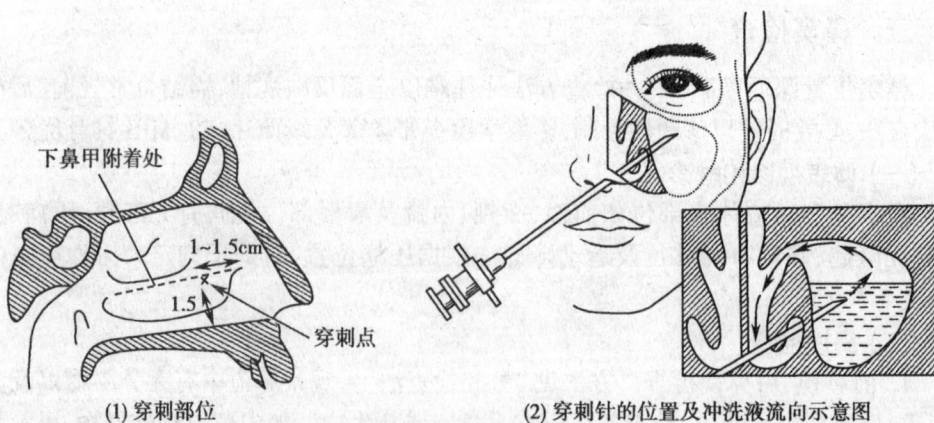

视 14-2-5

具体操作:先将鼻黏膜收缩麻醉,然后以卷棉子浸麻醉药置于下鼻道的下鼻甲根部、距下鼻甲前端 1~1.5cm 处做穿刺点麻醉。3 分钟后,将上颌窦穿刺针尖端置于该穿刺点,针头指向眼外眦并固定位置。穿刺时,一手固定患者头部,一手以拇指、食指和中指持针,掌心顶住针尾,稍加用力钻动即可穿透骨壁,进入窦腔有"落空"感,拔出针芯,接上注射器回抽检查有无空气或脓液,判断针头是否在窦腔内,确认针尖进入窦内后方可冲洗(图 14-20)。

下鼻甲附着处　1~1.5cm　1.5　穿刺点

(1) 穿刺部位　　　　　　　　　　(2) 穿刺针的位置及冲洗液流向示意图

图 14-20　上颌窦穿刺冲洗

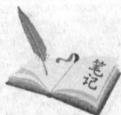

上颌窦如有积脓,脓液可随冲洗液经窦口自鼻腔冲出。反复冲洗至脓液排净后注入抗生素药液,退出穿刺针,下鼻道放置干棉球止血。一般情况下,穿刺部位出血极少。

冲洗完毕后应记录脓液性质(黏脓、脓性、蛋花样或米汤样)、颜色、气味和脓量。根据病情每周可冲洗 1~2 次。

并发症:①因进针部位偏前,穿刺针刺入面颊部软组织造成面颊部皮下气肿或感染;②因进针方向偏上或用力过猛,针头穿入眼眶内造成眶内气肿或感染;③针头穿通上颌窦后壁进入翼腭窝造成翼腭窝感染;④针头刺入较大血管并注入空气后造成气栓。

注意事项:①进针部位和方向要正确,用力适中,有"落空"感后即刻停止进针;②在未确定针头进入窦腔时切忌注入空气;③冲洗如遇阻力则说明针尖可能不在窦腔内,或在窦壁黏膜下,此时应调整针尖位置和深度然后再试冲,如仍有较大阻力应停止冲洗;窦口堵塞亦可产生冲洗阻力,此时如能判断针尖确在窦腔内,稍加用力即可冲出,如阻力仍大应停止冲洗;④冲洗时密切观察患者眼球及面颊部,患者如诉眶内胀痛或眼球有被挤压出的感觉,或发现面颊部肿起时应停止冲洗;⑤穿刺过程中如患者出现晕针、虚脱等意外时,立即拔除穿刺针,使患者平卧,给予必要处理并密切观察;⑥拔针后如遇出血不止,可在进针部位压迫止血;⑦如疑有气栓形成,应急使患者左侧卧头低位,以免气栓进入颅内血管和冠状动脉,并给氧及采取其他急救措施。

(四)鼻窦 X 线检查法

常用位置有鼻颏位(华氏位)用于检查上颌窦,也可显示筛窦、额窦和鼻腔及眼眶;鼻额位或枕额位(柯氏位)用于检查额窦、筛窦,也可显示上颌窦、鼻腔和眼眶。X 线片可判断窦腔的发育情况、有无鼻窦炎性病变、占位性病变和骨质破坏等。计算机 X 线断层摄影(CT)与磁共振成像(MRI)已被广泛应用于临床,对鼻腔和鼻窦病变的诊断要比传统的 X 线片更加清晰准确。

四、外耳及耳周检查

主要观察两侧耳郭是否对称,有无畸形、新生物,局部有无红肿或肿胀隆起,皮肤有无疱疹、糜烂、渗液、结痂、增厚、创伤,牵拉耳郭和按压耳屏有无疼痛等。

检查外耳道时与患者相对而坐,戴额镜对光后,根据需要采用单手或双手检查法。成人应将耳郭向后上外方牵拉,使外耳道变直,食指将耳屏向前推压,使外耳道口扩大,婴幼儿应将耳郭向后下外方牵拉,以便窥清外耳道和鼓膜。如外耳道狭小或汗毛多可借助耳镜(普通耳镜、鼓气耳镜或电耳镜等)进行检查。观察外耳道有无闭锁、狭窄、塌陷或红肿,耳道内有无耵聍、异物、新生物、分泌物,如有分泌物应注意其颜色、性状、气味和量。

检查乳突尖、鼓窦区有无红肿、压痛;观察耳周有无瘘管开口(图 14-21,见文末彩图)、红肿或化脓(图 14-22,见文末彩图)。

五、鼓膜检查

方法同外耳道检查。观察鼓膜的各个部分,包括光锥、锤骨柄、锤骨短突及前后皱襞、鼓膜紧张部与松弛部。应注意其正常标志是否改变,有无内陷、外凸、液平、充血、

外鼻、鼻腔及鼻窦检查法

耳疖图

耳瘘及耳瘘外口位置图

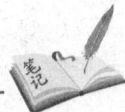

疱疹、肉芽、钙斑或增厚等病变；活动度是否正常，以及有无穿孔（注意穿孔大小、位置、形状），用电耳镜或硬性耳内镜可发现鼓膜的细微病变；当外耳道有耵聍、分泌物、异物时，应于清除后再观察鼓膜。正常鼓膜呈半透明乳白色（图 14-23，见文末彩图）。

六、咽鼓管功能检查

1. 声导抗仪检查法　将探头置于外耳道并密封，将压力调至 $-200mmH_2O$，嘱被检查者吞咽数次，咽鼓管功能正常则压力恢复至正常值（接近 $0mmH_2O$）。如数次吞咽后压力不能恢复至正常值，为咽鼓管功能障碍；如吞咽一次压力即恢复至正常值，为咽鼓管异常开放。

2. 捏鼻吞咽法　比较捏鼻吞咽前后的鼓室导抗图，如图像峰压有明显移动，表明咽鼓管功能正常，反之为咽鼓管功能障碍。

3. 导管吹张法　先收缩、麻醉鼻腔黏膜，将听诊管一端塞于受试耳外耳道，另一端塞于检查者外耳道以听声音，然后将咽鼓管导管弯头朝下沿鼻底伸入至鼻咽部，当导管抵达鼻咽后壁时，将导管向内侧旋转 90°，轻轻后退钩住鼻中隔后缘，再向下、向外旋转 180°，使导管开口对准咽鼓管咽口。然后一手固定导管，一手适当用力挤压橡皮球吹气，此时患者可感到有空气进入耳内，检查者可借助听诊管的声音判断咽鼓管是否通畅（图 14-24）。此法常用于咽鼓管功能不良的治疗。注意避免吹张压力过大导致鼓膜破裂。

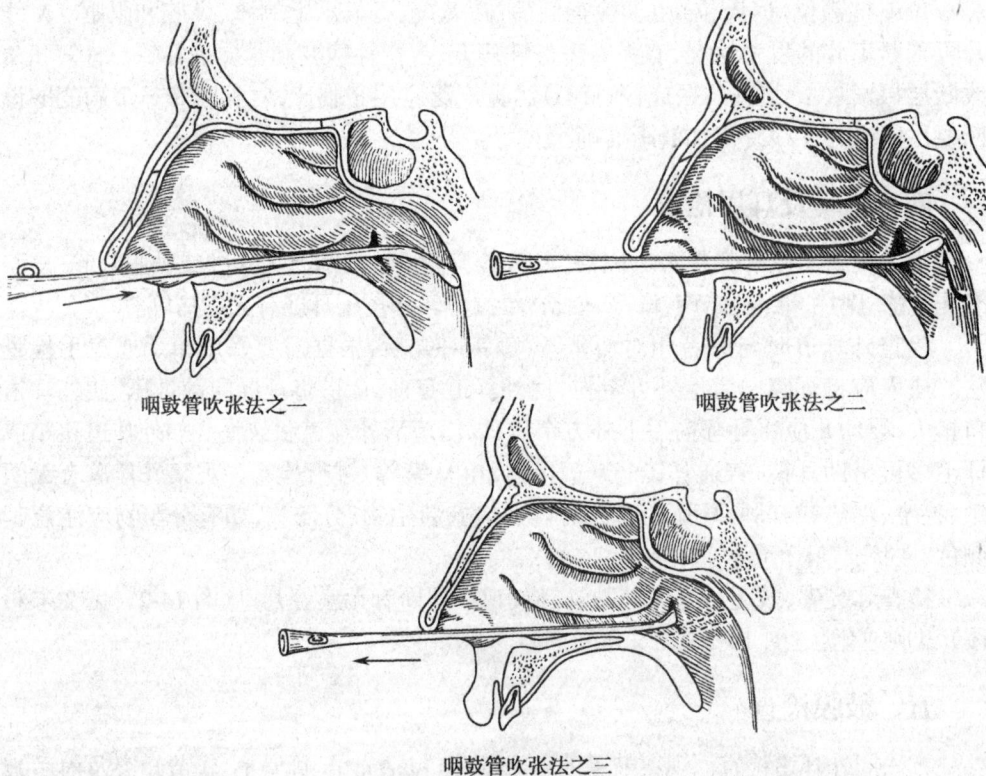

正常鼓膜图
ER-14-2-9

外耳及鼓膜检查法
ER-14-2-10

声阻抗A型
ER-14-2-11

咽鼓管功能障碍
ER-14-2-12

笔记

咽鼓管吹张法之一　　　　咽鼓管吹张法之二

咽鼓管吹张法之三

图 14-24　导管吹张法

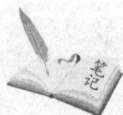

咽鼓管功能障碍与多种中耳疾病的发生、发展和预后有关。如咽鼓管功能不良时还需重点检查鼻咽部的咽鼓管咽口、咽鼓管圆枕及周围情况,要警惕鼻咽部肿瘤压迫咽鼓管咽口。

咽鼓管功能检查法
ER-14-2-13

七、听觉功能检查

1. 音叉试验　可以初步判断受检者听力损失的性质,估计听力损失的程度。常用的检查方法有林纳试验(气骨导比较试验)、韦伯试验(骨导偏向试验)、施瓦巴赫试验(骨导比较试验)、盖莱试验(镫骨活动试验)。

传导性聋图
ER-14-2-14

2. 纯音听力测试　纯音听力计是根据电声学原理设计的仪器,可发出不同频率和不同强度的纯音,用于测试人耳听觉功能,判断是否有听力障碍、听力障碍的程度、并对引发耳聋的病位和类型做出初步诊断。

测试项目包括气导和骨导,先测试气导,再测试骨导。两种纯音听阈图是以横坐标为频率(Hz),纵坐标为声级(dB)的坐标图,或称听力曲线。将受试耳各个不同频率的听阈连线,形成气导和骨导听力曲线,对最大声强无听觉时,在该处记录向下箭头"↓"并与相邻符号不连线。一般以 500Hz、1 000Hz 和 2 000Hz 这 3 个频率的气导听阈值平均数来评价耳聋的程度:25~40dB 为轻度聋,41~55dB 为中度聋,56~70dB 为中重度聋,71~90dB 重度聋,>90dB 为极度聋又称全聋。根据听力曲线的特点,可判断耳聋的性质:如骨导正常或接近正常,气导下降(气骨导间距大于 10dB,一般不大于40dB),气导曲线平坦或以低频听力下降为主而呈上升型者,多为传导性聋;如气骨导间距大于 40dB,可考虑为听骨链中断。气导骨导曲线一致性下降,一般以高频听力下降较重,曲线呈渐降型或陡降型者,多为感音神经性聋,兼有上述两种听力曲线特点者为混合性聋(图 14-25~ 图 14-27)。

感音神经性聋图
ER-14-2-15

混合性聋图
ER-14-2-16

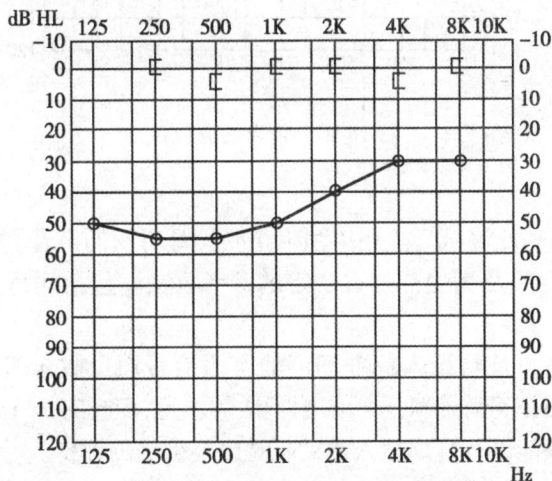

图 14-25　传导性聋(右)

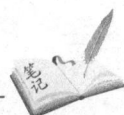

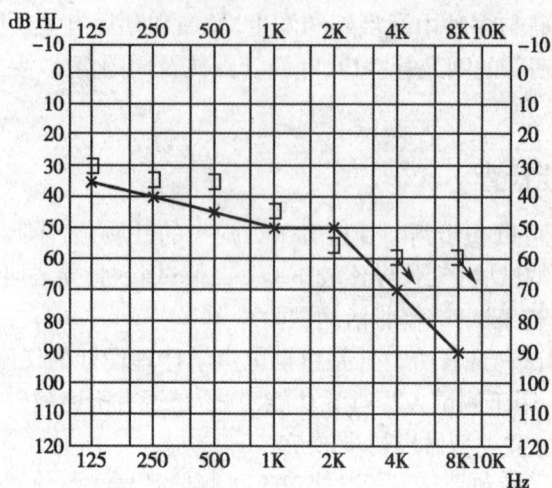

图 14-26　感音神经性聋(左)

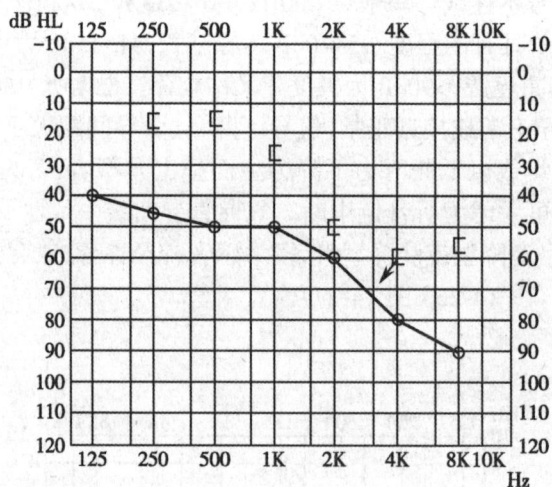

图 14-27　混合性聋(右)

3. 纯音阈上听功能测试　是用声强大于受检耳听阈的声音测试其听觉功能的试验,对于鉴别耳聋性质及病变部位有一定的参考意义。包括病理性听觉适应现象测验、响度重振试验。

4. 言语测听法　是将录入标准词汇的言语信号通过收录机或 CD 机传入听力计耳机进行测试,不但可弥补纯音听阈测听法的不足,而且有助于耳聋病变部位的诊断、评估助听器的效能以及耳蜗植入术后听觉康复训练的评价。

5. 声导抗测试法　是客观测试中耳传音系统、内耳功能、听神经和脑干听觉通路功能的方法。根据鼓室导抗曲线图的形态、峰压点、峰的高度以及曲线的坡度等,可较客观地反映鼓室内各种病变的情况,如中耳内的压力、咽鼓管功能、中耳传音系统的病变以及中耳有无积液等。常见的鼓室导抗图如图 14-28。

听功能
检查法
EB-14-2-17

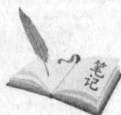

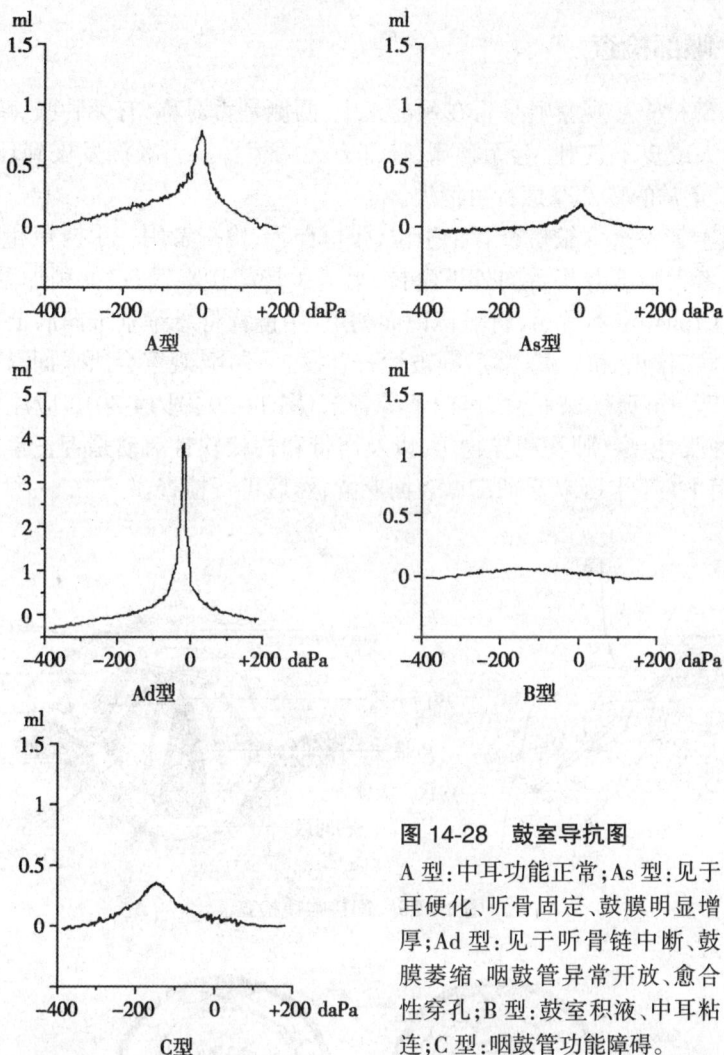

图 14-28　鼓室导抗图

A 型:中耳功能正常;As 型:见于耳硬化、听骨固定、鼓膜明显增厚;Ad 型:见于听骨链中断、鼓膜萎缩、咽鼓管异常开放、愈合性穿孔;B 型:鼓室积液、中耳粘连;C 型:咽鼓管功能障碍。

八、口咽检查

被检查者正坐位,自然张口,检查者手持压舌板轻压被检查者舌前 2/3 处,观察咽部黏膜有无充血、肿胀、萎缩、溃疡、分泌物、假膜、新生物;扁桃体的大小及有无充血、隐窝口有无分泌物;咽后壁有无淋巴滤泡红肿、增生;软腭、腭舌弓和腭咽弓是否对称及活动情况等。对咽反射敏感者,可先用 1% 丁卡因喷雾咽部,然后再行检查。

九、鼻咽检查

1. 间接鼻咽镜检查见鼻腔检查的后鼻镜检查。
2. 纤维鼻咽镜检查见鼻窦检查的纤维鼻咽镜检查。

十、喉咽检查

见喉部检查"间接喉镜检查""纤维喉镜检查"。

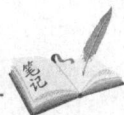

十一、喉部检查

1. 喉外部检查　观察喉是否在颈前正中,两侧是否对称,有无肿胀、畸形,颈部有无淋巴结肿大或皮下气肿、有无触痛、喉部有无摩擦音。当喉癌发展到环后区时,喉部可以固定,正常的喉部摩擦音可消失。

2. 间接喉镜检查　被检查者正坐位,张口伸舌,检查者用一手拇指和中指持纱布包裹被检查者舌前部并将舌向外下牵拉,另一手持间接喉镜,镜面稍加温,检查者在自己手背上测试确定不烫后,将喉镜镜面朝下,用镜背将悬雍垂推向后上方。观察舌根、会厌谷、喉咽侧壁和后壁,然后嘱被检查者发“一”声,观察会厌喉面、杓会厌壁、声带、室带、杓区、杓间区、梨状窝、声门下等各部(图 14-29、图 14-30)。应注意各处黏膜有无充血、肿胀、溃疡、肿物和异物等,以及声带和杓状软骨活动是否正常。咽反射敏感者,可先用 1% 丁卡因喷雾咽部做表面麻醉,然后再行检查。

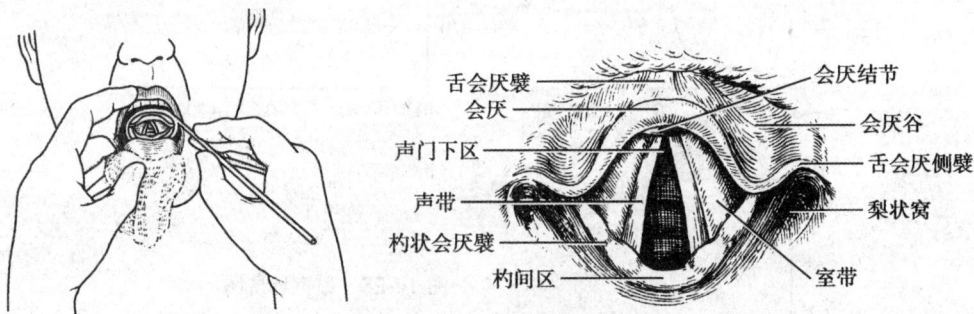

间接喉镜检查图 ER-14-2-18

间接喉镜下所见镜像图 ER-14-2-19

发声时声带内收图 ER-14-2-20

深吸气时声带外展图 ER-14-2-21

电子喉镜图 ER-14-2-22

图 14-29　间接喉镜检查

图 14-30　发声时声带内收(左图),深吸气时声带外展(右图)

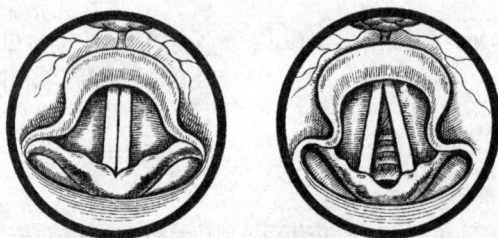

喉镜检查的正常表现为喉咽及喉腔黏膜呈淡红色,两侧对称,声带呈珠白色、表面光整、开合良好,梨状窝无积液(图 14-31,见文末彩图)。

3. 纤维喉镜检查　其原理和使用方法同纤维鼻咽镜。可从鼻腔进入鼻咽、喉咽、喉腔或从口咽部进入进行检查,并可直接行活检、异物取出、息肉摘除术。其图像清晰并可在视屏上进行动态观察、拍片、录像,可发现细微病变,为临床常用的检查方法。

4. 电子喉镜检查　其原理和使用方法与纤维鼻咽镜相似,电子喉镜较纤维鼻咽镜具有更高的分辨率,故对鼻、咽喉病变的直观检查更加清晰(图 14-32,见文末

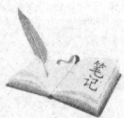

彩图)。

5. 喉的 X 线检查 喉部 X 线检查可用于喉部肿瘤、喉软骨骨折、异物等的诊断。CT、MRI 检查可清晰显示喉部肿瘤的大小和浸润范围,有无淋巴结转移等情况。

【技能要点】

1. 前鼻镜检查时,窥鼻器两叶必须合拢后进入鼻前庭,然后再撑开检查,完成检查后要注意保持两叶微微撑开状态退出,以免夹住患者鼻毛,引起疼痛。

2. 前鼻镜检查时,窥鼻器进入深度一般约 1.5cm,不要超过鼻阈,以免引起疼痛或损伤鼻黏膜导致出血。

3. 行间接鼻咽镜检查时,检查者应左手持压舌板将被检查者舌前 2/3 朝向前下轻压,以增大口咽腔前后距离,便于充分暴露。

4. 在做间接喉镜、鼻咽镜检查时要注意勿让喉镜触碰舌根部、悬雍垂及咽喉壁,以免引起恶心反射。

5. 间接喉镜、鼻咽镜检查时在酒精灯上除雾后宜在手背上测试下温度,避免烫伤患者。

6. 听觉功能检查前,应先清理干净外耳道,窥清鼓膜情况,以便于正确分析测听结果。

(朱镇华)

咽喉部常
用检查方法
ER-14-2-23

耳鼻咽喉
科常用检查
器械及设备
ER-14-2-24

【复习思考题】

1. 后鼻镜检查法可以用于检查鼻腔后段和鼻咽部,请问操作时有何技巧?

2. 间接喉镜检查时要求患者配合发"一"声的目的是什么?

3. 鼻窦检查法中除去常规检查外,何种检查法具有明显优势?

4. 如何分析听力曲线图来判断耳聋的性质和程度?

5. 临床上常用的听觉功能检查有哪些?其在临床上如何运用?

扫一扫
测一测
扫码测测

第三节 口腔科常用检查方法

培训目标

1. 掌握口腔科的常用检查法。
2. 熟悉常用专科检查法的临床意义。
3. 了解常用专科器械的使用方法。

PPT 课件
14章03节PPT

一、颌面部检查

左右是否对称,有无肿胀、畸形或创伤;关节和肌肉功能有无障碍;皮肤有无瘢痕、窦道或瘘管以及颜色改变等。

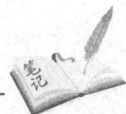

二、口腔一般检查

1. 牙齿检查　注意牙的数目、形态、质地、位置、排列和咬合关系等。

2. 牙周检查　观察牙龈的形态与颜色,点彩是否存在;是否有牙龈乳头肿胀、出血与增生;是否有牙周溢脓、牙龈窦道或牙松动等。

3. 口腔黏膜检查　对于唇、颊、腭、舌、口底应注意其对称性,黏膜有无颜色改变,完整性是否破坏;有无水肿、溃疡、疱疹、丘疹、糜烂、过度角化、瘢痕等;有无炎症、色素沉着、舌背表面舌乳头情况等。

三、探诊检查

口腔科常用探针来进行探诊。

1. 检查龋损情况　确定龋洞的位置、深浅、大小与牙本质软化程度,有无探痛以及牙髓是否暴露等。此外,对已充填的龋洞,可检查充填物与牙体组织间的密合程度,有无继发龋、有无悬突等。

2. 牙周探针检查　钝头且带有毫米刻度的探针可探测牙周袋的深度及范围,亦可探查黏膜窦道的方向和深度。

四、叩诊检查

用口镜或镊子柄对牙齿殆面或切端做力量适中的垂直叩击,以检查根尖周组织的反应,这对于根尖周疾病的诊断有较大的帮助;有时亦可做水平方向叩击,以检查牙周膜的反应。

五、触诊检查

触诊是用手指直接触摸或用镊子夹持棉球扪压,用以检查病损的性质、大小、深度等。

1. 牙的触诊　检查牙齿是否有尖锐的牙尖或边缘嵴。

2. 牙周病及根尖周病的触诊　用手指触压相当于病牙根尖区的牙龈及黏膜转折处,以检查是否有波动、压痛等;触压牙龈,观察龈缘是否有脓液溢出以了解牙周炎症情况。检查牙齿的动度,须用牙科镊子进行。前牙以镊子夹持牙冠的唇、舌面;后牙将镊尖合拢置于牙齿面,摇动镊子,即可查出牙齿松动情况。临床按牙齿松动程度的轻重分为:

Ⅰ度松动:牙齿向唇(颊)舌侧方向活动,幅度在 1mm 以内。

Ⅱ度松动:牙齿向唇(颊)舌侧方向活动,幅度在 1~2mm,且伴有近远中方向活动。

Ⅲ度松动:牙齿向唇(颊)舌侧方向松动,幅度在 2mm 以上,且伴有近远中及垂直方向活动。

3. 肿胀部位的触诊　可检查肿胀的范围、质地、表面温度,周界是否清楚、是否有压痛等。

4. 黏膜溃疡、斑块的触诊　了解溃疡基底有无硬结、凸起等。

5. 淋巴结的触诊　了解淋巴结的大小、数目、硬度、有无粘连、压痛等,对于判断

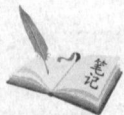

有无炎症、肿瘤是否转移有着重要的临床意义。

六、牙髓活力检查

牙髓活力检查是利用温度和电流刺激检查牙髓的反应,是临床上常用的检查方法。

1. 温度测试

(1) 冷诊法:用冷水喷注,或冰棒,或用小棉球蘸酒精、氯乙烷置于受检牙的颈部、窝洞底部,观察患者的疼痛反应。临床上最简易的方法为冷水,即用水枪喷试。冷水喷注时,应由下颌牙开始,缓慢向上颌牙喷注,逐个测试,以免误诊。

(2) 热诊法:用热水或烤热的牙胶(温度为 50~60℃),置于事先已拭干受检牙的牙面上,以观察患者的疼痛反应。测试时应以相邻牙或对侧同名牙作对照。

2. 电流测试　利用微弱电流通过牙体硬组织,传导至牙髓神经,引起兴奋,产生知觉来判断牙髓的活力。一般要与邻近的正常牙或正常同名牙作反应对照。不要在充填物、龋洞或过度磨耗牙面测试。测试时,先将牙面擦干,严格隔离唾液,将牙膏涂于活力计探头上,然后放置在被测牙面,将活力计的电位从"0"开始逐渐加大到牙有刺激感时,让患者举手示意,记下测试器数值,作为诊断的参考。

七、实验室检查

1. 血液检查　口腔急性化脓性炎症和较重的口炎伴有全身反应,或特殊性牙龈肿胀、坏疽,应检查白细胞总数和分类。口腔出血性疾病除应检查血常规外,还要做血小板计数和测定出凝血时间等,以排除血液系统疾患。对唾液腺肿胀或萎缩,唾液明显减少,口腔黏膜和眼结膜处干燥者,应视条件做血液免疫学等检查。对怀疑艾滋病、分子病、遗传病、基因序列变异和其他病毒感染性疾病者可以选用近年发展起来的聚合酶链反应(PCR)技术进行诊断。

2. 细菌涂片及培养　对口腔黏膜出现似凝乳样的白色假膜、糜烂、坏死、溃疡或溃烂可先做涂片,观察菌种和病变性质。必要时可以做细菌培养及药物敏感试验,以选用有效的抗菌药物,提高疗效。

3. 肿瘤脱落细胞检查　对检查口腔上皮癌有参考价值。

4. 组织病理学检查　即活体组织检查,可用于:①口腔各种肿瘤的诊断;②难以确诊的黏膜疾病;③白斑和慢性溃疡,怀疑可能有癌前病变者;④确定结核、梅毒、麻风等特殊感染;⑤手术切除后的增生物或组织。

八、X 线检查

1. 根尖片(牙片)　可见到牙釉质、牙本质、牙髓腔、牙周膜及牙槽骨等结构。常用于牙体病、牙髓病、根尖周病、牙外伤和牙周病的检查及其治疗前后的对比观察。

2. 曲面断层摄影　曲面断层摄影一次成像即可获得上、下颌骨及牙列的全景影像,对于牙体和颌骨囊肿、肿瘤、外伤、炎症及发育异常等方面的 X 线诊断有价值。本方法的优点是:一张照片可以观察到全部牙列、颌骨、副鼻窦、鼻腔、眼眶、颞颌关节

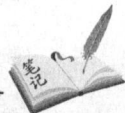

等;节省时间,全部拍摄过程可在 5 分钟内完成;减少放射剂量,约为全口牙片(14 张)的 1/6;操作容易掌握。

3. X 线头影测量片 X 线头影测量片是在头颅定位仪的严格定位下拍摄的头颅正位或侧位片,可清楚地显示颅骨、上下颌骨的正、侧面影像。在正畸及正颌外科,通过分析 X 线头影测量片,有助于对牙、颌面畸形患者做出正确的诊断和矫治设计。

九、造影检查

造影检查是在缺乏自然对比的组织和器官内,注入高密度或低密度的造影剂,以造成人工对比而协助诊断的方法。

1. 涎腺造影检查 适用于检查涎腺的慢性炎症、涎瘘,导管阴性结石和涎腺肿瘤等。检查时常用的造影剂为 60% 的泛影葡胺或 40% 的碘化油。造影后常拍摄腮腺造影侧位、后前位与颌下腺造影侧位等照片。

2. 颞下颌关节造影检查 适用于检查平片发现关节骨质破坏或关节间隙有明显异常者;对临床检查发现关节有明显运动受限、连续摩擦音、绞锁而需进一步明确病变类型者;对垫治疗以及关节复位术后的疗效评估也可做造影检查。常用的造影剂为 30% 泛影葡胺。造影后常拍摄薛氏位片与关节侧位体层片。

3. 窦腔和瘘管造影检查 适用于上颌窦早期占位性病变、颌面颈部的某些慢性瘘管的检查。常用造影剂为 40% 的碘化油,拍摄体位因病变部位而异。

4. 颌面部血管瘤瘤腔造影检查 适用于海绵状血管瘤。常用造影剂为 60% 泛影葡胺。于瘤腔内快速推注造影剂后留针投照患部正、侧位片。

十、CT 检查

1. 普通 CT 检查 CT 即电子计算机体层摄影。它具有分辨率高、定位准确、图像清晰、避免重叠等优点,为上颌窦、颅底、涎腺以及口腔颌面部深在间隙病变的检查提供了极大的方便。

2. CBCT 检查 CBCT 即 Cone beam(锥形束)CT。与传统 CT 相比,CBCT 具有射线量极低、应用范围更广泛、操作简单、在轴向位图像更清晰等优点。可广泛应用于口腔颌面外科、正畸科、正颌外科、种植科、牙体科、颞下颌关节科及耳鼻喉科等。

十一、MRI 检查

MRI 检查即磁共振显像。它是一种完全不同于 X 线与 CT 的全新方法。口腔颌面部磁共振检查可依需要进行头部横断面、冠状面和矢状面的检查。横断面和冠状面所显示的解剖结构与 CT 相同,但图像特点不同。如磁共振成像图上,脂肪组织因含有大量可移动的氢离子而信号较强,显示为白色的高信号,皮质骨则显示为黑色的无信号影像。

十二、B 超检查

B 型超声波在口腔颌面部常用于涎腺内占位性病变的检查,区分囊性、实性肿物,

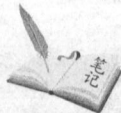

估计肿瘤性质和了解深部脓肿的情况等。

【技能要点】

1. 要遵循"由外而内,由前而后"的检查顺序。

2. 探诊时动作应轻柔,切忌粗鲁,以免损伤牙周、黏膜及其他口腔软组织。

3. 叩诊时,一般先叩可疑病牙的邻牙,然后再叩病牙以便对照。

4. 触诊时应轻柔,不能给患者增加额外的痛苦。

5. 在全身患有某种慢性疾病或月经期、妊娠期及精神紧张等情况下,牙髓的敏感性可增强。儿童牙髓的敏感程度较高,随着年龄增长,牙髓敏感程度逐渐降低,检查时应注意这些情况。

6. 检查前,应详细给患者说明检查的目的、必要性、注意事项及费用情况。

(谭 劲)

【复习思考题】

1. 口腔科常用检查器械有什么?

2. 牙齿的松动度可分为几度?

3. 望诊的内容包括哪些?

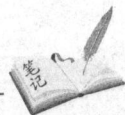

第十五章

五官科常用治疗技术

PPT 课件

15章01节PPT

第一节 眼科常用治疗技术

培训目标

1. 掌握泪道冲洗、结膜异物取出术的操作技术。

2. 熟悉结膜下注射、角膜异物取出术、眼睑结石取出术、睑腺炎切开引流术的操作技术。

3. 了解睑板腺囊肿摘除术、翼状胬肉切除或埋藏术、眼睑裂伤修复术、玻璃体腔注药术的操作技术。

一、泪道冲洗

1. 适应证

(1) 流泪、溢泪的患者。

(2) 怀疑泪道损伤的眼外伤患者。

2. 操作方法及程序

(1) 冲洗泪道前先挤压泪囊部,观察有无黏液或脓性分泌物排出,并尽量将分泌物排空。

(2) 患者取仰卧位或坐位,用沾有表面麻醉剂的消毒小棉签蘸放于上、下泪小点之间,令患者闭目 2~3 分钟。

(3) 以患者取坐位为例,嘱头部微后仰并固定,眼向上注视,将下睑近内眦部轻轻向下牵拉,暴露下泪小点。

(4) 如泪小点较小,先用泪小点扩张器垂直插进泪小点 1~2mm,再向鼻侧转至水平方向,轻轻捻转,扩张泪小点。

(5) 将大小合适的泪道冲洗针头垂直插进泪小点 1~2mm 后向鼻侧转动,使针头呈水平位,继而顺沿下泪小管走行方向将针头推进 4~6mm,注入生理盐水。此时应询问患者有无水液进入咽部,或请患者低头观察有无水液从鼻孔流出,并注意注水时有

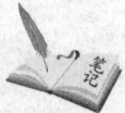

笔记

380

无阻力及泪小点有无水液反流。

（6）冲洗完毕后，滴用抗生素滴眼液。

（7）泪道冲洗结果分析（图 15-1，见文末彩图）：①泪道通畅：注入冲洗液时无阻力，泪道无液体反流，患者述液体流入口咽部，或观察到液体从鼻孔流出。②泪道狭窄：下冲上返，但加压注入冲洗液后通畅。③泪小管阻塞：注入冲洗液时有阻力，冲洗液从原路返回，口咽部无液体流入。④泪总管阻塞：注入冲洗液时有阻力，从下泪小点冲洗时冲洗液自上泪小点反流，口咽部无液体流入。⑤鼻泪管阻塞：注入较多冲洗液后从上泪小点反流，并可带有黏脓性分泌物，表明鼻泪管阻塞合并慢性泪囊炎。

3. 注意事项

（1）告知患者操作程序，请患者积极配合。

（2）泪道冲洗时，动作要轻柔，以免造成泪道机械性损伤及假道。

（3）泪道冲洗注入液体时，若出现下睑水肿，表明冲洗时形成假道，应即刻拔出冲洗针头，停止冲洗。必要时应用抗生素药物，预防发生感染。

二、结膜下注射

1. 适应证

（1）需要结膜下给药时。

（2）手术局部麻醉。

2. 操作方法及程序

（1）嘱患者取仰卧位或坐位。

（2）眼部滴用表面麻醉药。

（3）以手指牵开眼睑。

（4）常用注射部位为颞下方近穹窿部。

（5）注射针头应与角膜缘平行刺入结膜下，缓缓注入药液（图 15-2）。

（6）拔出针头，用抗生素滴眼液或眼膏。

3. 注意事项

（1）结膜下注射时谨防针头穿通眼球壁。

（2）除颞下方结膜下为常用的注射部位外，其他部位也可以作为注射部位。

图 15-2 球结膜下注射示意图

（3）多次注射时，可不断变换注射部位。

（4）注射时，针头不能朝向角膜或距离角膜缘太近，以免发生危险。

（5）结膜下注射可能会伤及结膜血管，引起结膜下出血。可对患者进行解释，不必惊恐，不会有严重后果，可予以热敷。

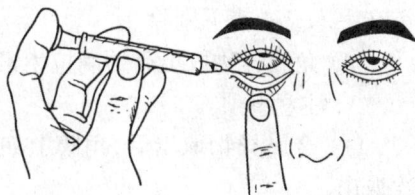

三、结膜异物取出术

1. 适应证 结膜有异物存留者。

2. 操作方法及程序

（1）患者取坐位或仰卧位，表面麻醉。

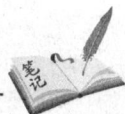

（2）用蘸有生理盐水的棉签轻轻擦出异物。

（3）嵌入结膜浅层的异物,如用棉签轻擦不出时,可用 7 号针头轻挑异物,然后再用蘸有生理盐水的棉签轻轻擦出异物(图 15-3)。

（4）取上睑睑板下沟的异物时,需翻转上睑,用蘸有生理盐水的棉签擦出异物。

（5）术后需点抗生素滴眼液。

（6）结膜深层异物取出后,结膜有损伤者,如伤口在 1cm 以上需用 10-0 或者 11-0 手术缝线缝合,术后涂抗生素眼膏,包扎患眼,次日复查,7~10 天后拆线。

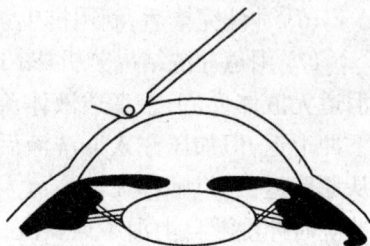

图 15-3　角膜异物剔除术

3. 注意事项

（1）上睑穹隆部结膜的异物,需翻转上睑才可查见。

（2）用棉签或针头时均需避开角膜,以免造成角膜损伤。

四、角膜异物取出术

1. 适应证　角膜表面或浅层异物。

2. 操作方法及程序

（1）结膜囊冲洗、表面麻醉。

（2）角膜表面异物取出:患者坐于裂隙灯前,术者用手指分开眼睑,用沾有生理盐水的棉签蘸取异物。

（3）角膜浅层或深层异物取出:患者坐位同前,如果用沾有盐水棉签蘸不出时,在裂隙灯显微镜下可用 7 号针头轻挑异物,注意针头"马蹄口"向上,针尖朝角膜缘方向。然后再用含盐水棉签轻擦出异物。如异物呈散在分布且位于角膜中层或深层基质,需在手术显微镜下剔除。

（4）角膜异物取出后须滴抗生素滴眼液、眼膏,单眼包扎,次日复查。

3. 注意事项

（1）金属异物取出后,角膜上如留有锈环,不能一次取出时,应待 24 小时后第二次取出。

（2）严格无菌操作,术毕滴抗生素滴眼液或涂眼膏。

（3）角膜多发异物时,由浅至深分期分批剔除。

（4）如角膜异物未及时剔除,并发角膜深层炎症或虹膜炎症,按角膜炎或浅葡萄膜炎症处理。

五、眼睑结石取出术

1. 适应证　结石突出于结膜面有异物感,甚至角膜擦伤糜烂。

2. 操作方法及程序

（1）患者取坐位或仰卧位,表面麻醉。

（2）操作者用左手翻转眼睑,充分暴露睑结膜。

（3）然后用无菌针头依次剔出,使睑结膜表面夷平。

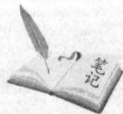

(4) 术后结膜囊内滴抗生素滴眼液,并涂抗生素眼膏。

3. 注意事项

(1) 表面麻醉要充分。

(2) 照明要好,操作要准确,避免损伤周围健康的结膜,有条件者可在裂隙灯下操作。

(3) 对小儿或不配合的患者,可采取卧位,头部固定,避免意外损伤眼球。

(4) 深层没有突出结膜表面的结石不宜过早剔除,否则造成负损伤形成瘢痕,反而增加异物感。

六、睑腺炎切开引流

1. 适应证 睑腺炎已局限化,化脓软化,出现黄白色脓点时。

2. 操作方法及程序

(1) 一般无需麻醉,如患者不能耐受且不能配合切开术,可予以局部浸润麻醉,内睑腺炎时可用表面麻醉。

(2) 外睑腺炎的切口应在皮肤表面,与睑缘平行,内睑腺炎的切口应在睑结膜面,与睑缘垂直。

(3) 外睑腺炎脓肿较大时,可放置引流条。

(4) 内睑腺炎如有肉芽组织,应带蒂剪除。

(5) 术毕眼局部涂抗生素眼膏盖眼垫。

(6) 术后第 2 天去除眼垫,眼局部换药。

3. 注意事项

(1) 睑腺炎未形成脓肿时不要切开,否则容易使炎症扩散。

(2) 如有全身症状或伴有其他部位感染,应全身使用抗生素。

(3) 睑腺炎切开时,应当做到动作轻、切开大、引流充分。

(4) 忌挤压病灶,以防炎症扩散。

(5) 外睑腺炎的切口与睑缘一致,可避免损伤眼轮匝肌,愈后无明显瘢痕。内睑腺炎的切口与睑缘垂直,可避免损伤邻近的睑板腺。

(6) 应避免在睫毛根部做切口,以防术后发生倒睫。

七、霰粒肿刮除术

1. 适应证

(1) 睑板腺囊肿较大,眼睑皮肤明显隆起者。

(2) 睑板腺囊肿破溃,在睑结膜面形成肉芽肿组织时。

2. 操作方法及程序

(1) 手术眼常规消毒、铺无菌巾、表面麻醉及浸润麻醉。

(2) 检查囊肿位置、数量,避免遗漏。

(3) 用睑板腺囊肿镊子夹住患处,翻转眼睑。

(4) 从睑结膜面以尖刀刺入并切开囊肿,切口且与睑缘垂直。

(5) 以小刮匙伸入切口,彻底刮除囊肿内容物。

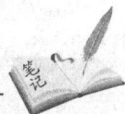

（6）以有齿镊夹住囊壁，用尖头剪剪除囊壁，切除完毕可以放少量碘伏入囊腔，以烧灼镊子无法镊住的残留囊壁，以免复发。

（7）如睑板腺囊肿的囊壁靠近皮肤面，皮肤很薄，术中有破溃危险时，可从睑皮肤面做平行于睑缘的切口，进入囊腔。根据皮肤切口大小选择是否缝合皮肤。

（8）术毕时结膜囊内涂抗生素眼膏，以眼垫遮盖。

3. 注意事项

（1）术毕时可有少量出血，包扎后嘱患者用手掌压迫眼部 15 分钟，以防出血。

（2）术后次日眼部换药，涂抗生素眼膏，以眼垫遮盖。皮肤有缝线者，术后 5 日可拆除。

（3）如睑板腺囊肿破溃后形成肉芽肿，应先剪除后再刮除囊肿内容物。

（4）老年人睑板腺囊肿，特别是睑缘复发性囊肿，对刮除物应做病理检查。

（5）靠近内眦部囊肿切除时，可在泪小管内滞留泪道探针再手术，以免术中伤及泪小管。

八、翼状胬肉切除术

1. 适应证

（1）进行性翼状胬肉，其头部已侵入角膜 2mm 以上者。

（2）静止性翼状胬肉部分或全部遮盖瞳孔，影响视力者。

（3）翼状胬肉妨碍眼球运动时。

（4）翼状胬肉妨碍角膜移植或白内障等内眼手术时。

2. 操作方法及程序

（1）术前眼部滴抗生素滴眼液 1~3 日。

（2）术眼常规消毒，铺无菌巾，表面麻醉及结膜下浸润麻醉。

（3）根据胬肉情况选择手术类型：埋藏术、单纯切除术、联合手术等。

（4）埋藏术将胬肉头颈分离，头部用 8-0 或 10-0 丝线做褥式缝合，并转移至上或下穹隆结膜下缝合固定。

（5）单纯切除术将胬肉分离，剪除头颈部及体部结膜下增生组织。

（6）联合手术是在胬肉分离的基础上联合结膜移植、黏膜移植、角膜干细胞移植、羊膜移植或角膜移植，以此处理术中暴露的巩膜或混浊的角膜，防止结膜再度增生。

（7）如有条件者，手术最好在手术显微镜下进行。切除翼状胬肉的深度要适宜，清除病灶应彻底，切除胬肉的角膜表面尽量保持光滑，以便减少术后角膜散光及翼状胬肉复发。

（8）术毕滴抗生素滴眼液，以无菌纱布遮盖。

3. 注意事项

（1）术后第二日起每日换药。如有组织移植片，则隔日换药 1 次。眼部滴抗生素、糖皮质激素或非甾体抗炎药类滴眼液。术后 7~10 日拆除结膜缝线。

（2）如有条件，术中局部应用 0.2%~0.4% 丝裂霉素 C，可降低术后翼状胬肉复发率。

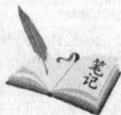

(3) 翼状胬肉明显充血时,应暂缓手术,以防复发。

(4) 翼状胬肉合并活动性沙眼者,应充分治疗沙眼后再进行手术,以防复发。

(5) 术后翼状胬肉复发,不宜在短期内施行第2次手术,以免加速胬肉发展。

九、清创缝合术(眼睑裂伤修复手术)

1. 适应证

(1) 非感染性眼睑皮肤、肌肉、睑板和睑缘组织失去解剖完整性的各种眼睑裂伤,包括眼睑割裂伤、穿孔伤和撕裂伤等。

(2) 伤后近期(2周内)一期修复质量差的伤口。

2. 操作方法及程序

(1) 应尽早施行,争取伤口一期愈合。

(2) 清理创口、消毒、止血。

(3) 局部浸润麻醉,伤累及结膜加表面麻醉。

(4) 按眼睑裂伤部位和范围选用以下四种缝合方法:①部分厚度裂伤修复术:适用于与皮纹一致的眼睑部分厚度裂伤;②垂直性眼睑全层裂伤缝合术:适用于与睑缘垂直的眼睑全层裂伤;③伴有皮肤缺损的裂伤修复术:适用于眼睑全层组织缺损或仅皮肤缺损;④睑缘撕脱伤缝合术:适用于睑缘撕脱伤。

(5) 部分厚度裂伤修复术:①用5-0或6-0黑色丝线行间断缝合,从深层向浅层逐层缝合。深层组织也可用8-0可吸收线间断缝合或水平褥式缝合。尽量自然对合,整齐对位,深度适宜,以减少术后瘢痕。②结膜囊内涂抗生素眼膏,皮肤缝线处涂酒精,以绷带轻加压包扎。③倒睫、裂伤创缘不整齐或有破碎的组织条尽量不剪除,以防术后发生睑外翻。

(6) 垂直性眼睑全层裂伤缝合术:①与睑缘垂直的眼睑全层裂伤应分层缝合;②首先对合睑缘缝合;③睑板间断或连续缝合,不要穿过睑结膜;④8-0可吸收缝线间断缝合眼轮匝肌;⑤5-0尼龙线间断缝合皮肤;⑥术毕时,上睑裂伤缝合后轻加压包扎,下睑裂伤可行睑裂缝合,以免瘢痕收缩而形成睑外翻或眼睑闭合不全。

(7) 伴有皮肤缺损的裂伤修复术:①眼睑裂伤伴有较大皮肤缺损可行皮瓣移行、转位或带皮瓣等方法修复;②也可采用游离植皮,取大于缺损1/3的耳后或大腿内侧部的全厚皮瓣进行修补,以防皮瓣收缩。

(8) 睑缘撕脱伤缝合术:①分离撕脱的睑缘组织;②水平张力缝合,张力适宜;③缝合创缘;④轻加压包扎。

3. 注意事项

(1) 术后注射破伤风抗毒素,全身应用抗生素,术后7日拆皮肤缝线,术后10日拆张力缝线;行睑缘缝合者,术后6~8个月剪开睑缘间粘连。

(2) 眼睑血供丰富,损伤组织易存活,因此尽量保留眼睑组织。

(3) 须除外眼睑周围组织的损伤。

(4) 充分探查伤口的深部直到基底。

(5) 仔细查找组织内异物并彻底清除,特别是泥土、炸药和木质异物。

(6) 注意深部重要支持组织,如韧带、睑板、滑车和眶骨的损伤修复。

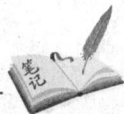

十、玻璃体腔注药术

1. 适应证　多种内眼疾病,如黄斑部脉络膜新生血管(CNV)生成疾病、黄斑水肿、视网膜新生血管性疾病、新生血管性青光眼、感染性眼内炎、巨细胞病毒性角膜炎等。

2. 操作方法及程序

(1) 术前眼部滴抗生素滴眼液 1~3 日。注射当日,术前行视力及眼内压的检查。

(2) 术眼常规消毒,铺无菌巾,表面麻醉及结膜下浸润麻醉。

(3) 嘱患者注视正上方,用镊子或眼球固定器来固定眼球。

(4) 用规尺标记注射部位,距角巩膜缘约 4mm 左右(无晶体眼 3.5mm),将装好药物的注射针于注射处眼球壁垂直缓慢刺入巩膜,针尖朝向眼球中心。

(5) 注射液针注入深度至少 6mm。

(6) 缓慢而小心地注入已配置好的药物,缓慢抽出注射针。

(7) 针抽出后,使用无菌棉签按压注射部位,防止药物反流。

(8) 术毕滴抗生素滴眼液。

3. 注意事项

(1) 术后可连续 3 天使用广谱抗生素滴眼液。

(2) 在注射后的 1 周内对患者进行监测,一旦疑似眼内炎,应立即前往医院就诊。

(3) 与玻璃体内注射相关的潜在严重不良事件包括:眼内炎、眼内压升高、玻璃体出血、孔源性视网膜脱离、视网膜撕裂和医源性外伤性白内障、药物过敏反应等。

(王　方)

扫一扫
测一测

? 【复习思考题】

1. 如何判断泪道冲洗的结果?

2. 结膜、角膜异物取出术的注意事项有哪些?

3. 内、外睑腺炎做切开引流术时有何区别?

4. 结膜下注射的注意事项有哪些?

5. 玻璃体腔注射的注意事项有哪些?

第二节　耳鼻咽喉科常用治疗技术

技能要点

1. 掌握耳鼻咽喉科常用治疗技术的操作要点。

2. 熟悉耳鼻咽喉科常用治疗技术的临床适用范围、注意事项。

3. 了解耳鼻咽喉科常用治疗技术的相关不良反应及处理。

PPT 课件

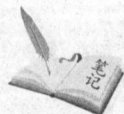

一、喉腔表面麻醉

适用于喉部检查、异物取出、肿块活检等。

患者取坐位,嘱先咳吐出咽喉分泌物,张嘴发"啊",以喷雾器喷嘴对准口咽、舌根部喷 1%~2% 丁卡因 1 次,4~5 分钟后,若患者无不适反应,可予干净纱布包住舌前部轻向外牵拉,予弯头喷嘴伸入口咽腔,嘱患者发"啊"时向下喷雾,一般连续 3 次,每次间隔 4~5 分钟,可获满意效果。

注意观察患者不适症状,防止过敏反应,同时严格控制麻醉剂总剂量,每次喷雾前嘱患者咳吐干净咽喉分泌物。

二、外耳道冲洗

适用于外耳道异物、耵聍取出。

患者取坐位,手握受水器紧贴患侧耳垂下方皮肤,准备接受冲洗时流出的冲洗液。操作者一手将耳郭轻轻牵引,尽量使外耳道拉直,一手持吸满冲洗液的注射器向外耳道后上壁方向冲洗(图 15-4)。反复操作至异物或耵聍冲洗干净,最后用干棉签拭净外耳道,并检查外耳道皮肤有无损伤,视情况酌情涂敷消炎软膏。

注意冲洗液温度不能过冷过热,以接近体温为宜;冲洗方向不可直对鼓膜;鼓膜穿孔者忌用此法。

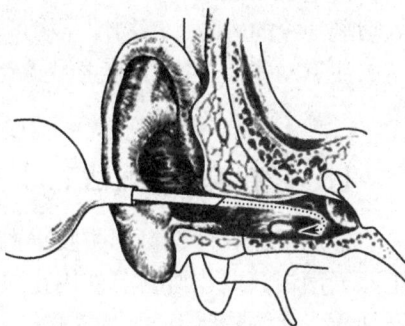

图 15-4　外耳道冲洗

外耳道
冲洗图

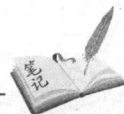

ER-15-2-1

三、耵聍取出术

适用于耵聍栓塞、外耳道炎合并耵聍栓塞等外耳疾病。

患者端坐侧头位,不配合的儿童需由家长抱坐并固定好头位。施术者左手牵拉患者耳郭,右手持耵聍钩自耵聍与外耳道壁空隙越过后钩出,若耵聍质地干硬,取出困难,可予碳酸氢钠滴耳液滴耳软化,2~3 天后用吸引器吸出或外耳道冲洗法清理,对于外耳道深部或鼓膜表面耵聍,可采外耳道冲洗法。

操作动作宜轻柔,勿损伤外耳道皮肤,要防止患者头部摆动损伤鼓膜。

四、外耳道异物取出术

适用于外耳道异物。根据异物性质、形状和位置不同,采取不同的取出方法。

1. 异物位置靠外,可用镊子或耵聍钩直接取出。

2. 活动性昆虫类异物,先用乙醇或丁卡因滴入耳内杀死昆虫,再用镊子取出或冲洗排出。

3. 如异物较大,且与深部皮肤嵌顿较紧,则需在局麻或全麻下取异物,必要时行耳内切口扩开后取异物。

4. 外耳道继发感染者,应先行抗感染治疗,待炎症消退后再取异物。

取异物操作时动作宜轻柔,避免造成新的损伤,必要时改局麻或全麻下取异物。

五、鼻部滴药法

适用于各型鼻炎、鼻窦炎、鼻出血的治疗或鼻腔鼻窦手术后处理。

患者仰卧,头伸出床沿后仰,使鼻孔朝天,可自行或别人帮助将滴鼻剂自前鼻孔滴入,滴入后头部可稍向患侧偏转。

六、鼻腔异物取出术

适用于鼻腔异物。根据异物性质、形状和位置、性质不同,采取不同的取出方法。

儿童鼻腔异物可用头端是钩状或环状的器械,从前鼻孔轻轻进入,绕至异物后方后再向前轻轻钩出,对于圆滑异物,切勿用镊子夹取,夹取有使异物滑脱后坠并误吸入咽喉气管的风险。动物性异物可先用 1% 丁卡因杀死或麻醉后再用鼻钳取出。

注意动作宜轻柔,避免损伤鼻腔黏膜后出血影响视野,儿童患者如无法配合则需改为全麻手术。

七、鼻腔填塞止血法

使用可吸收性材料如明胶止血海绵、纤维蛋白棉等填塞,亦可在吸收性明胶海绵上蘸云南白药或止血酶等外用止血药填塞,填塞时须加一定压力,亦可用凡士林油纱条加压。此法较适于鼻黏膜弥漫性渗血。

1. 前鼻孔纱条填塞(图 15-5) 可用凡士林油纱条、碘仿纱条、抗生素油膏纱条等。将纱条一端双叠约 10cm,将其折叠端置于鼻腔后上部嵌紧,然后将双叠的纱条分开,短端贴鼻腔上部,长端平贴鼻腔底,形成一向前鼻孔开放的口袋,将长端纱条填入口袋深处,自上而下、从后向前进行填塞,使纱条紧紧填满鼻腔,剪去前鼻孔多余纱条;凡士林油纱条填塞时间一般 48~72 小时,碘仿纱条填塞时间不超过 1 周。填塞期间应给予抗生素抗感染,否则可能引起局部压迫性坏死及鼻腔感染。

图 15-5 前鼻孔填塞

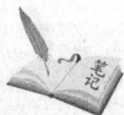

2. 后鼻孔填塞(图 15-6) 先用凡士林纱布制作成与后鼻孔直径相似的锥形纱球,尖端系 7 号粗丝线 2 根,底端系 1 根;用导尿管伸入出血侧前鼻孔直至口咽部,以长弯血管钳将导尿管头端牵出口外,尾端仍留在前鼻孔外;将连于纱球尖端的丝线缚牢于导尿管头端;回抽导尿管尾端,将纱球引入口腔,用一手指或器械将纱球越过软腭顶入鼻咽部,同时另一手牵拉导尿管尾端将丝线引出,使纱球紧塞于后鼻孔,然后再进行前鼻孔填塞;将拉出的两根丝线系于小纱布卷固定于前鼻孔,再将纱球底部丝线自口腔引出固定于口角旁;填塞留置期间应给予抗生素,填塞时间一般不超过 3 天,最多不超过 6 天;后鼻孔填塞球取出应先撤除鼻腔内填塞,然后牵引留置口角旁的丝线,借助血管钳,将纱球迅速经口取出。

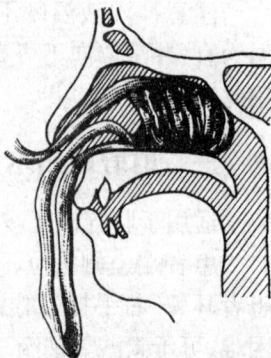

(1) 将导尿管头端拉出口外

(2) 将纱球尖端的丝线缚于
导尿管头端，回抽导尿管

(3) 借器械之助，将纱球向
上推入鼻咽部

(4) 将线拉紧，使纱球嵌入后鼻孔

(5) 再行鼻腔填塞

(6) 纱球尖端上的系线固定
于前鼻孔处，底部丝
线固定于口角

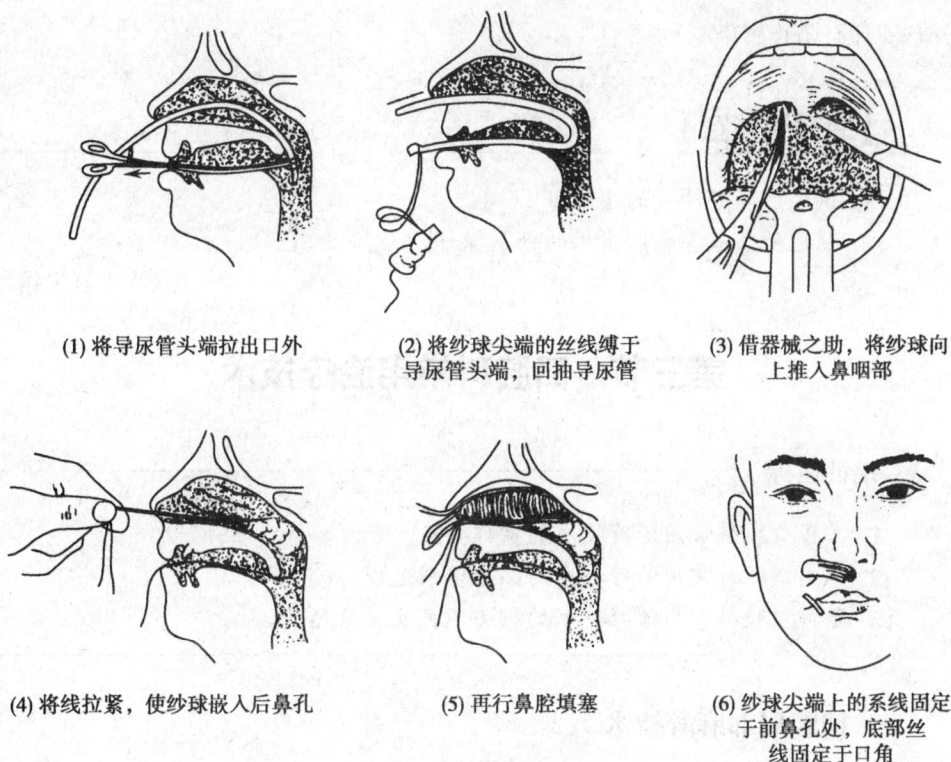

图 15-6　后鼻孔填塞

3. 鼻腔或鼻咽气囊填塞　用与鼻腔结构相适应的止血气囊从前鼻孔置于鼻腔或鼻咽部，囊内充气以达到压迫止血目的，此法较适合黏膜渗血。

八、咽部异物取出术

可根据异物所处不同位置采不同取出方法。

1. 口咽部异物多存留在双扁桃体窝及舌根，可在压舌板压舌暴露后用镊子取出，部分咽反射敏感患者需喷入 1% 丁卡因表面麻醉后取出。

2. 若异物在下咽会厌谷、梨状窝等处，需在间接喉镜下取异物，先以黏膜麻醉剂喷入口咽及下咽部做充分麻醉。患者取坐位，自行以右手持纱布将舌体拉出口外，术者一手持间接喉镜，一手持异物钳，伸入下咽部异物处，张开钳嘴夹住异物，轻轻迅速取出。部分患者需在纤维喉镜或直达喉镜下进行。

【技能要点】

1. 鼻部滴药时注意头尽量后仰，以使药物尽可能在鼻腔里弥散，3 分钟左右后就地翻身低头擤出药液，可以避免药液流入咽部产生苦感。

2. 外耳道冲洗时应注意冲洗液温度和冲洗方向。

3. 儿童鼻腔圆滑异物取出时宜选用合适器械，要防止滑脱后坠入气管而引起窒息。

4. 鼻腔填塞止血时操作宜轻柔，应尽量表面麻醉后操作，填塞不宜太紧，要把握

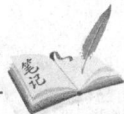

好填塞时间,防止感染。

【复习思考题】

1. 试述外耳道冲洗的适应证。
2. 试述外耳道异物取出术的分类操作。

(朱镇华)

第三节　口腔科常用治疗技术

培训目标

1. 掌握口腔科常用治疗技术的操作要点。
2. 熟悉口腔科常用治疗技术的临床适用范围、注意事项。
3. 了解口腔科常用治疗技术的相关不良反应及处理。

一、口腔局部麻醉技术

适用于一般的口腔颌面外科门诊手术、牙髓病的治疗、牙周刮治、牙体预备和牙种植手术等。

1. **表面麻醉**　表面麻醉是将药物涂布或喷雾于黏膜表面以麻醉末梢神经,适用于表浅的黏膜下脓肿切开、极松动牙齿的拔除和软腭舌根部位的检查等。常用麻醉药为地卡因。

2. **局部浸润麻醉**　是指注射麻药于手术区的组织内,利用药物的弥漫、渗透作用,以麻醉神经末梢,使其失去传导痛觉的功能,达到麻醉的作用。常用麻醉药为利多卡因和阿替卡因。

注射时,以执笔式握住注射器,针头进入注射部位后,按常规回抽无血液时,方可注入麻醉剂。唇(颊)侧注射时,于根尖部近中侧前庭沟处进针,针与黏膜呈 45°角,待针头到达骨膜,注入麻醉剂 1.5~2.0ml。舌(腭)侧注射时,于距牙龈 0.5~1.0cm 处进针,注射麻醉剂 0.5ml。

3. **阻滞麻醉**　阻滞麻醉是将麻醉剂注射于神经干周围,使其传导受阻,以麻醉该神经所分布的全部区域。阻滞麻醉具有麻醉范围广、麻醉持续时间长、所需麻药量少、麻醉效果好等优点,是拔牙及口腔颌面部手术最常用的麻醉方法。常用麻醉药为利多卡因和阿替卡因。常用方法有以下几种:

(1)上颌结节麻醉:患者取半坐位,稍开口,术者用口镜将上颊向后上方拉开,显露上颌磨牙区前庭沟。在第二磨牙远中颊侧前庭处进针,注射针与上牙之咬面呈 45°角,向后上方推进,同时将注射器外转,使针尖沿骨面向后、上、内方向前进,深2~2.5cm 即可抵达上牙槽后神经区域,回吸无血,推注麻药 2ml,进针过程中始终要保持针尖贴近骨面,不宜刺入过深,以免刺破后上的翼静脉丛,引起深部血肿。将麻药

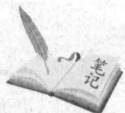

注射于上颌结节处,以阻滞后上齿槽神经,使同侧上颌第二、第三磨牙及第一磨牙远中颊根和腭根及其颊侧牙龈、黏膜、骨膜、牙周膜、牙槽骨均被麻醉。

(2) 腭大孔麻醉:嘱患者大张口,穿刺点在第二、第三磨牙之间,腭侧龈缘至腭中缝所做连线的中 1/3 与外 1/3 交界处。如第三磨牙未萌出,穿刺点则在第二磨牙腭侧。注射针以对侧口角方向刺入腭黏膜,直达骨面,不需寻找腭大孔,注射麻药约为 0.3ml。将麻药注射于腭大孔稍前处,以阻滞腭前神经,使同侧上颌双尖牙及磨牙腭侧牙龈黏膜、骨膜、牙槽骨被麻醉。

(3) 切牙孔麻醉:将头位调到稍后仰,嘱患者大张口,注射针从侧面刺入切牙孔乳头基底部,达骨面即为孔之边缘处,推注麻药 0.3ml。将麻药注射于硬腭前方的切牙孔处,使切牙、尖牙腭侧黏膜、骨膜、牙龈、牙槽骨被麻醉。

(4) 下牙槽神经麻醉:嘱患者大张口,头稍仰,使下牙咬平面与地面平行。术者用口镜将注射侧口角及颊部拉向外侧,显露上下颌磨牙后部之颊脂垫尖及翼下颌皱襞。右手持注射器从对侧口角以水平方向、于翼下颌皱襞外侧之颊脂垫尖处刺入,向后外方进针 2~2.5cm 深度可触及骨面。回抽无血后,注射麻药 2ml,麻醉下牙槽神经。

(5) 舌神经麻醉:在下牙槽神经麻醉注射后,将注射针退出 1cm,注射麻药 1ml,即可麻醉舌神经,或在退出注射针的同时,边退边注射,直到针尖退至黏膜下方。

(6) 颊长神经麻醉:当麻醉下牙槽神经及舌神经之后,针尖退于黏膜下,稍向后外方推进 0.5cm,注射少量麻药即可麻醉颊神经。将麻药注射于下颌升支前缘内侧颊神经干附近,以麻醉下颌第二双尖牙以后的颊侧牙龈、黏膜、骨膜和颊部。

二、充填治疗术

充填治疗术是将龋坏的牙体组织去除干净,并制备一定的洞形,再用充填材料将龋洞修复,恢复牙齿的外形和功能。充填治疗的临床操作包括两个步骤:窝洞预备和窝洞充填。临床常用的充填材料包括银汞合金、复合树脂、玻璃离子等。

(一) 窝洞预备

1. 窝洞预备的基本原则

(1) 除尽腐质:腐质或称为龋坏组织,是包括腐败崩解层和细菌侵入层在内的、感染坏死的牙齿组织。充填治疗时应该将其彻底除去,以消除细菌感染,终止龋蚀进展。

(2) 保护牙髓:窝洞预备过程中应注意保护牙髓,以免造成不可逆性牙髓损伤。

(3) 制备固位形和抗力形:固位形是能够产生固位力,使充填体在受到外力时不会朝一定方向移动或转动的窝洞形态。临床常见的固位形包括侧壁固位、倒凹固位、鸠尾固位等。抗力形是使充填体和牙齿组织均能获得足够抗力,以能承受正常咀嚼力的窝洞形态。盒状洞形是窝洞最基本的抗力形。

(4) 尽量保留健康牙体组织:保留健康的牙体组织不仅对修复材料的固位很重要,而且可使正常牙体组织有足够强度以承担咀嚼功能。洞形应做最小的扩展。

2. 窝洞预备的基本步骤

(1) 去除腐质:一般用挖匙除去洞内食物残渣和大部分腐质,用圆钻将洞缘周围

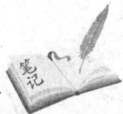

及洞底腐质除尽。

（2）制备洞形：按病变范围大小和各类窝洞的外形要求设计制备洞形。

（3）窝洞的隔湿、消毒、干燥：临床上多采用简易的棉卷隔湿法，加吸唾器吸出口腔内唾液，目前亦广泛使用橡皮障隔离法。选用适宜的药物进行窝洞消毒，常用药物有 75% 酒精、樟脑酚等。

（二）窝洞充填

1. 衬洞与垫底

（1）衬洞：在洞底衬上一层既能隔绝化学刺激，又能阻断温度刺激，且有刺激修复性牙本质形成作用的衬洞剂。常用的衬洞剂为氢氧化钙制剂、玻璃离子黏固剂和氧化锌丁香油黏固剂。

（2）垫底：在洞底垫上一层材料，隔绝外界或来自充填材料的温度、化学及电流刺激，以保护牙髓。同时，垫底将洞底垫平，起到承受充填压力、增强充填体抗力的作用。常用的垫底材料有氧化锌丁香油黏固剂、磷酸锌黏固剂、聚羧酸锌黏固剂和玻璃离子黏固剂等。

2. 玻璃离子黏固剂充填　玻璃离子黏固剂因具有对牙髓刺激小、与牙体组织有化学黏结性、热膨胀系数与牙相近、封闭性能好及可释放氟等优点，应用越来越广泛。

（1）适应证：主要用作修复牙颈部楔状缺损；乳牙、隐裂牙充填；在特别情况下可作为垫底，黏固冠桥材料。

（2）步骤：除净窝洞腐质，尽可能制备固位洞形，隔湿，保持牙面干净，将即刻调好的玻璃离子黏固剂填入窝洞。材料从洞侧壁送入洞内，具有流动性时，应注意排出空气，避免形成空泡。2 分钟内修整外形，保持干燥 5~7 分钟。经橡皮杯抛光，最后表面涂防水材料，如凡士林，以防其吸水而增加溶解性。

3. 复合树脂充填　复合树脂是在丙烯酸酯基础上发展起来的一种新型修复材料，是目前临床上应用最多的牙色修复材料。其突出的优点是美观，可提供与牙最佳的颜色匹配。

（1）适应证：主要用作修复牙颈部楔状缺损，前牙切角缺损，前牙贴面，或用于𬌗面洞和邻𬌗面洞的充填。

（2）步骤：除按常规要求制备洞形外，还需制备洞斜面，斜面面积相当于缺损面积；牙齿比色，选定材料颜色；隔湿，干燥牙面；近髓处使用氢氧化钙制剂衬洞；在洞斜面上涂布酸蚀剂，酸蚀 30 秒（按不同产品说明书的具体要求操作）后，冲洗、干燥牙面；局部涂布黏结剂，吹薄，光照 10 秒固化；选择合适型号的树脂斜向分步填入窝洞，逐层光照 20 秒固化；最后修整外形，用抛光器械抛光已硬固的树脂充填体。

三、根管治疗术

根管治疗术是治疗牙髓病及根尖周病的首选方法。通过彻底清除根管内的炎症牙髓和坏死物质，扩大成形根管，进行适当消毒，充填根管，以去除根管内感染性内容物对根尖周围组织的不良刺激，达到治疗和预防根尖周病、保留患牙的目的。

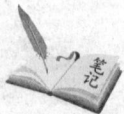

（一）适应证

1. 各型牙髓炎、牙髓坏死及各型根尖周炎。

2. 不适于保存活髓的患病前牙。

3. 牙冠破坏大，需做桩核或烤瓷修复的后牙。

4. 移植牙和再植牙。

（二）操作步骤与方法

根管治疗术包括根管预备、根管消毒、根管充填三大步骤。

1. 根管预备

（1）开髓：前牙在舌面，后牙在𬌗面开髓，揭除髓室顶暴露髓腔，使根管器械沿直线方向进入根管。

（2）清理根管：用拔髓针或根管锉去除坏死分解的牙髓组织，冲洗根管。

（3）测量根管工作长度：根管工作长度是从牙齿切缘或牙尖到根尖部牙本质牙骨质界的距离，也是根管预备的止点，该处距解剖性根尖孔约 0.5-1.0mm。测量根管工作长度的方法：根管器械探测法、X 线照片法、根管长度电测法，常联合应用。

（4）根管扩大成形：目的是清除感染物质，便于根管充填。主要是采用手用扩孔锉和扩孔钻，以及机动镍钛器械进行根管预备，去除根管壁上的感染物质，并扩大根管，使弯曲、狭窄的根管通畅。每换一个型号器械，必须冲洗一次根管，以便随时溶解和去除感染物质。

2. 根管消毒　将药物放入根管内进行消毒，是临床上常用的消毒方法。目前国内外广泛使用的根管消毒药物是氢氧化钙和氯己定。通常将消毒药物置入已预备完成的根管，氧化锌丁香酚暂时封闭窝洞，观察 1 周复诊无异常，则行根管充填。

3. 根管充填　目的是封闭根管系统，防止细菌进入系统造成再感染。

（1）清理根管：根管预备和消毒后，如无自觉症状，无明显叩痛，无严重气味，无渗出液及无急性根尖周症状即可充填根管。

（2）根管充填：临床上常用根管充填剂为氧化锌丁香油糊剂和牙胶尖。

常用根管充填的方法为：

1）侧压充填法：充填前首先进行试尖；用扩孔钻或螺旋形根管充填器将糊剂送入根管内；将已选好的主牙胶尖插入根管；充填副牙胶尖；充填窝洞。

2）垂直加压充填法：操作时先将一根合适的非标准型牙胶尖插入根管内；用携热器将根管内牙胶分段软化，垂直充填器加压充填，使根尖 1/3 根管完全密合；再加入牙胶段，继续加热充填，直至充满整个根管。

3）连续波充填技术：是垂直加压充填技术的一种变异。通过使用特殊设计的携热设备可以一步完成侧枝根管和主根管根尖 1/3 的充填。使用时直接将携热头直接插入牙胶直到距离根尖约 5mm 处，退出时取出根管中上段的牙胶，垂直加压。根管中上段的充填可用热塑牙胶注射充填法完成。

4）牙胶热塑注射充填法：包括高温牙胶热塑注射充填法和低温热塑注射法。该法能充填细小弯曲根管的不规则死角、根管内交通支和侧副根管，将整个根管系统彻底封闭，但不易控制用量，容易超填。建议结合其他充填方法，首先完成根尖孔封闭，然后再进行注射式充填。

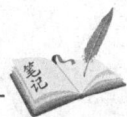

龈上洁治术
ER-15-3-1

四、龈上洁治术

(一) 适应证

1. 牙龈炎和牙周炎　洁治术是所有牙周治疗的第一步。通过洁治术,绝大多数的慢性龈缘炎可以治愈,而牙周炎是在洁治术的基础上再作龈下刮治术及其他治疗的,因而洁治术是各型牙周病最基本的治疗方法。

2. 预防性治疗　对于已接受过牙周治疗的患者,在维护期内除了进行持之以恒的自我菌斑控制外,定期(一般为 6 个月 ~1 年)做洁治除去新生的菌斑、牙石,是维持牙周健康、预防龈炎和牙周炎发生或复发的重要措施。

3. 口腔内其他治疗前的准备　如修复缺失牙、肿瘤切除、颌骨切除术、正畸治疗前和期间等。

(二) 手用器械洁治法

常规应用的手用龈上洁治器械分为镰形洁治器、锄形洁治器和磨光器等。以改良握笔法持洁治器,中指的指腹放于洁治器的颈部,同时以中指或中指加无名指放在被治牙附近的牙面作为支点,将洁治器的刃口放在牙石的下方,紧贴牙面,刀刃与牙面形成 80° 角左右,再使用腕力,以有力的动作向牙面方向将牙石整块从牙面刮除。按序使用每根器械刮除相应部位的牙石,后用橡皮杯轮或杯状刷磨光,使牙面光洁。

龈下刮治
术和根面
平整术
ER-15-3-2

(三) 超声洁治法

利用超声波洁牙机上工作头的高频振荡而去除牙石的方法。洁治时以握笔式将工作头的前端部分轻轻以与牙面平行或 <15° 角接触牙石的下方来回移动,利用超声振动击碎并振落牙石。工作尖只能振击在牙石或烟斑上,而不宜直接在釉质或牙骨质表面反复操作。

超声龈
下刮治术
ER-15-3-3

五、龈下刮治术

龈下刮治术也称根面平整术,是用比较精细的龈下刮治器(龈下匙形器和 Gracey 匙刮器)刮除位于牙周袋内根面上的牙石和菌斑,并去除粗糙、感染的表层牙骨质,并使部分嵌入牙骨质内的牙石和毒素也能得以清除,使刮治后的根面光滑而平整,为牙周新附着创造条件。其操作要点如下。

1. 龈下刮治是在牙周袋内操作,肉眼不能直视,故术前应先探明牙周袋的形态和深度、龈下牙石的量和部位,查明情况后方能刮治。

龈上喷砂术
ER-15-3-4

2. 以改良握笔式手持器械,稳妥的支点,刮的动作弧度要小,避免滑脱或损伤软组织。每刮一下应与前一下有所重叠,以免遗漏牙石。

3. 将 Gracey 刮治器放入牙周袋时应使工作端的平面与牙根面平行,到达袋底后,与根面间逐渐成 45° 角,以探查根面牙石,探到牙石根方后,随即与牙面形成约 80° 角进行刮治。

龈下喷砂术
ER-15-3-5

4. 为避免遗漏所需刮治的牙位,应分区段按牙位逐个刮治,牙石量多或易出血者,可分次进行。

5. 在刮除深牙周袋中的龈下牙石时,应同时将牙周袋内壁的部分肉芽组织刮除。

6. 刮治后应冲洗牙周袋,完毕后可轻压袋壁使之贴附牙根面。

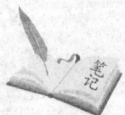

六、拔牙术

拔牙术为口腔科最常用的治疗技术之一,也是一个最基本的手术。

(一) 适应证

1. 牙体病　无法修复的龋齿、牙根情况异常不宜做覆盖义齿或桩冠。

2. 牙周病　Ⅲ度以上松动的牙,牙周骨组织大部分已破坏,反复感染,治疗无效,严重影响咀嚼功能。

3. 根尖周病　根尖破坏严重,无法用根管治疗、根尖切除等方法治愈的牙。

4. 阻生牙　反复感染或引起邻牙牙根吸收、邻牙龋变。

5. 滞留乳牙　影响恒牙正常萌出者。若同名恒牙先天缺失,乳牙功能良好可保留。

6. 病灶牙　经常引起颌面部炎症,疑为与全身某些疾病有关的牙,如风湿病、肾炎及眼科一些疾病。

7. 多生牙、错位牙　影响美观、咀嚼功能的牙,以及致软组织创伤、妨碍义齿修复的牙。

8. 外伤牙　牙根折断应拔除,骨折线上的牙拔除与否视具体情况而定,一般应尽量保留,影响骨折愈合者,则应及早拔除。

9. 治疗需要　因正畸治疗需减数的牙或义齿修复需拔除的牙;恶性肿瘤进行放射治疗前,为预防严重并发症而需要拔除的牙。

(二) 禁忌证

拔牙禁忌证不是绝对的,某些禁忌拔牙的疾病,经过积极治疗,在良好保护下仍可进行拔牙手术。

1. 血液系统疾病　如血友病、血小板减少性紫癜、再生障碍性贫血、白血病等。给患有这些疾病的患者进行拔牙手术,可能引起严重的全身反应,甚至危及生命。条件不具备的单位一般不宜拔牙,如必须拔牙时应慎重对待,术前做好应急措施的准备,如输血、抗感染等。

2. 心脏疾病　一般心脏病、心代偿功能正常者,术前给予镇静剂,可行拔牙术,用利多卡因局麻,禁加肾上腺素。如患者有发绀、颈静脉怒张、呼吸困难、心律不齐等心功能代偿不全症状者,不宜行拔牙术。

3. 高血压病　血压高于 24/13.3kPa(180/100mmHg)不宜拔牙。如有高血压病史,但无症状,目前血压低于本人基础血压,可在拔牙前给予适量镇静剂,术中选用利多卡因作麻醉剂行拔牙术。

4. 糖尿病　一般不行拔牙术,但血糖已控制,在抗生素保护下可行拔牙术。

5. 孕妇　妊娠前3个月或妊娠6个月后不宜拔牙,前者拔牙易流产,后者易早产。经期不宜拔牙,否则易造成拔牙创口代偿性出血。

6. 颌面部急性炎症　急性炎症期是否拔牙应根据具体情况而定。如急性颌骨骨髓炎患牙已松动,拔除患牙有助于建立引流,减少并发症,缩短疗程。复杂阻生牙的拔除,由于创伤大,有可能使炎症扩散,应先控制炎症。但容易拔除的阻生牙,拔除有利于冠周炎症的控制,可在抗生素控制下拔牙。

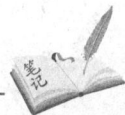

7. 严重的慢性病　如肾功能衰竭、活动性肺结核、肝功能损害严重者不宜拔牙。

8. 恶性肿瘤　恶性肿瘤波及牙时,不应单独拔牙,以免引起肿瘤扩散。此时牙的摘除应与肿瘤根治术一并进行。

9. 甲状腺功能亢进症　未经治疗的甲状腺功能亢进患者禁忌拔牙手术。如必须拔牙,则应在治疗后,使心率不超过 100 次 /min。注意局麻药中不加肾上腺素。

（三）术前准备

1. 对患者进行耐心解释,消除顾虑。

2. 细心核对牙位、数目,估计手术难度,并做常规洗手消毒。

3. 患者取坐位。拔上颌牙时,患者头稍后仰,上牙面与地平面呈 45° 角。上颌与术者肩部同一高度。拔下颌牙应使患者下牙面与地平面平行,下颌与术者肘关节在同一高度或略低。

4. 手术前嘱患者反复漱口,如牙结石多,应先进行洁牙。口腔卫生不好的患者,应先用 3% 过氧化氢棉球擦洗牙齿,然后漱净,或用 1∶5 000 高锰酸钾溶液冲洗术区,后用 1%~2% 碘酊消毒拔牙区。复杂的拔牙手术需切开缝合者,要用 75% 酒精消毒口周及面部下 1/3 的皮肤,在颈前和胸前铺孔巾。

5. 准备拔牙器械。常用拔牙器械有牙钳、牙挺、牙龈分离器、刮匙、手术刀、骨凿、骨锉、骨锤、咬骨钳及缝合器械,所有器械均应严格消毒备用。

（四）步骤与方法

常规消毒,核对牙位后施行麻醉,应仔细观察患者反应,不可离开,麻醉显效后,按步骤拔除患牙。

1. 分离牙龈　消毒牙龈缘,用牙龈分离器或探针,紧贴牙面插入龈沟内直达牙槽嵴,先分离唇颊和舌侧,然后再分离邻面,分离牙龈应彻底。

2. 挺松牙齿　将牙挺的刃插入牙的近中根与牙槽嵴之间,挺刃内侧面紧贴牙根面,以牙槽嵴为支点,然后使用旋转、楔入、撬动的力量,逐步使牙松动移位。

3. 安放牙钳　预选好牙钳,正确握持,钳喙的长轴与牙的长轴平行。安放时钳喙分别沿牙的唇(颊)侧及舌(腭)侧插入,直达牙颈部,使牙钳紧紧夹住患牙。

4. 拔除患牙　安放好牙钳,夹紧患牙后,分别使用摇动、扭转和牵引力量,使牙齿松动,脱出牙槽窝。手术同时术者应运用左手保护,以免牙钳伤及患者对牙。

（五）术后处理

1. 检查拔除的患牙是否完整,有无断根,如发现有断根应拔除。

2. 刮净牙槽窝,清除碎牙片、骨片、炎性肉芽组织,然后覆盖纱布用拇指、食指挤压牙槽骨复位,使其恢复原来大小,减少术后出血,加速创口愈合。

3. 如有过高的牙槽骨间隔,或凸出的牙槽骨嵴,应用咬骨钳咬平修整,以利于创口的愈合和以后的义齿修复。

4. 对切开、翻瓣拔牙或牙龈撕裂者均应进行牙龈对位缝合,防止出血。一般拔牙创面不需进行缝合。

5. 在拔牙创面上放置消毒的纱布棉卷,嘱患者咬紧,半小时后吐出,可防止出血,加速血块凝结。

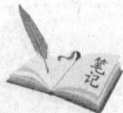

（六）注意事项

拔牙后当日不能漱口,术后 1~2 小时血凝块凝结完好,麻醉感消失可进软食,避免用患侧嚼食物。拔牙当天可能有少量渗血,属正常现象,嘱患者勿恐慌。若疼痛不止并有加重的情况应及时复诊。

拔牙后一般可以不给予抗生素药物治疗。如果是急性炎症期拔牙或阻生牙拔除,可在手术前、后给予抗生素预防感染。

【技能要点】

1. 在临床麻醉时,要选择合适的麻醉药物和麻醉方法,切记各种麻醉方法的操作要领,以免给患者造成不必要的损伤。

2. 充填治疗术中,要注意窝洞的制备要点,以免造成患牙穿髓或侧穿。

3. 根管治疗术中,特别要注意根管的预备,避免根管内断针。

4. 施行牙种植手术时,要严格掌握种植的适应证和禁忌证,选择合适的牙种植体。

（谭　劲）

【复习思考题】

1. 窝洞预备的基本原则是什么？

2. 窝洞预备的基本步骤是什么？

3. 根管治疗术的适应证有哪些？

4. 简述根管治疗术的方法和步骤。

5. 拔牙的适应证是什么？

扫一扫
测一测

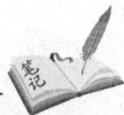

附　　录

附录一　中医五官科门诊病历、住院病历书写及举例

一、中医眼科门诊病历、住院病历书写及举例

病历书写是指医务人员通过望、闻、问、切四诊,以及查体、辅助检查、诊断、治疗、护理等医疗活动获取相关资料,并对其进行归纳、分析、整理,从而形成医疗活动记录的行为。是临床医师必要的基本功。可作为一种原始档案。

中医眼科在具体运用望、闻、问、切四诊法在诊察眼病时尤重望诊与问诊。问诊主要是询问与眼病有关的病史及自觉症状,它包括眼部与全身的临床症状。望诊的重点是望眼部,切诊亦以眼部触诊为主。结合现代科学仪器进行眼部检查,属于望诊与切诊在眼科的发展。

询问眼病患者的主觉症状可分为以下三个方面。

1. 视力障碍　突然或逐渐视力下降,看远(近视眼)或看近(远视或老视眼)不清楚,视物变形(黄斑疾病)、变小、变色,夜盲,复视,视野缩小,眼前固定或飘动的黑影等。

2. 感觉异常　如眼部刺痛、胀疼、痒、异物感、畏光等。

3. 外观异常　如充血、出血、分泌物、肿胀、新生物等。

门诊或住院患者,都要记录姓名、性别、年龄、籍贯、婚姻状态、职业、居住地址,包括邮政编码、联系电话,来院门诊或住院时间等。门诊病历要求简明扼要。住院病历应在可能条件下,做到系统而详细。

(一) 中医眼科门诊病历书写

1. 中医眼科门诊初诊病历书写格式及内容

一般情况:姓名、性别、年龄、职业、联系电话。

就诊时间。

主诉:眼部主要症状及持续时间。

病史:主症发生的时间、病情发展变化、诊治经过及重要既往史、个人史、过敏史。

眼科检查:阳性体征及具有鉴别意义的阴性体征。

辅助检查:记录就诊时已获得的有关检查结果。

舌脉。

诊断:(1)中医诊断(病名后的括号内写证型)

　　　(2) 西医诊断

处理:(1)中医论治:治法、方药、用法。

　　　(2) 西医治疗:药物、剂量、用法。

　　　(3) 进一步检查项目。

　　　(4) 饮食起居宜忌、随诊要求、注意事项。

医师签名

2. 中医眼科复诊病历记录书写

就诊时间。

前次诊疗后的病情变化、相关检查、简要的辨证分析、补充诊断、更正诊断。

各种诊疗措施的改变及其原因。

同一处方连续使用 3 次后需要重新誊写处方。

连续 3 次就诊没有确定诊断或疗效不佳者必须请上级医师会诊。会诊意见应详细记录，并经上级医师签字确认。

医师签名

【举例】

姓名:王某　　性别:女　　年龄:40 岁　　职业:职员　　联系电话:××××××××

就诊时间:2009 年 11 月 2 日。

主诉:右眼红痛流泪 3 天。

病史:患者近来用眼疲劳,经常熬夜加班。3 天前出现右眼涩痛发红,时有流泪,少量眼眵。未用药。患者尚有口苦咽干,大便欠畅通。

眼科检查:双戴镜视力 1.0,右眼白睛红赤,上方白睛结节隆起,周围血脉紫赤怒张,红赤部位压痛明显。双眼压:18mmHg。

舌脉:舌红、苔黄,脉数有力。

诊断:(1)中医诊断:右眼火疳(火毒蕴结证)

　　　　(2) 西医诊断:右眼巩膜炎

处理:

(1) 中医论治:泻火解毒散结,予还阴救苦汤加减。

柴胡 6g	防风 9g	川芎 6g	藁本 9g
当归 12g	黄芩 9g	黄连 3g	黄柏 9g
知母 9g	连翘 12g	龙胆 3g	制大黄 6g

7 剂,水煎服,每日 2 次。

(2) 西医治疗:左氧氟沙星滴眼液,每日 4 次滴眼,每次 1~2 滴。

(3) 进一步检查项目:红细胞沉降率、血清尿酸、类风湿因子、免疫复合物检测。

(4) 复诊:饮食宜清淡,勿熬夜。

医师签全名:李某

(二) 中医眼科住院病历书写

中医眼科住院病历书写同一般住院病历内容要求,书写时应注重专科检查的记录,必要时可用图表式病历,须特别注意下列内容。

1. 病史

主诉:应注明眼别。

现病史:详细记录眼病发病过程;如曾在他院治疗,应记载其诊断及治疗经过;并附记以往视力、视力疲劳及戴镜史等。

既往史:详细记录眼病史和与眼病有关的全身病史。

个人史:记录可能与眼病有关的特殊嗜好、生活习惯及周围环境。

家庭史:记录有无与遗传有关的眼病及近亲结婚史。

2. 专科检查

眼部检查部分列入专科检查项内(必要时绘图表示)。如用表格病历,应按表格内容填写,可将眼部病变绘于有关图内,加以必要的文字说明。

下列各项按五轮分布,分右眼、左眼两栏分别书写。

视力:包括远视力、小孔视力、近视力、戴镜远近视力、镜片度数。

眼球:①是否存在,缺失者注明是先天性、手术性或外伤性无眼球。②大小、形状,位置(突出,内陷或偏斜),搏动。③有无运动障碍或震颤。

胞睑:①皮肤:色泽,有无松弛、浮肿、瘀斑、红肿、脓肿、溃疡、瘢痕及肿物等。②形态:睑裂大小,是否对称,有无缺损、内翻、外翻、下垂、闭合不全。③睑缘:有无红肿、溃疡、结痂、肥厚、鳞屑、分泌物。④睫毛:方向、分布疏密、有无变色、双行睫。⑤眉毛:有无脱落、变色。

二眦:①泪腺:有无皮肤红肿、压痛、肿块。②泪点:大小、位置,是否闭塞。③泪小管:有无狭窄、阻塞。④泪囊:有无皮肤红肿、压痛、波动、瘘管、瘢痕,有无挤出物及其性状。⑤鼻泪管:有无狭窄、阻塞。

白睛(结膜):睑结膜:①贫血或充血(弥漫性抑局限性)。②光滑,透明,粗糙,肥厚,血管是否模糊,睑板腺是否可见。③乳头肥大,滤泡及瘢痕(颜色、形态、大小、位置、排列)。④出血,溃疡,坏死,异物,结石,新生物,睑球粘连。⑤有无分泌物,性状及量多少;球结膜:①充血范围及程度,注意系睫状充血、结膜充血或混合充血,出血(颜色、范围、位置),水肿。②光滑,透明,湿润,干燥,比托(Bitot)斑色素沉着。③疱疹,溃疡,损伤,异物。④睑裂斑,翼状胬肉,血管瘤,痣及新生物等。

白睛(巩膜):颜色、色素、充血、隆起、结节、压痛、新生物、损伤。

黑睛:①形状,大小,厚薄,弯曲度。②表面光滑、粗糙、凹凸不平。③透明度,混浊(瘢痕性抑或浸润性)大小、形态、位置、深浅、染色情况。④新生血管(深浅、位置、范围、形状),新生物,损伤,角膜后沉着物,有无水肿,后弹力层皱褶等。⑤知觉。

前房:①深度:双眼比较。②房水:房水闪光,浮游颗粒,渗出物、血、脓(色、形、量、位置)。

黄仁:①颜色、色素多少及分布情况。②纹理。③充血、肿胀、萎缩。④缺损、粘连(前、后)、膨隆、震颤、穿孔、断离、瘢痕。⑤新生血管、结节、新生物、异物。⑥睫状体部压痛。

瞳孔:大小、形状、位置,对称、闭锁、膜闭,对光反应(直接及间接),调节反应,辐辏反应。

晶珠:是否存在,位置,透明或混浊(大小、部位、形状、颜色、有无虹膜阴影)。有无异物、脱位、色素沉着。

神膏:玻璃体有无混浊、出血(形状、颜色、位置、大小、程度、活动度),纤维增殖、新生血管等。

眼底(可绘图):视盘:颜色,边界,形状,隆起(以屈光度表示),生理凹陷(杯盘比),筛板小点,血管状况;黄斑部:中心凹反射及附近情况,有无水肿、渗出物、出血、裂孔或囊样变性;视网膜血管:有无屈曲、怒张、闭塞或搏动,动脉壁反光度、管腔大小、是否规则;动脉与静脉之比例及交叉处情况;视网膜一般情况:①颜色、脉络膜情况。②水肿、渗出物、出血、色素、增殖、萎缩、瘢痕(以上各点须写明形状、范围、部位)。③有无新生物、寄生虫、异物、新生血管;④如有视网膜脱离:部位、范围、高起屈光度数、裂孔,并绘图。

其他检查:前房角镜检查(须绘图)、眼压检查(注明测量方法、时间、是否用过散瞳、缩瞳及其他降眼压药物)、视野检查(包括 Amsler 方格表、平面视野、周边视野、自动静态定量视野仪等)、色觉检查、眼部 B 超、视网膜光学相干断层扫描(OCT)等。

【举例】

住院记录

姓名:陈某	性别:女
年龄:73 岁	职业:退休
婚况:已婚	民族:汉族
国籍:中国	籍贯:浙江省某市
家庭地址:浙江省某市某街某号	工作单位:不详
病史陈述者:患者本人	可靠程度:可靠
入院时间:2014 年 6 月 11 日 9:30	记录时间:2014 年 6 月 11 日 10:40

发病节气:芒种后

主诉:双眼视物模糊 5 年,加重半年。

现病史:患者入院前 5 年双眼无明显诱因下出现视物模糊,视力逐渐下降。近半年来患者自觉双眼视力下降明显。2014 年 3 月因双眼视物模糊来我科就诊,查双眼矫正视力 0.06,晶体混浊,OCT 示:双眼黄斑变性、左眼黄斑裂孔。诊断为"双眼白内障、黄斑变性",并于 3 月 28 日行右眼白内障摘除术,术后患者视力提高,为求左眼白内障手术,今遂收入病房。患者无目赤流泪,无头痛目胀,无发热恶寒,无咳嗽咯痰,无恶心呕吐,无腹痛腹泻,无自汗盗汗。

刻下:左眼视物模糊,纳可,二便调,夜寐安。时有腰膝酸软。

既往史:高血压病史 2 年,现每日自服中成药治疗,具体不详;曾有血糖升高史,未治疗;否认其他内科慢性病史。肝炎及肺结核传染病史,现已愈。甲状腺瘤术后,左下肢静脉曲张术后,否认其他手术、外伤及输血史。

个人史:出生浙江,长期居住原籍,否认疫水疫区接触史,无烟酒嗜好,预防接种史不详。

过敏史:青霉素过敏,否认其他药物及食物过敏史。

婚育史:已婚,育一子,体健。

月经史:15 岁初潮,周期 30 天,经期 5 天,52 岁绝经。

家族史:否认家族性遗传病史。

体 格 检 查

体温:38.9℃　脉搏:90 次/min　呼吸:22 次/min　血压:110/70mmHg

意识清醒,精神欠振,形体中等,发育良好,营养良好,语声气息正常,面色红润,推入病房自动体位,面容表情自然,检查合作。

皮肤黏膜:无黄染,无皮疹,弹性正常,皮下无出血,无水肿。

浅表淋巴结:无肿大。

头部:头颅大小正常,外形正常。

眼:眼睑无浮肿,结膜无水肿,巩膜正常,瞳孔等圆等大(直径 2mm),对光反射正常。

耳:耳郭正常,乳突无压痛,无听力障碍。

鼻:外形正常,鼻旁窦无压痛,未见其他异常。

口:唇淡红,口腔黏膜正常,牙龈正常,扁桃体正常,咽淡红,声音正常。

颈部:无抵抗感,颈动脉搏动正常,颈静脉无怒张。

气管:居中,无肝颈静脉回流征,甲状腺正常。

胸部:胸廓桶状,乳房正常。

肺:呼吸运动正常,肋间隙增宽,语颤对称,无胸膜摩擦感,两肺呼吸音粗,未闻及干、湿啰音。语音传导对称,无胸膜摩擦音。

心:无心前区隆起,心尖搏动位于左锁骨中线第五肋间内 0.5cm,无心包摩擦感,相对浊音界扩大(向左下增大至第六肋间锁骨中线外 1.5cm)。心率 90 次 /min,心音有力,无额外心音无,心律齐,无杂音。

周围血管:正常。

腹部:外形平坦,腹肌柔软,无压痛,无反跳痛,无液波震颤,无振水音,未触及腹部包块。肝、脾肋下未触及,输尿管无压痛点,移动性浊音(-),肾区叩击痛(-),肠鸣音 4 次 /min,未及气过水声,未及血管杂音。

肛门直肠及生殖器:正常。

脊柱四肢:脊柱无畸形,活动度正常,无棘突压痛,四肢正常,双下肢无水肿。

神经系统:腹壁反射存在,肌力正常。肱二头肌反射存在,膝腱反射正常,跟腱反射正常。Hoffmann 征:左(-)右(-),Babinski:左(-)右(-),Kernig:左(-)右(-),肌张力正常。分泌物:未检。

舌脉:舌红少苔,脉细数。

专科检查

V:OD 0.04(-1.0DS○-2.25DC×100°→0.15)/0.1,光定位好,红绿色觉正常。右眼压:15mmHg,右眼泪道冲洗通畅,右眼外(-),眼睑无下垂及内翻,裂隙灯检查右眼未见倒睫,球结膜无充血,角膜明,KP(-),前房深浅正常,Tyndall(-),虹膜纹理清晰,瞳孔圆、正位,d=3mm,光反存在,人工晶体正位。玻璃体混浊。眼底检查:网膜平,高度近视眼底,颞侧弧形斑,视神经色常、界清,黄斑区网膜萎缩,中心反光未见。

V:OS 眼前指数(-14.0DS→0.04)/0.1,光定位好,红绿色觉正常。左眼压:15mmHg,左眼泪道冲洗通畅,左眼外(-),眼睑无下垂及内翻,裂隙灯检查左眼未见倒睫,球结膜无充血,角膜明,KP(-),前房深浅正常,Tyndall(-),虹膜纹理清晰,瞳孔圆、正位,d=3mm,光反存在,晶体皮质核心混浊。玻璃体混浊。眼底检查:网膜平,高度近视眼底,颞侧弧形斑,视神经色常、界清,黄斑区网膜萎缩,中心反光未见。

辅助检查

2014 年 3 月 26 日本医院空腹血糖 6.57mmol/L;乙肝表面抗体阳性,e 抗体、核心抗体阳性,余阴性。梅毒螺旋体抗体、艾滋病抗体均阴性。糖化血红蛋白 5.9%。血常规:中性粒细胞 40.2%,中性粒细胞绝对值 $1.71×10^9$/L,余正常;出凝血时间正常;胰岛素、肝肾功能、电解质正常。胸片:两肺纹理增深,左肺索条灶。心电图:①窦性心律;②房性早搏。

入院诊断:

中医诊断:圆翳内障(肝肾阴虚)

西医诊断:(1)左眼并发性白内障(N3)、右眼白内障术后

(2)双眼高度近视、黄斑变性、左眼黄斑裂孔

(3)高血压病

医师签名:

首次病程记录

患者陈某,女,73 岁,双眼视物模糊 5 年,加重半年,拟诊为左眼并发性白内障(N3)、右

眼白内障术后收住入院。

患者入院前 5 年双眼无明显诱因下出现视物模糊,视力逐渐下降。近半年来患者自觉双眼视力下降明显。今年 3 月因双眼视物模糊来我科就诊,查双眼矫正视力 0.06,晶体混浊,OCT 示:双眼黄斑变性、左眼黄斑裂孔。诊断为"双眼白内障、黄斑变性",并于 3 月 28 日行右眼白内障摘除术,术后患者视力提高,今患者为求左眼白内障手术,今遂收入病房。患者无目赤流泪,无头痛目胀,无发热恶寒,无咳嗽咯痰,无恶心呕吐,无腹痛腹泻,无自汗盗汗。左眼视物模糊,纳可,二便调,夜寐安。时有腰膝酸软。高血压病史 2 年,现每日自服中成药治疗,具体不详;曾有血糖升高史,未治疗;否认其他内科慢性病史。肝炎及肺结核传染病史,现已愈。甲状腺瘤术后,左下肢静脉曲张术后,否认其他手术、外伤及输血史。出生于浙江,长期居住于原籍,否认疫水疫区接触史,无烟酒嗜好,预防接种史不详。青霉素过敏,否认其他药物及食物过敏史。已婚,2-0-0-2。$15\frac{5}{30}52$。否认家族遗传性疾病。

【体格检查】

T:36.0℃　P:80 次/min　R:20 次/min　BP:110/70mmHg

神志清,精神尚可,形体中等,发育营养中等,面色华,推入病房,自动体位,查体合作,对答切题,全身皮肤黏膜无黄染及出血点,全身浅表淋巴结未及明显肿大。头颅形态正常,巩膜无黄染,双瞳孔等大等圆,直径约 3mm,对光反射存在,眼睑无浮肿,球结膜无水肿,耳鼻无异常分泌物,口唇淡红,扁桃体无肿大,颈软,气管居中,双侧甲状腺无肿大,颈静脉无怒张,双侧胸廓对称,呼吸动度正常,肋间隙正常,无胸膜摩擦感,叩诊音清,听诊两肺呼吸音清,两肺未及明显干、湿啰音,语音传导对称未见异常,无胸膜摩擦音。心界扩大,心率 80 次/min,律齐,各瓣膜听诊区未闻及病理性杂音,心包摩擦音无,腹壁平坦、柔软,无压痛、反跳痛,无包块,肝脾肋下未及,肝肾叩痛(−),腹水征(−),肠鸣音 4 次/min,脊柱无畸形,双下肢压迹(−),神经系统检查:跟、膝腱反射正常,Babinski 征(−),Chaddock 征(−),Gordon 征(−),Oppenheim 征(−),肢体肌力正常,直肠、肛门、外生殖器未检,排泄物刻下未见。舌质红苔少,脉细数。

【专科检查】

V:OD 0.04(−1.0DС⌒−2.25DC×100°→0.15)/0.1,光定位好,红绿色觉正常。右眼压:15mmHg,右眼泪道冲洗通畅,右眼外(−),眼睑无下垂及内翻,裂隙灯检查右眼未见倒睫,球结膜无充血,角膜明,KP(−),前房深浅正常,Tyndall(−),虹膜纹理清晰,瞳孔圆、正位,d=3mm,光反存在,人工晶体正位。玻璃体混浊。眼底检查:网膜平,高度近视眼底,颞侧弧形斑,视神经色常、界清,黄斑区网膜萎缩,中心反光未见。

V:OS 眼前指数(−14.0DS→0.04)/0.1,光定位好,红绿色觉正常。左眼压:15mmHg,左眼泪道冲洗通畅,左眼外(−),眼睑无下垂及内翻,裂隙灯检查左眼未见倒睫,球结膜无充血,角膜明,KP(−),前房深浅正常,Tyndall(−),虹膜纹理清晰,瞳孔圆、正位,d=3mm,光反存在,晶体皮质核心混浊。玻璃体混浊。眼底检查:网膜平,高度近视眼底,颞侧弧形斑,视神经色常、界清,黄斑区网膜萎缩,中心反光未见。

【辅助检查】

2014 日 3 月 26 日空腹血糖 6.57mmol/L;乙肝两对半:乙肝表面抗体阳性,e 抗体、核心抗体阳性,余阴性。梅毒螺旋体抗体、艾滋病抗体均阴性。糖化血红蛋白 5.9%。血常规:中性粒细胞 40.2%,中性粒细胞绝对值 $1.71×10^9$/L,余正常;出凝血时间正常;胰岛素、肝肾功能、电解质正常。胸片:两肺纹理增深,左肺索条灶。心电图:①窦性心律;②房性早搏。

【入院诊断】

中医诊断:圆翳内障(肝肾阴虚)

西医诊断:(1) 左眼并发性白内障(N3)、右眼白内障术后

(2) 双眼高度近视、黄斑变性、左眼黄斑裂孔

(3) 高血压病

【西医诊断依据】

1. 患者女,73 岁,因"双眼视物模糊 5 年,加重半年"入院。

2. 专科检查　V:OD 0.04(−1.0DS⌒−2.25DC×100°→ 0.15)/0.1,光定位好,红绿色觉正常。右眼压:15mmHg,右眼泪道冲洗通畅,右眼外(−),眼睑无下垂及内翻,裂细隙灯检查右眼未见倒睫,球结膜无充血,角膜明,KP(−),前房深浅正常,Tyndall(−),虹膜纹理清晰,瞳孔圆、正位,d=3mm,光反存在,人工晶体正位。玻璃体混浊。眼底检查:网膜平,高度近视眼底,颞侧弧形斑,视神经色常、界清,黄斑区网膜萎缩,中心反光未见。

V:OS 眼前指数(−14.0DS→ 0.04)/0.1,光定位好,红绿色觉正常。左眼压:15mmHg,左眼泪道冲洗通畅,左眼外(−),眼睑无下垂及内翻,裂细隙灯检查左眼未见倒睫,球结膜无充血,角膜明,KP(−),前房深浅正常,Tyndall(−),虹膜纹理清晰,瞳孔圆、正位,d=3mm,光反存在,晶体皮质核心混浊。玻璃体混浊。眼底检查:网膜平,高度近视眼底,颞侧弧形斑,视神经色常、界清,黄斑区网膜萎缩,中心反光未见。

【中医辨病辨证依据】

1. 患者视物昏蒙数年,查体见双眼外观端好,左眼晶珠混浊,舌质红,苔少,脉细数。

2. 患者因年老体衰,肝肾两亏,精血不足,精气不能上荣于目,目窍失养,晶珠渐混浊,故视物昏蒙。患者舌质红,苔少,脉细数均为肝肾阴虚之象。

【西医鉴别诊断】

本病可与先天性白内障相鉴别。先天性白内障多自幼视力不佳,视觉发育异常,检查可见晶状体呈花瓣状、冠状、点状、粉尘状混浊等异常。本患者根据其发病年龄,病情演变过程,以及局部眼科检查,排除先天性白内障。

【中医类证鉴别】

圆翳内障可与暴盲相鉴别。两者同为眼外观端好而视力下降,甚至失明的眼病。前者病位在晶珠,因最终在瞳神之中出现圆形银白色或棕褐色翳障故名,且病情发展缓慢。后者病位在神膏、目系或视衣,表现为玻璃体大量出血,或视盘水肿,伴出血,或网膜大量出血,或黄斑部樱桃红等,病情急重,发病迅速,多于 2 日内视力急剧下降。本患者经检查,其病位在晶珠,病程较长,故属于圆翳内障范畴。

【诊疗计划】

1. 眼科常规护理Ⅱ级。

2. 低盐低脂糖尿病饮食。

3. 对症处理。

4. 完善相关理化检查,术前准备,如外眼检查、裂隙灯、眼底镜、冲泪道、测眼压、验光、眼球 AB 超、视野等眼科检查。

5. 术前完善相关全身检查,如血尿常规、肝肾功能、血糖、出凝血时间、心电图、胸片、乙

肝表面抗原等。

6. 择期在神经阻滞麻醉下行左眼 Phaco+IOL 植入术(白内障超声乳化＋人工晶体植入术)。

7. 术前局部点用抗生素眼水每日四次抗菌消炎。

8. 患者圆翳内障,舌红、少苔,脉细,证属肝肾阴虚,因入院备行白内障手术治疗,故术后给予口服白内障术后方每日 1 剂:散风和营,除风益损,用除风益损汤加减,方药如下:

生地黄 12g	当归 12g	玄参 12g	前胡 6g
防风 12g	赤芍 12g	金银花 12g	蒲公英 30g
藁本 9g	制大黄 9g	陈皮 9g	白术 9g

3 剂(6 月 13—15 日),每日 1 剂,水煎 300ml,早晚各 2 次餐后温服。

9. 目前治疗方案已告知患者,患者同意目前治疗。

10. 调摄护理:应多食清淡,易消化,且富于营养的食物及水果,少食辛辣炙煿之品。

【戒烟宣教】

患者吸烟:否

医师签名:

二、中医耳鼻喉科门诊病历、住院病历书写及举例

病历书写是指医务人员通过对患者进行望、闻、问、切四诊,以及相关辅助检查后,对其所患病症进行归纳、分析,做出诊断,并给予相应的治疗和护理等所有医疗活动资料的记录行为。是临床医师必要的基本功,是一种原始档案,也可作为法律依据。

中医耳鼻喉科在诊病时通常是望、闻、问、切四诊并用,无所偏颇,以全面的获取相关资料。

门诊或住院患者,都要记录姓名、性别、年龄、身份证信息、籍贯、婚姻状态、职业、居住地址,包括邮政编码、联系电话,来院门诊或住院时间等。中医耳鼻喉科病历书写除应具有一般病历的完整结构外,还应具有本专科的特色,书写时应注重专科检查的记录。门诊病历要求简明扼要,住院病历应在可能条件下,做到系统而详细。

(一) 中医耳鼻喉科门诊病历书写

1. 中医耳鼻喉科门诊初诊病历书写格式及内容

病历封面设有姓名、性别、出生年月、民族、婚姻、住址,药物过敏史,应认真填写完整;急诊者应注明就诊时间,按年、月、日、时、分填写。

若使用通用门诊病历时,应注明就诊医院名称及科别。

主诉:主要症状及持续时间。

现病史:主症发生的时间、病情发展变化、诊治经过及重要既往史、过敏史、个人史及家族史。

专科检查:包括耳、鼻、咽喉的检查,重点记录阳性体征及有助于鉴别诊断的阴性体征。

辅助检查:记录就诊时已获得的实验室检查及耳鼻喉科特殊检查结果。

舌脉:

诊断:(1) 中医诊断(中医证型)

　　　(2) 西医诊断

　　　(若诊断暂不明确者,可在病名后加"?")

处理:(1)中医论治:分行记录中医治疗原则、选用方名;具体方药、剂量;煎服方法。

(2) 西医治疗:分行记录药名、剂量、总量;用法。

(3) 进一步检查项目。

(4) 饮食起居宜忌、随诊要求、注意事项。

医师签全名:

2. 中医耳鼻喉科复诊病历记录书写

就诊时间:

(1) 前次诊疗后的病情变化、相关检查、简要的辨证分析、补充诊断、更正诊断。

(2) 各种诊疗措施的改变及其原因。

(3) 同一处方连续使用 3 次后需要重新誊写处方。

(4) 连续 3 次就诊没有确定诊断或疗效不佳者必须请上级医师会诊。会诊意见应详细记录,并经上级医师签字确认。

医师签名:

【门诊病历举例】

姓名:王某　性别:女　年龄:45 岁　职业:教师　联系电话:××××××××

就诊时间:2019 年 2 月 12 日。

主诉:声音嘶哑反复发作 2 年,加重 4 天。

现病史:2 年前不慎受凉后出现声音嘶哑、咽喉干痒、咳嗽、痰少不易咯出,外院检查诊为"急性喉炎",经抗炎治疗后症状基本消除,但由于患者平素讲话较多,声音嘶哑时轻时重,反复发作,并逐渐感觉说话费力,咽中有异物感。曾在外院喉镜检查发现声带小结。平时每于劳累、感冒或多语及声高时声嘶加重。4 天前唱歌后声嘶加重,伴咽痒干咳。否认痰血史;否认药物及食物过敏史。

舌脉:舌质黯,边有瘀点,舌苔白腻,脉细弦。

专科检查:咽黏膜慢性充血,双扁桃体Ⅰ度肿大,不红,咽后壁淋巴滤泡增生,喉镜检查见会厌、披裂无充血肿胀,双侧声带前中 1/3 交界处各见一广基息肉样新生物,双声带活动可,闭合欠佳。

实验室检查:血常规未见异常。

诊断:(1)中医诊断:喉瘤病(痰瘀互结证)

(2) 西医诊断:双侧声带息肉

处理:(1)中医论治:治宜行气活血,化痰利喉开音,方用会厌逐瘀汤加减:

赤芍 15g	玄参 15g	生地黄 15g	麦门冬 20g
桃仁 10g	桔梗 15g	郁金 10g	浙贝母 15g
胖大海 15g	甘草 6g	瓜蒌仁 20g	丹参 15g
昆布 10g	僵蚕 10g		

5 剂,每日 1 剂,水煎(100ml),温服,每日 2 次。

(2) 西医治疗:吸入用布地奈德混悬液 4ml,雾化吸入,每日 2 次。

(3) 复诊。嘱:①避风寒,慎起居;②忌生冷、辛辣刺激食物;③禁声休息 1 周;④多饮温水。

医师签名:

(二) 中医耳鼻喉科住院病历书写

中医五官科住院病历除应具有一般病历的完整结构外,还应具有其专科特色,书写时应注重专科检查的记录,要求在患者入院后 24 小时完成。

一般项目:须逐项填写完整,不可空缺。

主诉:主要症状及持续时间(简明扼要,一般不超过 20 字)。

现病史:详细记录疾病的发病过程。包括发病的时间,发病的缓急,诱发原因,主要症状的特点,相关的伴随症状和阴性症状、体征,诊疗经过,病情的发展及演变,以及刻下的情况等。(若患者存在 2 个或 2 个以上不相关的未愈疾病时,现病史应分段叙述或综合记录)

既往史:详细记录耳鼻喉科病史和与之有关的全身病史,预防接种史,传染病史,手术、外伤及输血史,食物、药物及其他过敏史。

个人史:包括出生地和异地居留史,生活习惯及嗜好,居住和工作条件,冶游史等。

婚姻史:记录婚姻及配偶状况。

月经史及生育史:记录具体的月经及生育情况。

家族史:记录家人的健康状况,有无传染病及遗传性疾病。

体格检查:包括望诊、闻诊、切诊。

望诊:望诊包括神态、体形、面色、五官九窍、舌。

闻诊:闻诊包括听声音、嗅气味。

切诊:切诊包括全身的按诊和脉诊。

专科检查:包括耳、鼻、咽喉、头颈等部位的检查情况。

辅助检查:记录与疾病相关的实验室检查及耳鼻喉科特殊检查结果。

入院诊断:(1) 中医诊断(中医证型)

         (2) 西医诊断

医师签名或盖章:

【住院病历举例】

住院记录

姓名:李某	性别:男
年龄:32 岁	职业:职工
婚况:已婚	民族:汉族
国籍:中国	籍贯:四川省成都市
家庭地址:成都市某街某号	工作单位:不详
病史陈述者:患者本人	可靠程度:可靠
入院时间:2019 年 2 月 12 日 10:20	记录时间:2019 年 2 月 12 日 11:15

发病节气:立春后

主诉:鼻塞、流脓涕反复发作 4 年,嗅觉减退 1 个月。

现病史:患者 4 年前感冒后出现鼻塞、流脓涕、头顶头痛,鼻塞呈持续性,头痛于晨起加重,就诊于四川省人民医院,予以抗生素口服(具体用药不详),并行双侧上颌窦穿刺冲洗治疗,冲洗出大量黄白色脓性分泌物,病情明显好转。之后,每于感冒受凉后流脓涕、头痛加重,常自服中西药物治疗(具体不详)。1 个月前患者再次出现鼻塞、流黄绿色脓涕,有腥臭味,右侧为甚,伴头痛,晨起后加重,且嗅觉减退明显,自服药物未见好转(具体不详)。为进一步治疗,特来我科就诊,门诊CT经检查,拟"慢性鼻-鼻窦炎"收治入院。

刻下:鼻塞、流黄绿色脓涕,头痛,嗅觉减退,无发热。伴胸脘痞闷,纳呆食少,小便黄赤。

既往史:患者平素体健,否认肝炎、结核等传染病史;否认高血压、糖尿病、肾病等慢性病史;否认药物及食物过敏史;否认手术、外伤及输血史;预防接种史不详。

个人史:出生并长期居住于当地,无外地居留史,无疫区疫水接触史,喜食辛辣,吸烟10年,每日10支,偶饮酒,否认其他不良嗜好。否认性病和冶游史。

婚育史:结婚5年,配偶体健,育有1子,体健。

家族史:父母均健在,家族中无类似患者,否认其他遗传性疾病及家族传染病史。

体 格 检 查

T:36.3℃　P:85次/min　R:20次/min　BP:108/76mmHg

步入病房,神清气平,精神尚可,发育正常,营养良好,无特殊病容,自主体位,对答切题,查体合作,言语清晰。全身皮肤未见黄染、瘀斑瘀点及出血点。全身淋巴结未扪及肿大。头颅大小适中,五官未见畸形。唇色正常,双眼睑未见水肿,球、睑结膜无充血及苍白,巩膜无黄染,双眼球活动度正常,无复视、斜视,自发性眼震未引出,双侧瞳孔等大等圆,直径0.25cm,直、间接对光反射存在,集合反射存在。颈软无抵抗,颈部活动正常,颈静脉无充盈,颈部动脉无异常搏动,无血管杂音,颈部对称,气管居中,甲状腺未扪及肿大,颈静脉无怒张。胸廓对称无畸形,胸壁无静脉充盈或曲张,呼吸节律规整,双侧呼吸动度一致,语颤无增强,无胸膜摩擦感,双肺叩诊呈清音,双肺呼吸音清晰,未闻及干、湿啰音及胸膜摩擦音,呼吸音及语音传导两侧对称。心前区未见隆起,心尖搏动位于左侧第五肋间左锁骨中线内0.5cm,无心尖处震颤,无心包摩擦感,心界无扩大,心率85次/min,心律齐,各瓣膜听诊区未闻及病理性杂音。腹软,腹部无膨隆,未见腹壁静脉曲张及蠕动波,全腹无压痛、反跳痛,肝脾肋下未触及,移动性浊音(-),肝浊音界存在,双肾区无叩痛,肠鸣音4次/min,无振水音,无血管杂音。四肢、脊柱无畸形,活动自如,关节无红肿,双下肢无水肿。生理反射存在,病理反射未引出。肛门及外生殖器未查。未闻及异常气味,舌质红,苔黄腻,脉滑数。

专科检查

耳:耳郭外观无畸形,双外耳道通畅,耳道内无溢液,皮肤未见红肿,鼓膜完整,标志清晰,无充血、内陷,鼓气时动度可,乳突区无压痛。

鼻:外鼻无畸形,鼻中隔居中,利特尔区无出血点及糜烂,鼻前庭无红肿、溃疡、结痂,鼻黏膜稍充血,双下鼻甲黏膜稍肿胀,中鼻甲及钩突肥大,中鼻道及鼻咽部可见大量黄绿色分泌物附着,鼻咽部未见异常。

咽喉:咽黏膜无充血及肿胀,悬雍垂居中,双侧扁桃体未见肿大,咽后壁及舌根部可见少许淋巴滤泡增生;会厌未见充血肿胀,梨状窝未见异常,双声带黏膜光滑,动度良好,闭合佳。

辅助检查

①常规:未见异常。②2019年2月12日鼻内镜检查示:鼻黏膜色稍红,鼻中隔基本居中,双中下甲稍肿大,钩突肥大,中鼻道及鼻咽部可见大量黄绿色分泌物附着,鼻咽部结构未见异常。③2019年02月12日鼻部冠状位CT示:双侧上颌窦、筛窦,右侧额窦、蝶窦大量低密度影填充。

入院诊断:

1. 中医诊断:鼻渊(脾胃湿热证)
2. 西医诊断:慢性鼻 - 鼻窦炎

医师签名:

首次病程记录

2019 年 2 月 12 日 12:00

李某,男,32 岁。因"鼻塞、流脓涕反复发作 4 年,嗅觉减退 1 个月",门诊拟诊为"鼻渊"收住入院。

患者 4 年前感冒后出现鼻塞、流脓涕、头顶头痛,鼻塞呈持续性,头痛于晨起加重,就诊于四川省某医院,予以抗生素口服(具体用药不详),并行双侧上颌窦穿刺冲洗治疗,冲洗出大量黄白色脓性分泌物,病情明显好转。之后,每于感冒受凉后流脓涕、头痛加重,常自服中西药物治疗(具体不详)。1 个月前患者再次出现鼻塞、流黄绿色脓涕,有腥臭味,右侧为甚,伴头痛,晨起后加重,且嗅觉减退明显,自服药物未见好转(具体不详)。为进一步治疗,特来我科就诊,门诊经 CT 检查,拟"慢性鼻 - 鼻窦炎"收治入院。刻下患者鼻塞、流黄绿色脓涕,头痛,嗅觉减退,无发热。伴胸脘痞闷,纳呆食少,小便黄赤。患者否认各种慢性病史及过敏史;喜食辛辣;否认家族遗传病及传染病史。

【体格检查】

T:36.3℃　P:85 次/min　R:20 次/min　BP:108/76mmHg

步入病房,神清气平,精神尚可,发育正常,营养良好,无特殊病容,自主体位,对答切题,查体合作,言语清晰。全身皮肤未见黄染、瘀斑瘀点及出血点。全身淋巴结未扪及肿大。头颅大小适中,五官未见畸形。唇色正常,双眼睑未见水肿,球、睑结膜无充血及苍白,巩膜无黄染,双眼球活动度正常,无复视、斜视,自发性眼震未引出,双侧瞳孔等大等圆,直径 0.25cm,直、间接对光反射存在,集合反射存在。颈软无抵抗,颈部活动正常,颈静脉无充盈,颈部动脉无异常搏动,无血管杂音,颈部对称,气管居中,甲状腺未扪及肿大,颈静脉无怒张。胸廓对称无畸形,胸壁无静脉充盈或曲张,呼吸节律规整,双侧呼吸动度一致,语颤无增强,无胸膜摩擦感,双肺叩诊呈清音,双肺呼吸音清晰,未闻及干、湿啰音及胸膜摩擦音,呼吸音及语音传导两侧对称。心前区未见隆起,心尖搏动位于左侧第五肋间左锁骨中线内 0.5cm,无心尖处震颤,无心包摩擦感,心界无扩大,心率 85 次/min,心律齐,各瓣膜听诊区未闻及病理性杂音。腹软,腹部无膨隆,未见腹壁静脉曲张及蠕动波,全腹无压痛、反跳痛,肝脾肋下未触及,移动性浊音(-),肝浊音界存在,双肾区无叩痛,肠鸣音 4 次/min,无振水音,无血管杂音。四肢、脊柱无畸形,活动自如,关节无红肿,双下肢无水肿。生理反射存在,病理反射未引出。肛门及外生殖器未查。未闻及异常气味,舌质红,苔黄腻,脉滑数。

【专科检查】

耳:耳郭外观无畸形,双外耳道通畅,耳道内无溢液,皮肤未见红肿,鼓膜完整,标志清晰,无充血、内陷,鼓气时动度可,乳突区无压痛。

鼻:外鼻无畸形,鼻中隔居中,利特尔区无出血点及糜烂,鼻前庭无红肿、溃疡、结痂,鼻黏膜稍充血,双下鼻甲黏膜稍肿胀,中鼻甲及钩突肥大,中鼻道及鼻咽部可见大量黄绿色分泌物附着,鼻咽部未见异常。

咽喉:咽黏膜无充血及肿胀,悬雍垂居中,双侧扁桃体未见肿大,咽后壁及舌根部可见少许淋巴滤泡增生;会厌未见充血肿胀,梨状窝未见异常,双声带黏膜光滑,动度良好,闭合佳。

【辅助检查】

①常规：未见异常。②2019年02月12日鼻内镜检查示：鼻黏膜色稍红，鼻中隔基本居中，双中下甲稍大，钩突肥大，中鼻道及鼻咽部可见大量黄绿色分泌物附着，鼻咽部结构未见异常。③2019年2月12日鼻部冠状位CT示：双侧上颌窦、筛窦，右侧额窦、蝶窦大量低密度影填充。

【入院诊断】

中医诊断：鼻渊（脾胃湿热证）

西医诊断：慢性鼻-鼻窦炎

【西医诊断依据】

1. 鼻塞、流脓涕反复发作4年，伴头痛。

2. 专科检查：双中鼻甲及钩突肥大，中鼻道及鼻咽部可见大量黄绿色分泌物停留。

3. 鼻部冠状位CT示：双侧上颌窦、筛窦，右侧额窦、蝶窦大量低密度影填充。

【中医辨病辨证依据】

患者症见鼻塞、流黄绿色脓涕，头痛，嗅觉减退；鼻腔检查见鼻黏膜色稍红，双中下甲稍肿大，钩突肥大，中鼻道及鼻咽部可见大量黄绿色分泌物附着；伴胸脘痞闷，纳呆食少，小便黄赤；舌质红，苔黄腻，脉滑数。脾胃湿热，循经上蒸鼻窍，故鼻涕黄浊量多；湿热滞鼻，壅阻脉络，湿胜则肿，热盛则红，故鼻黏膜红肿，鼻塞重而持续；湿热上蒸，蒙闭清窍，则头痛；湿热蕴结脾胃，受纳运化失职，则胸脘痞闷、食少纳呆；小便黄赤、舌红、苔黄腻、脉滑数为湿热之象。

【西医鉴别诊断】

(1) 与慢性肥厚性鼻炎相鉴别：慢性鼻-鼻窦炎和慢性肥厚性鼻炎都有鼻塞症状。但是慢性肥厚性鼻炎以鼻塞为主要特征，其鼻塞逐渐加重，可表现为交替性、间歇性最终为持续性；鼻黏膜肿胀以下鼻甲肿胀为主，鼻涕黏稠、色黄量少；影像学检查鼻窦无阳性体征。而慢性鼻-鼻窦炎则是以黄脓涕多为主要特征，其鼻塞不如慢性肥厚性鼻炎明显，常于擤鼻涕后鼻通气改善；鼻黏膜红肿，以中鼻甲肿胀为主，脓涕量多，常可见中鼻道和嗅沟积脓涕；影像学检查鼻窦有阳性体征。

(2) 与过敏性鼻炎相鉴别：过敏性鼻炎和慢性鼻-鼻窦炎的鼻涕量都多，但是过敏性鼻炎的鼻涕清稀，慢性鼻-鼻窦炎则多为浊涕。过敏性鼻炎鼻黏膜呈苍白、灰白或淡紫色，鼻涕多位于总鼻道；而慢性鼻-鼻窦炎鼻黏膜多呈红色，鼻涕多位于中鼻道或嗅沟。此外，过敏性鼻炎尚有发作快，消退亦快的发病特点；过敏原检查可呈阳性。鼻部的影像学检查有助于鉴别。

【诊疗计划】

1. 耳鼻喉科常规护理Ⅱ级。

2. 普食，忌辛辣。

3. 对症处理，如鼻喷减充血剂和激素。

4. 完善相关理化检查，术前准备，如：剪鼻毛、鼻腔冲洗等。

5. 术前完善相关全身检查，如：血尿常规、肝肾功能、血糖、出凝血时间、心电图、胸片、乙肝表面抗原等。

6. 择期行双侧功能性鼻内镜手术。

7. 术前、术后给予口服甘露消毒丹加减,每日 1 剂,以清热利湿,化浊通窍:

藿香 9g	石菖蒲 9g	白豆蔻 9g	薄荷(后下)3g	滑石 15g
茵陈 12g	黄芩 9g	连翘 9g	贝母 9g	射干 6g
苍耳子 6g	辛夷 6g	白芷 9g	川芎 9g	菊花 9g
败酱草 15g				

3 剂(2 月 13—15 日),每日 1 剂,水煎 300ml,早晚各 1 次,餐后温服。

8. 目前治疗方案已告知患者,患者同意目前治疗。

9. 调摄护理:饮食清淡,多吃富于营养的食物及水果,少食辛辣炙煿之品;注意休息;避免受凉。

医师签名:

附录二 五官科相关正常值

一、眼科相关正常值

（一）解剖部分

眼球

前后径 24mm，垂直径 23mm，水平径 23.5mm，球内轴长 22.12mm

赤道部周长 74.91mm，眼球容积约为 6.5ml，重量 7g

眼眶

眶宽男 39.1mm，女 38.5mm，眶高男 35.4mm，女 34.8mm

眶深男 48.3mm，女 47mm

内眶距男 20.8mm，女 20.3mm，外眶距男 96mm，女 93.1mm

眶容积（ml）男 28，女 25.1

眶指数（眶率）=（眶高 ×100）/ 眶宽男 88.3，女 90.3

视神经管长 4~9mm

视神经孔直径 4~6mm

眼睑

睑裂宽度 7~10mm，平均 8mm，长度 26~30mm，平均 28mm

两侧内眦距离 30~35mm，平均 34 mm，两侧外眦距离 88~92mm，平均 90mm

睫毛：上睑 100~150 根，下睑 50~75 根。睁眼平视时上睑睫毛倾斜度为 110°~120°，下睑为 100°~120°

睑板：上睑板中部宽男性为 7~9mm，女性 6~8mm；下睑板中部宽 5mm；睑板长约 29mm，厚 1mm

结膜

结膜囊深度（睑缘至穹隆部深处）上方 20mm，下方 10mm

穹隆结膜与角膜缘距离上下方均为 8~10mm，颞侧为 14mm，鼻侧为 7mm

泪器

泪小点直径 0.2~0.3mm，上泪小点在内眦外侧 6mm，下泪小点在内眦外侧 6.5mm

泪小管管径 0.5~0.8mm，垂直部长度 2mm，横部长度 8mm，总长 10mm。泪小管能扩张 3 倍

泪囊长 12mm，前后宽 4~7mm，左右宽 2~3mm。其上 1/3 位于内眦韧带上方、余 2/3 在内眦韧带下方

鼻泪管骨内部长 12.4mm，鼻内部长约 5.32mm，全长约 18mm；管径成人平均为 4mm，小儿为 2mm。鼻泪管下口位于鼻前孔外侧缘后方 30~40mm

泪囊窝长 17.86mm,宽 8.01mm

泪腺眶部 20mm×11mm×5mm,重 0.75g

睑部 15mm×7mm×3mm,重 0.2g

泪液正常清醒状态下,泪腺分泌泪液量每 16 小时 0.5~0.6ml(0.9~2.2μl/min),泪液比重 1.008,pH7.35~7.45,屈光指数 2.336

眼球突出度 12~14mm;两眼相差不超过 2mm

角膜

横径 11.5~12mm,垂直径 10.5~11mm

厚度中央 0.5~0.57mm,周边 1mm

曲率半径前表面 7.8mm,后表面 6.8mm

屈光力前表面 +48.83D,后面 −5.88D,总屈光力 +43D

屈光指数 1.377 1

角膜缘宽度

上方 1.9~2.67mm,平均 2.37mm

下方 1.83~2.4mm,平均 2.15mm

颞侧 1~1.67mm,平均 1.35mm

鼻侧 0.83~1.58mm,平均 1.29mm

巩膜厚度后极部 1mm,赤道部 0.4~0.6mm,直肌附着处 0.3mm

前房中央深度 2.5~3mm,水总量 0.15~0.3ml,比重 1.002~1.012,pH7.3~7.5

瞳孔

直径 2.5~4mm,幼儿及老年人稍小

间距男性 60.9mm ± 0.18mm,女性 58.3mm ± 0.13mm

晶状体

直径 9~10mm,厚度 4~5mm,容积 0.2ml

曲率半径:前表面 9~10mm,后表面 5.5~6mm

屈光指数 1.437 1

屈光力前表面 +7D,后表面 +11.66D,总屈光力 +18.46D。

玻璃体容积约 4.5ml,屈光指数 1.336

视网膜

视盘直径 1.5mm

黄斑直径 1~3mm;黄斑中心凹位于视盘颞侧缘 3mm,视盘中心水平线下方 0.8mm

视网膜中央动脉直径 0.096~0.112mm,视网膜中央静脉直径 0.123~0.142mm,视网膜动、静脉管径比例为动脉∶静脉=2∶3

视网膜中央动脉于眼球后 9~12mm 处穿入视神经

视神经

全长 42~50mm,球内段长约 1mm,眶内段长 25~30mm,管内段长 6~10mm,颅内段长约 10mm

眼球表面各部分与角膜缘最短距离(弧长,mm)

内直肌 5.5;下直肌 6.5;外直肌 6.9;上直肌 7.7;

锯齿缘约 8.5

赤道部约 14.5

视神经颞侧约 30;视神经鼻侧约 25

涡状静脉内上 20.5(上直肌内缘)

内下 20.5(下直肌内缘旁 1mm)

外下 20(下直肌外缘深面)

外上 22.5(上直肌外缘旁 2mm,上斜肌深面)

黄斑部与下斜肌最短距离 2.2mm

眼外肌肌腱宽度(mm)

内直肌 10.3;外直肌 9.2

上直肌 10.8;下直肌 9.8

上斜肌 9.4;下斜肌 9.4

(二)检查部分

有关眼压和青光眼的各项数据:

眼压正常值 1.47~2.79kPa(11~21mmHg)

杯/盘(C/D)正常≤0.3,异常 0.6;两眼相差≤0.2

巩膜硬度(E)正常值 0.021 5

房水流畅系数(C)正常值:0.19~0.65,病理值:≤0.12

房水流量(F)正常值 1.838±0.05,>4.5 为分泌过高

压畅比(Po/C)正常值≤100,病理值 >120

24 小时眼压波动正常值:≤0.665kPa(5mmHg)

病理值:≥1.064kPa(8mmHg)

双眼眼压差正常值:≤0.532kPa(4mmHg)

病理值:≥0.665kPa(5mmHg)

暗室试验试验前后眼压相差正常值:≤0.665kPa(5mmHg)

病理值:≥1.064kPa(8mmHg)

暗室加俯卧试验试验前后眼压相差正常值:≤0.665kPa(5mmHg)

病理值:≥1.064kPa(8mmg)

Schirmer 泪液分泌试验正常为 10~15mm;<10mm 为低分泌;<5mm 为干眼

泪膜破裂时间正常为 10~45 秒,短于 10 秒表明泪液分泌不足

角膜内皮镜检查正常值为 2 400 个 /mm² 以上

正常视野平均值用 3/330 色标及 Goldman 视野计检查,白色视野颞侧 90°、鼻侧 60°、上方 55°、下方 70°;蓝色、红色、绿色视野依次递减 10°

生理盲点呈长椭圆形,垂直径 7.5°±2°,横径 5.5°±2°,其中心在注视点外侧 15.5°,水平线下 1.5°

全自动中心视野检查(Octopus):

平均缺损值(MD):-2~+2dB,缺损方差(LV):0~6dB²,矫正缺损方差(CLV):0~4dB²,短期波动(SF):0~2dB

Humphrey:平均偏差(MD):P>5% 或 S>P5

荧光素眼底血管造影

臂 - 脉络膜循环时间平均为 8.4 秒,臂 - 视网膜中央动脉循环时间为 10~15 秒

视网膜中央动脉血压(弹簧式视网膜血管血压计)

正常值:7.999~10.666kPa/3.999~5.333kPa(60~80mmHg/30~40mmHg)

立体视觉立体视锐度≤60 弧秒

超声生物显微镜检查

睫状体厚度:(815 ± 81)μm;睫状突厚度:(201 ± 32)μm

睫状体晶状体距离:(646 ± 122)μm;前房深度:(2 510 ± 239)μm

小梁睫状体距离:(763 ± 239)μm;虹膜睫状体:(168 ± 147)μm

虹膜厚度(根部):(407 ± 79)μm;虹膜厚度(瞳孔缘):(605 ± 88)μm

虹膜悬韧带距离:(528 ± 92)μm;虹膜晶状体接触距离:(613 ± 180)μm

小梁虹膜夹角:27.31° ± 4.87°;虹膜晶状体夹角:14.15° ± 2.56°

巩膜虹膜夹角:30.93° ± 5.13°;巩膜睫状体夹角:40.83° ± 7.09°

光学相干断层成像(OCT 检查视网膜厚度,μm)

颞侧:90.09 ± 10.81;鼻侧:85.03 ± 14.01

上方:140.26 ± 10.60;下方:140.27 ± 9.70

视网膜厚度分析(RTA 检查)

视盘面积:(1.98 ± 0.35)mm^2;视杯面积:(0.44 ± 0.29)mm^2

杯盘比:0.21 ± 0.12;盘沿面积:(1.55 ± 0.3)mm^2

视杯深度:(0.19 ± 0.072)mm

后极部视网膜厚度:(167.65 ± 15.88)μm

环黄斑中心凹视网膜厚度:(174.65 ± 16.67)μm

黄斑中心凹视网膜厚度:(147.55 ± 15.57)μm

黄斑中心凹厚度个体差异:(9.20 ± 4.36)μm

二、耳鼻咽喉科相关正常值

(一) 总论

额镜:直径 8cm,焦距 25cm,中央窥视孔 1.4cm

光源:100W 磨砂灯泡

(二) 耳科学

茎突长度:平均约 2.5cm

外耳道长度:2.5~3.5cm

鼓膜大小:高约 9mm,宽约 8mm,厚约 0.1mm

卵圆窗面积:3.2mm^2

圆窗膜面积:2mm^2

听小骨总重量:不超过 50mg

咽鼓管全长:35mm

中耳增压效率:30dB

音叉试验

试验方法	听力正常	传导性聋	感音神经性聋
林纳试验	+	- 或 ±	±
韦伯试验	(=)	偏向患耳	偏向健耳
施瓦巴赫试验	±	+	-

耳聋分级标准(WHO、ISO1980 年):

以 500Hz、1 000Hz 和 2 000Hz 三个语言频率的平均听阈值为计算标准,平均听阈值在 26~40dB 范围,为轻度聋;平均听阈值在 41~55dB 范围,为中度聋;平均听阈值在 56~70dB 范围,为中重度聋;平均听阈值在 71~90dB 范围,为重度聋;平均听阈值 >90dB 为极度聋(全聋)

(三) 鼻科学

鼻黏膜 24 小时分泌液体:1 000ml

下鼻甲后端距咽鼓管咽口:1~1.5cm

上颌窦平均容积:3ml

正常鼻分泌物 PH 值:5.6~6.5

生理性鼻甲周期:2~7 小时

黏液毯的速率 5mm/ 分

鼻腔黏膜表面积 150cm^2

(四) 咽喉科学

咽全长 12cm

鼻咽部最宽 3.5cm

扁桃体隐窝 6~20 个

声带长度:男性平均 21mm,女性平均 17mm

附录三　中西医病名对照表

一、眼科中西医病名对照表

中医疾病名称	西医疾病名称
针眼	睑腺炎、麦粒肿
胞生痰核	睑板腺囊肿、霰粒肿
睑弦赤烂	睑缘炎
风赤疮痍	眼睑湿疹
眼丹	眼睑蜂窝织炎
椒疮	沙眼
粟疮	结膜滤泡症、滤泡性结膜炎
上胞下垂	上睑下垂
流泪症	溢泪
漏睛	慢性泪囊炎
漏睛疮	急性泪囊炎
胬肉攀睛	翼状胬肉
天行赤眼	病毒性结膜炎、流行性出血性结膜炎
暴风客热（风热赤眼）	流行性角膜结膜炎
天行赤眼暴翳	流行性角膜结膜炎
赤丝虬脉	慢性结膜炎
白睛溢血	结膜下出血
金疳	泡性结膜炎
火疳	前部巩膜炎
聚星障	单纯疱疹病毒性角膜炎
花翳白陷	蚕食性角膜溃疡、边缘性角膜溃疡、病毒性角膜溃疡
凝脂翳	细菌性角膜炎
黄液上冲	前房积脓
湿翳	真菌性角膜炎
蟹睛	角膜穿孔、虹膜脱出

正漏	角膜瘘
混睛障	角膜基质炎
风轮赤豆	束状角膜炎
暴露赤眼生翳	暴露性角膜炎
赤膜下垂	角膜血管翳
血翳包睛	角膜血管翳
宿翳	角膜瘢痕
瞳神紧小症	虹膜睫状体炎
瞳神干缺	陈旧性虹膜睫状体炎
绿风内障	急性闭角型青光眼
青风内障	开角型青光眼
乌风内障	慢性闭角型青光眼
黑风内障	闭角型青光眼慢性期
黄风内障	青光眼绝对期并发白内障
圆翳内障	老年性白内障
胎患内障	先天性白内障
惊振内障	外伤性白内障
云雾移睛	玻璃体混浊
血溢神膏	玻璃体积血
暴盲	视力骤降眼底病,包括视网膜中央动脉阻塞、急性视神经炎、视盘血管炎、眼内出血(视网膜中央静脉阻塞、视网膜静脉周围炎、眼球挫伤、高血压性视网膜病变、糖尿病性视网膜病变、黄斑出血)、视网膜脱离等
络阻暴盲	视网膜动脉阻塞
络瘀暴盲	视网膜静脉阻塞
络损暴盲	视网膜静脉周围炎
消渴内障	糖尿病性视网膜病变
视衣脱离	视网膜脱离
青盲	视神经萎缩
高风内障	原发性视网膜色素变性
视瞻有色	中心性浆液性视网膜脉络膜病变
视瞻昏渺	视力缓慢下降眼底病,包括年龄相关性黄斑变性、视网膜炎、脉络膜炎等
通睛	共同性斜视

风牵偏视	麻痹性斜视
异物入目	结膜、角膜异物
撞击伤目	机械性非穿透性眼外伤
真睛破损	机械性穿透性眼外伤
酸碱伤目	化学性眼外伤
爆炸伤目	爆炸性眼外伤
辐射伤目	辐射性眼外伤
能近怯远、近视	近视眼
能远怯近、远视	远视眼

二、耳鼻喉科中西医病名对照表

中医疾病名称	西医疾病名称
旋耳疮	外耳湿疹
耵耳	耵聍栓塞
脓耳	化脓性中耳炎
耳胀耳闭	分泌性中耳炎
耳郭痰包	耳郭假性囊肿
耳鸣	耳鸣
耳聋	感音神经性耳聋（本教材所指）
耳眩晕	梅尼埃病
鼻疔	鼻疖
鼻衄	鼻出血
鼻窒	慢性鼻炎
鼻槁	萎缩性鼻炎
鼻鼽	变应性鼻炎
鼻渊	急性鼻窦炎、慢性鼻窦炎
鼻损伤	鼻外伤、鼻骨骨折
喉痹	急性咽炎、慢性咽炎
喉瘖	急性喉炎、慢性喉炎、声带小结、声带息肉
乳蛾	急性扁桃体炎、慢性扁桃体炎
喉痈	咽喉部脓肿（扁桃体周围脓肿、咽后壁脓肿、咽侧壁脓肿、会厌脓肿）
梅核气	咽异感症
急喉风	急性喉阻塞

三、口腔疾病中西医病名对照表

中医疾病名称	西医疾病名称
蛀牙	龋病
齿衄	牙龈炎
牙宣	牙周病
牙痈	急性根尖周围炎
	急性根尖周围脓肿
齿漏	慢性根尖周围炎
牙蛟痈	智齿冠周炎
牙疔	牙周脓肿
骨槽风	颌骨骨髓炎
痈疽	颌面部间隙感染
口疮	复发性阿弗他溃疡
口癣	口腔扁平苔藓
狐惑病	白塞病
热疮	口腔单纯性疱疹
唇疮	急性唇炎
唇风	慢性唇炎
燕口	口角炎

附录四 常用方剂

一　画

一贯煎(《柳州医话》):北沙参　麦冬　当归　生地黄　枸杞子　川楝子

二　画

二陈汤(《太平惠民和剂局方》):半夏　橘红　茯苓　甘草

十灰散(《十药神书》):大蓟　小蓟　荷叶　侧柏叶　白茅根　茜草根　大黄　栀子　棕榈皮　牡丹皮

七厘散(《良方集腋》):血竭　冰片　红花　麝香　乳香　没药　儿茶　朱砂

八珍汤(《正体类要》):人参　白术　茯苓　甘草　熟地黄　白芍　当归　川芎　生姜　大枣

人参紫金丹(《医宗金鉴》):人参　丁香　当归　血竭　骨碎补　五味子　甘草　五加皮　没药　茯苓

九一丹(《医宗金鉴》):石膏　黄灵药

三　画

三仁汤(《温病条辨》):杏仁　滑石　白蔻仁　通草　竹叶　厚朴　薏苡仁　半夏

小续命汤(《备急千金要方》):麻黄　防己　人参　黄芩　桂心　甘草　芍药　川芎　杏仁　附子　防风　生姜

四　画

天麻钩藤饮(《杂病证治新义》):天麻　钩藤　石决明　栀子　黄芩　川牛膝　杜仲　益母草　桑寄生　夜交藤　茯神

五苓散(《伤寒论》):猪苓　茯苓　泽泻　白术　桂枝

五味消毒饮(《医宗金鉴》):金银花　紫花地丁　野菊花　蒲公英　天葵子

止泪补肝散(《银海精微》):木贼　防风　夏枯草　当归　熟地黄　白芍　川芎　蒺藜

贝母瓜蒌散(《医学心悟》):贝母　瓜蒌　天花粉　茯苓　橘红　桔梗

化坚二陈丸(《医宗金鉴》):陈皮　制半夏　茯苓　炙甘草　白僵蚕　黄连

丹栀逍遥散(《内科摘要》):柴胡　白芍　茯苓　当归　白术　甘草　生姜　薄荷　牡丹皮　栀子

六君子汤(《校注妇人良方》):人参　白术　茯苓　炙甘草　陈皮　半夏

六味地黄丸(《小儿药证直诀》):熟地黄　山茱萸　山药　泽泻　茯苓　牡丹皮

六味汤(《喉科秘旨》):荆芥　防风　桔梗　僵蚕　薄荷　甘草

五　画

玉屏风散(《丹溪心法》):黄芪　白术　防风

正骨紫金丹(《医宗金鉴》):丁香　木香　血竭　儿茶　熟大黄　红花　当归　莲子　茯苓　牡丹皮　白芍　甘草

正容汤(《审视瑶函》):羌活　防风　秦艽　白附子　茯神　木瓜　胆南星　白僵蚕　制半夏　黄酒　甘草　生姜

甘麦大枣汤(《金匮要略》):甘草　小麦　大枣

甘露消毒丹(《温病经纬》):白蔻仁　藿香　菖蒲　薄荷　黄芩　连翘　射干　滑石　木通　茵陈　贝母

左归丸(《景岳全书》):熟地黄　山药　枸杞子　山茱萸　川牛膝　菟丝子　鹿角胶　龟板胶

左归饮(《景岳全书》):熟地黄　山药　枸杞子　茯苓　炙甘草　山茱萸

左金丸(《丹溪心法》):黄连　吴茱萸

石决明散(《普济方》):石决明　决明子　羌活　栀子　大黄　荆芥　青葙子　木贼　芍药　麦冬

右归丸(《景岳全书》):熟地黄　炮附片　肉桂　山药　山茱萸　菟丝子　鹿角胶　枸杞子　当归　盐杜仲

右归饮(《景岳全书》):熟地黄　山药　山茱萸　枸杞子　肉桂　杜仲　甘草　制附子

龙胆泻肝汤(《医宗金鉴》):龙胆　黄芩　栀子　柴胡　木通　车前子　泽泻　当归　生地黄　甘草

归芍红花散(《审视瑶函》):当归　赤芍　红花　栀子　黄芩　生地黄　连翘　大黄　防风　白芷　甘草

归脾汤(《济生方》):人参　炒白术　黄芪　茯神　龙眼肉　当归　远志　炒酸枣仁　木香　炙甘草　生姜　大枣

四君子汤(《太平惠民和剂局方》):人参　白术　茯苓　甘草

四物五子丸(《审视瑶函》):熟地黄　川芎　当归　白芍　枸杞子　菟丝子　覆盆子　地肤子　车前子

四物汤(《太平惠民和剂局方》):熟地黄　白芍　当归　川芎

四顺清凉饮子(《审视瑶函》):龙胆　黄芩　黄连　熟大黄　桑白皮　车前子　木贼　草　柴胡　枳壳　羌活　防风　当归　川芎　生地黄　赤芍　甘草

生脉散(《内外伤辨惑论》):人参　麦冬　五味子

生蒲黄汤(《中医眼科六经法要》):生蒲黄　旱莲草　生地黄　荆芥炭　丹参　牡丹皮　郁金　川芎

仙方活命饮(《校注妇人良方》):金银花　天花粉　皂角刺　贝母　乳香　没药　赤芍　当归尾　白芷　穿山甲　防风　陈皮　甘草

白薇丸(《原机启微》):白薇　防风　羌活　刺蒺藜　石榴皮

半夏白术天麻汤(《医学心悟》):半夏　白术　天麻　茯苓　橘红　甘草　生姜　大枣

半夏厚朴汤(《金匮要略》):半夏　厚朴　茯苓　生姜　苏叶

加味肾气丸(《医方集解》):熟地黄　茯苓　山药　牡丹皮　山茱萸　泽泻　川牛膝　车前子　肉桂　附子

加减地黄丸(《原机启微》):熟地黄　生地黄　川牛膝　当归　枳壳　杏仁　羌活　防风

加减驻景丸(《银海精微》):楮实子　菟丝子　枸杞子　车前子　五味子　当归　熟地黄　川椒

六　画

导赤散(《小儿药证直诀》):地芝丸(《东垣试效方》):生地黄　天冬　枳壳　菊花

地黄饮子(《医宗金鉴》):生地黄　熟地黄　何首乌　当归　牡丹皮　玄参　白蒺藜　僵蚕　红花　甘草

耳聋左慈丸(《重订广温热论》):熟地黄　怀山药　山萸肉　牡丹皮　泽泻　茯苓　五味子　磁石　石菖蒲

百合固金汤(《慎斋遗书》):生地黄　熟地黄　麦冬　百合　贝母　当归　白芍　甘草　玄参　桔梗

托里消毒散(《外科正宗》):黄芪　皂角刺　金银花　甘草　桔梗　白芷　川芎　当归　白芍　白术　茯苓　人参

至宝丹(《太平惠民和剂局方》):生乌犀屑(现用水牛角代)　朱砂　雄黄　生玳瑁　琥珀　麝香　龙脑　金箔　银箔　牛黄　安息香

当归龙荟丸(《刘河间医学六书》):当归　龙胆　栀子　黄连　黄柏　黄芩　大黄　芦荟　青黛　木香　麝香

当归补血汤(《内外伤辨惑论》):黄芪　当归

竹叶泻经汤(《原机启微》):大黄　黄连　黄芩　栀子　升麻　竹叶　泽泻　柴胡　羌活　决明子　赤芍　茯苓　车前子　炙甘草

血府逐瘀汤(《医林改错》):当归　川芎　生地黄　赤芍　红花　桃仁　桔梗　牛膝　枳壳　甘草　柴胡

会厌逐瘀汤(《医林改错》):桃仁　红花　甘草　桔梗　生地黄　当归　玄参　柴胡　枳壳　赤芍

安宫牛黄丸(《温病条辨》):牛黄　郁金　犀角(现用水牛角代)　黄连　朱砂　栀子　雄黄　黄芩　珍珠　冰片　麝香　金箔衣

冰硼散(《外科正宗》):冰片　硼砂　朱砂　玄明粉

导赤散(《小儿药证直诀》):生地黄　木通　甘草梢　淡竹叶

防风通圣散(《宣明论方》):大黄　芒硝　黄芩　栀子　连翘　石膏　滑石　麻黄　防风　薄荷　桔梗　当归　川芎　赤芍　白术　甘草

如意金黄散(《外科正宗》):大黄　黄柏　姜黄　白芷　生南星　陈皮　苍术　厚朴　甘草　天花粉

七　画

苍耳子散(《济生方》):白芷　薄荷　辛夷花　苍耳子

杞菊地黄丸(《麻疹全书》):枸杞子　菊花　熟地黄　山茱萸　泽泻　山药　牡丹皮　茯苓

还阴救苦汤(《原机启微》):防风　羌活　细辛　藁本　升麻　柴胡　桔梗　归尾　川芎　生地黄　红花　连翘　黄连　黄芩　黄柏　知母　龙胆　苍术　甘草

抑阳酒连散(《原机启微》):知母　黄柏　寒水石　黄连　黄芩　栀子　羌活　独活　防风　白芷　蔓荆子　前胡　防己　生地黄　甘草

辛夷清肺饮(《医宗金鉴》):辛夷花　生甘草　石膏　知母　栀子　黄芩　枇杷叶　升麻　百合　麦冬

羌活胜风汤(《原机启微》):羌活　独活　柴胡　白芷　防风　桔梗　前胡　荆芥　穗　薄荷　川芎　黄芩　白术　枳壳　甘草

补中益气汤(《脾胃论》):黄芪　人参　白术　炙甘草　当归　橘皮　升麻　柴胡

补阳还五汤(《医林改错》):黄芪　当归尾　赤芍　川芎　地龙　红花　桃仁

驱风散热饮子(《审视瑶函》):连翘　牛蒡子　羌活　薄荷　大黄　赤芍　防风　当归尾　甘草　栀子　川芎

八　画

青黛散(经验方):青黛　石膏　滑石　黄柏

肾气丸(《金匮要略》):干地黄　山药　山茱萸　泽泻　茯苓　牡丹皮　桂枝　炮附子

明目地黄丸(《审视瑶函》):生地黄　熟地黄　山茱萸　山药　牡丹皮　五味子　当归　泽泻　茯神　柴胡　辰砂为衣

明目地黄汤(《眼科证治经验》):熟地黄　山药　山茱萸　牡丹皮　茯苓　泽泻　当归　白芍　枸杞子　菊花　石决明　白蒺藜

知柏地黄丸(《医宗金鉴》):知母　黄柏　熟地黄　山茱萸　泽泻　山药　牡丹皮　茯苓

知柏地黄汤(《医宗金鉴》):同知柏地黄丸

泻心汤(《金匮要略》):大黄　黄芩　黄连

泻白散(《小儿药证直诀》):桑白皮　地骨皮　甘草　粳米

泻肺汤(《审视瑶函》):桑白皮　地骨皮　知母　黄芩　麦冬　桔梗

泻肺饮(《眼科纂要》):羌活　防风　荆芥　白芷　连翘　石膏　黄芩　桑白皮　栀子　赤芍　枳壳　木通　甘草

定志丸(《审视瑶函》):党参　茯神　远志　石菖蒲

参苓白术散(《太平惠民和剂局方》):人参　茯苓　白术　山药　白扁豆　莲子　薏苡仁　砂仁　陈皮　桔梗　甘草

驻景丸(《银海精微》):楮实子　枸杞子　五味子　人参　熟地黄　肉苁蓉　乳香　川椒　菟丝子

经效散(《审视瑶函》):柴胡　犀角(现用水牛角代)　赤芍　归尾　大黄　连翘

甘草梢

九　画

荆防败毒散(《摄生众妙方》):荆芥　防风　柴胡　前胡　川芎　枳壳　羌活　独活　茯苓　桔梗　甘草

柏石散(经验方):黄柏　石膏　枯矾

栀子胜奇散(《原机启微》):蒺藜　蝉蜕　谷精草　炙甘草　木贼草　黄芩　决明子　菊花　栀子　川芎　羌活　荆芥穗　密蒙花　防风　蔓荆子

牵正散(《杨氏家藏方》):白附子　僵蚕　全蝎

修肝散(《银海精微》):防风　羌活　薄荷　麻黄　菊花　栀子　连翘　大黄　赤芍　当归　苍术　木贼　甘草

独参汤(《伤寒大全》):人参

养阴清肺汤(《重楼玉钥》):生地黄　麦冬　生甘草　玄参　贝母　牡丹皮　薄荷　炒白芍

将军定痛丸(《审视瑶函》):大黄　黄芩　僵蚕　天麻　半夏　陈皮　桔梗　礞石　白芷　薄荷

活血止痛汤(《外科大成》):当归　苏木　落得打　川芎　红花　三七　赤芍　陈皮　土鳖虫　紫金藤

穿粉散(《医宗金鉴》):轻粉(研隔纸微炒)　穿山甲(炙)　黄丹(水飞过)

退赤散(《审视瑶函》):桑白皮　甘草　牡丹皮　黄芩　天花粉　桔梗　赤芍　归尾　瓜蒌仁(去壳、油,为霜)

退热散(《审视瑶函》):黄连　黄柏　栀子　黄芩　当归尾　赤芍　牡丹皮　生地黄　木通　甘草

除风清脾饮(《审视瑶函》):陈皮　连翘　防风　知母　玄明粉　黄芩　玄参　黄连　荆芥穗　大黄　桔梗　生地黄

除湿汤(《眼科纂要》):连翘　滑石　车前子　枳壳　黄芩　黄连　木通　陈皮　荆芥　防风　茯苓

十　画

真武汤(《伤寒论》):茯苓　白芍　白术　生姜　附子

桃红四物汤(《医宗金鉴》):当归　川芎　生地黄　赤芍　红花　桃仁

逍遥散(《太平惠民和剂局方》):当归　白芍　白术　柴胡　茯苓　薄荷　煨姜　甘草

益气聪明汤(《证治准绳》):黄芪　人参　升麻　葛根　蔓荆子　白芍　黄柏　甘草

凉膈散(《太平惠民和剂局方》):朴硝　大黄　栀子　黄芩　连翘　薄荷　甘草

消风散(《外科正宗》):当归　生地黄　防风　蝉蜕　知母　苦参　胡麻　荆芥　苍术　牛蒡子　石膏　木通　甘草

消翳汤(《眼科纂要》):木贼　密蒙花　当归尾　生地黄　蔓荆子　枳壳　川芎　柴胡　荆芥　防风　甘草

涤痰汤(《奇效良方》):南星(姜制)　半夏(汤洗七次)　枳实(麸炒)　茯苓　橘红　石

菖蒲 人参 竹茹 甘草

调胃承气汤(《伤寒论》):甘草 芒硝 大黄

通气散(《医林改错》):柴胡 香附 川芎

通窍活血汤(《医林改错》):赤芍 川芎 桃仁 红花 鲜姜 老葱白 麝香 大枣 黄酒煎服

桑菊饮(《温病条辨》):桑叶 菊花 桔梗 连翘 杏仁 薄荷 芦根 甘草

十 一 画

黄芩汤(《医宗金鉴》):黄芩 栀子 桑白皮 麦冬 赤芍 桔梗 薄荷 甘草 荆芥穗 连翘

黄连上清丸(《饲鹤亭集方》):黄连 黄芩 黄柏 石膏 栀子 酒大黄 连翘 菊花 荆芥穗 白芷 蔓荆子 川芎 防风 薄荷 旋覆花 桔梗 甘草

黄连解毒汤(《外台秘要》):黄连 黄柏 黄芩 栀子

黄连膏(《医宗金鉴》):黄连 当归尾 黄柏 生地黄 姜黄 麻油 黄蜡

菊花决明散(《原机启微》):决明子 石决明 木贼草 防风 羌活 蔓荆子 菊花 甘草 川芎 石膏 黄芩

银花解毒汤(《庞氏经验方》):金银花 蒲公英 桑白皮 天花粉 龙胆 黄连 黄芩 大黄 枳壳 蔓荆子 甘草

银翘散(《温病条辨》):金银花 连翘 荆芥 牛蒡子 薄荷 桔梗 竹叶 淡豆豉 芦根 甘草

清气化痰丸(《医方考》):陈皮 制半夏 杏仁 枳实 黄芩 瓜蒌仁 茯苓 胆南星

清胃散(《脾胃论》):生地黄 当归身 牡丹皮 黄连 升麻

清咽利膈汤(《外科正宗》):连翘 栀子 黄芩 薄荷 牛蒡子 防风 荆芥 玄明粉 金银花 玄参 大黄 桔梗 黄连 甘草

清瘟败毒饮(《疫疹一得》):石膏 生地黄 玄参 竹叶 犀角(现用水牛角代) 黄连 栀子 桔梗 黄芩 知母 赤芍 连翘 牡丹皮 甘草

清燥救肺汤(《医门法律》):冬桑叶 石膏 胡麻仁 麦冬 阿胶 人参 甘草 杏仁 枇杷叶

续断紫金丹(经验方):当归 熟地黄 菟丝子 骨碎补 续断 制首乌 焦白术 茯苓 牡丹皮 牛膝 红花 血竭 儿茶 乳香 没药 虎胫骨 鹿角霜 自然铜

绿风羚羊饮(《医宗金鉴》):羚羊角 大黄 黄芩 知母 玄参 桔梗 车前子 防风 细辛 茯苓

十 二 画

越鞠丸(《丹溪心法》):苍术 香附 川芎 神曲 栀子

散风除湿活血汤(《中医眼科临床实践》):羌活 独活 当归 川芎 赤芍 鸡血藤 前胡 苍术 白术 忍冬藤 红花 枳壳 甘草 防风

紫金锭(《片玉心书》):雄黄 朱砂 麝香 五倍子 红芽大戟(去芦) 山慈菇(洗去皮毛) 续随子肉

紫雪丹(《外台秘要》)：石膏　寒水石　滑石　磁石　犀牛屑(现用水牛角代)　羚羊角屑　青木香　沉香　玄参　升麻　甘草　丁香　朴硝　硝石　麝香　朱砂　黄金

普济消毒饮(《东垣试效方》)：黄连　黄芩　白僵蚕　牛蒡子　连翘　陈皮　板蓝根　玄参　柴胡　桔梗　生甘草　马勃　人参　升麻

温肺止流丹(《疡医大全》)：人参　荆芥　细辛　诃子　甘草　桔梗　鱼脑骨

温胆汤(《三因极一病证方论》)：法半夏　陈皮　茯苓　枳实　竹茹　生姜　甘草

滋阴降火汤(《审视瑶函》)：知母　黄柏　熟地黄　生地黄　当归　白芍　川芎　黄芩　麦冬　柴胡　甘草

滋阴退翳汤(《眼科临证笔记》)：玄参　知母　生地黄　麦冬　蒺藜　木贼　菊花　青葙子　蝉蜕　菟丝子　甘草

犀角地黄汤(《备急千金要方》)：犀角(现用水牛角代)　生地黄　赤芍　牡丹皮

疏风清热汤(《中医喉科学讲义》)：荆芥　防风　牛蒡子　甘草　金银花　连翘　桑白皮　赤芍　桔梗　黄芩　天花粉　玄参　浙贝母

十 三 画

新制柴连汤(《眼科纂要》)：柴胡　黄连　黄芩　赤芍　栀子　龙胆　木通　荆芥　防风　甘草

十 五 画

镇肝熄风汤(《医学衷中参西录》)：怀牛膝　生赭石　生牡蛎　生龟板　生白芍　玄参　天冬　川楝子　生麦芽　茵陈　甘草　生龙骨

主要参考书目

1. 彭清华,忻耀杰.中医五官科学[M].北京:人民卫生出版社,2015.
2. 彭清华.中医眼科学[M].4版.北京:中国中医药出版社,2016.
3. 段俊国.中医眼科学[M].2版.北京:人民卫生出版社,2016.
4. 彭清华.中西医结合眼底病学[M].北京:人民军医出版社,2011.
5. 彭清华.中西医结合眼科学[M].北京:中国中医药出版社,2010.
6. 李志英.中医眼科疾病图谱[M].北京:人民卫生出版社,2010.
7. 李传课.中医眼科学[M].2版.北京:人民卫生出版社,2011.
8. 李传课.中西医结合眼科学[M].北京:中国中医药出版社,2001.
9. 廖品正.中医眼科学[M].上海:上海科学技术出版社,1986.
10. 彭清华.中西医结合眼科学[M].北京:人民卫生出版社,2019.
11. 朱文锋.中医诊断与鉴别诊断学[M].北京:人民卫生出版社,1999.
12. 刘蓬.中医耳鼻咽喉科学[M].北京:中国中医药出版社,2016.
13. 田道法,李云英.中西医结合耳鼻咽喉科学[M].3版.北京:中国中医药出版社,2016.
14. 阮岩.中医耳鼻咽喉科学[M].2版.北京:人民卫生出版社,2016.
15. 熊大经,严道南.中医耳鼻咽喉科学[M].2版.上海:上海科学技术出版社,2017.
16. 王士贞.中医耳鼻咽喉科学[M].北京:中国中医药出版社,2003.
17. 李元聪.中西医结合口腔科学[M].北京:中国中医药出版社,2012.
18. 陈谦明.口腔黏膜病学[M].4版.北京:人民卫生出版社,2012.
19. 樊明文.牙体牙髓病学[M].4版.北京:人民卫生出版社,2012.
20. 孟焕新.牙周病学[M].4版.北京:人民卫生出版社,2013.
21. 邱蔚六.口腔颌面外科学[M].6版.北京:人民卫生出版社,2008.
22. 王永钦.中医耳鼻喉口腔科学[M].2版.北京:人民卫生出版社,2011.
23. 王德鉴.中医耳鼻喉科学[M].2版.北京:人民卫生出版社,2008.
24. 徐治鸿.实用中医口腔病学[M].天津:天津科技翻译出版公司,1991.
25. 韩成仁,黄启金,王德全.中医证病名大辞典[M].北京:中医古籍出版社,2000.

复习思考题答案要点与模拟试卷

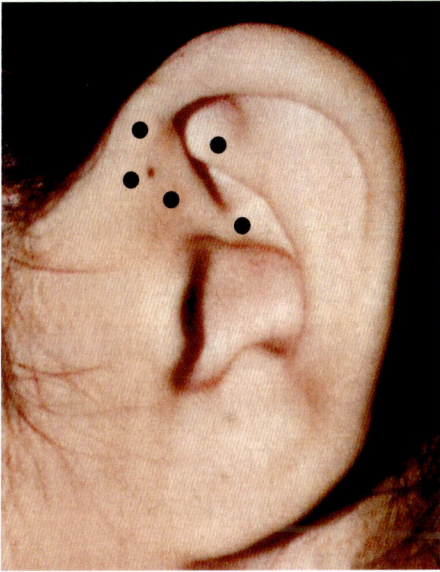

图 14-21　耳瘘及耳瘘外口位置

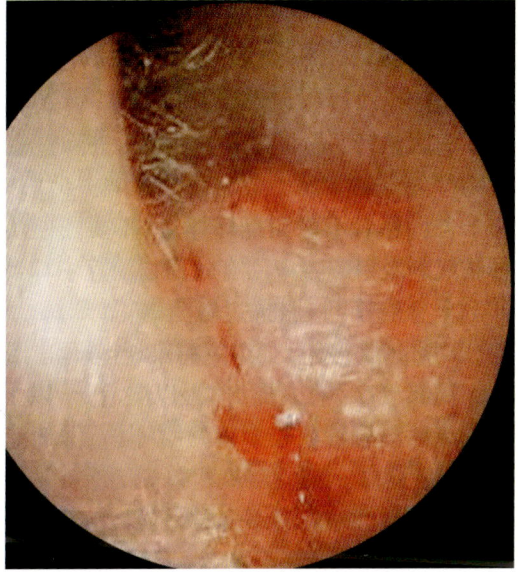

图 14-22　耳疖

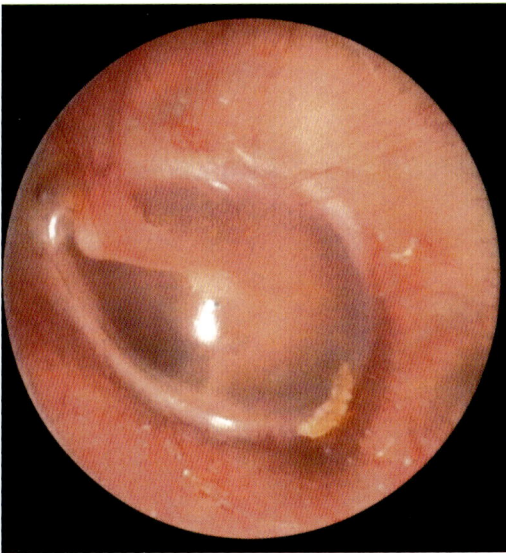

图 14-23　正常鼓膜

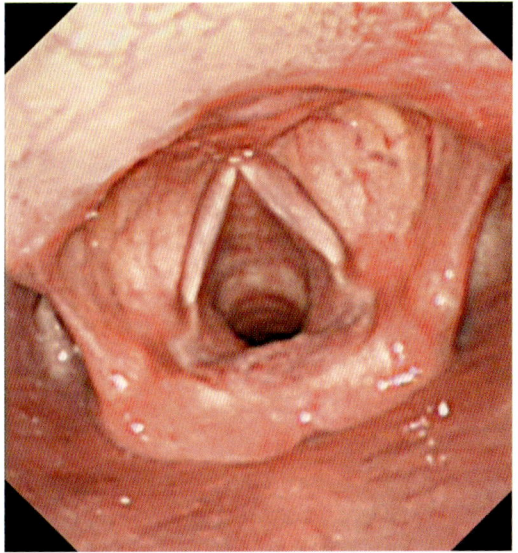

图 14-31　正常喉腔

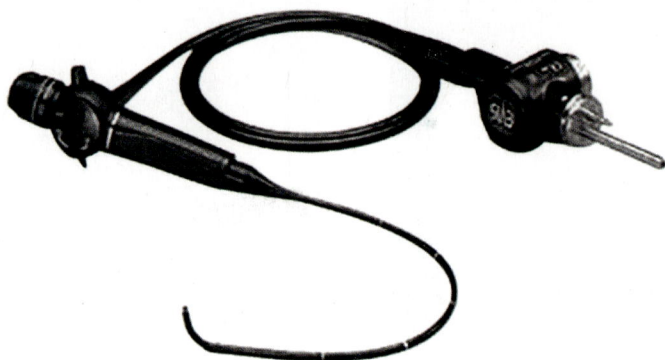

图 14-32　电子喉镜

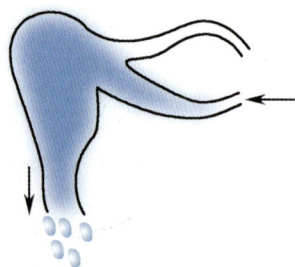

泪道通畅:顺利流向下鼻道　　　　　鼻泪管狭窄:少量或点滴往鼻腔　　　　鼻泪管阻塞:从上泪小管返流

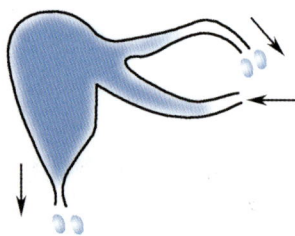

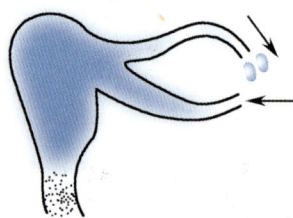

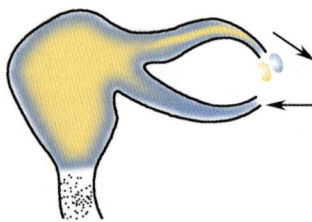

漏睛症:带脓性粘液从上泪小管返流　　泪小管阻塞:原路返流　　　　泪小管汇合处阻塞:从上泪小管返流

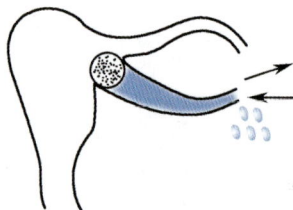

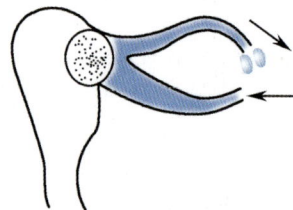

图 15-1　泪道冲洗结果的判断